国家卫生健康委员会"十四五"规划教材

全 国 高 等 学 校 教 材

供八年制及"5+3"一体化临床医学等专业用

全科医学概论

Introduction to General Practice

主　　编　王永晨　路孝琴
副 主 编　江孙芳　张存泰　曾学军

数 字 主 编　王永晨　路孝琴
数字副主编　江孙芳　张存泰

人民卫生出版社
·北京·

图书在版编目（CIP）数据

全科医学概论 / 王永晨，路孝琴主编 . —北京：
人民卫生出版社，2025.1
全国高等学校八年制及"5+3"一体化临床医学专业
第四轮规划教材
ISBN 978-7-117-35689-3

Ⅰ. ①全… Ⅱ. ①王… ②路… Ⅲ. ①临床医学 – 高
等学校 – 教材 Ⅳ. ①R4

中国国家版本馆 CIP 数据核字（2023）第 239423 号

人卫智网	www.ipmph.com	医学教育、学术、考试、健康， 购书智慧智能综合服务平台
人卫官网	www.pmph.com	人卫官方资讯发布平台

全科医学概论

Quanke Yixue Gailun

主　　编：王永晨　路孝琴
出版发行：人民卫生出版社（中继线 010-59780011）
地　　址：北京市朝阳区潘家园南里 19 号
邮　　编：100021
E - mail：pmph @ pmph.com
购书热线：010-59787592　010-59787584　010-65264830
印　　刷：北京汇林印务有限公司
经　　销：新华书店
开　　本：850×1168　1/16　印张：23
字　　数：680 千字
版　　次：2025 年 1 月第 1 版
印　　次：2025 年 1 月第 1 次印刷
标准书号：ISBN 978-7-117-35689-3
定　　价：82.00 元
打击盗版举报电话：010-59787491　E-mail：WQ @ pmph.com
质量问题联系电话：010-59787234　E-mail：zhiliang @ pmph.com
数字融合服务电话：4001118166　E-mail：zengzhi @ pmph.com

编　委

（以姓氏笔画为序）

王永晨（哈尔滨医科大学附属第二医院）

王春艳（吉林大学白求恩第一医院）

王荣英（河北医科大学第二医院）

王留义（郑州大学人民医院）

王增光（天津医科大学总医院）

任菁菁（浙江大学医学院附属第一医院）

江　华（同济大学附属东方医院）

江孙芳（复旦大学附属中山医院）

吴　京（南方医科大学南方医院）

吴　浩（北京市丰台区方庄社区卫生服务中心）

吴　彬（中国医科大学附属第一医院）

张存泰（华中科技大学同济医学院附属同济医院）

赵晓静（西安交通大学第二附属医院）

曾学军（北京协和医院）

路孝琴（首都医科大学）

编写秘书

姜　睿（哈尔滨医科大学附属第二医院）

数字编委

（数字编委详见二维码）

数字编委名单

融合教材阅读使用说明

　　融合教材即通过二维码等现代化信息技术,将纸书内容与数字资源融为一体的新形态教材。本套教材以融合教材形式出版,每本教材均配有特色的数字内容,读者在阅读纸书的同时,通过扫描书中的二维码,即可免费获取线上数字资源和相应的平台服务。

本教材包含以下数字资源类型

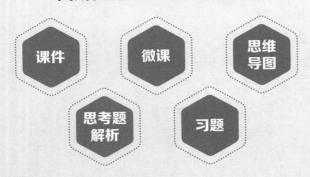

课件　　微课　　思维导图　　思考题解析　　习题

获取数字资源步骤

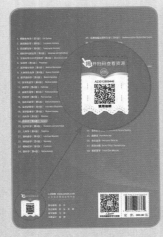　　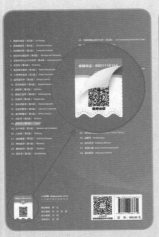　　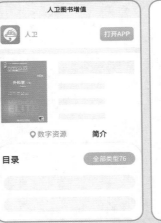

①扫描封底红标二维码,获取图书"使用说明"。

②揭开红标,扫描绿标激活码,注册/登录人卫账号获取数字资源。

③扫描书内二维码或封底绿标激活码随时查看数字资源。

④登录 zengzhi.ipmph.com 或下载应用体验更多功能和服务。

APP 及平台使用客服热线　　　400-111-8166

读者信息反馈方式

　　欢迎登录"人卫e教"平台官网"medu.pmph.com",在首页注册登录(也可使用已有人卫平台账号直接登录),即可通过输入书名、书号或主编姓名等关键字,查询我社已出版教材,并可对该教材进行读者反馈、图书纠错、撰写书评以及分享资源等。

全国高等学校八年制及"5+3"一体化临床医学专业
第四轮规划教材　修订说明

为贯彻落实党的二十大精神,培养服务健康中国战略的复合型、创新型卓越拔尖医学人才,人卫社在传承 20 余年长学制临床医学专业规划教材基础上,启动新一轮规划教材的再版修订。

21 世纪伊始,人卫社在教育部、卫生部的领导和支持下,在吴阶平、裘法祖、吴孟超、陈灏珠、刘德培等院士和知名专家亲切关怀下,在全国高等医药教材建设研究会统筹规划与指导下,组织编写了全国首套适用于临床医学专业七年制的规划教材,探索长学制规划教材编写"新""深""精"的创新模式。

2004 年,为深入贯彻《教育部 国务院学位委员会关于增加八年制医学教育(医学博士学位)试办学校的通知》(教高函〔2004〕9 号)文件精神,人卫社率先启动编写八年制教材,并借鉴七年制教材编写经验,力争达到"更新""更深""更精"。第一轮教材共计 32 种,2005 年出版;第二轮教材增加到 37 种,2010 年出版;第三轮教材更新调整为 38 种,2015 年出版。第三轮教材有 28 种被评为"十二五"普通高等教育本科国家级规划教材,《眼科学》(第 3 版)荣获首届全国教材建设奖全国优秀教材二等奖。

2020 年 9 月,国务院办公厅印发《关于加快医学教育创新发展的指导意见》(国办发〔2020〕34号),提出要继续深化医教协同,进一步推进新医科建设、推动新时代医学教育创新发展,人卫社启动了第四轮长学制规划教材的修订。为了适应新时代,仍以八年制临床医学专业学生为主体,同时兼顾"5+3"一体化教学改革与发展的需要。

第四轮长学制规划教材秉承"精品育精英"的编写目标,主要特点如下:

1. 教材建设工作始终坚持以习近平新时代中国特色社会主义思想为指导,落实立德树人根本任务,并将《习近平新时代中国特色社会主义思想进课程教材指南》落实到教材中,统筹设计,系统安排,促进课程教材思政,体现党和国家意志,进一步提升课程教材铸魂育人价值。

2. 在国家卫生健康委员会、教育部的领导和支持下,由全国高等医药教材建设研究学组规划,全国高等学校八年制及"5+3"一体化临床医学专业第四届教材评审委员会审定,院士专家把关,全国医学院校知名教授编写,人民卫生出版社高质量出版。

3. 根据教育部临床长学制培养目标、国家卫生健康委员会行业要求、社会用人需求,在全国进行科学调研的基础上,借鉴国内外医学人才培养模式和教材建设经验,充分研究论证本专业人才素质要求、学科体系构成、课程体系设计和教材体系规划后,科学进行的,坚持"精品战略,质量第一",在注重"三基""五性"的基础上,强调"三高""三严",为八年制培养目标,即培养高素质、高水平、富有临床实践和科学创新能力的医学博士服务。

4. 教材编写修订工作从九个方面对内容作了更新：国家对高等教育提出的新要求；科技发展的趋势；医学发展趋势和健康的需求；医学精英教育的需求；思维模式的转变；以人为本的精神；继承发展的要求；统筹兼顾的要求；标准规范的要求。

5. 教材编写修订工作适应教学改革需要，完善学科体系建设，本轮新增《法医学》《口腔医学》《中医学》《康复医学》《卫生法》《全科医学概论》《麻醉学》《急诊医学》《医患沟通》《重症医学》。

6. 教材编写修订工作继续加强"立体化""数字化"建设。编写各学科配套教材"学习指导及习题集""实验指导 / 实习指导"。通过二维码实现纸数融合，提供有教学课件、习题、课程思政、中英文微课，以及视频案例精析(临床案例、手术案例、科研案例)、操作视频 / 动画、AR 模型、高清彩图、扩展阅读等资源。

全国高等学校八年制及"5+3"一体化临床医学专业第四轮规划教材，均为国家卫生健康委员会"十四五"规划教材，以全国高等学校临床医学专业八年制及"5+3"一体化师生为主要目标读者，并可作为研究生、住院医师等相关人员的参考用书。

全套教材共 48 种，将于 2023 年 12 月陆续出版发行，数字内容也将同步上线。希望得到读者批评反馈。

全国高等学校八年制及"5+3"一体化临床医学专业 第四轮规划教材　序言

"青出于蓝而胜于蓝",新一轮青绿色的八年制临床医学教材出版了。手捧佳作,爱不释手,欣喜之余,感慨千百位科学家兼教育家大量心血和智慧倾注于此,万千名医学生将汲取丰富营养而茁壮成长,亿万个家庭解除病痛而健康受益,这不仅是知识的传授,更是精神的传承、使命的延续。

经过二十余年使用,三次修订改版,八年制临床医学教材得到了师生们的普遍认可,在广大读者中有口皆碑。这套教材将医学科学向纵深发展且多学科交叉渗透融于一体,同时切合了"环境 - 社会 - 心理 - 工程 - 生物"新的医学模式,秉持"更新、更深、更精"的编写追求,开展立体化建设、数字化建设以及体现中国特色的思政建设,服务于新时代我国复合型高层次医学人才的培养。

在本轮修订期间,我们党团结带领全国各族人民,进行了一场惊心动魄的抗疫大战,创造了人类同疾病斗争史上又一个英勇壮举!让我不由得想起毛主席《送瘟神二首》序言:"读六月三十日人民日报,余江县消灭了血吸虫,浮想联翩,夜不能寐,微风拂煦,旭日临窗,遥望南天,欣然命笔。"人民利益高于一切,把人民群众生命安全和身体健康挂在心头。我们要把伟大抗疫精神、祖国优秀文化传统融会于我们的教材里。

第四轮修订,我们编写队伍努力做到以下九个方面:

1. 符合国家对高等教育的新要求。全面贯彻党的教育方针,落实立德树人根本任务,培养德智体美劳全面发展的社会主义建设者和接班人。加强教材建设,推进思想政治教育一体化建设。

2. 符合医学发展趋势和健康需求。依照《"健康中国 2030"规划纲要》,把健康中国建设落实到医学教育中,促进深入开展健康中国行动和爱国卫生运动,倡导文明健康生活方式。

3. 符合思维模式转变。二十一世纪是宏观文明与微观文明并进的世纪,而且是生命科学的世纪。系统生物学为生命科学的发展提供原始驱动力,学科交叉渗透综合为发展趋势。

4. 符合医药科技发展趋势。生物医学呈现系统整合 / 转型态势,酝酿新突破。基础与临床结合,转化医学成为热点。环境与健康关系的研究不断深入。中医药学守正创新成为国际社会共同的关注。

5. 符合医学精英教育的需求。恪守"精英出精品,精品育精英"的编写理念,保证"三高""三基""五性"的修订原则。强调人文和自然科学素养、科研素养、临床医学实践能力、自我发展能力和发展潜力以及正确的职业价值观。

6. 符合与时俱进的需求。新增十门学科教材。编写团队保持权威性、代表性和广泛性。编写内容上落实国家政策、紧随学科发展、拥抱科技进步、发挥融合优势,体现我国临床长学制办学经验和成果。

7. 符合以人为本的精神。以八年制临床医学学生为中心,努力做到优化文字:逻辑清晰,详略有方,重点突出,文字正确;优化图片:图文吻合,直观生动;优化表格:知识归纳,易懂易记;优化数字内容:网络拓展,多媒体表现。

8. 符合统筹兼顾的需求。注意不同专业、不同层次教材的区别与联系,加强学科间交叉内容协调。加强人文科学和社会科学教育内容。处理好主干教材与配套教材、数字资源的关系。

9. 符合标准规范的要求。教材编写符合《普通高等学校教材管理办法》等相关文件要求,教材内容符合国家标准,尽最大限度减少知识性错误,减少语法、标点符号等错误。

最后,衷心感谢全国一大批优秀的教学、科研和临床一线的教授们,你们继承和发扬了老一辈医学教育家优秀传统,以严谨治学的科学态度和无私奉献的敬业精神,积极参与第四轮教材的修订和建设工作。希望全国广大医药院校师生在使用过程中能够多提宝贵意见,反馈使用信息,以便这套教材能够与时俱进,历久弥新。

愿读者由此书山拾级,会当智海扬帆!

是为序。

中国工程院院士
中国医学科学院原院长　　刘德培
北京协和医学院原院长

二〇二三年三月

主 编 简 介

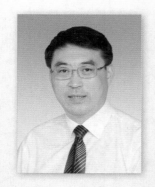

王永晨

王永晨，男，1965 年 10 月出生于黑龙江。主任医师、二级教授，博士研究生导师，哈尔滨医科大学附属第二医院党委书记。中华医学会全科医学分会候任主任委员、国家卫生标准委员会医疗机构管理专业委员会副主任委员、中国研究型医院学会副会长、教育部高等学校医学人文素养与全科医学教学指导委员会委员、中国医院协会疾病与健康管理专业委员会副主任委员、《中国医院管理》杂志副主编、*Frigid Zone Medicine*（寒地医学）副主编。

从事临床医、教、研及管理工作 30 余年，主要研究方向为全科医学教育、慢性病管理、基层医疗卫生服务供给侧结构性改革等，主持国家自然科学基金、国家重大专项子课题等 20 余项，发表 SCI 收录及国家核心期刊论文 50 余篇，主编、参编人民卫生出版社国家级规划教材 10 部，曾获黑龙江省高等教育教学成果奖一等奖、黑龙江省科技进步奖二等奖、黑龙江省五一劳动奖章。

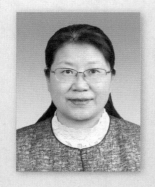

路孝琴

路孝琴，女，1965 年 9 月出生于北京。教授，全科医学博士研究生导师。现任首都医科大学全科医学与继续教育学院党委书记，全科医学基础与管理学系主任，兼任教育部高等学校医学人文素养与全科医学教学指导委员会副主任委员、中华医学会全科医学分会副主任委员、中国医疗保健国际交流促进会全科分会主任委员、中国医师协会全科医生教育培训专家委员会副主任委员、北京医学会全科医学分会主任委员、北京市社区卫生协会副会长，《中华全科医师杂志》《中国全科医学》《医学教育管理》《中国毕业后医学教育》以及 *Family Medicine and Community Health* 等杂志编委。

从事全科医学教学和科研一线工作至今整 30 年。承担多项省部级及以上课题研究，以第一作者和通信作者发表论文 70 余篇，获国家级教学成果奖二等奖 1 项、中华医学科技奖三等奖 1 项、北京市教育教学成果奖一等奖 1 项、北京市教育教学成果奖二等奖 1 项，担任 13 部全科医学教材主编、副主编，是教育部精品资源共享课"全科医学概论"课程负责人。

副主编简介

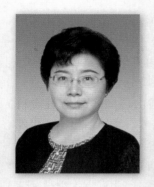

江孙芳

江孙芳,女,1970 年 12 月出生于上海。现任复旦大学上海医学院全科医学系主任,博士生导师,复旦大学附属中山医院全科医学科副主任。中华医学会全科医学分会常委、上海市医学会全科医学专科分会前任主任委员、上海市医师协会全科医师分会副会长、海峡两岸医药卫生交流协会全科医学专业委员会常委。上海市全科医学领军人才,上海市公共卫生(全科医学)优秀学科带头人。

从事全科医学教学工作至今 28 年。荣获 2019 年"吴阶平全科医生奖"、中国医师协会 2019 年度"优秀全科专业指导医师"荣誉称号、2014 年高等教育国家级教学成果奖二等奖、2013 年高等教育上海市级教学成果奖特等奖。担任《中华全科医师杂志》《中国全科医学》编委,发表国内核心期刊和 SCI 论文 80 余篇。

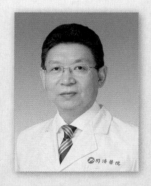

张存泰

张存泰,男,1963 年 4 月出生于河南省。现任华中科技大学同济医学院全科医学系主任、华中科技大学同济医学院附属同济医院老年医学科主任、湖北省老年医学中心主任。兼任中华医学会老年医学分会候任主任委员、中国医师协会老年医学科医师分会副会长、湖北省医学会常务理事及老年医学分会主任委员、湖北省老年保健协会会长。担任《中华老年医学杂志》副总编辑、10 余本杂志常务编委或编委。

从事心血管病学、全科医学、老年医学的临床、科研、教学工作 38 年,是科技部重大专项项目负责人,获国家自然科学基金 6 项,省部级基金 15 项,在国内外学术期刊发表学术论文 381 篇(其中 SCI 收录 103 篇),获省部级科技成果奖 2 项。国家卫生计生突出贡献中青年专家,获第三届"国之名医·卓越建树"荣誉称号,湖北省第二届医学领军人才。

副主编简介

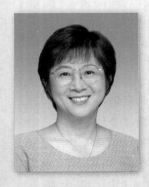

曾学军

曾学军，1965 年 4 月出生于广州。主任医师，教授，博士生导师，北京协和医学院全科学系主任，北京协和医院全科医学科（普通内科）主任。教育部高校医学人文素养与全科医学教育指导委员会委员，中华医学会内科学分会副主任委员，中国医师协会住院医师培训全科分会副主任委员、全科医师分会常务委员。

从事临床教学 30 年，先后组建国内首个学术型普通内科（2002），创建全科医学系、全科住院医师培训基地（2014），注重临床思维培养。承担多门本科生课程授课，创新开展督导式门诊教学，获北京市高等教育教学成果奖二等奖。翻译《临床教学丛书》（6 册），主编《协和全科医师手册》，参与主编国家规划教材，曾获教育部霍英东青年教师奖、北京市师德先进个人荣誉称号、北京市优秀教师荣誉称号等。

前　言

全民健康是健康中国建设的根本目的。《"健康中国 2030"规划纲要》明确提出，要立足全人群和全生命周期两个着力点，提供公平可及、系统连续的健康服务，实现更高水平的全民健康。要实现医学为"生命全周期、健康全过程"服务，实现"基层首诊、双向转诊、急慢分治、上下联动"的分级诊疗就医格局，应用型及研究型全科医学人才高质量培养成为亟待解决的重大时代课题。2020 年，国办发《关于加快医学教育创新发展的指导意见》中指出，要全面优化医学人才培养结构，加大全科医学人才培养力度，开展全科医学博士招生培养，扩大硕士招生规模，拓展全科医生职业发展前景。八年制及"5+3"一体化是培养高水平高素质临床医师的重要途径，在八年制及"5+3"一体化临床医学专业学生中开展全科医学教育，是在医教协同的全新培养目标下，落实优化全科医学人才培养结构的重要举措，对奠定未来应用型及研究型全科医学人才培养基础具有重大意义。

本教材主要面向八年制及"5+3"一体化临床医学专业学生，传播全科医学理念及以人为中心的全科医学服务模式，旨在帮助学生树立全科医学观念、建立全科医学诊疗思维、提升全科医学领域知识探索的能力，唤起全科医学创新转化的意识。全书分上、下两篇，共 14 章，上篇为全科医学基本理论，下篇为全科医学临床实践。教材融合了医疗、教学、科研、管理、人文等多元化知识体系，侧重全科理念的阐述、诊疗思维的培养、全科诊疗的应用、科研思维建立；立足解决全科医疗实践问题，以案例为主线，实现任务驱动式临床综合能力培养，促进全科与其他专科融会贯通，深入浅出、触发思考；同时，结合我国医药卫生体制改革发展需要，充分展现全科医疗服务特点及全科医生必备的核心能力与素养，注重学生的全科医学价值教育，描绘职业发展前景，培养学生献身医学、热爱祖国、忠于人民的精神，提升积极投身全科医学发展的责任感。

教材编写前期，编写团队对八年制及"5+3"一体化临床医学专业学生的学情及需求深入开展调研分析，并多次进行专家论证，确定了培养"理论宽厚 + 科研较强 + 国际视野"的高层次医学人才的目标定位，并对编写思路进行整体设计，在牢牢把握"三基""五性""三特定"原则基础上，突出特色、呈现亮点。教材在临床实践篇各章节末设立"科研拓展"版块，对相应内容的前沿理论知识、国内外研究进展、科研方法及践行路径给予引导性拓展，丰富学生的知识宽度，增强学生的理论厚度；并在部分章节设立"英文微课"，拓展学生的国际视野，力求从内容到形式达到教材的立体化、数字化、国际化。

本教材是首部面向全科医学八年制及"5+3"一体化临床医学专业的长学制规划教材，若有不当之处，诚恳地希望使用本教材的专家学者和师生给予及时批评和指正。教材的出版凝结着出版社、全科医学专家及全体编写者与工作人员的智慧和汗水，在此向支持热爱全科医学事业并为教材建设辛苦付出的全体人员表示衷心感谢。

王永晨　路孝琴

2024 年 11 月

目　录

上篇　全科医学基本理论

下篇　全科医学临床实践

上篇
全科医学基本理论

第一章

全科医学概述

【学习要点】

1. 全科医学的定义、特点。

2. 全科医疗的原则。

3. 全科医生的核心能力。

第一节　全科医学的产生与发展

全科医学（general practice）也称家庭医学（family medicine）是一门定位于基层医疗卫生服务的综合性临床二级学科。全科医生主要在基层医疗保健系统中承担预防保健、常见病多发病的诊疗、连续性管理和康复、转诊等一体化服务。与其他专科相比，全科医学在预防保健、提高基层医疗服务质量、合理利用卫生资源、满足居民基本医疗卫生服务需求等方面拥有巨大优势。因此，全科医学事业受到各国政府的高度重视并得以大力发展。全科医学在我国的产生是医学模式逐步适应社会发展的结果。随着医药卫生体制改革与发展的不断推进，我国正努力建立以全科医学为基础的医疗卫生服务体系，实现健康中国战略目标，从而提高我国居民的健康水平。

一、全科医学产生背景

（一）人口老龄化

随着全球经济状况普遍改善，加之公共卫生事业迅速发展，人口死亡率，特别是婴幼儿和孕产妇死亡率明显下降，促进了人类的长寿和人口数量的激增。国际公认的人口老龄化标准是 60 岁以上人口超过总人口 10%，或 65 岁以上人口超过总人口 7%，一个国家或地区如果达到或超过以上标准，说明已进入了"老龄化社会"。20 世纪 50 年代许多发达国家相继步入老龄化社会行列，我国也于 2000 年进入老龄化社会。我国第七次人口普查（以 2020 年 11 月 1 日零时为标准时间点），60 岁及以上人口数为 2.64 亿，占总人口的 18.7%，65 岁及以上人口数为 1.91 亿，占 13.5%。

老龄化社会改变了老年人的家庭生活安排、居住模式和养老方式，同时也对家庭的养老能力提出了挑战，人口老龄化进程的加快给社会造成了巨大的压力。一方面，社会人口流动性增强，养老抚幼功能弱化，许多独生子女父母面临子女外出就业、求学的现实，空巢家庭逐年增多，父母一旦患病住院，难以得到子女的照护；另一方面，老年人本身对衣食住行、医疗保健以及较高的生活质量等方面有特殊需求，所以更需要全社会给予特别的关注。

随着人口预期寿命的延长，家庭生活周期也在延长，特别是夫妻双方进入中老年阶段，家庭问题和健康问题逐渐增多，是生活事件的高发期，各种生理和心理疾病接踵而至，于是中老年的疾病预防保健服务成为全科医生的重要工作内容。老年人处于生活周期的后期阶段，面临着家庭人口减少、疾病逐渐增多、经济依赖性增高等问题，常常会出现失落感、孤独感及恐惧感，同时因病住院概率大大增加，住院时间长，费用高，需要家人的特殊照护。在家庭成员无法满足老年人的这些需求时，社区医务人员提供的家庭保健、社区照顾等就成为老年人最重要的医疗保健支持。人口老龄化使医疗费用支出迅猛增长，也使社会对医疗卫生服务的需求大大增加，因此社会对以家庭为单位的综合性保健需求也十分突出,这是促使全科医学产生与发展的重要因素。

(二)疾病谱与死因谱变化

20世纪40年代,随着抗生素的成功研制,严重感染得以控制,挽救了很多人的生命。20世纪50年代末,随着各种传染病和营养不良症被逐步消灭和控制,心脑血管病、恶性肿瘤、高血压、糖尿病、慢性阻塞性肺疾病等慢性非传染性疾病成为严重威胁各国人民健康的最主要问题。疾病谱和死因谱从以往的以急性传染病为主导转向以慢性非传染性疾病为主导。与急性传染病短期内出现明确结局不同,慢性非传染性疾病往往伴随终身,一般需要经历长期的演变过程,且无明确根治疗法。引起慢性病的因素众多,发病机制复杂,往往涉及多种外因和内因、多个脏器和系统。首先,生活习惯及行为方式(吸烟、酗酒、不良的饮食习惯、营养失调、缺乏体育锻炼、紧张的行为方式和个性)、生存环境、心理社会因素等在患病过程中起重要作用;其次,现代社会带来的精神紧张、生活压力大和环境污染等也都有害健康。但同时,慢性病又是一类可以预防的疾病,而且多以个人预防为主,个人的自我保健能力和健康理念是慢性病预防的关键。

疾病谱的变化向现代医学与医疗服务保健系统提出了新的要求,包括:服务时间要求长期而连续;服务内容要求生物、心理、社会、环境全方位;服务地点要求以家庭和社区为主;服务类型要求综合性的照顾;服务方式要求医患双方协商,强调患者本身主动和自觉地参与。由此表明,慢性病的防控对于医院服务来讲是难以驾驭的,只能依靠并发展社区医疗卫生功能,提供全科医疗服务来解决。我国作为最大的发展中国家,慢性病问题日益严重,给社会经济发展造成了巨大的压力,慢性病是当前最主要的公共卫生问题,而实施慢性病防治最有效的办法就是在社区积极开展全科医疗卫生服务。

我国政府高度重视慢性病防控工作,参照世界卫生组织的"全球战略行动计划",坚持预防为主,降低发病率;坚持早发现,减少经济负担;坚持以人为本,提高生活质量;坚持政府主导,全社会共同参与。我国正努力实现基本医疗卫生服务全民覆盖,包括为全民建立健康档案,为35岁以上人群提供高血压、糖尿病健康管理服务,为65岁以上老年人提供免费健康检查服务等。为此,积极开展健康促进,并进一步加强以全科医生为重点的基层医疗卫生队伍建设,提高综合服务能力成为预防和控制慢性病的重要措施。

(三)医学模式的演变

医学模式(medical model)是一种关于医学整体的概念模式,指人们的医学观和医学思维方式以及医疗卫生体制结构,是人们对人类生命、健康和疾病的根本观点和总看法,也是各个历史时期具体医疗活动和医学研究活动的总指导原则。医学模式受不同历史时期的科学、技术、哲学和生产方式等方面的影响。人类历史上经历了多种医学模式,如神灵主义医学模式、自然哲学医学模式、机械论医学模式、生物医学模式及生物-心理-社会医学模式。

曾经专科医生秉承的生物医学模式把人作为生物机体进行解剖分析,致力于寻找每一种疾病特定的病因和病理生理变化,并研究相应的生物学治疗方法。其特点是认为病因和症状之间存在线性关系,使用还原方法追求特异性,在疾病研究的各个领域都寻求特定的解释和处理方式。直到现在,很多专科医生在疾病诊疗过程中仍沿袭生物医学模式,但生物医学模式无法解释某些疾病的心理社会因素,以及疾病造成的身心不适,无法解释生物学与行为科学的相关性。生物医学模式无法关注到患者的心理及社会因素所引起的健康问题,很少能够将患者的身体疾患与其心理、社会、环境等因素联系起来考虑并解决问题。随着疾病谱的改变,生物医学模式的片面性和局限性开始显露出来。19世纪70年代,随着预防医学、行为科学、心身医学、医学哲学等学科的发展,系统论的思维逐渐被接受,最终导致了生物-心理-社会医学模式(biopsychosocial medicine mode)的产生。医学模式的转变,促使人们的健康观念发生变化,健康需求不断提高,人们开始跳出"防病治病"的小圈子,追求一种保健、康复、精神愉快、健康长寿的综合性健康服务。

生物-心理-社会医学模式的概念是由美国医生Engel G.L.于1977年首先提出的,是一种多因多果、立体网络式的系统论思维方式。这种医学模式必须考虑到与健康有关的患者自身状况及其周围的自然与社会环境。人的生命是一个开放系统,通过与周围环境的相互作用以及系统内部的调控能力决定健康状况。生物医学问题的诊断与处理仍是这一模式的基本内容之一,但其还原方法却被整合到系统论的框架中,与整体方法论协调使用。无论是医学的科学研究领域还是医生的诊疗模式或医疗保健事业的组织形式,都将在新的医学模式指导下进行调整,使之更适应人们对卫生保健服务需求的变化。

（四）医疗费用上涨与医疗资源配置不合理

20世纪60年代以来,世界各国都面临着医疗费用过快增长的问题,其主要原因为医学高新技术的发展和人口老龄化。新的药品和医疗器械的研发成本大大提高,以及医疗高新技术的快速发展也使得医疗投入急剧增长,而对改善人类总体健康状况却收效不大,即成本投入与其实际效果/效益不成比例。越来越多的证据表明,大部分医疗卫生资源消耗在少数危重患者身上,只有小部分医疗卫生资源用于大多数人的基层医疗和公共卫生服务。资源的不合理配置导致了专科医疗因"过度诊疗"所产生的费用暴涨和医源性疾病频发,基层医疗卫生机构却因设施落后、卫生资源与人才匮乏,社区居民的一些常见病、多发病时常得不到及时、便捷、有效的服务。这种卫生资源的不合理分布及浪费,使社会不堪重负,也使公众不能满意,加剧医患矛盾。因此,人们迫切需要改变现行医疗卫生服务模式,合理配置有限的医疗资源,推进卫生改革。而以社区为基础的正三角形（又称金字塔形）医疗保健体系是目前世界公认的理想保健体系。

（五）家庭结构的变化

家庭是人们基于情感、血缘、法律系统而构成的社会最小单位的生活共同体,是家庭成员健康保健的重要场所。人们的健康问题无时无刻不受到家庭的影响。随着社会的变迁与观念的转变,家庭的规模、结构、职能和生活周期等发生了显著的变化,对家庭成员的健康影响也产生了重要的改变。

随着城市化和工业化的发展,以及曾经相关政策的影响,一个时期以来我国生育水平不断下降、迁移流动人口增加、年轻人婚后独立居住等因素的影响,家庭结构日趋简单,家庭规模不断缩小,核心家庭明显增多,成为都市家庭的主要形式,而主干家庭和联合家庭明显减少,传统的家庭观念受到猛烈的冲击,孤寡或独居老人逐渐增多,家庭的一些功能逐渐转向社会。家庭结构的简单化导致家庭因资源缺乏而削弱了应付紧张事件的能力,家庭为其成员提供躯体和精神方面照顾的能力也明显减弱,与家庭有关的健康问题也日益增多,家庭及其成员越来越需要得到全科医生的指导和帮助。

随着家庭规模缩小和家庭结构变得简单化,传统家庭所特有的抚养、赡养、保障等某些重要的职能逐渐转向社会,家庭成员对医务人员的依赖不断增加。这就要求医务人员不仅必须具备处理与家庭有关的问题以及提供家庭保健的技能,而且必须承担起某些丧失的或弱化的家庭职能。家庭人口的减少能使家庭之间的关系更加密切,更多地关注自己的健康。家庭成为开展自我保健最主要的场所,"以家庭为单位的照顾"是全科医学基本原则之一,需要全科医生走进家庭提供健康照顾和服务。

二、全科医学发展的历史沿革

医学的发展历经几千年的历史,中国古代医生被称为"郎中",西方古代医生被称为"医治者",那个时代的医生没有严格分科。随着近代医学的发展,人们对于疾病和人体有了更为精确、深入的了解,并逐渐获得了新的医学历史上的突破。第二次世界大战后,各临床医学专科迅猛发展,专科医生数量剧增,而全科医学则出现衰退现象。然而,随之而来的是医疗卫生服务被割裂为各个专科服务的片段,缺乏能提供连续性、综合性医疗服务的医生。医学经历了从综合到分化,而在新的平台起点上,再由分化到综合的过程,全科医学的产生和发展在这种情况下应运而生,其发展大致经历三个阶段。

（一）通科医疗时代——18世纪到19世纪末

全科医学的建立起源于通科医疗。19世纪前,欧洲的医学还十分落后,诊疗手段十分有限,绝大多数从事医疗工作的是各式各样、未经过正规培训所谓的"治疗者"（healer；therapist）,所从事的主要服务类似于内科。而外科比如手术、放血、正骨等,则是由理发师这类的"匠人"来做,被称为"理发匠外科医生"（barber-surgeon）。18世纪,欧洲向北美大陆大量移民,这时医生的医疗水平已经无法

NOTES

满足大量移民的医疗需求,医生不得不打破原有的行业界限,以各种可能的方式服务于广大患者,医生们开始学习外科手术、助产术、药剂学等,成了"多面手"(generalist),通科医疗(general practice)由此诞生了。19世纪初,英国《柳叶刀》(*Lancet*)杂志首次把这类具有多种技能的医生命名为"通科医生"(general practitioner,GP)。在这个阶段,通科医生占据着西方医学的主导地位。大部分医生都是通科医生。独立开业的通科医生提供上门服务,在患者床旁,细心倾听患者和家属的叙述,并亲自进行照顾,深得患者和家属的信任和尊重,形成了亲密无间的医患关系。

（二）医学专科化时代——19世纪末至20世纪50年代末

第二次世界大战后,科技的快速发展促进了生物医学研究的进一步深入,尤其是基础医学的飞速发展奠定了现代医学的科学基础。高度专科化推动了临床医学和基础科学的结合,发展了各种高科技手段,促使医学知识进一步细化,对疾病进行了详尽地分类和研究,找到了精准的治疗方法,使得人们对专科医生高度崇拜。1917年,眼科学首先成为美国医学会的第一个专科学会,到1950年美国医学会下属已有19个专科学会。医学专科化将学科间的交叉渗透、涉及的系统器官组织和采取的技术进一步细化,形成众多的分支学科。到20世纪60年代,医学的专科化达到巅峰。

但医学进步的同时也暴露了医学裂痕,冲击了医学的人性化,忽略了医学研究对象的整体性。专科化的结果使以人为整体照顾为目标的通科医疗逐渐萎缩,社区的通科医生受到社会冷落,数量逐渐减少。医学专科化崛起与通科医疗的衰落导致的结果是医生诊疗方式发生了极大改变,大量患者涌入设备完善的大型综合医院,专科医生需要在有限时间内接诊很多患者,致使他们无法对患者做长时间的观察和询问,更多地依赖于定位精准、手段完备的仪器,患者的整体利益、心理情绪等方面得不到应有的尊重,导致医患关系逐渐恶化,医疗纠纷增加。由于专科医生将更多的精力用于诊断和治疗,没有精力去关注疾病预防的重要性,忽略了高危人群和亚健康人群的重点关注,导致许多慢性疾病发病率逐渐增高,医生陷入了重治轻防、越治越忙的困境。

（三）全科医学发展期——20世纪50年代末至今

自20世纪50年代起,社会经济飞速发展,公共卫生条件明显改善,大大促进了人类预期寿命的延长,社会人口老龄化进程加速,慢性病和退行性疾病患病率快速上升,导致疾病谱、死因谱发生变化,人们迫切需要大量医生在社区环境中长期陪伴并照顾他们,这些能在基层提供全面的、综合性医疗保健照护的通科医生又重新为社会所重视,人们开始呼唤通科医疗的回归。

在新的历史条件下,人们的需求不单单是传统的通科医疗的回归,而是以更高素质、更高水平出现。1947年,美国通科医疗学会成立,目的是维持和提高全科医生服务的质量标准,使之为居民提供连续性、综合性的卫生保健。1968年美国家庭医学委员会(American Board of Family Practice,ABFP)成立,1969年家庭医学正式成为美国第20个临床医学专科,标志着家庭/全科医学学科的诞生。该学会于1971年10月3日更名为美国家庭医师学会,以便能确切反映基层卫生保健的性质,并于2005年再次更名为美国家庭医学委员会。家庭医师提供的医疗为家庭医疗,将其知识基础和学科体系称为家庭医学。随后西方发达国家先后建立了相应的住院医师培训项目。为改变人们对通科医生缺乏专业性的印象,将"general"译文由"通"改为"全",以显示服务全方位、全过程的特点。

1972年,世界全科家庭医生学术组织(WONCA,the World Organization of National Colleges,Academies and Academic of General Practitioners Family Physicians)在澳大利亚墨尔本正式成立,是非官方、国际的全科家庭医生学术组织,WONCA的使命是界定和促进其价值观,包括尊重普遍人权和性别平等,以及在全科/家庭医学中促进高标准的健康管理。WONCA在地区上分为亚太、欧洲、北美、非洲等7个区域组织,11个工作委员会。中国于1994年成为WONCA的正式成员。中华医学会全科医学分会、海峡两岸医药卫生交流协会全科医学分会以及中国医师协会全科医师分会已经先后成为WONCA成员。截至2017年,约有130多个国家和地区遍布世界各地的50多万名全科/家庭医生加入WONCA成为会员。WONCA的主要活动包括主办全科医学的国际会议,负责出版、发行国际性的杂志和刊物,通过每三年一次的WONCA世界大会和每年一次的WONCA区域会议为全科医生提供学术交流和知识更新的平台,促进世界各地的全科医生进行教育、科研和服务方面的交流与合作。此外,WONCA 也通过网站的形式免费为世界各地的全科医生提供相关信息服务。WONCA 自成立以来,以其出色的活动促进了全科医学在世界范围的发展。同时,随着各国全科医学的发展及对 WONCA 的支持,WONCA 自身也得到发展壮大。至此,专科与全科医疗进入协调发展时期。

三、国际全科医学发展现状

(一) 英国

英国是世界上最早实行国家医疗卫生服务体制的国家,是典型的政府主导型医疗卫生体制,健全的社区医疗卫生服务网络,让英国成为国家医疗服务制度最健全的国家之一。1944 年,国家卫生法令提出应该对每个人提供广泛的医疗服务,费用全部或大部分由国家税收支出,卫生服务由社区基层卫生保健服务和医院服务两部分组成,其中基层卫生保健服务由以全科医生为主的基层卫生保健队伍承担,医院服务由当地政府提供支持。1946 年,英国《国家卫生服务法》正式确立了国民卫生保健制度,全科医生可自行开设医疗机构,为注册居民提供基础医疗服务。另外,患者到医院进行专科就诊需要全科医生转诊。1948 年,英国建立了国家卫生服务体系(National Health Service,NHS)规定凡是英国公民、医疗互惠国的居民、在英国居住 6 个月以上的民众均有权享受,目的是满足每个人的需求,免费提供服务,从而提高医疗服务。NHS 分为两个方面:一是以社区为导向的基础医疗保健服务(community-based primary health care),全科医生为其提供初级健康保健;二是以综合医院为基础的专科医疗服务(hospital-based specialist services),由专科医生承担,处理全科医生转诊的病例和一些重大意外事故及急诊患者等。

英国的全科医生为其注册的患者提供全过程、全方位的基础医疗服务,内容包括疾病诊治、健康保健、疾病监测、患者转诊等。英国政府规划设置全科诊所,形成了合理的就医秩序,给予经费支持,同时要求全科医生运用最经济的技术和方法,最大限度预防疾病风险,从卫生经济学层面,英国全科医生发挥了医疗费用"守门人"的作用。全科诊所是患者接触医疗卫生保健系统的第一站,全科医生与患者之间实行双向选择,每个全科医生平均注册 2 000 名居民,按注册的患者数量、服务的范围及质量,全科医生获得相应的报酬。为平衡全科医生与专科医生的待遇差别等问题,英国政府引入了质量与管理框架评估体系(Qualityand Outcome Frame,QOF),通过考核后在拨付人头费的基础上额外拨付全科医生的相应费用,从而提高全科医生的收入。

(二) 澳大利亚

澳大利亚作为全球卫生系统比较完善、卫生绩效比较满意的国家之一,其基层医疗保健承袭了英国的传统。澳大利亚政府在 1989 年首次确认了全科医生的职业地位。在澳大利亚的初级卫生保健服务中,全科医生作为最前沿的卫生服务提供者,在社区范围内解决 80% 以上的医疗问题。

全科医学是澳大利亚最大的医学专科。1958 年,澳大利亚成立皇家全科医生学院(Royal Australian College of General Practitioners,RACGP),它是独立的全科医生行业组织,负责全科医生执业前、执业中和执业后继续教育培训、考核标准的制订,组织全科医生执业考试及全科医学相关标准的制订并提供全科医生教育培训平台等。澳大利亚联邦卫生部的初级保健处(primary health department,PCD)是澳大利亚初级保健服务管理的关键部门,它的工作是使澳大利亚的初级保健服务具有更好的可及性、整合性,有更好的管理、更好的质量和效果。它支持广泛的初级保健进程,支持大量全科医学服务质量项目。澳大利亚的卫生服务费用来自各级政府和非政府部门,卫生费用的支付方式基本上是按服务项目付费模式。澳大利亚医疗服务体系分为三级:初级是全科医生服务;二级是从全科医生转诊的专科医生服务和医院服务;三级是主要以专科医生为主,兼顾教学、科研的高级医院服务。在澳大利亚看病,如果首先去看全科医生,国民医疗保险可支付全部或部分诊费,患者只有通过全科医生转诊才能获得有政府资助的专科医生服务,通过转诊或者是通过急诊才能得到免费的公立医院服务。

全科医生必须是皇家全科医生学会会员,同时完成职业登记和经过正规培训等才准予拥有全民医疗保险提供者账号,才能从全民医疗保险中获得服务补偿。澳大利亚的保险政策为全科医学的发展提供了基础保障,只有通过全科医生完成居民初次诊疗的公民才能享受全额医保。全科医生初步诊疗后须转诊专科医生的居民需要全科医生提供转诊信。全科医疗中心(medical center)是全科医生工作的场所,在澳大利亚医疗体系中起到了无可替代的枢纽作用。绝大部分患者首先就诊于全科医疗中心,全科医生针对患者情况对其进行检查、治疗或转诊专科医生,这样的分级诊治使得澳大利亚的医疗资源实现最大化及最优质的利用,全科医生在其中起着举足轻重的地位。近年来,澳大利亚政府积极调整了全科医学模式,成立了区域性全科医师协会分会,规范管理并协调工作,鼓励全科医生与其他社区医疗卫生服务的交换链接,并为全科医生的继续教育提供了有利条件。此外,政府还改进了全科医疗基础设施,并引导医学生进入社区工作。

(三)美国

美国早期医疗服务属于通科性质,每个医生都要能诊治各种常见病和多发病。20世纪上半期,美国基础医学和临床医学迅猛发展,开创了美国医学专科化发展的鼎盛时期。医学的专科化发展给美国的医疗卫生领域带来了广泛、深刻的影响。专科培训提高了医院医疗服务质量,扩大了医学诊治范围提升了医学诊治能力。但同时也造成了全科医生数量迅速减少,基础医疗服务不足,导致国家整体健康水平相对下降,医疗服务开支大幅提高,专科医疗过度发展,严重影响了美国联邦政府医疗卫生事业的正常健康发展。1968年,美国家庭医学委员会成立,1969年,家庭医学正式成为美国第20个临床医学专科,标志着家庭/全科医学学科的诞生。家庭医学作为一个专科逐渐得到美国医疗卫生领域的有识之士和其他发达国家政府与医学界的认可,这些国家在学习美国家庭医学专业化、提高专业素质的基础上大力发展了家庭全科医学。

美国的卫生体制是国际医疗服务最具市场导向的模式,现行的商业医疗保险形式称为管理保健。保险公司代表投保人向医疗服务提供者购买服务。每位参保人自己选择或被分配一名家庭医生,保险公司则按人数将一定比例的保费预付给家庭医生。家庭医生除提供医疗服务外,还负责患者转诊的审核批准。对费用控制好的家庭医生,保险公司对其给予经济奖励,同时保险公司还加强对家庭医生的病案管理,以保证医疗保健的延续性。家庭医生成为这一模式下的核心角色,成为参保人与保险公司的双重"守门人"。随着家庭医生综合素质和专业技能的提高,越来越多的人选择由家庭医生提供的基础医疗服务。

(四)加拿大

加拿大是拥有世界上最完善的全民医疗保险制度的国家之一,其医疗政策由联邦政府制定,通过公共的医疗保险计划,使所有居民都能在医保所涵盖的范围内享受免费医疗服务。家庭医生是加拿大医疗体系的主要组成部分,占医师总数的50%。加拿大全科医疗质量世界领先,得益于其完备的全科医生教育和培训体系。加拿大全科医生培养体系健全,全国培养模式统一。全科医生服务具有第一时间接触、纵向性、广泛性、协调性、以家庭为中心和社区导向等特征。

加拿大通过完善区域化信息系统,成立地区健康协调网络,将社区医疗中心、医院、长期护理机构、社区照顾配送中心等服务机构进行整合,促进了基层医疗与家庭照护和社区照护的有机结合。加拿大鼓励团队合作来满足社区居民的各种医疗保健服务需求,政府在政策上给予很多优惠,如政府提供计算机等必需电子设备、诊所日常运营的补贴等,从而吸引更多的全科医生组团开业。近年来,加拿大初级卫生保健的改革由以往单独执业向多学科团队服务、以社区为基础的服务方向发展。

四、我国全科医学发展现状

(一)全科医学的引入

20世纪80年代后期,全科医学概念正式引入我国。在1986年和1988年,中华医学会派代表参加在英国伦敦和中国香港举行的世界家庭医生组织年会及亚太地区会议,并邀请当时的WONCA主席Rajakumar博士(1986—1989年担任主席)和李仲贤医生(1992—1995年担任主席)多次访问北京。

在 WONCA 的帮助下,于 1989 年 11 月,在北京召开了第一届国际全科医学学术会议,这对于推动全科医学的引进起到了积极的作用。此后,中国相继得到 WONCA 以及各国家和地区的全科医学专家的技术支持和热情帮助,在我国政府的大力支持和国内外热心人士的共同努力下,全科医学事业在国内逐渐生根发芽。同年,首都医科大学(原首都医学院)率先成立了全科医学培训中心,传播全科医学的概念,并启动了全科医学培训工作,开始了中国特色的全科医学教育的尝试和探索。

1993 年 11 月,中华医学会全科医学分会成立,标志着我国全科医学学科的诞生,全科医学作为一个新型临床二级学科在我国正式建立起来。全科医学分会成立后,一方面在国内努力发展全科医学事业;另一方面积极开展国际交流。几年来,除了在国内组织全国性有关全科医学教育、医疗服务、医疗管理方面的学术会议外,还多次组织参加 WONCA 的国际会议。同时出版了大量全科医学相关教材和专著以及与全科医学相关的杂志。1994 年,上海医科大学附属中山医院成立全科医学科。1995 年 8 月 10 日,中华医学会全科医学分会正式成为 WONCA 组织成员。1996 年,首都医科大学成立了全科医学教研室,并于 2000 年成立卫生部全科医学培训中心。1998 年 6 月,我国取得了"2003 年 WONCA 亚太地区会议"的举办权。2003 年中国医师协会全科医师分会成立,致力于全科医师制度建设和全科医生培养工作。国内部分地区开始尝试全科医疗服务模式和教育模式。由于政策环境没有形成,从总体上看,这一时期的全科医学仍处于概念传播、理论探讨和实践试点阶段。

(二) 全科医学在我国的发展

1. 适宜全科医学发展的政策环境　主要相关的政策如下。

1999 年 12 月,卫生部召开了"全国全科医学教育工作会议",正式全面启动全科医学教育工作。2000 年,卫生部印发了《关于发展全科医学教育的意见》《全科医师规范化培训试行办法》《全科医师规范化培训大纲(试行)》和《全科医师岗位培训大纲(试行)》等,对全科医学教学目标、发展原则、措施和培训标准等要求进行了全面部署,促使我国全科医生的培养开始向规范化迈进,计划构建全科医学教育体系,全科医师培训开始进入规范化阶段。

2009 年 4 月,中共中央、国务院《关于深化医药卫生体制改革的意见》中提出了"有效减轻居民就医费用负担,切实缓解看病难、看病贵"的近期目标,以及"建立健全覆盖城乡居民的基层医疗卫生服务制度,为群众提供安全、有效、方便、价廉的医疗卫生服务"的长远目标。为此,需要"加强基层医疗卫生人才队伍建设,特别是全科医生的培养培训,着力提高基层医疗卫生机构服务水平和质量,转变基层医疗卫生机构运行机制和服务模式,完善补偿机制"。2010 年 4 月,国家发展和改革委员会等六部委联合印发《以全科医生为重点的基层医疗卫生队伍建设规划》,明确指出逐步形成一支数量适宜、质量较高、结构合理、适应基本医疗卫生制度需要的基层医疗队伍。加强基层人才队伍建设,不断提升基层医疗卫生服务能力。

2011 年 7 月,国务院颁布《关于建立全科医生制度的指导意见》,对我国建立全科医生制度作出明确规定,其总体目标是到 2020 年基本形成统一规范的全科医生培养模式和首诊在社区的服务模式,基本实现城乡每万名居民有 2~3 名合格的全科医生,基本适应人民群众基本医疗卫生服务需求。2012 年 12 月,加强全科医学师资队伍建设,保证全科医生培养质量,卫生部下发《全科医学师资培训实施意见(试行)》的通知,为各省培养一批熟悉全科医生培养的政策制度、掌握全科医学师资的职责任务,具有全科医学理念、思维和诊疗能力,胜任全科医生培养工作的师资队伍,推动全科医生培养工作的规范实施和持续发展。2013 年 12 月,国家卫生和计划生育委员会等 7 部门联合印发了《关于建立住院医师规范化培训制度的指导意见》,文件指出到 2020 年基本建立住院医师规范化培训制度,加大全科等紧缺专业的招收规模,全面提高我国全科医师队伍的综合素质和专业水平。

2016 年 10 月,中共中央、国务院印发《"健康中国 2030"规划纲要》,提出加快培养大批合格的全科医生,加强基层医疗卫生服务体系建设、推进家庭医生签约服务。2017 年 1 月,国家卫生和计划生育委员会发布《"十三五"全国卫生计生人才发展规划》,指出目前已经有部分高等医学院校建立了全科医学教育体系,开设了全科医学专业。但是,还需要在各大医院建立完善的全科医学临床科室、全科医生规范化培训基地以及全科医生管理制度,培养一批本土化的全科医学学科带头人和学术骨干,建立专门服务于社区的全科医生专业队伍。2017年7月,国务院办公厅印发《关于深化医教协同进一步推进医学教育改革与发展的意见》,提出建立健全医学人才培养供需平衡机制,加强以全科医生为重点的基层医疗卫生人才培养。通过住院医师规范化培训、助理全科医生培训、转岗培训等多种途径,加大全科医生培养力度。对在岗基层卫生人员(含乡村医生)加强全科医学、中医学基本知识技能和适宜技术培训。2018年1月国务院办公厅印发《关于改革完善全科医生培养与使用激励机制的意见》,指出到2020年城乡每万名居民拥有2~3名合格的全科医生,到2030年城乡每万名居民拥有5名合格的全科医生,基本满足人们健康需求的全科队伍建设目标。

2020年9月国务院办公厅印发《关于加快医学教育创新发展的指导意见》,提出加大全科医学人才培养力度,提升基层医疗卫生行业职业吸引力,加快培养"小病善治、大病善识、重病善转、慢病善管"的防治结合型全科医学人才。加强面向全体医学生的全科医学教育,建设100个左右国家全科医学实践教学示范基地,加强师资培训。2021年起开展临床医学(全科医学)博士专业学位研究生招生培养工作,扩大临床医学(全科医学)硕士专业学位研究生招生规模。加快推进全科医生薪酬制度改革,拓展全科医生职业发展前景。

2. 全科医生培养

(1)中国全科医生制度建立:为深入贯彻医药卫生体制改革精神,2011年6月,召开国务院常务会议决定建立全科医生制度。2011年7月,国务院颁布《关于建立全科医生制度指导意见》(以下简称《指导意见》)、《以全科医生为重点的基层医疗卫生队伍建设规划》等文件。建立全科医生制度是保障和改善城乡居民健康的迫切需要。《指导意见》要求力争到2012年每个城市社区卫生服务机构和农村乡镇卫生院都有合格的全科医生;到2020年,基本形成统一规范的全科医生培养模式和首诊在基层的服务模式;基本实现城乡每万名居民有2~3名合格的全科医生,更好地为群众提供连续协调、方便可及的基本医疗卫生服务。国家卫生健康委员会统计信息中心的调查数据显示,截至2019年底,培训合格的全科医生已达36.5万人,较上一年度增长了5.6万人(增长18%),每万人口拥有全科医生达到2.61人,提前实现了阶段性目标,为推进家庭医生签约服务、建立分级诊疗制度提供了有力的人才保障。

(2)全科医学教育体系建立:我国自1989年开始全科医学教育培训试点。1999年,卫生部召开了"全国全科医学教育工作会议",标志着全科医学教育工作正式启动,并于2000年颁发了《关于发展全科医学教育的意见》《全科医师岗位培训大纲》《全科医师规范化培训试行办法》《全科医师规范化培训大纲(试行)》,提出了我国全科医学教育的发展目标,全科医生的培养开始进入规范化发展阶段。北京、浙江、上海等地开始尝试开展四年制的毕业后全科医生规范化培训项目。2017年7月国务院办公厅发布《国务院办公厅关于深化医教协同进一步推进医学教育改革与发展的意见》和2018年1月国务院办公厅印发《国务院办公厅关于改革完善全科医生培养与使用激励机制的意见》,其主要内容和目标完成包括:一是与教育部加强医教协同,深化临床医学人才培养改革,明确构建以"5+3"(5年临床医学本科教育+3年住院医师规范化培训或3年临床医学硕士专业学位研究生教育)为主体、以"3+2"(3年临床医学专科教育+2年助理全科医生培训)为补充的院校医学教育、毕业后医学教育、继续医学教育三阶段有机衔接的临床医学人才培养体系;二是加强培训基地建设,全国择优遴选了558个全科专业住院医师规范化培训基地,印发《住院医师规范化培训基地(综合医院)全科医学科设置指导标准》,提高全科医生培训质量;三是加强师资队伍建设,印发《全科医学师资培训实施意见(试行)》,培训全科医学师资3.1万人。目前,我国已经基本建立了全科医学教育培训体系,包括高等院校医学本科生全科医学知识教育、全科医学住院医师规范化培训、全科医师岗位培训和转岗培训、全科医学继续教育、全科医学专业学位研究生教育、全科医学师资培训等。为保证教育培训工作的顺利开展以及保障教育培训质量,国家相关部门出台了相关文件要求建立全科医学培训基地,并组织专家编写相关教材。

(3)全科医学与社区卫生服务的发展相辅相成:社区卫生服务(community health service)是城市卫生工作的重要组成部分,建设和发展城市社区卫生服务体系是我国近年卫生改革、解决群众看病难、看病贵等问题的重要举措。社区卫生服务是一种以社区居民卫生服务需求为导向,由政府主导、社区参与的基层医疗卫生服务。全科医学的发展与社区卫生服务的开展相辅相成。全科医学是为社区卫生服务队伍培养业务和管理骨干的医学专业学科,经过全科医学培养的合格全科医生是社区卫生服务的主力军。由全科医生提供的全科医疗服务代表了社区基本医疗服务发展的最佳模式。因此,根据社区卫生服务发展的需要培养高素质的全科医生是我国全科医学发展的重要任务之一。

五、我国全科医学发展展望

我国是一个拥有 14 亿多人口的发展中国家,随着经济发展和人民生活水平的提高,居民对提高健康水平的要求越来越高。同时,工业化、城镇化和生态环境变化带来的影响健康的因素越来越多,人口老龄化和疾病谱变化也对医疗卫生服务提出新要求。我们或将通过全科医生专长化教育培训,提高全科医生的岗位胜任力和基层医疗卫生机构的整体服务能力,更好地发展我国全科医学事业,努力向个人、家庭和社区提供优质的集预防、保健、诊断、治疗、康复、健康管理为一体的全科医疗服务。加强基层医疗卫生工作是医药卫生事业改革发展的重点,是提高基本医疗卫生服务的公平性、可及性的基本途径。

如今,我国全科医学事业已进入蓬勃发展阶段,全科医生培养工作取得了积极进展,全科医生培养体系初步形成、培养模式基本确立、培养力度不断加大、队伍人数不断增加。不过,与日益增长的基本医疗保健需求相比,仍存在着全科医生数量和质量有待提高、培训体系不健全、城乡及地区间人力资源不平衡、岗位吸引力较弱等问题。建立健全全科医生制度,为基层培养大批“下得去、留得住、用得好”的合格全科医生,是提高基层医疗卫生服务水平的客观要求和必由之路。发挥好全科医生的作用,有利于充分落实预防为主的方针,使全科医学更好地服务人民健康。

（王永晨）

第二节 全科医学、全科医疗与全科医生

一、全科医学

（一）全科医学的定义

全科医学也称家庭医学,是对个人及家庭提供持续的、综合的医疗照顾的医学专科。

我国对全科医学的定义为:是一门面向个人、家庭与社区,整合临床医学、预防医学、康复医学以及人文社会科学相关内容于一体的医学专业学科。其范围涵盖各种年龄、性别、各个器官系统以及各类健康问题或疾病。其主旨是强调以人为中心,以家庭为单位,以社区为范围,以整体健康的维护与促进为方向的长期综合性、负责式照顾,并将个体与群体健康融为一体。

世界上不同机构根据当地的需求和内涵对全科医学有着不同定义。欧洲使用全科医学来代表家庭医学和基本医疗卫生服务。突出强调它的综合性服务和以家庭为单位的服务,服务的重点是社区健康问题的预防和健康管理。美国家庭医师协会（AAFP）和美国家庭医学委员会（ABFM）认为全科医学/家庭医学是一门以广度为特色的临床专科,整合了生物医学、临床医学和行为医学。家庭医学的临床实践涵盖了所有人群、不同性别、每个器官系统和所有存在的疾病。强调对于整个健康服务的持续性责任,从首次接触和初始评估至对慢性疾病的持续性管理。预防和早期识别疾病是这门学科的核心特征。澳大利亚皇家全科医生学院（RACGP）认为全科医学作为卫生保健系统的一个组成部分,它整合了生物医学、心理学及社会学科于一体,为社区居民和家庭提供以人为本、持续性、综合性和协调性的全身心医疗卫生服务。作为一个行业,全科医学、全科医生服务团队及其与基本医疗卫生服务的关联是构成高效率医疗服务体系的基石。

无论哪一种定义,都清晰地阐释了全科医学的内涵:是一门具有独特的研究领域、服务内容和服

务人群为特征的综合的、交叉的专业学科,在整合了与基层医疗卫生保健相关的各种观念、知识、方法和技能的基础上,解决社区常见健康问题和满足居民医疗需求。全科医生/家庭医生通过在社区开展健康促进、疾病预防、疾病诊疗与康复、临终关怀和实施患者自我管理等工作来体现他们在初级卫生保健中的作用与价值。

(二) 全科医学的特点

全科医学主要研究社区常见健康问题和综合性地解决这些健康问题所需要的理论、方法和技能。全科医学的基本理念是集预防、保健、诊疗、康复、计划免疫、健康促进"一体化",从根本上消除治疗与预防之间的鸿沟。

1. 一门综合性的临床医学学科　全科医学是一门独立的临床医学二级学科,但同时具备跨学科、跨领域、综合性的特点。全科医学与其他临床专科明显不同。其他临床专科主要致力于某一系统、器官甚至某一方面的改变,同时削弱了对自然、社会环境与健康和疾病密切相关的认识,甚至淡化了把人作为一个整体的观念,而全科医学则是基于整体的医学观和系统性理论,根据服务对象的健康需求将其他临床专科、相关社会学科的知识及技能有机整合,向患者提供全面的综合性服务,充分体现了现代医学服务模式的优势。

2. 定位于初级卫生保健领域的医学专科　全科医学的服务领域主要定位于基层医疗卫生服务,主动为社区居民提供连续性、综合性、个体化的医疗卫生服务,处理常见病、多发病、未分化疾病以及慢性疾病等,通过适当、有效的干预来提升居民的健康水平。全科医疗服务充分体现了现代医学模式和医学目标转变的要求,强调对患者及其家庭、社区的健康长期负责;对疾病预防、诊疗、康复、公共卫生、健康促进等初级卫生保健工作以及医疗服务满意度、卫生资源的有效利用和医学伦理学问题等全面关注。

3. 强调系统论和整体论的临床思维方法　全科医学用系统论和整体论的方法来理解和解决人群和个体的健康问题,把患者及其健康看成一个不可分割的整体,注重患者及其健康问题的背景和关系,协调提供整体性的多学科服务,采取整体性的"生物-心理-社会"医学模式为个体、家庭和社区提供整体服务。与传统经验医学不同,全科医学以科学证据为基础,应用现代医学的研究成果,运用流行病学和循证医学的方法评价与处理临床问题,并在医疗服务过程中注重建立良好的医患关系。

4. 高度重视服务艺术　全科医学强调提供健康照顾的同时,还应十分关注服务艺术。全科医学倡导在提供医学服务的同时,既要注重技术水平,更要顾及服务对象的感受。注重将医疗技术与服务艺术有机地结合,使医学成为真正地服务于人的科学。

二、全科医疗

(一) 全科医疗的定义

全科医疗(general practice)也称家庭医疗(family practice),是将全科医学的理论应用于患者、家庭和社区照顾,主要是由全科医生提供的、以解决社区常见健康问题为主的一种基本医疗服务。它是一种集合了其他许多学科领域的一体化的临床专业,也是目前世界各国公认的基本医疗的最佳服务提供模式。

美国家庭医师学会(AAFP)对全科医疗的定义为:全科医疗/家庭医疗是对个人和家庭提供持续性和综合性卫生保健的医学专业,是整合了生物医学、临床医学和行为科学的宽广专业。家庭医疗的范围涵盖了所有年龄、性别、每一种器官系统以及各类疾病实体。

(二) 全科医疗的原则

1. 基本医疗(primary care)　是可及的、全面的、协调的以及持续的卫生服务,是整个医疗保健系统的门户和基础部分,主要包含以下六方面的功能。

(1)初级诊疗,患者接受首次医学诊断与治疗。

(2)具有连续性,对患者健康和疾病提供连续性的医疗服务。

(3)综合性照顾。

（4）协调患者所有医疗方面的需求。

（5）持续承担对于个体患者的随访和社区健康问题解决的责任。

（6）是一种高度个体化的医疗。

WONCA 将基本医疗定义为由临床医生提供综合的、可获得的卫生保健服务，他们负责解决绝大多数个人卫生保健需求，与患者建立持续的伙伴关系，并在家庭和社区的环境下开展服务。全科医疗使人们在追求改善全民健康状况的同时，能够提高医疗保健资源利用的成本效益。

2. 以人为中心的健康照顾（person-centered care） 又称以患者为中心的照顾（patient-centered care），是全科医生提供医疗服务过程中必须遵守的原则。全科医疗的照顾目标是维护服务对象的整体健康，不仅重视患者所患疾病，更重视患病的人。全科医生关注人的整体观、生理健康、心理健康和社会需求，与其他专科医疗主要以疾病为主的诊疗模式相比存在根本上的区别。全科医生完全遵循生物-心理-社会医学模式，在尊重和理解患者的基础上，正确认识和评价其健康问题，以人性化的服务调动患者的主动性，使之积极参与健康维护和疾病控制的过程，从而达到良好的服务效果。对全科医生来说，由于其负有长期照顾患者健康的责任，除了提供常规的生物医学诊治措施之外，还要将患者的健康需求和价值观念融入诊疗服务中，构建和发展稳定的患者主动参与式医患关系。

3. 综合性照顾（comprehensive care） 健康问题往往不是单一的，既包括生理方面的问题，也涵盖、心理、社会等方面的问题，既有急性问题，又有慢性共患病的问题。因此，全科医疗服务通常具有综合性和整体性。综合性照顾是全科医学"全方位"或"立体性"的重要体现，具体表现在：就服务对象而言，不分年龄、性别、健康状况与疾病类型；就服务内容而言，包括预防、诊疗、保健、康复和健康促进等；就服务层面而言，包括生理、心理和社会文化各个层面；就服务范围而言，涉及个人、家庭和社区，提供以个人为中心、家庭为单位、社区为导向的全方位服务；就服务手段而言，可利用对服务对象有利的各种方式和工具为其提供服务。

4. 连续性照顾（continuity of care） 连续性照顾是全科医学特有的医疗服务原则和优势。这种连续性照顾体现在对人的全生命周期（从胚胎到死亡的全过程）进行跟踪随访、提供指导和医疗卫生服务；对疾病的各阶段（健康-疾病-康复）提供连续性医疗照顾，从健康危险因素的监测、早期症状的观察与判断、疾病诊断的确立、正确的治疗、防治与减少并发症和残障、实施必要的康复措施等；无论何时何地，包括服务对象外出期间，甚至患者转诊、住院诊治或疾病痊愈后等不同时期，全科医生始终负有健康照顾责任的连续性。

5. 可及性照顾（accessible care） 是可及、方便的基层医疗照顾。全科医生长此以往为服务对象提供可及性服务，社区居民就诊时总能在第一时间获得全科医生的诊疗服务。全科医疗可及性照顾的特点体现在地域和设施的便捷、亲切和稳定的关系、优质和有效的服务、廉价和效率的统一等一系列使社区居民易于利用医疗资源，从而圆满实现初级卫生保健的目标，同时防止医疗卫生资源的浪费。在建立全科医疗服务机构时，应在服务地点、服务内容、服务时间、服务质量以及服务价格与收费方式等方面考虑当地民众的可及性，使绝大多数居民感受到这种服务属于自身，是值得信任和充分利用的服务。

6. 协调性照顾（coordinated care） 为实现对居民的全方位、全过程服务，全科医生承担起初级诊疗工作，在医疗卫生服务中发挥基础性的分级医疗枢纽作用，既方便群众就近就医，又帮助其获得医疗卫生常识，提高自我保健能力，改变不良生活习惯，对于超出全科医生职业能力范围的情况，应提供协调性服务。会诊与转诊是协调性服务的常规做法，善用会诊、转诊符合医患双方的利益。除医疗资源外，协调性服务还包括调动家庭、社区及社会的有关资源来帮助患者。全科医生应了解社区的健康资源，必要时可为患者联系有效的社区支持，这些健康资源的协调和利用体现了全科医生成为合格的居民"健康代理人"的角色。

7. 个体-群体一体化的照顾

（1）以家庭为单位的照顾（family-oriented care）：家庭既是个体与社会的结合点，也是社会的基本单位。同时,家庭既是全科医生的服务对象,又是其诊疗工作的重要场所和可利用的有效资源。以家庭为单位的照顾主要涉及两方面的内容:第一,个人与其家庭之间存在着紧密联系,家庭的结构与功能会直接或间接影响家庭成员的健康,亦可受到家庭成员健康或疾病状况的影响;第二,家庭生活周期(family life cycle)是家庭医学观念最基本的构架,其不同阶段存在不同的重要事件和压力,全科医生要善于了解并评价家庭结构、功能与周期,发现其中对家庭成员健康的潜在威胁,并通过适当的咨询干预使之及时化解,改善其家庭功能,还要善于动员家庭资源,协助对疾病的诊断与长期管理。

(2)以社区为导向的基层医疗(community-oriented primary care,COPC):社区是全科医疗的实践场所,也是全科医学存在和发展的基础。全科医疗是立足于社区的卫生服务,其特征表现为:第一,全科医疗以社区居民需求为导向,在全面掌握了社区自然社会环境、居民健康状况、行为生活方式等方面的基础上,充分利用社区资源,为社区居民解决和处理健康问题;第二,社区为导向的基层医疗将全科医疗中个体和群体健康照顾紧密结合、互相促进。全科医生在诊疗服务中,既要利用其对社区背景的熟悉去把握不同患者的相关问题,又要对从个体患者身上反映出来的群体问题有足够的敏感性,必要时通过追踪个别患者,了解其所属单位、团体或住宅区域可能发生的重大生活事件,评估事件对个体患者的负面影响,并设法提出合理的社区诊断。

8. 以生物-心理-社会医学模式为诊治理论基础 全科医学是伴随着医学模式的转变而确定并发展起来的。生物-心理-社会医学模式不仅是全科医疗的理论基础,也是全科医生认识和解决患者健康问题的世界观和方法论。全科医疗所特有的整体论、系统论思维,强调把患者看作社会和自然大系统中的一部分,从家庭、社会、心理和文化等因素来观察、认识和处理健康问题,据此作出综合性诊断。此外,由于基本医疗中所面临的精神问题和身心疾患日益增多。因此,全科医生制定的治疗和康复方案不仅包括药物、手术治疗等方式,还包括饮食、运动、心理指导等,并全面了解其家庭和社会方面可能的支持力量,从整体上给予协调照顾,全面提高患者的自我保健意识和能力。

9. 以预防为导向的照顾(prevention-oriented care) 着眼于对服务对象整体健康的促进与维护,积极落实"预防为主"的思想。因全科医生的服务对象除了患者外还包括高危人群与健康人群,所以在健康或亚健康状态时,或在疾病发生早期就主动提供服务。全科医疗注重并实施"全生命周期保健",根据服务对象生命周期的不同阶段中可能存在的危险因素和健康问题进行早期干预。全科医生从事的预防多属于"机会性预防",在日常临床诊疗活动中对个体患者及其家庭适时地提供个体化预防照顾,同时还根据需要与可能,协助其团队成员提供其他公共卫生服务。

10. 团队合作的工作方式(team work) 全科医疗服务的综合性、持续性和协调性等特征单凭全科医生一己之力是不能实现的,因此需要以团队合作的方式来完成。全科医疗团队以全科医生为核心,与社区护士、公共卫生医师、康复医师、营养医师、心理医师、口腔医师以及其他专科医师协同合作,共同为服务对象提供立体网络式健康照顾,改善个体与群体健康状况和生命质量。全科医生充分利用自己作为医疗保健系统中的重要组成部分,与社区内外人员建立长期有效的合作关系,协调和调动各类可利用的医疗资源,积极参与到全方位的基层医疗卫生服务工作中。

三、全科医生

(一)全科医生的定义

全科医生(general practitioner,GP)也称为家庭医生(family physician),是全科医疗服务的提供者。全科医生接受全科医学的专门训练,掌握了全科医学学科的基本理念和诊疗服务技能,为个人、家庭和社区提供基本医疗卫生服务,进行生命、健康与疾病的全过程、全方位负责式管理。全科医生的服务涵盖不同性别、年龄的个体及其所涉及的生理、心理、社会各层面的健康问题。

我国对全科医生的定义为:是综合程度较高的医学人才,主要在基层承担预防保健、常见病多发病诊疗和转诊、患者康复和慢性病管理、健康管理等一体化服务,被称为居民健康的"守门人"。建立全科医生制度,发挥好全科医生作用,有利于充分落实预防为主的方针,使医疗卫生更好地服务于人民健康。

新西兰皇家全科医师学院强调全科医生提供的服务应该是"预期的并有反馈的,不受年龄、性别、种族、宗教或社会地位以及他们的身体和精神状态所限制的"。

美国的家庭医师协会认为家庭医生具有独特的态度、技能和知识,使其具有资格向家庭的每个成员提供连续性和综合性的医疗照顾、健康维持和预防服务,无论其性别、年龄或者健康问题,类型是生物医学的、行为的或者社会的。这些家庭医生由于其背景和家庭的相互作用,最具资格服务于每一个患者,并且作为所有健康相关事务的组织者,可适当地利用顾问医生、卫生服务以及社区资源。

英国皇家全科医师学院提出全科医生承担对患者所陈述的任何问题作出初步决定的责任,在适当的时候请专科医生会诊,为了共同目的,通常与其他全科医生以团队形式一起工作,并得到医疗辅助人员、适宜的行政人员和必要的设备支持。全科医生的诊断由生物、心理、社会等方面组成,并为促进患者健康而对其进行教育性、预防性和治疗性的干预。

尽管不同国家和组织对全科医生的理解有所不同,但其中均体现了全科医生是经过全科医学专门训练、工作在基层医疗卫生保健系统中、能够熟练解决社区居民常见的健康问题或疾病、提供预防服务并及时协调医疗卫生资源、为服务对象提供持续综合个体化初级卫生保健服务的临床专科医生。全科医生在承担着管理个体全部健康需求的同时,与患者维持着一种亲密且互相信赖的关系。服务不限于临床生理疾病的诊治和管理,更关注疾病的预防和康复,并能够在必要时安全及时转诊。

（二）全科医生的核心能力

1. 基本医疗服务管理能力　全科医生作为社区居民寻求医疗服务的首诊医生,着眼于社区居民的健康维护、疾病预防和控制,不仅要求掌握常见的健康问题和疾病,更要对可能威胁居民生命安全的疑难病症或危重症作出识别判断,通过会诊、转诊等协调措施,与专科医生积极协作,共同解决患者的问题,确保患者获得高质量、有效的基本医疗服务。

2. 以社区为导向的服务能力　全科医生在重视社区居民个体医疗照顾的同时,更关注社区全体居民的整体健康,确定本社区最突出的健康问题,有的放矢地开展社区整体预防工作,以努力解决社区的主要健康问题为己任,通过促进大规模人群健康行为、健康生活方式的手段,达到提高社区整体健康水平的目标。全科医生扮演着医疗者、领导者、协调者、教育者、监督者、管理者等多重角色。

3. 解决特殊问题的技能　全科医生在同时面对患者多个健康问题时,需要使用不同的管理策略来处理不同的问题,按照疾病的优先顺序进行,根据社区疾病的患病率和发病率作出临床决策,同时具备快速识别急危重症的能力,掌握危及生命的疾病特征表现。全科医生在基层接诊过程中迅速决策是否需要紧急处理或立即转诊,与患者和家属沟通告知可能会发生的结果,规避医疗风险、减少医疗纠纷。

4. 综合性处理问题能力　全科医生处理的许多健康问题通常处于发病初期、疾病未分化期,临床特征不典型不明显,但有时却可能需要紧急干预。社区居民经常在症状刚发作时即来就诊,在有限的临床资料和价值不高的辅助检查的基础上很难作出准确判断,在这种临床不确定环境下进行危险管理是全科医生的突出特征。全科医生运用全科医学独特的诊疗思维和方法来实现早期健康问题处理,通过适当有效的干预,如恰当的健康促进和疾病预防策略来促进健康。

5. 以人为中心的照顾能力　以人为中心的健康照顾既关注疾病,更关注患者本身,以维护服务对象的整体健康为目标。全科医生在医疗实践中,要关心、了解、尊重和理解患者,在用科学的方法诊治疾病的同时,还要人性化地去了解患者的心理、健康价值观、患病感受和体验等,关注患者的行为并适当加以指导和帮助。

6. 全面提供整体服务能力　全科医生运用生物-心理-社会医学模式,在生理、心理、社会、文化等各个维度分析和处理健康问题。通过适当、有效的干预来提升居民的健康水平。在社区卫生服务中开展适宜的诊疗技术,遵循循证医学支持的有效措施,全科医生在为患者提供医疗服务时,从患者所处的社会、家庭背景及心理状态出发,在全面掌握临床资料的基础上,综合分析个体、家庭、生理、心理、社会等因素的影响,据此作出综合、全面的临床诊断,全面提高患者的自我保健意识和能力。

（三）全科医生的角色

全科医生与其他专科医生不同，其面对不同的服务层面承担着不同的角色。

1. 个人与家庭层面

（1）临床医生：能够针对就诊患者的健康问题，运用所学临床医学知识和技能进行正确的诊断、治疗和康复，负责常见健康问题的诊治和全方位、全过程管理，包括疾病并发症的预防、早期发现、干预、康复与临终关怀等。

（2）健康管理者：全科医生了解社区居民的健康状况及其影响因素，有条件针对慢性病患者实施系统化、规范化、连续性和综合性的管理策略，负责健康的全面维护，同时对健康人群和高危人群进行评估和管理，促进健康生活方式的形成，定期进行适宜的健康检查，早期发现并干预危险因素，对于社区居民和个人来说，全科医生是健康的管理者。

（3）健康咨询者和教育者：全科医生立足于社区开展诊疗与卫生保健服务，是社区健康守门人，为社区居民提供健康与疾病的咨询服务，聆听与体会患者的感受，通过有效沟通与医患方建立信任关系，对各种有关问题提供详细的资料与解释，指导服务对象进行有成效的自我保健。利用各种机会和形式随时对服务对象进行深入细致的健康教育，保证教育的全面性、科学性和针对性，并进行教育效果评价。

（4）医疗资源协调者：全科医生为社区居民提供负责任的基层医疗卫生服务，解决大部分的健康问题和疾病，对于不能在社区层面解决的问题，与专科医生形成有效的双向转诊、会诊关系。在协调诊疗资源的过程中，全科医生扮演着协调者的角色。全科医生所接受的专业训练使其具备作为协调者的意识、知识和技能，当患者需要时，全科医生可以帮助协调社区内外的医疗资源，以及其他的健康照顾相关资源。

2. 医疗保健与保险体系层面

（1）健康"守门人"：作为基层首诊医生，全科医生用最少的资源尽可能地解决最多的健康问题和疾病，把大多数社区常见健康问题解决在社区层面，为患者提供所需的基本医疗服务，为少数需要专科医疗者联系有选择的会诊/转诊以便合理地利用卫生医疗资源，降低医疗费用。同时，严格依据有关规章制度和公正原则、成本/效果原则从事医疗保健活动，与保险系统共同实施基本医疗保险。

（2）团队管理者：全科医生作为社区卫生团队的核心者，在日常医疗保健工作中管理人、财、物，协调好医护、医患关系，以及与社区、社会各方面的关系，组织团队成员的业务发展、审计和继续教育活动，保证服务质量和学术水平。

3. 社会层面

（1）社区与家庭的成员：作为社区和家庭中重要的一员，参与其中的各项活动，与社区和家庭建立亲密无间的人际关系，推动健康的社区环境与家庭环境的建立和维护。

（2）社区健康的组织与监测者：动员组织社区各方面积极因素，协调建立与管理社区健康网络，利用各种场合做好健康促进、疾病预防和全面健康管理工作，建立与管理社区健康信息网络，运用各种形式的健康档案资料协助做好疾病监测和卫生统计工作。

新时代新要求下理想的全科医生应该是有效的治疗者、沟通者、协调者、宣教者、管理者，是真正的健康守门人。

（王永晨）

思考题：

1. 全科医学的学科特点。
2. 全科医生应该具备哪些能力？

第二章
以人为中心的健康照顾

【学习要点】

1. 生物-心理-社会医学模式的概念。
2. 以人为中心的健康照顾的指导原则。
3. 以人为中心的健康照顾的定义。
4. 全科医生应诊的主要任务。
5. 健康信念的影响因素。

以人为中心的健康照顾(person-centered care)是全科医学和全科医疗的基本特征,它与以生物医学模式为指导、以疾病为中心的专科医疗模式有着根本区别,它要求全科医生完全遵循生物-心理-社会医学模式,在尊重和理解患者的基础上,正确认识和评价其健康问题,与患者及其家属共同商定处理方案,动用和利用各种资源为患者提供综合性、连续性、可及性、协调性和个体化的健康照顾。那什么是健康?世界卫生组织关于健康的定义是:"健康不仅是躯体没有疾病,还要具备心理健康、社会适应良好和有道德"。然而,大多数人只有在患病或患重病即将失去健康时才认识到健康是第一位的,所以,全科医生不仅要诊治疾病,还要了解患者的健康信念、就医行为和遵医嘱性,将健康信念模式运用于以人为中心的健康照顾中。

第一节 两种不同的照顾模式

一、生物医学模式——以疾病为中心

医学模式(medical model)又称医学观,是指医学整体的思维方式,即解释和处理医学问题的方式。生物医学模式(biomedical model)建立在生物医学的基础上,认为每一种疾病都应从器官组织或细胞甚至从分子水平寻找到可以测量的形态学或化学改变,从而确定病因,以解释患者的症状和体征,并找到治疗的手段使患者恢复健康。在该医学模式中,医生把患者视为生物体进行解剖分析,把疾病看成是外来的或独立的实体而设法消除,医生关注的重心集中在疾病,力求利用高科技的检查方法和大量客观实验数据来诊断疾病,通过药物、手术等方法治疗疾病。

(一)以疾病为中心的照顾模式的优点

以疾病为中心的照顾模式是在生物医学模式的影响和指导下建立发展起来的,在医学史上曾经占据主导地位,对于疾病的防治及人类健康的维护作出了巨大贡献。该模式优点表现在:①可以运用定量研究方法,具有客观性及科学性;②理论方法简单直观,易于推广掌握;③应用客观资料如实验室检查、活体组织检查或尸体解剖结果,可以得到科学方法的确认;④用量化方法对疾病进行诊治,便于医学交流和发展;⑤应用高度技术化的诊治手段,可使急危重症患者得到有效救治,也让医生治愈了许多原来致命的疾病,并控制了许多尚不能治愈的疾患。以疾病为中心的照顾模式推动了整个医学历史的发展。

(二)以疾病为中心的照顾模式的缺陷

由于生物医学模式立足于生物科学,尤其是细胞生物学和分子生物学。因此,疾病被认为完全可

以用一些异常的实验数据来说明。该模式的缺陷是以疾病为中心来解释患者的健康问题,并且依赖于高度技术化的诊断和治疗手段去处理其生理上的症状和体征,忽视了患者心理和社会方面的需求,是一种典型的"只见病,不见人"的不完善的服务模式,具体表现在:

1. 将疾病与患者割裂开来　视疾病为独立于人的社会行为实体,而且要求以躯体不适的过程来解释行为的障碍,而任何不能作此解释的障碍都必须从疾病的范畴中排除。该模式中,虽然疾病可以得到客观的证据,但患者的主观感受被忽略,在追求客观的同时,忽视了患者的心理及所处的社会环境因素。将疾病从患者的社会文化环境中抽离出来,是该模式的缺陷。

2. 把偏离正常生理情况的资料作为诊断疾病的证据　以此来解释就诊患者的症状和体征,并以有无生物学疾病作为评价患者健康状况的标准,导致该模式完全忽略了对健康人群和亚健康人群的服务。

3. 其诊疗过程机械化和失人性化　该模式中,医生的主要工作就是通过各种科学手段检查患者的生理状况正常与否,而对于患者心理和社会方面的问题如生命质量,则不予评价。

4. 忽视了患者的主观能动性　该模式中,医生将自己作为与疾病作斗争的主体,患者不能参与诊疗方案的选择,也不被告知所患疾病的原因和接受治疗措施的理由,仅仅被动地接受医生的检查和处理。医生对疾病的热衷和对患者本身的忽略致使医患关系疏远,也必然导致患者依从性的降低。另外,在诊疗过程中,医生的思维局限于生理疾病,对患者的情感因素、人格特征、经济情况、社会地位、家庭及社会支持等因素关注较少,患者关心的问题得不到及时解答,患者就医需求得不到满足,医患关系就会逐渐疏远,信任度也会降低。

5. 忽视了人的整体性　现代医学分支的细化使在生物医学模式指导下的各个专科医生容易只关注一个系统或一个器官的疾病,片面强调症状和体征的客观意义;只局限于生理疾病的干预,缺乏心理、社会因素对疾病的影响的考虑,这种忽视了人的整体性的思维方式必然导致促进健康的干预措施收效不大。

在人类历史发展的长河中,生物医学模式的确对促进人类健康作出了不可磨灭的贡献,但它无法解释没有疾病时的种种身心不适,无法解释生物学与行为学的相关性,也无法解决慢性病患者身心疾患和生活质量降低等问题。由于自身的缺陷、社会变迁和疾病谱的改变,以疾病为中心的照顾模式不再适应公众对健康的需求。因此,人们更需要一种人性化的、能使人的健康得到全面照顾的医学模式。

二、生物-心理-社会医学模式——以人为中心

随着经济的发展、生物医学防治手段及公共卫生的普及,在现代工业化社会中,早期主要由传染病和营养不良所造成的死亡明显减少,而慢性非传染性疾病愈来愈流行。这些疾病主要是由于生活和社会环境变化所致,均包含一定的心理和社会因素,如生活压力、心理紧张、环境污染、不良生活方式等。所以,越来越多的医务工作人员和卫生管理者开始重视心理、社会问题对患者健康的影响及对健康新概念的理解,也意识到医学模式的变化是历史的必然。早在1977年,美国哈佛大学的恩格尔就认为"为了让患者得到合理的治疗,医学模式必须考虑到患者及其生活环境,并通过医生的作用和卫生保健制度来对付疾病的破坏作用",也就是说,人们对健康和疾病的了解不仅包括了疾病的生理(生物医学)解释,还包括患者(心理因素)、患者所处环境(自然和社会环境)和帮助治疗疾病的医疗保健体系。因此,这种超越了生物医学模式的新模式,即生物-心理-社会医学模式,又称恩格尔模式。

这一模式的提出得到医学界的广泛认可和重视,它强调健康、疾病与人的关系,强调了"以人为中心"的医疗服务模式,重视研究疾病对患者生活的影响以及心理社会问题对患者健康的影响。一个合格的医生应该能够立体、完整地看待健康问题,在生物医学知识基础上,将患者看作一个有思想和感情的社会人,用精湛的医术与真诚的爱心照顾他们,祛除他们躯体的病痛、关注他们的心理问题和社会家庭问题,理解他们的患病体验,满足他们的精神需要,维护他们的尊严,调动他们的主观能动性,改变他们的不良行为和错误的思维模式。这些都是"以人为中心"的医疗服务模式重要内容。

(王荣英)

NOTES

第二节　以人为中心的健康照顾

一、以人为中心的健康照顾的定义

《WONCA 全科医学词典》中以人为中心的健康照顾（patient-centred care）的定义是：是一种生物-心理-社会医学模式指导下的新的卫生服务模式。它是全科医疗的基本特性之一，与其他专科医疗以疾病为中心的诊疗模式有根本的区别。全科医生在诊疗过程中要做到以患者为中心，将患者看作一个完整的人，充分尊重每一位患者，正确处理治疗疾病与管理患者的关系；诊疗中要了解患者的病情、就诊目的、期望、担心、情感状态、文化价值观及有关的就医背景等，作出整体评价和个体化的干预计划，并与患者协商，获得其认可，尽力满足其卫生需求，只有做到这样才有可能实现这一模式。

以人为中心的健康照顾是一种重视人胜于重视疾病的健康照顾模式，它从生理、心理和社会三方面去完整地认识和处理人的健康问题，它将人看作是一个既具有生理属性又具有社会属性的"完整的"人，它将患者看作是有个性有情感的人，而不仅仅是疾病的载体。这种以人为中心的照顾模式目的绝不仅仅是为了要寻找出有病的器官，更重要的是维护服务对象的生理、心理和社会三方面的整体健康，并满足患者生理、心理和社会等三方面的需求。

二、生物-心理-社会医学模式下的健康与健康观

健康观是指人们对健康的看法，是医学模式的核心体现。在不同医学模式指导下，人们对健康的认识和看法是不一样的，从而会得出对健康的不同的理解。人们对健康的认识随着医学科学的发展和医学模式的变化而不断更新和完善。20 世纪以前，在生物医学模式指导下，人们把健康认为是"没有疾病"，是"一个机体或机体的部分处于安宁状态，它的特征是机体有正常的功能，以及没有疾病"，疾病则是"失去健康"。健康的这一概念是不太完善的，它忽略了疾病与健康之间的过渡状态以及人们的情感情绪和社会需要。进入 20 世纪，医学模式已经由传统的生物医学模式转变为生物-心理-社会医学模式。在新的医学模式指导下，人们对健康有了更加全面和深刻的认识和理解。1948 年，世界卫生组织（World Health Organization，WHO）提出了健康的新概念，即"健康不仅仅是指没有疾病或不虚弱，而是包括生理、心理和社会三方面的完好状态"。1989 年 WHO 对健康作出了新的定义，即"健康不仅是没有疾病，而且包括躯体健康、心理健康、社会适应良好和道德健康"。一个人在躯体、心理、道德和社会适应四方面都健康，才称得上是一个完全健康的人，简而言之就是身心健康。躯体健康是指躯体的结构完好和功能正常，即通过医学检查未发现异常现象。心理健康首先是指具备健康心理的人，其人格完整、自我感觉良好、情绪稳定，积极情绪优于消极情绪，有较好的自控能力，能保持心理上的平衡，有自尊、自爱、自信及自知之明；其次，在自己所处的环境中有充分的安全感，能保持正常的人际关系和进行人际交往；再者，对未来有明确的生活目标，能切合实际、不断进取，有理想和事业的追求。社会适应良好是指人的行为与社会道德规范相一致，能在社会中扮演一个适合其身份和能力的角色，并使其能力得到充分的发挥；道德健康是指不损害他人利益来满足自己的需要，有辨别真伪、善恶、荣辱、美丑的是非观念，能按社会道德规范的准则约束、支配自己的行为，能为他人的幸福作贡献。

新的健康概念反映了人类疾病谱和死因谱的改变，反映了人们对健康需求的普遍提高，反映了医学科学认识论的进步和方法论的综合。它强调了健康的生理、心理、社会三方面的综合性和完整性，展现了医学发展的社会化趋势，揭示了医学的目的和使命不仅仅是诊断和治疗疾病，而且还包括预防疾病、增进健康、延长寿命和提高生命质量。

新的健康概念体现了当代医学科学的先进性和科学性。医务工作人员尤其是全科医生应充分理解新的健康概念，在防治疾病、维护健康的过程中，更加注重提供生理、心理和社会三方面的整体性、综合性服务。全科医生在认识健康问题时不但要从个体出发，还要考虑到整个人群、家庭、社区及社

会;不仅要从生理方面考察健康问题,还要认识到心理、社会因素对健康的影响;不仅要做好疾病的临床诊断、治疗和康复工作,更要做好疾病的预防、健康促进及人的心理慰藉工作。

三、全科医生的"患者"范畴

全科医疗定位于基本医疗卫生,基层的全科医生面对的大多是慢性病、常见病、轻症患者以及健康人,因此全科医生的服务对象包括患者、"亚健康"人群和健康的居民。全科医生应该根据不同服务对象提供他们所需的预防、保健、医疗、康复、健康教育、计划生育等服务。那什么是"疾病"?英语中与疾病有关的词汇很多,其中"disease""illness"和"sickness"最为常用。在英汉辞典中多译为"疾病",然而现代医学心理学和医学社会学等学科通过对与人类疾病相关各种情况的研究将这3个词的词义区分开来。"disease"译为"疾病",是医学术语,指可以明确的人体生物学上的异常情况,可以从体格检查、化验或其他特殊检查加以确定。"illness"译为"病患"(有病的感觉),指一个人的自我感觉和判断,认为自己有病,其可能确实患有躯体疾病,也可能仅仅是一种心理或社会方面的失调。"sickness"译为"患病",指一种社会地位和状态,即他人(社会)知道此人现处于不健康状态,或因为某种原因装病,需要免除社会责任或需要医务人员照顾。

一个人可能有明显的"病患",如头晕、心悸,但却查不出什么"疾病",他如果因此就医或告诉他人,就会被认为是"患病"了,被别人视为"患者"。而一个人可以有严重的"疾病",如肺癌早期的患者,他未觉得有什么不适,即并无"病患",因而未就医,别人也不知情,因此没有人知道他"患病",他也不被别人视为"患者"。一旦癌症进展,出现症状(病患)而就医,确诊为肺癌(疾病),那么他就"患病"了。由此可见,这3种情况可以单独、同时或交替存在。

"以疾病为中心"的生物医学模式仅强调疾病的地位,忽视了病患和患病这2种情况,而"以人为中心"的生物-心理-社会医学模式则强调对这3种情况同等对待。全科医生应当从3种视觉角度来看患者:用显微镜检查患者身体、器官上可能的病灶;用肉眼审视患者,了解其病患的体验;还要用望远镜观察患者的身后,了解其患病的社会背景情况。这样,全科医生就具备了"立体的"或"全方位"的思维方式,并将其与患者的3种情况联系在一起。全科医生在日常诊疗过程中只有提供高度科学性和艺术性的负责式服务,才能胜任自己的工作而赢得服务对象的信任。

全科医生平日工作中面对的是患者和健康人群,服务对象的不同决定了全科医生的责任不仅是对疾病负责,更必须对人负责。全科医生所处理的不局限于健康问题的类型,甚至不局限于严格定义上的健康问题。全科医生不会因为疾病的治愈、疗程的结束或疾病的不可治性而中止服务。因此,全科医生必须与服务对象建立互动式的医患关系,提供人格化的服务或称人格化的照顾(personalized care)。疾病作为一种病理、生理现象有其自身的发生、发展和转归过程,在这过程中患者的人格、经历、心理、家庭、社会关系乃至生态环境都与之息息相关。全科医生应当了解疾病和患者的全部,熟悉服务人群的生活习惯、环境因素和人文地理等,从而能够有的放矢地开展工作。全科医生的责任在于维护其服务人群的健康、提高其服务人群的生命质量,这就更要求全科医生有群体观念,其实践应着眼于人群,而不仅仅是患者个体。比如,全科医生不仅要关注前来治疗糖尿病的患者,而且同时要关注未做过血糖检测的人。生物医学模式采用客观和实证主义方法,而生物-心理-社会医学模式则要求全科医生不但要重视这种客观现象,更要重视服务对象的主观感受,重视患者的生命质量。基层医疗保健是社会医疗保健体系的门户和基础,全科医生就是这一门户的"守门人",也是卫生资源的管理者。因此,全科医生应具有预防医学观念和卫生经济学观念,通过预防疾病和杜绝浪费,使有限的卫生资源得到合理的使用。

在基层工作的全科医生所服务的对象包括患者、"亚健康"人群和健康人群,不同群体有着不同的医疗保健需求。全科医生必须根据服务对象的不同需要提供相应的预防、保健、医疗、康复等服务,包括以下内容:

1. 无疾病时(发病前期) 提供预防保健,包括特异性疾病的预防措施和非特异性疾病的健康促进,如健康咨询、生活方式指导、关系协调等整体性照顾,防止疾病的发生(第一级预防)。

2. 症状早期,疾病未分化阶段(临床前期或发病早期)　全科医生应具有较高的警觉性,能识别问题,早查早治,提供适当干预措施,逆转健康向疾病发展的进程(第二级预防)。

3. 疾病确诊和治疗阶段(临床期或发病后期)　主要是减少并发症、后遗症和避免残障,全科医生提供康复和临终关怀服务。特别是对于一些不可治愈的慢性病,全科医生应充分理解患者的患病体验,了解其社会背景、人生观和价值观,建立互动协作式的医患关系,提高患者依从性,制订长期管理计划,提高管理质量(第三级预防)。

由此可见,全科医生面临的是建立和发展一种综合的、整体的、持续的和人格化的卫生服务模式,此类服务要求全科医生既要了解疾病,又要理解患者。

四、全科医生在"以人为中心的健康照顾"中的作用

在过去的生物医学模式指导下,传统的专科医生在为患者服务时所起到的作用包括疾病的诊断、治疗及预防等几个方面,而全科医生在"以人为中心的健康照顾"中所起的作用却是广泛的,除了在疾病的诊断、治疗及预防等方面发挥重要作用以外,还应发挥以下方面的作用:

(一)坚持"以人为本"观念,充分认识、理解和尊重患者或健康人

全科医生的服务对象包括患者和健康人两部分。无论是患者还是健康人,都是具有高级生命的人,是完整的不可分割的"整体人",他们既具有生理属性,又具有社会属性,既具有生理特点又具有心理活动和一定的社会功能。患者和健康人不是生理、心理和社会三方面特性的简单相加,而是生理、心理和社会三方面的完整统一体,他们不是一个生化反应的容器,更不是一架机器,而是一个个活生生的"人",与医生一样有需求、情感、尊严和权力,他们的生命是宝贵且神圣的。全科医生在服务中应充分认识和了解他们的生理特点、心理状况及社会功能,理解他们,尊重他们,与其建立契约式或伙伴式的医患关系,只有这样才能实现"以人为中心的照顾"的目的,才能满足服务对象的健康需求,才能全面提高全科医疗服务质量。

(二)把患者和健康人的健康需求、价值观念及主观能动性等结合到临床照顾中去

全科医生在服务中应了解疾患或其他健康问题对患者或健康人的重要性,要知道患者的具体状况,以及所处的家庭、工作和社会环境背景等因素与疾患之间的相互作用和影响规律;要帮助患者认识到健康或疾患对他意味着什么,在充分尊重患者意愿的前提下,协商选择最优治疗方案;帮助患者及服务对象制订最佳健康目标,从而最大限度地实现健康目标。

五、以人为中心的健康照顾的指导原则

(一)维护患者的尊严,尊重患者的权利

患者的权利是指接受医疗服务时享有的权利,包括生命健康权,人格尊严权、隐私权等。全科医生应尊重患者,全面维护患者的权利。我国现阶段患者享有以下基本权利:①患者的健康权和医疗权:健康权是指公民维护自己身体组织、器官结构完整、功能正常,免受非正常医疗目的伤害的权利以及维护自己的精神心理免受恶性伤害的权利。医疗权是患者最基本的权利,是生命健康权的延伸;②患者的自主权:患者就有关自己的医疗问题作出决定的权利;③知情同意权:患者有权知道自己的病情,并可以对医务人员所采取的医疗措施决定取舍;④保密权;⑤人格权;⑥肖像权;⑦名誉权;⑧隐私权。

除此之外,全科医生在医疗实践过程中还应注意做到以下几点:①让患者参与到医疗实践中来:事实上,患者本身就是治疗疾病的重要资源,全科医生应根据患者的背景和理解能力,努力让患者了解并接受病情,与患者协商决定临床处理方案,使患者充分了解治疗或处理思路,征求患者的同意,使其积极投入到疾病处理和康复过程中去;②作出的决策应符合患者的利益:医生诊疗时务必将患者的利益放在第一位考虑,从而作出最有利于患者的最终决策。

总之,以人为中心的照顾应特别强调两个基本特征:一是患者参与保健;二是患者保健做到个体化。为此,应加强患者的教育,加强与患者的交流与沟通,共同决策临床诊疗方案,鼓励患者对自己的

健康进行管理。

（二）关注患者胜于关注疾病

古希腊先哲希波克拉底说道："了解的患者是什么样的人，比了解他们患了什么病更重要"，这一信条至今仍没有过时。全科医生在面对患者时应首先了解患者是一个什么样的人，要熟悉他们的背景资料，包括个人、家庭、社区、社会背景等，只有深入全面地了解患者的有关背景资料，才能熟悉患者，并与其建立起一种朋友式和谐医患关系，才能真正理解患者的主诉和现患问题的性质，并发现产生这些问题的原因，从而找到解决办法。

我国的中医界自古以来也一直强调：治病、救人、济世。为此我们应从社会学、心理学和医学人类学（medical anthropology）等方面对患者角色加以理解，明确患者就诊的真正原因，以患者的健康和服务需求为导向，尽可能满足患者的各种期望。全科医疗重视人胜于疾病，它将患者看作有个性有感情的人，而不仅仅是疾病的载体，其目标不仅是寻找有病的器官，更重要的是维护服务对象的整体健康。所以，全科医生在医疗实践中首先要向患者提供人文关怀，要关心、了解、尊重和理解患者，不仅要用"科学"的方法去诊治疾病，而且要用"艺术"的方法了解患者的心理、健康的价值观、疾病对其的影响及其感受。

（三）提供全人照顾和人性化的健康照顾

按照系统思维的要求和患者的意愿提供全人照顾与整体服务，亦是以人为中心的健康照顾的指导原则之一。作为居民个人的保健医生，全科医生必须深入了解、评价并尽力满足患者的期望和健康需求，要站在患者的立场上，从维护患者的健康利益出发进行临床诊疗决策，具体如下。

1. 先从生物医学的角度跨学科地全面、综合地考虑服务对象的健康问题与疾病的诊疗　既要考虑有问题的器官系统与其他相关器官系统间在动态发展中的相互关系，也要考虑局部与全身的临床表现及相互影响。

2. 要认识到患者是一个整体的人，而不仅是疾病的载体　要从生物医学的领域延伸到患者领域，了解其患病体验、患病行为、求医行为、遵医行为，深刻地理解患者。

3. 以患者需求为导向，充分利用各种资源为其提供连续的整体服务　对于我国来说，要充分发挥中医药的作用。整体性是中医区别于西医的基本特性之一，中医学的整体观念不仅仅是一个单纯的医学概念，而且蕴涵丰富的哲理理念。中医不但强调人体组织结构的内在整体联系，还强调了人体与自然界天人合一、和谐适应与良性互动。这对我们提供整体性服务是很有帮助的。

4. 注重患者安全，追求其整体的健康结局　力求公平、及时、经济、有效地利用各种资源维护居民健康，减少临床各种突发危险事件的发生，提高生命质量，使患者及其家庭满意。

5. 向患者提供个性化服务　全科医生首先应了解患者的个性化倾向，包括了解患者的背景、就医的主要原因以及对医生的期望。全科医生在实践中为患者提供个性化服务包括7个方面：①对患者的生理、心理和社会三个方面的整体性服务，这种服务即"全人照顾"，而并非单纯的对疾病的诊断与治疗；②根据患者的个性特征和背景、健康问题的性质、主要及次要需求等具体情况，给予相应的服务，遵循循证医学原则为患者提供最佳的诊疗方案；③根据患者的个性化特点给予不同的治疗措施，可能是"异病同治"，亦可能是"同病异治"；④根据不同患者的心理特点及人格特征，注重启发和调动患者的主动性，激起患者同疾病斗争的潜能和勇气，树立康复信念，使其形成良好的患病行为和遵医行为；⑤根据患者的健康问题、其原因和转归等特征，对患者本人及其家人进行相关健康问题的教育；⑥正确处理患者的局部与整体利益、暂时与长远利益、个体与群体利益等之间的关系；⑦全科医生应尽量为患者提供心理上、精神上的抚慰与照料，能够把具有健康问题的个体转变成能够解决自身问题的个体。

（四）采用开放式问诊方法

以人为中心的健康照顾不提倡封闭式问诊方式，主张医生采用开放式问诊。这种问诊是一种对患者的开放式引导，可使患者把自己要讲的话讲完，充分表述其对疾病的印象、感觉、体验和担心，同时也鼓励患者发表自己的意见和看法。全科医生通过开放式问诊可以获得尽可能完整的较为客观的病史，可留给自己思考与梳理病史的机会和时间，有助于从患者和疾病这两个范畴构建病患框架，并促进患者参与模式的建立,进而更加有效准确地进行诊断分析。

开放式问诊有两种方法:BATHE 问诊法和 RICE 问诊法。

1. BATHE 问诊法　这种问诊方式强调从患者的背景、情感、烦恼、自我管理能力四方面收集信息,具体如下。

B 代表"背景(background)",了解患者的就医背景、心理和社会因素等。医生可以用简单的开放式问题引导患者表述出来访的背景。如:"最近您的家里有什么事吗""最近您过得怎么样""从您觉得不舒服前到现在生活有什么变化吗"等。

A 代表"情感(affect)",了解患者的情绪状态及情感变化。如"您觉得家庭生活如何""您觉得自己的工作怎样""您的心情如何"等。

T 代表"烦恼(trouble)",了解健康问题给患者带来的影响及其程度。如"您最担心的是什么""您最近的烦恼有哪些""这些问题对您的生活造成了哪些困扰"等。

H 代表"处理(handling)",了解患者的自我管理能力。如"您是如何处理这个问题的""您的家人在处理这一问题时给了您什么意见或支持"等。

E 代表"移情(empathy)",即换位思考,对患者的不幸表示理解、认同和同情,从而使他感受到医生对他的支持,医生可获得患者的信赖。"是的,我能理解您的心情""您可真不容易啊"等。

通过这样的问诊,全科医生能很快了解患者的来访背景并及时给予安慰、同情和支持。这些问话很简朴,但正是这些普通的言语帮助医生走近了患者,让患者对医生敞开心扉,并使医患关系变得更为和谐、医疗服务变得更为有效。

2. RICE 问诊法　这种问诊方式强调了良好医患关系和医患沟通的重要性。通过这种问诊方法可以获取以下信息:患者就诊的原因,患者的疾病因果观和健康信念模式,疾患对患者的意义,疾患对家庭或家庭对疾患的影响,患者的需要和期望,患者生活或工作中可能存在的不良因素,患者的社会关系和支持网络等,具体如下:

R(reason)—患者就诊的原因。如:您今天为什么来看病?

I(idea)—患者对疾病的看法。如:您自己认为出了什么问题?

C(concern)—患者存在什么样的担心。如:您忧虑什么?

E(expectation)—患者对就诊结果的期望。如:您希望我帮助做些什么?

(五)全科医生应诊中的主要任务

1. 确认并处理现患问题　确认和处理现患问题(present problem)是全科医生应诊时的核心任务。根据生物-心理-社会医学模式,1984 年,McWhinney 和他的同事提出了一种改革的临床方法——"以患者为中心临床应诊",以区别于传统的仅仅从医生的角度、根据疾病和病理来解释患者病患的"以医生为中心"的方法。在收集到患者所陈述的问题后,医生要从疾病本身和患者两个方向开始探究:一方面,全科医生要通过症状、体征和辅助检查等考虑疾病诊断和鉴别诊断,即生物医学诊断;另一方面,要从心理、社会的多角度和多层面分析患者的问题。然后,综合这两方面的发现,以患者能够理解和接受的语言解释病情,说明处理方案,与其协商达成共识,并鼓励其对实施处理计划承担适当的责任,成为医生的"搭档",承担起自我管理的责任(图 2-1)。

由于全科医生对现患问题的处理是整体性的、系统性的,并不是单纯从疾病角度出发,没有忽略患者的心理需求和社会功能方面的照顾,所以在确认和处理现患问题时,患者的依从性、遵医率及对全科医生的信任度和满意度都是非常高的。

2. 连续性管理　连续性管理是指全科医生在时间上的不间断性管理,主要体现在:一是对患者行为生活方式的管理,尤其是与现患问题关系密切的行为生活方式的管理,例如现患问题是以原发性高血压为主的患者,全科医生在完成高血压诊断与治疗的同时,应教育患者及其家属限制食盐的摄入、控制烟酒嗜好和增加运动等;二是患者心理状态的管理,不良心理状态是构成现患问题的重要因素,也是长期连续性管理的主要内容,例如原发性高血压患者在进行管理时应教育患者保持愉快、轻

松稳定的心态;三是注重社会功能方面的长期
管理,例如因现患问题引起患者的休工休学、
社会或家庭角色功能的缺失等方面的管理。
有些现患问题尤其是慢性病并非一次短暂的
诊治或处理既能解决所有问题,需要长期的、
连续性的管理。这种持续性的医疗照顾涵盖
人生的各个时期、疾病的各个阶段及各种急性
或慢性的健康问题,并贯穿于患者的一生。这
种管理将会有效地提高患者对医生的信任与
合作程度,并改善慢性病的管理状况。

3. 预防性照顾 将临床预防服务与医
疗实践相结合是全科医生所面临的另一个挑
战。全科医生接诊每一位患者时必须体现预
防性照顾观念,利用各种与患者接触的机会
提供预防服务。全科医生可以在处理现患问
题的同时,根据三级预防的要求,适时地向患
者,特别是处于某种健康危险(如特殊生物及

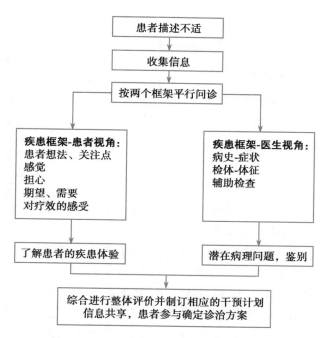

图 2-1 以人为中心的临床诊疗模式

社会环境、特定年龄段、特殊人格及心理状态,或特殊历史时期)中的患者提供预防保健服务,例如:给
老年慢性患者进行流感疫苗、肺炎疫苗注射,给育龄妇女做宫颈刮片病理学检查,给 10 岁以上的所有
就诊者测量血压,对绝经期妇女进行骨质疏松的评定等。在患者尚未意识到不健康生活方式的影响
时,全科医生应利用每一次应诊机会针对患者的具体情况给予适当的解说与科学指导,在治疗过程中
遇到挫折时要给予支持,在取得进步和成绩时则进行鼓励。

4. 关注并改善患者的求医、遵医行为 求医行为是指人们感到不适或觉察到自己可能有某种疾
患时,寻求医疗帮助的行为。一般情况下,人们感到有病就会求医,但在现实生活中,由于受到种种原
因的影响或干扰并不一定如此。我们也经常会遇到一些已明显患病的人却不表现出求医行为,而另
一些确实没病或仅有小恙的人却表现出经常性的求医行为。这种求医过少或过多都不利于患者的健
康。影响求医行为的因素包括:患者对疾病症状的理解、症状的轻重、患者对该疾病可能导致的后果
的严重性判断、患者社会经济地位、文化教育程度、医疗机构的远近等都会影响其求医行为。全科医
生应在平日接诊患者和对居民健康教育过程中要加以引导,因为缺乏良好的遵医行为使得医生的医
嘱形同虚设。因此,教育、启发患者何时就医,寻求何种级别、类型的医疗机构,如何加强自我管理也
是全科医生的重要任务。

遵医行为或称依从性(compliance)是指患者对医护人员的建议或要求遵守的程度,它包括服药、
按预约复诊、执行推荐的预防措施,例如饮食、运动、戒烟、戒酒等生活方式的改变等。遵医行为在全
科医疗服务中是一个十分关键的指标和管理环节,若此环节失控,社区的长期综合性健康管理与慢性
病控制就会成为空谈。作为全科医生应清楚导致患者不遵医嘱的原因,进而改进患者的遵医行为。

遵医行为的影响因素包括:患者医学知识不足、健康信念问题、药物处方的特性(如服药次数多易
忘记、药物毒副作用等)、经济承受能力、家庭和亲友的支持、医患关系和谐等。现将影响患者遵医行
为的加强因素和减弱因素进行归纳(表 2-1)。

表 2-1 影响患者遵医行为的因素

加强因素	减弱因素
对医生的应诊和处理满意	对病程进展或用药方法的误解
医患交流清楚、直接、全面,医患关系密切	动力不足:不恰当的健康信念所致

续表

加强因素	减弱因素
战胜疾病的动力充足	用药剂量大、次数多或副作用问题
无经济障碍问题	经济上难以承受
家庭支持有力	不满意医生的应诊(接诊时间过短或缺少) 医患间关系紧张 缺少家庭支持 团队成员间目标不一致,与患者沟通不良

如何改善遵医行为? 一方面,医务人员应从各个方面提高自身的业务素质和医德水平,增加患者对他们的信任和满意程度,尊重患者、关心患者,与患者共商治疗方案和用药计划;另一方面,医务人员应对患者给予耐心的解释,提高患者的认知水平,明确告知他们医嘱的主要内容以及不遵医嘱可能带来的危险后果,医嘱内容也要尽量简单明了、通俗易懂,把药物名称、作用、服药次数详细地写在纸上,并让患者复述,以保证其正确理解。适当组织特定患者团体和患者小组活动(如恶性肿瘤患者沙龙、糖尿病患者俱乐部等),加强医患交流和患者的自我教育,通过患者间互相交流、互相支持能有效促进遵医行为的改善。

Stott 和 Davis 于 1979 年将上述内容归纳为 4 点:①确认并处理现患问题;②连续性管理;③适时提供预防性照顾;④改善患者的就医遵医行为,即全科医生在应诊中的 4 项主要任务。以人为中心的原则贯穿于整个医疗照顾过程中,这 4 项任务更体现了全科医疗的主旨:为人们提供基本的、个体化的、持续的、全面综合的医疗服务。

(六) 以人为中心的接诊模式

1983 年 Berlin 和 Fowkes 共同提出 LEARN 模式,目的在于避免由于文化背景及社会地位不同导致医生与患者对于疾病及其症状的解释模式存在差异而无法建立良好的医患沟通,进而影响疾病的诊断、治疗效果及依从性,或引发医疗纠纷等。此模式更加尊重患者本身对疾病的认知与理解,重视患者的表达与对疾病处置的看法,应用于全科医疗的接诊过程中,更能体现以人为中心的健康照顾理念。

所谓 LEARN 模式就是整个接诊过程需经过 5 个步骤:①全科医生要先站在患者的角度倾听(listen),收集患者所有的健康问题及其对健康问题的认知或理解;②详细收集所有可供疾病诊治的资料后,医生需向患者及其家属解释(explain)对上述健康问题的诊断或看法;③在说明病情后,要容许(acknowledge)患者有机会参与讨论,沟通彼此对病情的看法,使医患双方对健康问题的看法趋向一致;④医生按所达成的共识向患者提出最佳或最合适的健康教育、检查及治疗建议(recommend);⑤如患者对检查及治疗建议存在疑惑,需要与患者进一步协商(negotiate),最后确定医患双方皆可接受的方案。

在 LEARN 模式的 5 个接诊步骤中,第一个步骤"listen"、第三个步骤"acknowledge"及第五个步骤"negotiate"中,都能让患者充分表达自身意见,而在第二个步骤"explain"与第四个步骤"recommend"中也都参考患者的意见而提出解释或处置,因此这 5 个步骤充分体现了以患者为中心的接诊过程,明显有别于以往"三长两短"的、以医生为中心的接诊模式。

(王荣英)

第三节　健康信念模式与健康照顾

一、健康信念模式

(一) 健康信念模式和健康信念的概念

1. 健康信念模式　健康信念模式(health belief model,HBM)是个体为维持或促进健康,达到自我满足、自我实现而采取的行为与信念防止,包括疾病知识知晓程度、健康知识掌握程度等几方面的行为,健康信念模式对人们的健康状况有着重要影响。

健康信念模式是由霍克(Hochbaum)于1958年在研究了人的健康行为与其健康信念之间的关系后提出的,其后经贝克(Becker)等社会心理学家的修订逐步完善而成为健康信念模式。此模式主要用于预测人的预防性健康行为和实施健康教育。健康信念模式以心理学为基础,由需要动机理论、认知理论和价值期望理论综合而成,并在预防医学领域中得到应用和发展。健康信念模式遵循认知理论原则,强调个体的主观心理过程,即期望、思维、推理、信念等对行为的主导作用。因此,健康信念形成是人们接受劝导、改变不良行为、采纳健康行为的关键。

2. 健康信念 健康信念(health belief, HB)即人如何看待健康与疾病,如何认识疾病的严重程度和易感性,如何认识采取预防措施后的效果和采取措施所遇到的障碍。健康信念模式认为针对某种临床疾病,影响人们采取相应预防保健措施或消除危害健康行为的因素有:

(1)对疾病易感性的认识和疾病的严重程度的认识:①对疾病易感性的认识(peceived susceptibility):是指个体对罹患某种疾病可能性的认识,包括对医生判断的接受程度和自身对疾病发生、复发可能性的判断等。患者对疾病易感性的认识常常和他们患该病的实际风险不完全一致。比如说,吸烟者可能自己意识不到患肺癌的危险,实际上与非吸烟者相比,吸烟者罹患肺癌的风险显著增高。事实上,人们对某个健康问题越感觉自己易感,就越有可能采取保护行动。②对疾病严重性的认识(perceived seriousness):指个体对罹患某疾病的严重性的看法,包括人们对疾病引起的临床后果(如痛苦、疼痛、伤残、死亡等)的判断以及对疾病引起的社会后果(如工作烦恼、失业、家庭和社会关系受影响等)的判断。对疾病严重性的认识过高或过低均会阻碍个体采取健康行为。患者只有对疾病的严重性具有中等程度的判断,才能够促进其采纳健康行为。人们认识到如果不采取健康保健行动就可能会患严重疾病,那便会选择采取相应的积极行动。

(2)采取相应预防措施的利弊得失以及采取行动所存在的障碍:这是指如果采取了健康保健的行为能获得什么样的益处。人们在面对健康问题做抉择的时候,经常会衡量该决定可能的益处和可能不利的方面。人们只有认识到所采取的行动能够成功保护自己,而不受所担忧的健康问题的困扰,才会去行动。例如,糖尿病患者在选择治疗措施时就会考虑到,饮食控制和药物治疗都可使血糖下降,这是两种治疗措施所带来的共同的利益。但饮食控制意味着需要放弃很多品尝美味的机会,药物治疗将会带来药物的副作用,这是不同治疗措施各自的弊端,也是选择该治疗方式的障碍所在。在做选择时就会权衡两者的轻重,从而作出选择。正面的益处对于接受一项预防措施是非常重要的;同样,行动的阻碍对于人们是否会采取某项行为也有巨大的影响。

(3)患者采取行动的可能性:这是指患者认为自己采取某项预防保健行动的能力,或认为自己采取该行动的可能性。影响患者采取行动的因素包括:①人口学特征:如年龄、性别、种族、籍贯等;②社会心理学因素:如个性、社会阶层、同伴及他人的影响等;③知识结构因素:如关于疾病的知识、以前患此病的经验等。

(4)将思想转化为实际行动的触发因素:尽管患者对某个健康问题已经具备了一定的认识,但在真正付诸行动前常常有一个触发因素。比如:媒体的宣传、亲友患病、医生的告诫、他人的建议等,都可能成为改变行为的触发因素。这些触发因素可提高患者对自己罹患疾病易感性的认识、对疾病严重程度的认识以及对采取行动获益的认识,降低所存在的不利因素和行动障碍,增强患者改变自己行为的自信心。

从患者角度更加简单地说就是:①我会得这个病吗? ②这个病会严重到何种程度? ③采取某种行动是否容易或很难? 采取行动我将付出什么代价? ④我的行动能否使我的健康有所改变? ⑤那好吧,现在我开始采取行动了!

所以医生应该了解患者对自身健康的关心程度及其对有关疾病的严重性和易感性等问题的认识程度,这些都将影响患者的就医行为和疾病的预后。

（二）健康信念模式的运用

1. 评估个体的健康信念及影响和制约因素 评估个体的健康信念，包括个体对疾病易感性的认识、对疾病严重性的认识、个体对行为益处的认识、对采取或放弃行为障碍的估计及个体的自我效能；评估个体行动的线索或意向；评估个体行为的制约因素等。

2. 通过健康教育，提高个体健康信念 根据评估结果，医务人员采取相应的措施如健康教育，帮助个体增强其健康信念，使其形成对疾病或健康问题威胁及严重性的认知，知觉到采取健康行为的益处，帮助其克服在采取健康行为时遇到的障碍，让其感到有信心、有能力通过长期努力改变不良行为，采取促进个体采取健康的行为。

二、健康照顾

（一）健康照顾原则

全科医生为患者及其家庭提供健康与疾病的咨询服务，负责全面维护健康和形成健康的生活方式，定期进行适当的健康检查，利用各种机会对其进行健康教育，负责常见健康问题的诊治和全过程的健康照顾管理，并且作为社区医疗卫生团队的核心，在日常医疗保健工作中管理人、财、物，协调医护和医患关系及与社区各方面的关系，与专科形成有效的双向转诊关系。全科医生在整个的对患者的健康管理过程中，如何体现以人为中心的健康照顾特点，应遵循以下原则：

1. 充分解释，适当引导 向患者详细说明病情、诊断及治疗的含义及预期后果，并取得同意；处理时考虑患者的个性与健康信念，据此进行适当引导。

2. 鼓励患者承担自己的健康责任 通过有针对性的健康教育改善患者和家属自我保健的意识和能力，使其承担自己的健康照顾责任。

3. 及时评价疗效，注重服务质量 通过评价及时了解药物治疗的副作用和成本，以及患者的医疗付费方式和经济条件，选择最有效、危害最小且较便宜的药物，并经常评价疗效以及有关的伦理学问题。

4. 合并使用非药物疗法 如改变不良的生活方式与行为，开展康复、营养、群体治疗活动等。

5. 协调利用各类资源提供整体服务 充分利用社区和家庭资源对患者进行合理处置，根据需要调动医疗保健体系和社会力量，为患者提供医疗、护理、精神等全方位的照顾。

6. 尽可能减轻疾病对患者及其家庭的影响 全科医生在健康照顾过程中注意患者健康问题可能给本人与家庭带来的影响，尽力预防或解决这些问题等。

（二）健康照顾基本技能

全科医生以人为中心的健康照顾需要具备安慰、告诫、处方、转诊、实验诊断、观察和预防等多方面的基本技能做支撑。这7个方面的英文字头是 RAPRIOP。

1. 安慰与解释（reassurance and explanation） 患者就诊时往往有不同程度的焦虑和担心，对自己的疾病诊断及预后的想法各式各样。医生应首先站在患者的立场上，换位（移情）理解患者的处境、心情，表现出对患者的同情，从医学和心理学角度给予医学信息支持，通过安慰、解释来消除患者的疑虑与担心，纠正患者不利于健康的态度、信念与认识。面临严重疾病时，做好此项工作更为重要，要让患者有信心同医生一道去战胜疾病。医生的解释和心理支持用语应是清晰的、审慎的、有科学依据的，针对患者的医学知识了解程度和文化水平不同采用相应深度的内容和适宜的方式及用语。做好此项工作则有赖于医生具有良好的医患交流能力，努力获取患者对医生的信任和对诊疗方案的理解与同意。研究证据表明，做好此项工作可以密切医患关系，取得患者合作，提高患者对服务的满意度以达到良好的医疗效果。

2. 告诫或建议（advice） 医生可以就有关患者健康的生物、心理、社会各方面的问题对其进行教育，提供经常性的咨询服务，进行必要的健康行为干预。应向患者开出有关预防、干预、治疗及合理用药注意事项等医嘱。工作中要注意针对患者的具体情况提出切实可行的有效建议，要与时俱进依据最新的临床指南的建议，不可泛泛而谈。告诉患者与其疾病有关的注意事项，什么是必须做或不能做的事情,但说话要留有余地。医生应练习与患者协商解决问题的技巧。

3. 处方(prescription)　开药物处方是医生最基本的工作。全科医生开处方时要遵循国家的有关处方管理规定合理用药。鉴于任何药物都有两面性,既有治疗作用,又有不良反应,故必须遵循以下用药原则:少而精和个体化;明确用药目的,可用可不用的药物尽量不用;如需用药,能外用解决问题的不要口服,能口服不注射,能注射不输液。要高度注意特殊人群如老年人、小儿、妊娠期和哺乳期妇女等用药特点。对于具体疾病的合理用药可参考有关疾病的临床指南及药物说明书。还应注意药物治疗对疾病的进一步检查和诊断有正面肯定和负面干扰的影响。用药时注意明确下述问题:①临床用药的目的是什么? 是预防性的、对未治愈患者的药物治疗还是对症治疗? ②有否充足证据证明该药确有疗效? ③开药时注意比较使用该药物的利弊,副作用可否耐受? 费用可否承担? 有否药物过敏? 数种药物并用有无相互作用? 有否重复给药问题? 医生有责任就用药问题对患者进行耐心细致的教育和解释,如为什么开此药物? 药物的种类、费用如何? 服药的剂量、次数与时间、用药疗程及途径,药物的预期效果如何? 药物的禁忌证、可能的不良反应其临床表现是什么? 药物不良反应发生时怎么办? 如何防止重复用药、过量用药? 多种药物同步使用时的注意事项是什么? 此外还应对何时需要更换处方等问题进行指导。对重要的告知内容要确认患者已经清楚并记录在案,要求患者遇到严重的用药问题要立即停药并及时报告医生进行鉴别与处理。应关注并经常监测患者使用药物的依从性和药物的不良反应,应用多种方法努力提高患者的依从性是保证疗效的关键。注意患者用同一种药物的疗程与总剂量,一则防止中毒,二则效果不明显或无法耐受不良反应时及时停药或更换其他药物。

4. 转诊(referral)　转诊与会诊是全科医生为了患者的健康,协调利用专科医生服务和医院服务的重要工作内容,要建立正规的转诊渠道并进行规范管理,逐步建立和完善转诊指征及标准,加强全科医生转诊能力的培养。转诊过程中应保持患者信息的完整记录和连续管理。转诊过程中对患者健康照顾的责任从全科医生转移给专科医师,要按照双向转诊的要求保持服务的连续性,不能中断照顾。

转诊应遵循的原则为:

(1)保证患者安全原则:从保护患者生命安全角度出发,尽力识别出有可能威胁患者生命的急危重症,并使患者得到及时、恰当的转诊。

(2)患者自愿的原则:从维护患者利益出发,充分尊重患者以及家属亲属的选择权,切实当好患者的参谋。

(3)分级诊治的原则:一般小病、常见病诊治在社区,危急重难症诊治在上级医院,一般康复或临终关怀在社区。

(4)就近转诊的原则:根据患者病情和医疗机构服务可及性,就近转诊患者,做到方便、快捷。

(5)患者病情与医院专科特色相结合的原则:为提高患者疾病诊治的准确性和有效性,转诊时要充分考虑医院专科、专病特色。

(6)资源共享的原则:做到检查结果通用,不做不必要的重复检查,降低患者的费用。

(7)连续管理的原则:建立起有效、严密、实用、畅通的上下转诊渠道,为患者提供整体性、持续性的医疗照护。

基层全科医生转诊上级医院指征包括以下情况:

(1)因社区卫生服务机构技术、设备条件限制无法诊断或者诊断不明(连续三次门诊不能明确诊断)需要到上一级医院做进一步检查的躯体疾病和精神心理问题。

(2)病情复杂、危重的患者及疑难病例。

(3)诊断明确但门诊治疗和干预条件有限的疾病和问题。

(4)经社区医生诊治后,病情无好转,有进一步加重趋势,需到上级医院诊治者。

(5)有手术指征的危重患者。

(6)严重或较重的损伤、中毒、伤亡事故或者突发临床事件,处置能力受限的病例。

(7)基层全科医生发现甲类及参照甲类传染病管理的乙类传染病或疑似患者,应立即报告有关单位,迅速转诊到定点收治医院。发现其他乙类传染病及丙类传染病患者,基层全科医生按有关法律规定,报告有关单位,将需要在定点收治医院进一步诊治的患者转诊到相应医院。

（8）由上级支援医院与受援社区卫生服务中心(站)共同商定的其他转诊患者。

（9）其他原因(如医生水平有限)不能诊断、处理的病例。

（10）超出医疗机构核准诊疗登记科目的,超越社区卫生服务中心诊疗范围的病例。

（11）患者强烈要求转诊的病例。

（12）精神障碍疾病的急性发作期病例。

（13）恶性肿瘤的确诊、系统化疗、介入治疗、手术及其他复杂治疗者。

（14）各种原因致大出血、咯血者。

（15）新生儿、婴儿期(1岁以下)的病例。

（16）按政府法律、法规及管理条例需定向转诊到相应专门防治防保机构进行管理的患者。

（17）新发慢性病患者到上级医院确诊及评估。

（18）需要到上级医院进行疾病筛检及其他临床预防项目的患者。

5. 实验室检查和其他辅助检查（investigation）　实验室检查或其他辅助检查的目的主要包括:①筛检疾病;②对医生的临床诊断假设进行验证,是在病史、物理检查和临床思维的基础上有针对性进行的疾病实验诊断;③对疾病进行确认或排除;④通过这类检查对患者的临床疗效进行评价;⑤临床准备或其他临床目的;⑥科学研究等。要防止没有明确方向不适当地过度使用辅助检查。全科医生一般使用的是基本的适宜在基层操作的检查项目,较复杂或高科技检查项目需转诊到大医院检查。全科医生应能够判读并解释基本的检查项目,要注意任何检查项目都会有假阳性或假阴性的结果;要选用费用相对低且灵敏度和特异度高的检查方法;对患者是有损伤的检查要加以防范。

6. 观察（observation）**或随访**（follow up）　随访是由医生预约、患者认可的持续性观察,可在诊室或家中进行。随访需要追踪的健康问题有自限性问题、急重性问题、慢性健康问题和传染病地方病随访等。随访的目的包括:①通过时间观察以明确诊断的需要;②回顾治疗是否得当、有效,患者是否痊愈;③检查患者遵从医嘱情况;④慢性病管理中尽早识别是否发生了合并症;⑤评价患者的生理、心理、社会功能状况并予以支持;⑥根据传染病防控、重点人群保健规范管理实施的有关随访;⑦根据患者具体情况制订的随访;⑧出于职业兴趣或研究的需要等。

7. 预防（prevention and health promotion）　按照三级预防的要求实施人群社区预防和临床个体预防工作,要体现防治结合,预防为主的工作方针。临床预防的工作内容包括临床咨询、患者教育、疾病风险评价、疾病筛检(特别是机会性筛检、周期性健康检查)、免疫、化学预防(重点是药物预防)等,全科医生必须掌握临床预防的各项常用方法。

总之,全科医生在以人为本、以人为中心的健康照顾中,需要了解、探究患者的健康信念;根据患者的具体情况,理解他们的客观需要和主观愿望,通过协商制订医患双方都能接受的健康目标;并帮助、鼓励、引导患者采取最有利于他们健康的行动,以达到真正的、全面的健康照顾。

（王荣英）

思考题

1. 以人为中心的健康照顾的定义是什么?
2. 什么是生物-心理-社会医学模式?
3. 全科医生在接诊时的主要任务是什么?
4. 体现以人为中心的接诊过程,应包括哪些具体步骤?
5. 什么是健康信念模式?

第三章
以家庭为单位的健康照顾

【学习要点】

1. 家庭的定义。

2. 家庭的结构与功能。

3. 家庭生活周期的概念及各阶段常见问题。

4. 家庭与健康的关系。

5. 家庭评估的常用方法。

以家庭为单位进行健康照顾，是全科医学的基本原则和特征，也是全科医生工作方式之一。全科医生在临床接诊和管理患者过程中，除了要考虑患者的生理性健康问题/疾病以外，还应考虑到家庭的各种因素对人健康的影响，考虑在疾病管理过程中家庭资源的动员和有效利用，如通过全科医生对2型糖尿病患者家庭成员进行糖尿病科学饮食的教育，并动员家庭成员积极参与2型糖尿病患者的饮食管理，提高了糖尿病患者血糖控制的效果。家庭因素会影响患者的医疗服务需求和利用以及医生对患者所患疾病/健康问题的有效管理。全科医生在为患者制定疾病预防、治疗和管理方案时，也应充分利用家庭的资源为患者健康问题提供管理服务，这是全科医疗服务区别于其他临床专科的特征之一。一个训练有素的全科医生应具备以家庭为单位照顾的理论和观念，并能够在患者照顾中过程适时地进行家庭评估，选择适当的家庭照顾方式。

本章主要介绍家庭的定义、结构与功能、家庭生活周期的概念及各阶段常见的家庭问题、家庭与健康的关系、家庭评估及其常用方法等。

第一节　家庭的概述

一、家庭的定义

随着社会结构和意识形态的变化，家庭的观念和定义也在不断地发生变化。在原始社会，家庭可以被定义为一个氏族或部落。从家庭演变的历史来看，传统上根据家庭结构和特征把家庭定义为：在同一处居住的，靠血缘、婚姻或收养关系联系在一起的，两个或更多人所组成的单位。但随着社会变迁，在现实生活中，人们发现一些具有家庭功能的团体，如同居家庭、同性恋家庭等并不符合上述定义。Smilkstein在1980年依据家庭的功能将家庭定义为："能提供社会支持，其成员在遭遇躯体或情感危机时能向其寻求帮助的，一些亲密者所组成的团体"。此定义几乎覆盖了当今社会中存在的各种各样的家庭形式，并对家庭的功能给予了强调。但从家庭的社会特征来看，似乎又忽略了其某些基本特征，如法律特征。此后又有人提出：家庭是通过生物学关系、情感关系或法律关系连接在一起的一个群体。

从社会学角度来看，关系健全的家庭应包含8种家庭关系，即婚姻关系、血缘关系、亲缘关系、感情关系、伙伴关系、经济关系、人口生产与再生产关系、社会化关系。实际上，社会上存在着大量关系不健全家庭，关系不健全家庭往往存在的问题也更多。

家庭是一个特殊的社会团体,与其他社会团体相比较具有其非常独有的特征。首先,家庭血缘关系是一种终身关系,这种关系不会因为家庭某成员的功能低下或家庭功能的不良而终止某个成员在家庭中的角色。其次,家庭成员在遗传、行为特点和价值观方面具有一定的相似性,这是家庭有别于其他社会团体最突出的特点之一。此外,维持家庭关系最根本的是姻缘关系、血缘关系和情感关系,而家庭成员之间的关系主要受感情的控制,并在感情上相互依赖和相互影响,家庭成员更多的是从感情方面来考虑家庭问题,并重视给予家庭成员关心和爱护而不求回报。

二、家庭的结构

家庭的结构(structure of family)主要是指家庭成员的组成和类型及各成员间的相互关系,包括家庭的外部结构(即人口结构,又称家庭的类型)和内在结构两部分。家庭成员的组成和数量决定着家庭结构的类型,可分为核心家庭、主干家庭、联合家庭(主干家庭和联合家庭又统称为扩展家庭)和其他家庭类型等,而家庭成员间的相互关系决定着家庭的内在结构,包括权力结构、角色、沟通类型和价值观四个方面。全科医生在考察家庭结构时需要根据其特征划分家庭的结构类型,了解家庭成员相互作用的关系和规律等。

(一)家庭外部结构

1. 核心家庭(nuclear family) 主要是指由父母及其未婚子女组成的家庭,也包括无子女夫妇、养父母及养子女组成的家庭。在我国,独生子女的"三口之家"是最典型的核心家庭类型之一,随着二孩三孩政策的推进,核心家庭中将出现更多由一对夫妇与其2~3个未婚的子女生活在一起的核心家庭类型;此外,只有夫妻二人组成的家庭为夫妇核心家庭,如夫妻双方有收入而选择不生育的"丁克(double income no kids, DINK)"家庭、子女因工作或婚姻离家导致其父母独居的"空巢"家庭均属此类家庭。

现代社会中核心家庭已经成为主要类型。有些国家核心类型家庭的比例曾高达80%以上。核心家庭的特征主要表现为:规模小、人数少、结构简单、关系单纯,家庭内部只有一个权力和活动中心,便于作出决定等。从医疗保健的角度考虑,核心家庭的家庭资源较其他家庭类型少,家庭关系存在着亲密与脆弱的两重性,一旦家庭出现情感危机,便会陷于危机而难以自拔,最终导致家庭解体。

2. 主干家庭(linear family) 由一对已婚子女同其父母、未婚子女或未婚兄弟姐妹构成的家庭,包括父和/或母和一对已婚子女及其孩子所组成的家庭,以及一对夫妇的家庭同其未婚兄弟姐妹所组成的家庭。在我国城市地区,常见于年轻夫妇需要老一辈照看他们年幼子女而跟父母居住在一起的主干家庭。主干家庭往往有一个权力和活动中心、还存在一个次中心,相对来讲其家庭关系比核心家庭复杂,而较联合家庭简单。

3. 联合家庭(composite family) 联合家庭又称复式家庭,由两对或两对以上同代夫妇及其未婚子女组成的家庭,包括由父母同几对已婚子女及孙子女构成的家庭,两对以上已婚兄弟姐妹组成的家庭等。如四世同堂的家庭,这种家庭类型的家庭结构相对松散、不稳定,家庭内存在多个权利和活动中心,多种关系和利益交织,决策过程复杂,该类型家庭在我国已退而成为一种为数很少的家庭类型。

主干家庭和联合家庭统称为扩展家庭(extended family)。虽然这种家庭类型具有人数多、结构较复杂、关系较繁多的特点,家庭功能亦受多重相互关系的影响,但家庭内、外资源的可得性多,有利于家庭遇到压力时提高适应度,克服危机。

4. 其他家庭类型 除了以上三种主要的家庭类型以外,社会中还有一些特殊的家庭类型,如:单亲家庭、单身家庭、同居家庭等特殊类型的家庭形式。这些家庭类型可能不具备传统的家庭形式、有的还不具备合法性,但却具备着家庭的各种类似功能,具有家庭的主要特征。研究显示,这些类型的家庭需要在卫生保健服务方面给予更多的关注。

我国 2020 年第七次全国人口普查数据显示,大陆地区平均家庭户规模为 2.62 人,"两代三口核心之家"是当前大陆地区的主要家庭类型,但也发现我国的家庭平均人口正在从以前经常谈及的"3口之家"向"2 人家庭"过渡,老年空巢型家庭也比较常见。随着人们价值观和生活方式的改变、"代沟"扩大、年轻人婚后独立居住诉求增加和更重视小家庭,年轻更偏好两代人分住,受着这些因素的综合影响,无论城乡,"祖孙三代共居之家"的主干家庭类型正逐渐减少。与此同时,在家庭规模小型化的过程中,未婚单身青年是单人户的主力军,目前我国单身人口规模已经达到 2 亿多,此外,社会中出现了大量的不婚单身家庭、独居老人家庭。这样深刻的家庭结构社会变迁,给我国医疗卫生保健制度建设和服务模式发展都提出了巨大挑战。

（二）家庭的内在结构

家庭的内在结构是指家庭内部运作机制和对内部运作关系的描述,以反映家庭成员之间的相互作用及相互关系。家庭的内在结构可以从以下四方面进行考虑:即家庭角色、权力结构、沟通方式、家庭价值观。

1. 家庭角色（family role）　角色是与某一特定的身份相关联的行为模式,它是社会对个人职能的划分。它指出了个人在社会中的地位和位置,代表着每个人的身份。这种身份是社会客观赋予的,而不是自己认定的。

家庭角色是家庭成员在家庭中的特定身份,代表着其成员在家庭中所应执行的职能,反映其在家庭中的相对位置和与其他成员之间的相互关系。家庭角色同其他社会角色一样,要按社会和家庭为其规定的特定模式规范其角色行为,这些特定模式的行为称为角色期待（role expectation）。对于每一位家庭成员来说都存在角色期待,如:在家庭中母亲的传统角色被赋予情感和慈爱的形象,她的职责是生育和抚养子女,做"女性"行为的典范;父亲的传统角色被认为是养家糊口、负责作出家庭中重大事情的抉择等;孩子的角色被认为是被动和服从,包括孝敬长辈、完成学业、实现父母的愿望等。

随着社会的发展,家庭角色会随着社会潮流、家庭特定环境、文化教育背景等因素的变化而改变。如:原来由父亲来养家,而现在城市家庭中多由父母双方共同养家;有的家庭中母亲成为家庭中的经济支柱等。

家庭成员通过实现角色期待,完成相应的角色行为,需要一个学习的过程,这个过程称为角色学习,包括学习角色的责任、特权、态度和情感。角色学习是一种综合性的学习,是在相互作用着的社会关系中进行的,它符合社会学习的机制和规律。角色学习是无止境的,需要不断适应角色的转变。如一个男孩子首先要学习做个好儿子,长大结婚后就要学习做个好丈夫、好女婿、好父亲等角色。

当家庭中某成员实现不了对其的角色期待,或适应不了角色转变时,便会在内心产生矛盾、冲突的心理,称角色冲突（role conflict）。角色冲突可由自身、他人或环境对角色期待的差异而引起。如在一个儿媳与婆婆关系紧张的家庭中,儿子因为同时承担着丈夫和儿子的双重角色,而使其处于左右为难的境地,发生角色冲突。角色冲突常会导致个人心理功能紊乱,严重时出现躯体功能障碍,甚至影响家庭正常的功能。

家庭成员在其家庭中角色功能的优劣是影响家庭功能的重要因素之一,全科医生在进行患者的照顾时,应考虑到家庭角色的问题。全科医生做家庭评估时,应依据以下的五个指标来判断家庭角色的功能:①家庭对某一角色的期望是否一致;②各个家庭成员是否都能适应自己的角色模式;③家庭的角色模式是否符合社会规范,能否被社会接受;④家庭成员的角色能否满足成员的心理需要;⑤家庭角色是否具有一定的弹性,能否适应角色转换并承担各种不同的角色。如果对以上各指标作出了肯定的回答,则可以认为该家庭成员的家庭角色功能是充分。

2. 家庭的权力结构（family authority structure）　家庭的权力结构是全科医生采取家庭干预的重要参考,它反映了谁是家庭的决策者,以及作出决定时家庭成员之间的相互作用的方式和规律。随着社会的变迁,家庭权力结构除了受到家庭所在社会传统习俗的影响,其形成还受情感和经济等因素的影响。在现代社会中,家庭权力形式正向着更加民主和自由的形式迈进。

家庭的权力结构可分为4种类型：

（1）传统权威型：由家庭所在社会的文化传统"规定"而形成的权威。如在我国的封建社会，父亲通常是一家之主，家庭成员都认可他的权威，而不考虑他的社会地位、职业、收入、健康等。

（2）工具权威型：负责供给家庭、掌握经济大权的人，被认为是家庭的权威人物。如在家庭中妻子是这个家庭及其成员生活的供养者，则妻子会成为家庭的决策者。

（3）分享权威型：家庭成员分享权利，协商作出决定，由个人的能力和兴趣来决定所承担的责任。现代社会比较崇尚这一类型。

（4）感情权威型：由家庭感情生活中起决定作用的人担当决策者，其他的家庭成员因对他她的感情而承认其权威。如中国独生子女家庭中的"小皇帝"现象。

家庭权力结构并非一成不变，它有时会随家庭发展的各阶段变化、家庭变故、社会价值观的变迁而变化。全科医生在进行家庭评估时应注意这一特点。

3. 家庭成员沟通的方式　沟通是家庭成员间相互交换信息、沟通感情、调控行为和维持家庭稳定的有效手段，也是评价家庭功能状态的重要指标。家庭成员间的沟通一般通过三个元素来实现，即信息的发送者（S）、信息（M）和接受者（R）。在信息传递过程中，任何一个环节出现差错都会出现相应的问题。如发送者表达有误或不明确，接受者没有听清楚等，都会导致沟通不良，影响成员间的相互关系。

Epstein等根据家庭沟通的内容和方式的不同，将沟通分成三个方面：①第一方面描述沟通的内容。内容与情感有关时，称为情感性沟通，如"我特别喜欢你"。内容仅为传递普通信息或与家居活动的动作有关时，称为机械性沟通，如"帮我把笔拿过来"。②第二方面描述信息的表达是否清晰、是否经过掩饰、模棱两可。前者如"我希望你把烟戒掉"，后者如"我的一个同事总是抽烟，上周都被诊断为肺癌了"。③第三方面描述信息是否直接指向接受者，若是直接的，称为直接沟通，如"请你讲话实事求是"，若是影射或间接的，称为掩饰或替代性沟通，如"有人总爱吹牛"。

观察家庭沟通的意义在于通过它了解家庭功能的状态。人们发现情感性沟通障碍一般发生在家庭功能不良的早期，而当机械性沟通也中断时，家庭功能障碍通常已相当严重。演示性和替代性的沟通多出现在功能不良的家庭中。

4. 家庭价值观（family values）　家庭价值观是指家庭判断是非的标准，以及对某件事情的价值所持的态度。价值观的形成深受传统、宗教、社会文化环境等因素的影响，在相同的社会环境中是极不容易改变的。

家庭是社会的基本单位，个人在家庭中接受人生的第一个教育历程，许多人格、观念的养成皆在家庭中奠定基础。家庭也是人类发展互动关系的第一个社会世界，人生早期在与父母的人际互动中，承受了来自父母的教导，就在这教导的过程中，价值观有意与无意地被传递着，而个人也主动或被动地接收了一些价值观，这些来自家庭的价值观，将会影响着个体日后的观念、态度与行为。因此，全科医生必须了解家庭的价值观，特别是家庭的疾病观、健康观，如此才能确认健康问题在家庭中的地位，进而与家庭成员一起制定控制健康问题的具体方案。

三、家庭生活周期

家庭生活周期（family life cycle）是指家庭遵循社会与自然的规律所经历的产生、发展与消亡的过程。通常经历恋爱、结婚、怀孕、抚养孩子、孩子成家、空巢、退休、丧偶独居等时期。美国学者P.C. 格里克早在1974提出家庭生活周期分为6个阶段的概念。Duvall（1997）根据家庭在各个发展时期的结构和功能特征将家庭生活周期分为8个阶段，即：新婚期、第一个孩子出生、有学龄前儿童、有学龄儿童、有青少年、孩子离家创业、空巢期和退休期。对各阶段的界定和每个阶段可能遇见的主要问题进行总结（表3-1）。

NOTES

表 3-1　家庭生活周期及面临的主要问题

阶段	定义	可能面临的问题
新婚期	男女结合	性生活协调和计划生育;各种家庭角色的学习与适应;承担家庭的各种责任等
第一个孩子出生	最大孩子介于 0~30 个月	父母角色的适应;经济压力、生活节律变化产生的压力;养育和照顾幼儿的压力;母亲的产后恢复等
有学龄前儿童	最大孩子介于 30 个月~6 岁	儿童的身心发展;教育及安全保护
有学龄儿童	最大孩子介于 6~13 岁	儿童的身心发展;上学与学业;性教育等
有青少年	最大孩子介于 13~30 岁	青少年的教育与沟通;青少年的性教育及与异性的交往、恋爱等
孩子离家创业	最大孩子离家至最小孩子离家	父母与子女的关系改为成人间的关系;父母感到孤独,父母应发展自己社交及多种兴趣
空巢期	父母独处至退休	重新适应婚姻关系;与孩子的沟通;计划退休后的生活以及老化带来的一系列问题
退休期	退休至死亡	社会角色和家庭内角色的转变及适应;经济及生活的压力;各种健康问题;面对老伴和亲友死亡等问题;经济及生活依赖性高,担心被赡养等问题

　　实际上,并非每个家庭都要经历上述 8 个阶段,家庭可在任何一个阶段开始或结束,如一个人离婚后又再婚。

　　在家庭生活周期各阶段中出现任何重大生活事件,如乔迁新居、生子、患病等,不仅会对家庭系统及其成员的心理发育造成影响,还会对家庭成员的健康产生影响。全科医生在为患者提供健康照顾时除了掌握人体正常的发育过程外,还要了解患者所在家庭的发展过程。了解患者家庭生活周期,可帮助全科医生辨别患者家庭是否处于正常发展状态。同时,全科医生可以根据家庭不同的发展阶段预测和识别家庭在特定阶段可能或已经出现的问题,及时地进行健康教育和提供咨询,采取必要的预防和干预措施。

(路孝琴)

第二节　家庭的功能和对健康及疾病的影响

一、家庭功能

　　随着社会的发展,某些家庭功能逐渐退化,也有些家庭功能得到加强。但家庭最基本的功能始终存在,它们能够满足家庭成员在生理、心理及社会各个层次最基本的需要。这些功能可以归纳为:满足感情需要的功能、满足生殖和性需要的功能、抚养和赡养的功能、社会化的功能、经济的功能和赋予成员地位的功能。

　　家庭是社会的基本单位,连接着个体与社会两个方面,具有满足家庭成员个人和社会最基本需要的功能。随着社会发展,有些家庭功能逐渐退化甚至消失,有些则得到强化,还产生一些新的功能,但家庭某些最基本的功能始终存在,它们满足了家庭成员在生理、心理及社会各个层面最基本的需求:

　　1. 满足感情需要的功能　家庭能满足人的爱与被爱的需要。家庭成员以血缘和姻缘为纽带在一起生活,通过成员之间的爱与关怀满足感情的需要。主要表现为:①家庭成员间的相互理解、表露和交流彼此的深层情绪与感受;②家庭成员相互关怀、安慰与支持;③聆听对方的倾诉,消除因外部的社会生活挫折所带来的苦恼,以保持家庭成员的健康心态;④家庭成员共度娱乐时光,调节心身,恢复体力,增进家庭成员间的亲密程度。

2. 性和繁衍功能　人类通过组建家庭,生儿育女,延续种族是家庭特有的重要功能,同时它还满足了夫妻对性的需要。

3. 社会化功能　家庭承担将其成员培养成合格的社会成员的责任。家庭具有引导其年轻成员学习社会规范、树立生活目标的职能,成年人具有传授给未成年人社会常识、基本技巧和知识的义务。社会化就是建立和发展人际关系的能力、学会如何与他人相处、逐步胜任与之相适应的社会角色的过程。同其他具有社会化功能的场所(如学校、夏令营、社区等)相比,家庭是完成社会化功能的第一场所,也是最重要的场所。

4. 抚养和赡养的功能　通过供给家庭成员衣、食、住、行、安全保护及对病、弱、老者的照顾等以满足成员的基本需要。抚养指夫妻间或家庭同辈人之间对晚辈成员的供养与照料。赡养是指子女对家庭中长辈的供养和照顾,体现下一代对上一辈的家庭成员的责任和义务。

5. 经济功能　家庭是社会经济分配的最基本单位,也是社会最基本的消费单位。家庭只有具备充足的经济资源,才能满足家庭成员各种需要。从医疗卫生角度看,基本卫生保健是每个人应该享有的权利,但社会中家庭之间的经济贫富差距现象在相当长的时间内仍旧客观存在,要实现人人享有卫生保健,需要社会共同承担,家庭充分参与。

6. 赋予家庭成员地位的功能　父母的合法婚姻本身便给予子女合法的地位。

二、家庭对健康和疾病的影响

家庭与人的健康密切相关,在人的疾病发生、发展和康复过程中起着至关重要的作用。Mc Whiney指出,家庭对其成员健康的影响可以归纳为以下 6 个方面。

1. 遗传上的影响　每个人的健康状态都是其基因与环境相互作用的产物,有些疾病就是受到家族遗传因素和母亲孕期各种因素的影响而产生的,临床上有很多疾病都与遗传因素密切相关。如今,先进的医学知识和技术使很多疾病得以预防和康复。全科医生虽不必是一个遗传病专家,但应更多学习和知晓如何适时地利用遗传病学的服务,做好家庭优生优育咨询、常见病规律筛检等专家建议的提供。

2. 对儿童发育及社会化的影响　家庭是儿童生理、心理和社会适应三方面逐步成熟的必要条件。大量的研究表明,家庭异常(family pathology)和儿童的躯体、行为方面的疾病有着密切的联系。例如:研究证实,在孩子 3 个月到 4 岁这个儿童发展的关键时期,如果长期丧失父母照顾和情感关怀,会导致与自杀和社会病态人格等有关的精神障碍。因而,全科医生应该劝告父母在其孩子幼小的时候应尽量给予孩子更多的陪伴。

3. 对疾病传播的影响　疾病在家庭中的传播多见于细菌和病毒性感染和神经症。如,慢性乙型肝炎有明显的家庭聚集性。Buck 和 Laughton(1959)的研究证实,有神经疾患的人的配偶也有产生类似疾患的倾向,特别是在结婚 7 年以后。

4. 对成人发病率和死亡率的影响　家庭因素不仅影响了其成员的发病率和死亡率,还影响到患者及家庭对医疗服务的利用程度。研究表明,在家庭压力增加时,对医疗服务的使用程度也增加。对老年人的社会支持研究结果表明,不同结构的家庭支持对于老年人寿命的相对影响也会不同。

Kraus 和 Lilienfeld(1959)的研究表明年轻鳏夫多种疾病的死亡率都比普通组高 10 倍。Helsing 和 Szklo(1981)的一项持续 10 年、控制了吸烟以及社会经济状况等因素的研究显示,鳏夫的死亡率比普通对照组高,而再婚后他们的死亡率又低于普通对照组。这说明婚姻对健康有保护力。缺乏社会支持的老年人的死亡率是那些社会支持良好的老年人的 2~3 倍(Blazer,1982)。婚姻状态同死亡率没有关系,而是否有儿女存在才是老年人存活与否的密切相关因素。该研究表明,成年的子女对于老年人来说是最重要的社会支持。

5. 疾病恢复的影响　家庭的支持对各种疾病(尤其是慢性病)的治疗和康复有很大的影响。1981年,Anderson 等人研究发现,糖尿病控制不良与家庭低凝聚度和高冲突度有关。1970 年,Khurana 和 White 发现家长对孩子的漠不关心可导致 2 型糖尿病患儿病情控制不良和导致患儿出现抑郁症。

家庭对健康的影响机制可能有以下两种途径。第一,直接影响心理和生理的途径:家庭因素如家庭压力或生活事件等,直接影响个体的情绪状态,从而导致机体发生病理生理变化,进而出现病态。近来的动物和人体实验显示,神经系统能直接影响机体的免疫功能,压力可引起免疫抑制和疾病增多(Ader,1982)。介导细胞免疫、在防御癌症和感染方面起着重要作用的 T 淋巴细胞,最易受到压力的影响,而产生抗体的 B 淋巴细胞,似乎受压力的影响较小。第二,影响行为的途径:家庭影响着个体的健康行为,如饮食、锻炼、吸烟、遵医嘱性、看医生的次数等,这些行为又影响了个体的健康。如居丧期可能会增加饮酒、吸烟、服镇静剂次数等,而酗酒与肝硬化、事故和自杀常常相关,后三者是居丧期后死亡率升高的部分原因。

6. 家庭对其成员求医和遵医行为、生活习惯与方式的影响　家庭的健康观直接影响其成员健康信念的形成。家庭成员的遵医和求医行为会受到家庭中其他成员或整个家庭的影响。家庭成员的过频就医和对医生的过分依赖往往是家庭功能障碍的表现。同一个家庭的成员会具有相似的不良家庭生活习惯,全科医生采用适宜的干预方式,积极促进其生活方式的改变,将会极大地促进人群健康水平。

(路孝琴)

第三节　家庭资源与家庭危机

一、家庭资源

(一)家庭资源的概念

个人及家庭在其发展过程中总会遇到各种压力事件,严重时可导致家庭危机。此时家庭和个人将会寻求支持,以应对困难,渡过危机。这种家庭为维持其基本功能,应付紧张事件和危机状态所需要的物质和精神上的支持被称作家庭资源(family resource)。家庭资源可分为家庭内资源和家庭外资源,家庭资源是否充足,直接关系到家庭及其成员对压力和危机的适应能力。一个家庭可利用的家庭内外资源越充足,则越有利于家庭及其成员的健康和疾病管理。

(二)家庭内资源

家庭内资源(FAMLIS)一般是指来自患者家庭内部的各种支持,通常包括以下 6 个方面的支持。

1. 经济支持(financial support)　家庭提供物质生活条件、负担医疗保健和社会生活费用的能力。

2. 维护支持(advocacy)　家庭对家庭成员的尊严、名誉、地位、权利的保护。

3. 医疗处理(medical care)　家庭促进家庭成员健康的能力,作出防病治病决策的能力,照料患病成员的能力以及家庭成员自我保健的能力。

4. 情感支持(emotional support)　家庭给其成员提供满足感情需要、精神慰藉、相互关心的能力。

5. 信息和教育(information and education)　家庭为其成员提供包括医疗等各种信息及建议,并对其成员实施教育的能力。

6. 结构支持(structural support)　家庭可以在家庭住所或结构、家庭设施和布置等方面做适当的改变,以适应患者的要求。

(三)家庭外资源

家庭外资源一般是指来自患者家庭以外的各种支持,包括以下 6 个方面。

1. **社会资源**（social resources）　来自患者的亲戚、朋友、社会团体的支持和关怀。
2. **文化资源**（cultural resources）　来自于文化背景、传统、信念上的支持。
3. **经济资源**（economic resources）　来自家庭以外的金钱、资助。
4. **教育资源**（educational resources）　来自社区居民所受教育程度的有关支持。
5. **环境资源**（environmental resources）　来自居所周围自然环境、人文社会的支持。
6. **医疗资源**（medical resources）　来自所处医疗保健系统和服务机构提供的支持。

全科医生可通过与患者、家属在诊疗中的交流、特定的家庭访视、绘制家系图等方式，了解患者家庭的内外资源的状况，评估可利用的家庭内、外资源的分布情况，必要时将结果记录下来，存入健康档案/病历中。当家庭内资源不足或缺乏时，全科医生应充分发挥其协调者的作用，帮助患者及其家庭寻找和利用家庭外资源。

二、家庭危机

（一）家庭生活压力事件

1967 年 Holmes 和 Rahe 研究发现，在 43 个最常见的生活事件中让被调查者按事件对自己压力感的大小和调适的难易进行排序，结果发现，被调查者排出的压力事件中绝大部分事件都发生在家庭内，在 15 个最具压力感的事件中有 10 个是家庭生活事件，这些研究结果表明绝大多数的压力来自家庭内部。

压力是一种来自个人对生活事件的自我感知，很难测量其大小和调试的难易程度，心理学领域研究制定了生活压力事件测量量表，把人们在社会生活中所经历的事件分为家庭生活压力事件、个人生活压力事件、工作生活压力事件和经济生活压力事件等四个大类，并研制出了多种生活事件对人产生影响的测量量表。如 1967 年由 Holmes 和 Rahe 编制的"社会再调适评定量表（SRRS）"，1972 年 Goddington 编制的"生活事件记录"，Max 等在 1975 年针对大学生研制的"社会再调适评定量表（SRRS）大学生版"等。国内学者也研究制定了针对不同年龄的测量量表，如"青少年自评生活事件量表""中国大学生心理应激量表"等。这些量表均为受试者自行判断量表所列出的生活事件对个人是否有精神上的影响（体现为紧张、压力、兴奋或苦恼等），有的量表还可以测量影响的程度、影响持续的时间等。

1. **家庭生活事件**　如丧偶、离婚、亲密家属死亡、结婚、怀孕、夫妻闹矛盾或者和解、新家庭成员的加入等。
2. **个人生活事件**　如入狱、伤病、生活环境与习惯的改变、获得荣誉或奖励、违法行为、转学、搬家等。
3. **工作生活事件**　如退休、失业、调动工作、重大工作责任的调整、工作条件的重大变化等。
4. **经济生活事件**　如经济状况的较大变化、大额贷款等。

从以上四类生活事件的举例，可以看出同样的生活事件对于不同的人可以产生不同的影响，通常认为是好事情（如乔迁新居、喜得贵子）的生活事件，也可以对一些人产生较大的压力，比如，有人因为搬入一所自己喜欢大房子而高兴过度致使血压升高；同理，一些通常被认为不好的生活事件对某些人则并不会产生过大的压力。

家庭生活压力事件是最常见的社会心理因素，各种生活事件对人的心理状态都会产生一定的影响，但并不是任何生活事件所引起的心理应激都会导致疾病，这些社会心理因素的刺激所引起的心理反应需要累积到一定程度，超过个体自我调节的能力才会导致疾病。因此，全科医生在患者接诊和持续管理过程中应关注家庭生活事件对患者的影响；在其实际诊疗过程中，全科医生还应考虑患者的个体差异，了解重要生活事件对患者的影响及其在疾病发生、发展中的作用。此外，全科医生还应关注心理学有关研究进展，注意在不同的社会文化背景下，不同人群生活压力事件的评价工具和方法，将之有效地应用于必要人群或者患者照顾。

（二）家庭危机的产生

当生活压力事件作用于个人和家庭时，就会对其产生影响。家庭成员对压力事件的认知程度及应付压力事件的家庭资源的多寡，决定着家庭成员对压力的调适能力。如果家庭资源充足，家庭可通过良好的调适，恢复到原来的平衡状态，或达到一个新的平衡状态，而当家庭内资源、外资源均缺乏，家庭功能就会处于不平衡状态，家庭就可能陷于危机，即家庭危机（family crisis）。家庭危机出现后，通过一定的病态调适，会暂时处于一种病态平衡状态。当一些慢性的压力事件逐渐堆积到超过个人和家庭所能承受的限度时，家庭便出现资源耗竭性危机，家庭功能最终会进入彻底的失衡状态（图 3-1）。

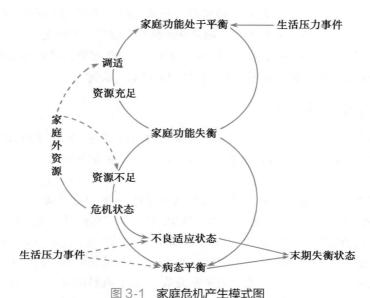

图 3-1 家庭危机产生模式图

家庭危机因引发的因素因家庭情况不同而多种多样，可大致分为以下四种类型（表 3-2）。

表 3-2 引起家庭危机的常见原因

原因	一般情况	异常情况
家庭成员增加	结婚、孩子出生、领养幼儿 亲友搬来同住	意外怀孕 继父、继母、继兄弟姐妹搬入
家庭成员减少	老年家人或朋友死亡、 家人按计划离家（如孩子外出工作等） 同龄伙伴搬走	子女离家出走 家人从事危险性活动 夫妻离婚、分居或被抛弃 家人意外死亡
不道德事件	违反社会/社区/家庭的规范	酗酒、吸毒 对配偶不忠 被开除或入狱
社会地位改变	家庭生活周期进入新阶段 加薪、提降职位 搬家、换工作、转学 事业的成败 政治及其他地位的变化 退休	代表社会地位的生活条件的改变（如汽车、住宅、工作环境） 失去自由（如入狱） 失业、失学 突然出名或发财 患严重疾病、失去工作能力、失去收入

（路孝琴）

第四节　家 庭 评 估

一、家庭评估的概念

家庭评估（family assessment）是完整家庭照顾的重要组成部分,其目的是了解家庭的结构、家庭所处的家庭生活周期阶段、家庭资源和家庭的功能等,进一步分析家庭存在的健康问题/疾病,以及在处理患者健康问题/疾病过程中可以利用的家庭资源。家庭评估有客观评估、主观评估、分析评估和工具评估等几种类型。客观评估是指对家庭客观的环境、背景、条件、结构和功能进行了解和评价。主观评估指用自我报告或主观测验等方法了解家庭成员对家庭的主观感受、愿望和反应。分析评估是利用家庭学原理、家庭系统理论和家庭发展的一般规律来分析家庭的结构和功能状况。工具评估是指利用预先设计好的家庭评估工具来评价家庭结构和功能的状况。

二、家庭评估的常用方法

全科医疗中常用的家庭评估方法有:家庭基本资料的收集、家系图、家庭圈、家庭关怀度指数（APGAR 问卷）、家庭适应度及凝聚度评估量表、P.R.A.C.T.I.C.E. 评估模型等。

(一)家庭基本资料

全科医生在诊疗中有必要了解和收集家庭的基本资料,包括家庭环境、各家庭成员的基本情况（如性别、年龄、家庭角色、职业、教育、婚姻及主要健康问题等）、家庭经济状况（如经济来源、家庭年均收入、家庭人均收入、消费观念/健康信念、家庭生活周期、家庭重大生活事件、生活方式等）。

了解和收集家庭基本资料是全科医生做家庭评估最常用、最简便的方法。由于全科医生与患者及其家庭成员有着良好的医患关系和长期的照顾关系,对以上资料的收集十分准确。具体是采用文字还是图表的形式进行资料收集,则应根据医生的兴趣和当地卫生管理机构的要求来确定。

(二)家系图

家系图（family genogram,family tree）是医生在一页纸上总结与家庭有关信息的工具,可用来描述家庭结构、疾病史、家庭成员疾病间有无遗传的联系、家庭关系和家庭重要事件等,使医生很快能够掌握家庭的大量信息。它包括了家庭的遗传背景及其对家庭成员的影响,也包括了其他的医疗、社会主要问题及其之间的相互作用。

家系图可作为家庭档案的基本资料存于病历中。标准的家系图有 3 代或 3 代以上的家人,包括夫妇双方的所有家庭成员。具体画法应遵循以下原则:

1. 一般包含至少三代人。
2. 可以从最年轻的一代开始向上追溯,也可以从患者这一代开始分别向上下展开。
3. 夫妻之间,男在左,女在右。
4. 同代人中年龄大的排在左边,年龄小的排在右边,并在每个人的符号旁边注上年龄、出生日期、死亡日期或年龄、遗传性疾病或慢性病等资料。还可以根据需要,在家系图上标明家庭成员的基本情况和家庭中重要的事件、结婚和离婚日期等。
5. 用虚线圈出在同一处居住的成员。
6. 使用简明扼要的符号,并说明所使用的所有符号。

家系图是了解家庭基本资料的最佳工具,是全科医疗档案的重要组成部分。通过家系图中的相关信息,可以使全科医生更便捷且针对性地为患者制订综合性的照顾计划;快速识别家庭成员中的健康危险因素,便于识别并进行高危患者的筛查,促进家庭生活方式的改变并加强患者教育。

家系图一般可在 10~15 分钟内完成,其内容可不断积累和完善。在全科医疗中有较高的实用价值。

家系图绘制中经常使用的符号见图 3-2。家系图绘制范例见图 3-3。

从图 3-3 可见,来就诊的患者是王家的三儿子王大利,2018 年被诊断为 2 型糖尿病,其父亲 65 岁死于心肌梗死,母亲 2006 年被诊断为 2 型糖尿病,他与妻子、儿子和母亲住在一起(住在一起的家庭成员用虚线圈起来)。从家系图中还可以了解其他家庭成员的情况。

对家系图绘制和相关信息的记录是一个连续的过程,随着全科医生对患者及其家庭照顾的延续,还会了解和记录更多的家庭相关信息。

（三）家庭圈

家庭圈(family circle)是由某一家庭成员描述家庭内情感关系的方法,是一种患者主观评价的方法。家庭圈的做法是:先让患者画一个大圈,再在大圈内画上若干小圈,分别代表患者自己和他认为重要的家庭人员。由于文化背景的差异,患者也可以在大圈内画出他认为对他很重要的"家庭"的其

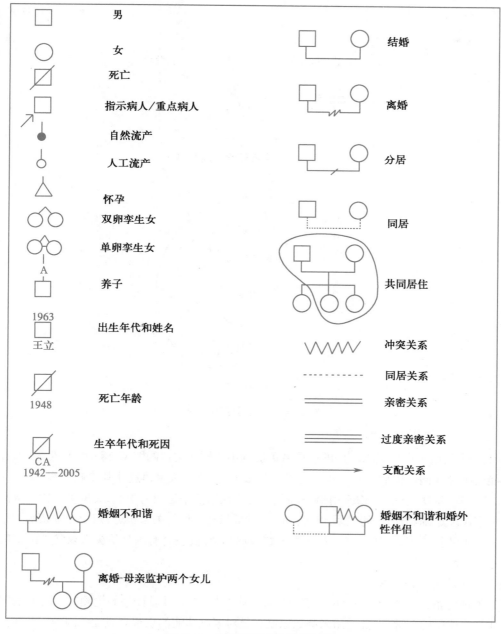

图 3-2　绘制家系图的常用符号

他部分,如家庭中的宠物等。小圈本身的大小代表权威或重要性的大小,圈与圈之间的距离代表关系亲密的程度。患者可独自完成,随后医生向患者提问题或让患者向医生解释图的含义,从而使医生了解患者的家庭情况。家庭圈范例见图 3-4。

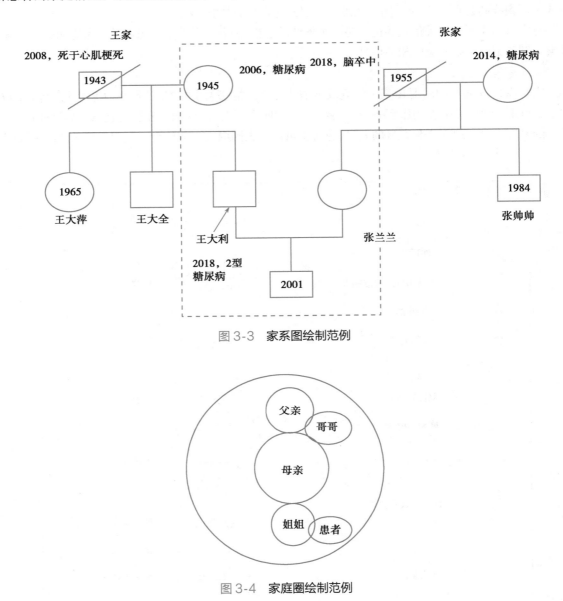

图 3-3　家系图绘制范例

图 3-4　家庭圈绘制范例

就家庭圈范例图 3-4 来讲,不同的就诊者可能画出相同或类似的图案,但是不同患者对其内涵的解释可能会不尽相同。比如,一位 14 岁的男性就诊患者,全科医生通过让其绘制家庭圈来了解其家庭关系,该患者将其所绘制的家庭圈内涵解释为:母亲在家庭中是权力中心,父母关系比较融洽,家里大事由母亲作决定,他与母亲的关系比较疏远,而哥哥与其父母的关系很近;姐姐与母亲的关系很好,也很关心患者的行为表现,父亲很少关注患者的表现和情感;患者有困难很少请求父母的帮助,但又常请姐姐来帮助。

（四）APGAR 评价量表

家庭关怀度指数又称为 APGAR 量表,是 Smilkstein(1978 年)设计出的检测家庭功能的问卷,是患者自我报告法中的一种,主要是用来测量家庭成员对家庭功能的主观满意度。因为问题较少,评分容易,因而比较适宜在基层工作中使用。APGAR 量表的评估指标及各字母代表的含义详见表 3-3。

表 3-3 APGAR 量表的条目及其内涵

名称	内涵
1. 适应度（adaptation）	家庭遭遇危机时,利用家庭内、外资源解决问题的能力
2. 合作度（partnership）	家庭成员分担责任和共同作出决定的程度
3. 成熟度（maturity）	家庭成员通过互相支持所达到的身心成熟程度和自我实现的程度
4. 情感度（affection）	家庭成员间相爱的程度
5. 亲密度（resolve）	家庭成员间共享相聚时光、金钱和空间的程度

APGAR 量表(表 3-4)共分两部分,第一部分:测量个人对家庭功能的整体满意度,共 5 个题目,每个题目代表一项家庭功能。这 5 个问题有 3 个答案可供选择,若答"经常这样"得 2 分,"有时这样"得 1 分,"几乎很少"得 0 分。将 5 个问题得分相加,总分 7~10 分表示家庭功能良好,4~6 分表示家庭功能中度障碍,0~3 分表示家庭功能严重障碍。另外,通过分析每个问题得分情况可以粗略了解家庭功能障碍的基本原因,即哪一方面的家庭功能出了问题。第二部分:了解受测者与家庭其他成员间的个别关系,分良好、较差、恶劣 3 种程度。在使用 APGAR 量表时,应注意两个问题,首先是需要将本量表通俗化和本土化,但又不能失其精髓;其次是正确对待用该量表测评出来的结果,注意其时效性和主观性的特点。

表 3-4 APGAR 量表及其评分

内容	2分 经常	1分 有时	0分 很少
1. 当我遇到问题时,可以从家人那里得到满意的帮助	☐	☐	☐
2. 我很满意家人与我讨论各种事情以及分担问题的方式	☐	☐	☐
3. 当我希望从事新的活动或发展时,家人都能接受且给予支持	☐	☐	☐
4. 我很满意家人对我表达感情的方式及对我情绪的反应	☐	☐	☐
5. 我很满意家人与我共度时光的方式	☐	☐	☐

（五）家庭适应度及凝聚度评估量表

家庭适应度及凝聚度评估量表(Family Adaptability And Cohesion Evaluation Scale,FACES 量表),该量表有分别适用于成人家庭、有青少年的家庭和年轻夫妇双人家庭的三个量表。每种问卷都由 30 个问题组成,表的右侧有与各个答案相对应的分数(表 3-5)。

以下是家庭功能评估量表——FACES Ⅱ成人问卷,通过量表条目的可以看出家庭功能评估关注的主要内容,也可尝试使用该量表进行年轻夫妇家庭的评估(表 3-5)。

表 3-5 FACES Ⅱ成人问卷

内容	从不 1	很少 2	有时 3	经常 4	总是 5
1. 遇到困难时,家人能互相帮助	1 ☐	☐	☐	☐	☐
2. 在家里,每个人能自由发表意见	2 ☐	☐	☐	☐	☐
3. 同外人讨论问题比同家人容易	3 ☐	☐	☐	☐	☐
4. 作出重大的家庭决定时,每个家庭成员都能参与	4 ☐	☐	☐	☐	☐
5. 家庭成员能融洽地相聚在一起	5 ☐	☐	☐	☐	☐
6. 在为孩子定规矩时,孩子也有发言权	6 ☐	☐	☐	☐	☐
7. 家人能一起做事	7 ☐	☐	☐	☐	☐
8. 家人能一起讨论问题,并对作出的决定感到满意	8 ☐	☐	☐	☐	☐

续表

内容	从不 1	很少 2	有时 3	经常 4	总是 5
9. 在家里,每个人都各行其是	9 □	□	□	□	□
10. 家务活由各家庭成员轮流承担	10 □	□	□	□	□
11. 家庭成员互相了解各自的好友	11 □	□	□	□	□
12. 不清楚家里有哪些家规	12 □	□	□	□	□
13. 家庭成员在做决定时同其他家人商量	13 □	□	□	□	□
14. 家庭成员能畅所欲言	14 □	□	□	□	□
15. 我们不太容易像一家人那样共同做事	15 □	□	□	□	□
16. 解决问题时,孩子的建议也予以考虑	16 □	□	□	□	□
17. 家人觉得互相很亲密	17 □	□	□	□	□
18. 家规很公正	18 □	□	□	□	□
19. 家庭成员觉得同外人比同家人更亲密	19 □	□	□	□	□
20. 解决问题时,家庭成员愿意尝试新途径	20 □	□	□	□	□
21. 各家庭成员都尊重全家共同作出的决定	21 □	□	□	□	□
22. 在家里,家人一同分担责任	22 □	□	□	□	□
23. 家人愿意共同度过业余时间	23 □	□	□	□	□
24. 要改变某项家规极其困难	24 □	□	□	□	□
25. 在家里,各家庭成员之间互相回避	25 □	□	□	□	□
26. 出现问题时,我们彼此让步	26 □	□	□	□	□
27. 我们认同各自的朋友	27 □	□	□	□	□
28. 家庭成员害怕说出心里的想法	28 □	□	□	□	□
29. 做事时,家人喜欢结对而不是形成一个家庭群体	29 □	□	□	□	□
30. 家庭成员有共同的兴趣和爱好	30 □	□	□	□	□

使用量表进行评价的步骤为:先将受试者所答各题的分数用表 3-6 的方法算出凝聚度和适应度的得分;然后,根据表 3-7 找出得分所对应的凝聚度和适应度的性质;最后,判断出所评估家庭的适应度及凝聚度。也可以按照 Circumplex 模型(图 3-5)判断该家庭所处的家庭类型。

表 3-6　计算凝聚度和适应度的方法

凝聚度	适应度
①第 3、9、15、19、25、29 题得分之和 ②用数字 36 减去步骤①的结果 ③其余所有奇数题及第 30 题得分之和 ④步骤②和③的结果之和	①第 24、28 题得分之和 ②用数字 12 减去步骤①的结果 ③其余偶数题得分之和(除外第 30 题) ④步骤②和③的结果之和

表 3-7　凝聚度和适应度得分的转换表

凝聚度	0~50	51~59	60~70	71~80
	破碎	分离	联结	缠结
适应度	0~39	40~45	46~54	55~70
	僵硬	有序	灵活	混乱

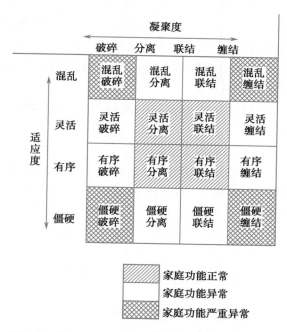

图 3-5　Circumplex 模型（将家庭分成 16 种类型）

（六）PRACTICE 评估模型

1. PRACTICE 评估关注的内容组成　　PRACTICE 是以问题为中心的家庭评估工具。每一个字母代表评估中一项独立的内容，为全科医生进行家庭评估时组织和记录家庭资料提供了一个基本的结构性框架。该工具不仅为"家庭评估"提供了便利，同时也可为全科医生管理患者家庭的特定健康问题提供信息依据。目前，该工具常被用于评估医疗、行为和人际关系等相关问题，在一些国家的全科医学的住院医师培训中因其实用性好而得到重视。

PRACTICE 评估工具中各字母的含义及其所记录和收集的资料分别如下：

P（presenting problem）展现问题：描述家庭中存在的问题，如家庭成员所患健康问题或疾病及其管理中的相关问题。

R（role and structure）家庭角色和家庭结构：家庭成员各自在家庭中扮演的角色及其在成员健康问题/疾病控制中的角色。

A（affect）影响：家庭成员所患健康问题/疾病对家庭的影响，家庭成员对患病成员的健康问题/疾病影响与感受。

C（communication）交流：家庭成员间的语言表达和相互交流状况。

T（time in life cycle）家庭生活周期：家庭所处家庭生活周期中的时段。

I（illness in family，past and present）家族的疾病史（既往史和现病史）：家族疾病史、家庭成员的患病的状况、家庭成员对患病成员健康状况的理解和担心情况。

C（coping with stress）应对压力：家庭成员适应婚姻、家庭以及所患健康问题/疾病等带来的压力情况。

E（ecology）生态学家庭生态学情况，如家庭内外资源的情况，家庭的支持度等。

在基层医疗服务中，全科医生经常会到患者家庭进行访视或会谈，了解家庭中与健康照顾相关的情况，在此过程中如果能够运用较好的家庭评估或资料收集模式或借助一个较好的家庭评价工具，将更有利于全科医生和相关工作者对患者及其家庭进行有效的干预和进行系统的健康照顾。为此，我们以一个新诊断为高血压患者的家庭会议记录为例，说明 PRACTICE 评估工具在实际工作中的具体用法。

2. PRACTICE 评估实际应用举例　PRACTICE 评估工具在实际工作中的具体应用举例：

卢先生,66 岁,3 天前在北京某大学附属综合医院被确诊为 2 型糖尿病,医生给他开了饮食和药物治疗的处方。患者于第二天到家附近的社区卫生服务中心就诊,向全科医生咨询了一系列问题,包括 2 型糖尿病的严重性、用药方法、血糖监测等。为了更好地进行饮食控制和提高遵医行为,全科医生决定在方便的时候对其做一次家庭访视。

在访视过程中,用 P.R.A.C.T.I.C.E. 模型记录的家庭访视资料结果如下：

P:展示出来的健康相关问题

（1）卢先生于 2019 年 4 月 28 日确诊 2 型糖尿病。

（2）卢先生的妻子感觉王先生不能理解他的所患疾病的诊断及治疗方法。

（3）卢先生表示他不愿意遵医嘱服药,进行饮食控制存在很大困难。

R:家庭结构和家庭角色

（1）通常卢先生的妻子负责家庭饮食,她自己喜欢高盐饮食。

（2）卢先生在家里成员中挣钱最多,有良好的家庭地位。

（3）夫妻双方在家庭中有清楚的角色定位,卢先生负责挣钱养家,妻子负责日常生活料理。

A:健康问题与家庭之间相互影响

（1）妻子因为担心卢先生的血糖控制不理想而焦虑。

（2）妻子告诉医生丈夫不能遵循医嘱服药和饮食。

（3）丈夫对妻子向医生抱怨其不遵循医嘱,表现得十分生气。

C:家庭成员交流情况

（1）夫妻间表现出愿意相互听取意见,并对对方的健康表示担心。

（2）谈话中夫妻相互打扰对方的谈话很多次,甚至争吵。

T:家庭生活周期

新婚期（夫妇刚刚在 3 个月前再婚）。

I:家族的疾病史,家人对所患疾病的理解和认同

（1）丈夫否认其父亲既往患有任何健康问题/疾病（其父亲 51 岁时突然死于心肌梗死）。

（2）丈夫认为："妻子对我担心过多,我的 2 型糖尿病不严重"。

C:家庭压力

（1）夫妻均否认他们在婚前和婚后对婚姻适应有任何压力。

（2）夫妻间有亲密的照应关系,但感觉糖尿病的诊断对他们产生了一定的压力。

E:家庭生态学（家庭关系与社会支持）

夫妻双方都有一个很支持性的家庭,他们有规律地与双方家庭保持联系。

从以上实例中,我们会发现使用该工具并不能展示患者家庭的所有问题,部分问题需要采用特殊的访谈技术来呈现出来。

全科医学住院医师在熟悉该评估方法后,在自己所照顾的患者中选择并尝试采用 PRACTICE 模型进行家庭访视或召开家庭会议,并用该模型记录和呈现各方面的情况,然后与教师或同行讨论问题处理的方式,通过这样的逐步训练,使得以家庭为单位照顾的能力不断提高。

（路孝琴）

第五节　以家庭为单位的照顾

一、一般家庭照顾

家庭照顾是全科医生的工作特点。除了向照顾对象提供常规的医疗咨询和治疗外,全科医生还应把他的家庭也作为一个患者,综合考虑家庭对它的成员疾病的影响,以及两者间的相互作用,在整个家庭的范围内,提供教育、咨询、治疗和预防服务。

全科医生应能意识到家庭是重要的压力来源,可能与患者生病有着直接的关系,同时应该充分利用家庭资源以克服致病的压力。另外,全科医生还应认识到家庭还是预防疾病的重要资源,是实施预防措施的重要场所,对慢性病预防和控制必须得到家庭的参与。

二、家庭咨询

家庭咨询的对象是整个家庭,而不是家庭中的某个人。家庭咨询的内容是家庭问题,是所有成员共同面临的问题,常见的是家庭关系问题的咨询。这种关系问题往往有一个核心,这个核心可能是家庭中的某种关系,如婆媳关系、父子关系等。

引起家庭出现问题的原因多种多样,而且,往往是多种因素共同作用的结果。然而,家庭问题的根本原因往往是家庭成员间的交往方式问题。其他原因还包括:缺乏知识、缺乏技能、认知错误、感情危机和遭遇紧张事件等。当家庭处于功能障碍状态时,家庭本身就无法有效地解决家庭问题,会使家庭处于危机状态。另外,当外界的干扰超出了家庭的应付能力时,这也会使家庭处于危机之中。处于危机状态的家庭便需要全科医生提供必要的帮助,这种帮助可能就是家庭咨询,也可能是家庭治疗。

通常进行的家庭咨询往往针对以下内容,包括:家庭遗传学咨询、婚姻咨询、家庭关系问题、家庭生活的问题、子女教育和父母与子女的关系问题、患病成员的家庭照顾问题、严重的家庭功能障碍问题或家庭遭遇重大的生活事件的应对。

三、家庭治疗

家庭治疗包括了家庭咨询的所有内容,但比家庭咨询更广泛、更全面。从本质上看,家庭治疗是一种综合性的、广泛的家庭关系治疗。治疗者通过采取有效的干预措施,影响家庭动力学的各个方面,从而使家庭建立新型的相互作用方式,改善家庭关系,最终维护家庭的整体功能。全科医生要提供家庭治疗服务,必须接受专门的训练,而家庭治疗一般不作为全科医生的训练内容。本节不做详细的介绍。

四、家访

在历史上,家访曾是许多国家全科医生日常工作的组成部分。后来,随着交通和信息化的发展变化,全科医生实际到家庭中进行随访的机会逐渐开始下降。近来,由于医院内服务费用的不断增加、人口老龄化以及疾病谱的改变、家庭签约制度的不断推进等诸多因素,使得社区中老年慢性病患者对家庭环境下的医疗服务需求增多。但因为全科医生数量和工作量繁重,还未很好地满足多数患者的家访服务需求,多是通过线上、APP或者其他信息化手段对患者进行健康问题的咨询。

1. 家访的种类　按照家访的目的,可将家访分为三类。

（1）评估性家访:目的是对照顾对象的家庭进行评估,通常是一次性的,常用于有家庭问题或心理问题的患者,以及年老体弱患者的家庭环境考察。

（2）连续照顾性家访:目的是为患者提供连续性的照顾,常定期进行,主要用于患有慢性病或行动受限的家庭病床患者,以及临终的患者。

（3）急诊性家访：目的是临时处理患者或家庭的紧急情况,多为随机性的。

2. 家访的适应证

（1）某些急症患者：尽管在大城市中通信和急救网络发达,急症患者常被家属或急救车直接送入医院急诊室治疗。但是,在位于居民区内全科医疗站、工作的全科医生还是可能会被请到居民家中看患者。在远离医院地区,基层医生更是各种场合(包括患者家中)的急救者,有些患者如急性腰背痛、高龄患者等,较为适合在家中处理。

（2）行动不便、长期困于家中的患者：严重脑卒中、慢性心血管疾病及退行性病变如肌营养不良等的患者,因行动受限而无法外出就医,患者家属非常希望医生上门服务。

（3）有心理或社会问题,以及不遵医嘱的患者：遇到上述的棘手患者时,全科医生应该了解患者的家庭状况、家庭关系和家庭支持情况、既往经历的重大生活事件等,而家访常是收集这些材料的最好方法。

（4）新成为服务对象的、患多种慢性病的老人：对这类患者首次家访的目的通常是评估其家庭情况,检查患者的药箱或床头柜可以知道其服药情况,与照顾者或家属谈话可以发现一些潜在问题。此外,家访还是观察居所设施、去除易造成老年人跌倒的危险因素、预防老人受伤的唯一途径。

（5）临终的患者及其家庭：虽然许多患者,特别是在城市中,都是在医院的抢救室里度过其临终阶段的,但越来越多的患者则是在家中走完他们一生的最后阶段。临终会给患者带来痛苦,而死亡对死者的家庭更是一种巨大的压力。在整个临终照顾的过程中,与患者及其家属有着良好关系的全科医生较其他医务人员更能发挥自己的支持作用。

（6）有新生儿的家庭：在我国目前的医疗保健体系中,新生儿的母婴访视通常由专门的工作人员完成。

（7）需要做家庭结构和功能评估的患者：在诊所中评价家庭的功能常常不如在家庭中准确和全面。患者在家庭中能更轻松地表达他们的感情,会揭示出一些深层的感情矛盾和家庭危机。只有通过家访,全科医生才能发现一些患者及家属尚未注意到的问题。

（8）需要做家庭咨询的患者：系统的家庭咨询与治疗常涉及家庭的每一个成员,只有在全体成员共同参与的情况下才能取得理想的效果。家庭咨询与治疗在家庭原有的环境中进行最理想。因此,家访是实施家庭咨询与治疗的最有效手段和条件。

（路孝琴）

思考题：

1. 家庭的外部结构有几种？请用家系图表示。
2. 家庭生活周期的划分及其意义。
3. 全科医疗中通常从哪些方面考虑家庭对健康的影响？
4. 说出至少三种家庭的评估方法。
5. 全科医生一般在什么情况下去做患者的家庭访视？

第四章
以社区为导向的健康照顾

【学习要点】

1. 社区的定义。
2. 以社区为导向的基层医疗服务特征与实施过程。
3. 社区人群健康的主要影响因素。
4. 社区诊断的基本内容、方法与步骤。

生活的需要使人群居住在一定的地域,形成了活动的范围——社区。社区也像人一样,会有各种各样的健康问题,认识社区生态环境的隐患及影响健康的因素,有利于慢性病的预防、诊断、控制、治疗和康复。全科医生在关注居民个体健康的同时,还要着眼于社区居民的健康问题。全科医生以社区为主要工作地点,定期对社区环境、居民健康状况、主要健康问题、健康危险因素分布以及卫生资源等现状进行系统调研和分析,以把握社区卫生服务的工作方向,我们称之为"以社区为导向的健康照顾"。

第一节　社　区　医　学

一、社区

(一)定义

社区(community)是若干社会群体或社会组织聚集在某一个领域里所形成的一个生活上相互关联的大集体,是社会有机体最基本的内容。"社区"一词源于拉丁语,德国社会学家 F. 滕尼斯于 1881 年首先使用"社区"这一名词,定义为"由具有共同的习俗和价值观念的同质人口组成的,关系密切的社会团体或共同体"。从滕尼斯开始,社会学家对社区的定义和解释多种多样。众多的定义有两大类:一类强调精神层面,认为成员必须具有共同的传统价值;另一类强调地域的共同体,即具有共同的居住地,是在一个地区内共同生活的人群。我国著名社会学家、人类学家费孝通先生定义社区为"若干社会群体(家庭、氏族)或社会组织(机关、团体),聚集在某一地域里所形成的一个生活上相互关联的大集体"。1978 年,世界卫生组织在关于初级卫生保健会议报告中指出:"所谓社区是以某种经济的、文化的、种族的或某种社会的凝聚力,使人们生活在一起的一种社会组织"。社区的特点:有一定的地理区域;有一定数量的人口;居民之间有共同的意识和利益;有着较密切的社会交往。在城市,社区可以界定为街道办事处、居委会管辖的社会区域,而在农村社区可界定为乡(镇)、村。社区不全同于行政区域划分,是一个较松散的组织结构,社区组织的活动并没有强迫性,但是具有内在关联性,生活在同一个社区的居民具有共同的生活环境,共同的社会经济文化,共同的社区组织,这些构成了社区共同的健康行为因素。

(二)社区的类型

社区是多种多样的,根据不同的类型可分为地域型社区和功能型社区。地域型社区以一定的地理范围为基础,生活在此范围的居民享受共同的基础设施服务,由区域内的机构和制度所管理,一个村落、一条街道、一个县、一个市,都是规模不等的社区。乡村社区中,人们从事的经济活动主要是农业。随着社会的发展,许多乡村社区也开展了工业生产和商业活动,成为新型的"城市化"的乡村社区。和乡村社区相比,城市社区经济、政治活动集中,以工业、商业、服务业为主,人们的居住和工作场所非常集中,人口密度往往比乡村社区大得多。功能型社区以共同的特征为基础,这些人群可以居住在不同的地区,但他们为了某些共同兴趣或目标,在特定的时间聚集在一起,形成有相互联系的机构或组织。

一个成熟的社区具有政治、经济、文化、教育、服务等多方面的功能,能够满足社区成员的多种需求,同时面临共同的问题,如环境卫生、教育、医疗设施等。长居社区的人群产生共同的习俗及生活方式,为了达到共同的目标,社区必须组织起来,相互合作、集体行动、共同发展。不同的社区具有特征性的文化背景、生活制度和管理机制,形成了人们的健康观念和行为模式。

(三) 社区的基本构成要素

1. 人群社区由人所组成 不论何种类型的社区,都因人的聚集而互动,满足彼此的需求。但人数多少才能形成一个社区,并无定论。社区太大、人数过多,将使彼此互动困难,但人数太少也不可能形成利益互惠与生活维持的团体。

2. 地域以地理的范围来界定社区的大小 这是一般对社区的定义,但并非所有的社区都有明确的地理划分。

3. 生活服务设施 包括面向全体居民的服务和面向特殊群体的服务。面向全体居民的服务是指医疗卫生服务、家居生活服务、文化体育服务、治安调解服务、综合环境治理服务等;面向特殊群体的服务是指老年人服务、残疾人服务等。

4. 文化背景及生活方式 社区居民习惯以社区的名义与其他社区的居民沟通,并在自己的社区内互动,在互动过程中,社区共同的文化背景、生活方式和认同的意识,使居民能够得到心理认同感、归属感。

5. 生活制度及管理机构 社区经由不同的社会系统发挥功能,满足居民生活必需,建立社区规范。社区设有各种层次的管理和服务机构,这些机构管理社区的各种事务,维护社区的发展和稳定,为社区成员提供相关服务。各级政府部门、基层管理服务组织都是社区的管理和服务机构。在我国农村,基层社区管理组织是村民委员会;在城市,基层社区管理组织是居民委员会。

二、社区医学

(一) 社区医学概念

社区医学(community medicine)是确认和解决有关社区群众健康照顾问题的一门科学。通常借助社会医学、预防医学、临床医学的观念和理论,利用流行病学、医学统计学的基本方法,通过开展社会调查、社区调查和人群筛查等活动收集信息和资料,并对此进行统计、分析和评价,作出社区诊断(community diagnosis),找出影响社区人群健康的主要问题和影响因素,分析问题产生与发展,确定社区居民对健康服务的需求,列出可用于解决健康问题的资源和解决健康问题的优先顺序,并制订和实施社区健康计划,把人群中个体的普遍卫生问题,归纳到群体的机制,并与他们的家庭、社区和社会联系起来去认识、分析和处理卫生问题。社区医学是一门充分发掘利用社区资源,满足社区卫生需求,富有卫生政策和管理机制的宏观公共医学。

社区医学是一门20世纪初兴起的学科,形成与发展是由社会与历史的发展变化所决定的。

19世纪下半叶及20世纪初,随着社会历史条件的变化、传染病的猖獗流行、疾病谱的变化、生产生活环境的改变,以及群众对健康照顾需求的日益增加,人们逐渐认识到单靠医院或医生个人的治疗已不能解决所面临的难题,要保证社区人群的健康,卫生工作必须从个体防治转向社会防治,必须加强社区卫生工作,公共卫生逐步趋向于以社区为服务单位的趋势,注重在公共卫生和临床医疗工作中,不同社区要具有自己的需求与方式,这一部分工作称为社区保健(community health)。后来有人主张社区保健工作应当与流行病学、社会医学相结合,以解决社会心理因素对健康的影响问题,由此便产生了社区医学。20世纪60年代,英国首先提出了"社区医学"这一名词,标志着社区医学的诞生。

随着科技及工农业发展,都市化建设影响社区人群健康的因素增多,如环境污染、意外伤亡、心因性疾病、人际交往障碍、快节奏生活压力等,人类健康所面临的问题与挑战势必推动社区医学的迅速发展。20世纪70年代中期,社区医学教育(community medical education)在国外形成了完整的教学体系,已成为西方国家大部分医学院校正式设立的一门课程,并建立了专门的研究和教学机构,对社区医学进行了深入系统的研究。

我国社区医学是20世纪50年代发展起来的,政府通过开展大规模的爱国卫生运动,在缺医少药的农村建立了以赤脚医生为支柱的基层医疗卫生服务体系。20世纪80年代,我国医疗卫生体制进行了较大的改革,专科迅速发展,分科越来越细。社区医院、卫生站同大医院相比,处于相对弱势地位,其发展获得来自政府的资金较少,我国医疗卫生资源的配置处于不均衡的发展状态。近年来,针对中国医疗卫生体制的问题,以及社区卫生服务功能的缺失,政府及其有关部门出台了一系列的政策文件,鼓励发展社区卫生服务事业。社区医学因其方便性、可及性、连续性的服务特征,得以迅速发展,覆盖范围逐步扩大,管理水平不断提高。但就全国而言,社区医学还在探索中求发展,仍存在着各地发展速度、规模不均衡,与居民的卫生服务需求不相适应等问题。2020年7月,中国医学科学院北京协和医学院成立群医学及公共卫生学院、卫生健康管理政策学院,整合基础医学、临床医学、公共卫生与预防医学三个一级学科,设立群医学(population medicine)学科,这与社区医学的理念如出一辙,进一步佐证了健康中国的实现离不开社区医学。

(二)社区医学服务

最初,我国的社区医学服务主要由公共卫生人员来提供,医生仅在社区中为个别来就诊的患者提供基层医疗服务,而现在社区医学服务是由全科医生为核心的卫生服务团队提供的服务,将医疗服务与社区医学服务结合在一起,成为以社区为导向的基层医疗。我国的全科医生必须兼顾社区医学及家庭医学知识和以社区为导向的基层服务。社区卫生服务是以家庭/全科医生为依托,实施可及、经济、公正、高质量的基层卫生保健服务,其特点:①符合社会效益、成本效益和经济效益;②社区人人参与;③形成卫生服务网络;④防、治、保、康一体化,政府、医疗、居委会共同参与;⑤重视发掘利用社区资源。

社区医学服务有两种类型:一种是从个人及其家庭的服务中延伸出来的。全科医生作为社区医学服务的主要提供者,在为个人及其家庭提供医疗保健服务时,感觉到个人及其家庭明显受社区中某些因素的影响,或个人和家庭的某种问题在社区中有"流行"的倾向,通过直觉与既往工作中的经验以及对病例分析综合判断,从为个人及其家庭提供的服务扩大到社区服务,这种服务被称为顺延性的社区医学服务。另一种服务是规划性的社区医学服务。全科医生通过健康计划预判,出于维护社区人群健康的需要,首先通过调查、分析,确定影响人群健康的主要问题及其相关因素,有计划地开展社区卫生项目,以便达到维护和促进社区人群健康的目的。

(三)社区医学服务的手段

社区健康教育与健康促进作为社区医学服务手段,是社区卫生服务的重要功能,是社区医学的重要组成部分。

1. 健康教育(health education)　健康教育是通过有计划、有组织、有系统的社会和教育活动,促使人们自愿地改变不良的健康行为和影响健康行为的相关因素,消除或减轻影响健康的危险因素,预防疾病,促进健康和提高生活质量。针对不同的人群开展的健康教育侧重点各不相同,对于患者及高危人群除开展一般性健康教育外,应针对病因及危险因素开展个体化健康教育。社区范围的健康教育是针对存在的与健康有关的共性问题开展的健康教育。健康教育的核心问题是促使个体或群体改变不健康的行为和生活方式,尤其是组织行为改变,应提供改变行为所必需的知识、技能和服务以促使个体、群体和社会的行为改变。

2. 健康促进 (health promotion)　健康促进是指运用行政或组织的手段,广泛协调社会各相关部门以及社区、家庭和个人,使其履行各自对健康的责任,共同维护和促进健康的一种社会行为和社会战略。1986 年在加拿大渥太华召开的第一届国际健康促进大会发表的《渥太华宪章》指明了健康促进的 3 个基本策略:"一是倡导政策支持、社会各界对健康措施的认同和卫生部门调整服务方向,激发社会关注和群众参与,从而创造有利健康的社会经济、文化与环境条件。二是帮助群众树立正确的观念,激发其朝向完全健康的潜力,使群众获得控制那些影响自身健康的决策和行动能力,从而有助于保障人人都有享受卫生保健与资源的机会,把健康权牢牢地掌握在群众自己手里,使社区的集体行动能在很大程度上影响和控制与社区健康和生活质量相关的因素。三是协调卫生机构、社会其他经济部门、政府、非政府组织、社会各行各业和社会各界人士、社区、家庭和个人等在健康促进中的利益和行动,组成强大的联盟和社会支持体系,共同协作实现健康目标"。

健康教育是健康促进的基础,健康促进是健康教育的发展,开展健康促进可以为健康教育提供强有力的指导和支持,为健康相关行为的改善提供保障。健康促进及其活动的开展需要具体的健康教育活动来实现,使各项健康促进策略得到有效落实,也离不开具体的健康教育活动的支撑。健康教育与健康促进密不可分,相辅相成。

三、社区为导向的基层医疗

(一) 社区为导向的基层医疗概念内涵

社区为导向的基层医疗 (community oriented primary care,COPC) 是将以个人为单位、治疗为目的的基层医疗与以社区为单位、重视预防保健的社区医疗两者有机结合,为社区居民提供医疗服务。

社区为导向的基层医疗最初由南非医生 Sidney L. Kark 提出,他和他的工作团队在南非和以色列应用流行病学、社会医学、心理学、临床医学等方法进行社区卫生服务需求评估后,为当地社区提供综合性的预防、治疗和健康教育等服务,取得了良好效果。Kark 医生认为健康问题与社区的生物性、文化性、社会性特征密切相关,初级保健不应只局限于个体疾病的治疗,更应该把服务的范围从单一的临床治疗扩大到社区,以流行病学的观点提供完整的照顾。这个观点随之被引入美国、英国及其他国家,得到广泛认同,成为同时解决个体医疗和社区保健的基层医疗模式,被称为"以社区为导向的基层医疗"。

社区为导向的基层医疗是社区医学和家庭医学在社区实践中的优化组合,以社区医学为指导,基层医疗为基地,以家庭/全科医疗的形式实施照顾。社区为导向的基层医疗强调关注社区,通过社区诊断发现问题,分析社区内影响健康的因素,动员基层医疗和社区的力量,实现以社区为范围的健康目标。

社区为导向的基层医疗是全科医学不同于其他专科专业的独特理念,超越了医疗为患者的模式,以积极的健康观,防治为一体,提供社区导向的连续性综合医疗,其 3 个要素为:基层医疗、社区人群、解决问题的过程。中国的社区卫生服务是由以全科医生为核心的卫生服务团队提供的服务,相当于全科医疗服务,借鉴社区医学的理念提供医学服务,即全科医生在重视社区居民个人医疗照顾的同时,更要关注社区全体居民的整体健康,以努力解决社区的主要健康问题为己任。例如,糖尿病的防治,就个人医疗照顾而言,要定期监测血糖,嘱患者按时服药,同时对患者的饮食及生活方式进行健康指导,定期体检,预防并发症的发生。而对于社区医疗而言,则要通过各种手段广泛宣传糖尿病的危害性,进行人群血糖的筛查,及早发现糖尿病患者,广泛宣传健康生活方式,重点关注高危人群等。

(二) 社区为导向的基层医疗的基本特征

以社区为导向的基层医疗服务一般具有以下特征。

1. 将社区医学的基本理论与临床医学的实践相结合。

2. 通过社区诊断确定社区的主要健康问题及危害健康的因素。

3. 制订可行的解决问题的干预方案。

4. 合理配置社区内的人力、物力、财力、组织等资源,实施健康项目,提供保障措施并进行效果评价。

5. 提供连续性、可及性的医疗卫生服务。

（三）社区为导向的基层医疗的实施过程

1. 确定社区以及社区人群 社区为导向的基层医疗实施的对象应该是全科医生团队服务的社区内人群整体,其中包括来到社区卫生服务中心及社区站就诊的患者群,也包括不来就诊的人群。全科医生应该将社区医学的基本理论与临床医学的实践相结合,关注社区人群整体的健康问题,从而达到维护、提高社区整体健康水平的目标。

2. 通过社区诊断,确定社区主要健康问题 运用流行病学、卫生统计学等方法,收集社区相关人口学资料,并统计患病率、发病率、死亡率、疾病顺位等情况,以及居民对常见疾病和相关健康生活方式的知、信、行等方面的信息,综合评价一个社区存在的主要健康问题。

3. 确定需优先解决的健康问题并制订社区干预计划 在确定了社区主要健康问题的基础上,综合考虑社区内可利用的资源,确定在社区主要健康问题中,哪些问题是能够解决的,且成本效益比例合理,能够接受。将这些问题列为本社区需优先解决的健康问题,制订相应的干预计划。社区干预计划应包括明确的目标、干预人群(如糖尿病患病及高危人群)、干预的时间、具体措施、负责人及具体实施团队、协助单位、监督及效果评估方案等。社区干预计划一定要有可行性,易于操作。

4. 计划实施 充分利用社区资源,调动社区居民的积极性,挖掘相关社区组织广泛参与。实施过程中必须注意进行广泛的宣传,与相关社区组织加强联系与沟通,动员社区组织积极配合。同时,也让实施目标人群充分认识到存在健康问题的危害性和干预计划能达到的效果,树立信心,提高他们的依从性。

在计划实施过程中,发挥团队合作精神是十分必要的,团队合作不仅仅包括全科医生团队之间的合作,也包括医护之间、医务工作者与社会工作者之间、管理者之间的密切合作。

5. 效果评价 根据项目确定的目标,对整个项目的各项活动的发展和实施、效率、效果、费用等进行分析比较,判断项目目标是否达到以及达到的程度,并据此决定是否需要进一步改进和调整项目的实施计划。项目评价包括过程评价、效果评价和效应评价。

过程评价贯穿于整个项目的每一个阶段之中。其目的是通过监测和评价各阶段活动的进展情况和效果,进行信息反馈,发现问题及时调整实施方案,以保证干预计划实施的效果。

效果评价主要是评价干预计划是否达到预期目的,以评价近期效果为主,即项目执行后的直接效果。采用的评价指标如居民知、信、行等方面的改善,居民的满意度,计划实施的成本效益分析结果和效果分析结果等。

效应评价是评价项目实施后的最终作用,即项目执行的长期效果,如患病率或健康状况的改变,人们的生命质量是否得到改进等。

对社区为导向的基层医疗项目来说,主要应强调过程评价和近期效果评价。评价应包括计划实施后正面和负面的影响,也应包括总体评价和分类别评价。

整个实施过程是一个周而复始的循环,通过不断循环往复,逐渐提高整个社区的健康水平。

（四）开展以社区为导向的基层医疗意义

社区是健康隐患的重要背景,忽视社区背景因素,不能科学地诊治慢性病和提供合理的照顾。社区为导向的基层医疗管理模式,从社会医学的角度出发,在个人医疗工作的基础上,结合居民健康信息管理,确定本社区最突出的健康问题,有的放矢地着眼于社区整体进行预防工作。通过以社区为范围的服务,了解人群健康问题的缘由。全科医生关心健康人群、求助者和患者,将预防、病患、传播方式包含其中,获得健康问题的完整因素,完整地维护居民健康。通过促进大规模人群健康行为、健康生活方式的手段,来达到提高社区整体健康水平的目的,即对高危人群"无病防病",针对患者群"有病防残"。

（五）全科医生在社区为导向的基层医疗中的作用

在社区为导向的基层医疗的实施过程中,全科医生扮演了医疗者、领导者、协调者、教育者、监督者、管理者等多种角色,能合理利用有限的卫生资源,动员群防群治,最大限度满足居民的健康需求。维护社区人群健康是整个社区及社会的责任,社区积极参与可弥补卫生资源的不足,使维护健康的活动在政策、制度、行政干预下,成为全体居民参与的群众行为,达到单纯医疗无法取得的效果,可以有效控制疾病在社区的流行,是"人人享有卫生保健"的途径。

（六）社区为导向的基层医疗分级

0级:无社区的概念,未开展社区为导向的基层医疗,不关注所在社区的健康问题,以传统的医疗模式,只对就医的患者提供非连续性的照顾。

1级:对所在社区的健康问题有所了解,但缺乏社区内个人健康问题的资料,根据医生个人的主观印象来推断健康问题的优先顺序及解决方案。

2级:对所在社区的健康问题有进一步的了解,有间接调查得到的社区健康问题资料,具备制订计划和评价的能力。

3级:通过社区调查或建立的个人健康档案资料,已掌握所服务社区90%以上居民的健康状况,针对社区内的健康问题已采取对策,但缺乏有效的预防措施。

4级:对社区内每一居民均建立个人健康档案、家庭健康档案,掌握所有健康问题,已采取有效的预防保健和疾病治疗措施,建立社区内健康问题资料的收集渠道和评价系统,具备解决社区健康问题的能力和协调管理社区资源的能力。

（七）社区为导向的基层医疗实施中困难与障碍

社区为导向的基层医疗的实施需要团队合作,需要社区广泛参与,充分体现了全科医疗的综合性和协调性的服务,是全科医生提供完整的社区健康照顾的思维和方法。在实施过程中会出现许多困难和障碍,主要体现在以下几个方面:①全科医生对社区为导向的基层医疗的作用及概念认识不清;②实施困难,相关机构、组织,如政府及行政管理部门、各级医疗卫生服务机构、社区管理部门、社区居民等因缺乏统一认识,相互之间协作精神差;③经费补充困难。

（吴　浩）

第二节　社区相关因素对健康的影响

20世纪中期之前,影响人类健康的突出问题是传染病。随着科学技术和生物医学的发展,疾病的影响因素发生了变化。20世纪70年代末拉隆达和德威尔提出综合健康医学模式,认为影响人类健康的因素主要有四大类:生物遗传因素、环境因素、行为生活方式因素、医疗卫生服务因素。世界卫生组织报告指出,仅有8%的疾病是由微生物引起,15%为遗传因素,17%起因于环境因素,而60%与生活方式有关。根据2019年的中国卫生统计年鉴,城乡居民主要疾病死因构成排前四位的有:恶性肿瘤、脑血管病、心脏病、呼吸系统疾病。由此可以看出影响居民死亡的疾病已经由单纯生物因素导致的传染性疾病转变为由生物、心理、社会等综合作用的慢性非传染性疾病,行为生活方式因素已上升为影响人群健康的主要因素。

一、环境因素对健康的影响

（一）自然环境因素对健康的影响

自然环境可分为两类:一类指天然形成的原生环境,如空气、水、土壤等;另一类是由于工农业生产和人群聚居等对自然施加的额外影响,引起人类生存条件的改变,称次生环境,是危害人类健康的主要环境因素。一个社区拥有共同的自然环境,可以对居民的健康产生共同的影响。

某些疾病往往只发生在某一特定地区,同一定的自然环境因素有密切的关系,如地质、地貌、水质、气候、食物、居住条件等。如碘元素的缺乏可引起地方性甲状腺肿或克汀病;氟元素分布过多的地方会引起地方性氟中毒;而缺氟地区可出现龋齿、老年骨质疏松症增多等。某些传染及自然疫源性疾病跟病原微生物及宿主的生活习性的关系更为密切,都有较严格的地域性和季节性,形成了疾病的流行社区。如鼠疫、森林脑炎、血吸虫病、钩端螺旋体病、出血热等,经常存在于某地区,由于该地区具有该病的传染源、传播媒介及传播的自然条件;又如布氏菌病、棘球蚴病流行于畜牧社区,是因为中间宿主牛羊成群的环境。

气候变化被认为是 21 世纪全球最大的健康威胁,对中国乃至全球影响突出。全球气候变化给全球人类健康带来巨大的挑战,使人群死亡率、伤残率、传染病发病率上升。据 WHO 保守估计,2030—2050 年间由于气候变化将造成每年 25 万人死亡。

社区环境污染是指社区居民在生产、生活活动中将产生的废弃物和有害物质排入到环境中,导致环境质量下降,进而对社区内人类生存以及生态环境产生影响和危害的现象。根据我国社区的具体情况,社区环境污染主要由大气污染、水污染、固体废弃物污染和噪声污染四个方面构成。其中空气污染每年夺走 650 万人的生命,被称为是第一大环境问题杀手。我国北方多地区出现重度污染的雾霾天气给居民健康带来严重影响。

(二)社会环境因素对健康的影响

社会环境又称非物质环境,是由政治制度、经济文化、教育水平、人口状况、人的行为方式等要素构成的。WHO 于 2005 年专门设立了健康社会决定因素委员会(Commission on Social Determinants of Health,CSDH),致力于针对健康不良背后的社会原因采取行动。社会决定因素是人们生活和工作的各种条件和环境,这些环境受到全球、国家和地方各级金钱、权力和资源分配状况制约,并受政策选择的影响。健康问题社会决定因素是造成卫生不公平现象的主要因素。CSDH 报告指出:健康保健和生活方式是健康的重要决定因素,但社会环境因素是决定获得健康服务和影响生活方式选择的首要因素,影响个体健康的因素不仅包括微观层面的个人先天遗传因素、个人的生活方式,还包括个体所处的中观层面的社会与社区网络(如家庭网络、朋友支持、社区安全等),宏观层面的生活与工作条件(如工作环境、学校教育、卫生服务等),以及社会经济、文化和环境(如贫困与不平等、社会歧视、环境污染等)等因素。

1. 文化背景 世界卫生组织在第六次报告中指出文化因素对健康的作用越来越重要。社区的文化背景决定着人群的健康信念、就医行为和对健康维护的态度,影响着群体的生活行为方式和自我保健态度。因此,要利用社区文化对居民健康进行积极引导。

风俗习惯是特定地域的特定人群在长期生产、生活中自然形成的、世代沿袭与传承的习惯性行为模式,与人们的生活联系广泛,贯穿于衣、食、住、行方方面面,对社区居民健康的影响最为直接。风俗习惯对健康有正反两方面的影响,一是其中包含着大量的经过实践的取舍有利于健康的成分,但也有些是不利于身心健康的,如有的地方饮食上特殊的风俗习惯对健康有不利的影响。对待风俗习惯应该取其精华、去其糟粕。对于不利于人们健康的风俗除了采用法律法规等强制性措施外,更应该采取说服教育的方式,使人们自觉摒弃不良风俗,维护自身健康。

2. 教育水平 据世界卫生组织疾病监测中心统计,文化程度越高,患结核病、流感、肝炎、糖尿病、脑血管疾病、冠心病等常见病和多发病的死亡率越低。由此可见,教育水平对健康有着十分重要的影响。受教育程度不同的人对健康知识的了解和重视的程度会有所不同,因而可能会采用不同的生活方式,由此对健康产生的影响也是不一样的。教育有助于人们感知疾病,改变不良的传统习惯,使人们对生活中的危险因素具有更好的辨别能力。一般来说,一个人受教育的程度越高,获取健康知识的能力就越强,采取健康生活的能力及方式也会更加自觉,可能会更偏重生活、工作条件的改善及精神生活的丰富,更容易采取健康行为。自我保健能力的提高、良好的生活习惯、正确的求医行为等都与教育程度有着密切的关系。相反,受教育程度低的人,往往对健康知识了解较少、重视程度也相对较低,会出现一些不正确的健康观念甚至愚昧无知,如生病后对科学产生怀疑而对偏方更加信赖,甚至求神拜佛乞求巫术等。

3. 经济因素　经济因素是重要的社会因素,严重影响着人们的健康。经济的发展创造出了越来越丰富的物质财富,人民的物质文化生活水平得到了极大的提高,当然也为维护和增进人类健康的能力提供了最重要的物质基础,食品种类的增多和质量的提高,安全的饮用水,住房、医疗、劳动保护、教育等各种条件的改善,极大地提高了人民的健康水平。经济欠发达地区,由于没有能力提供基本的生存条件和基本的卫生保健服务,营养不良、贫血、佝偻病、维生素缺乏等严重地威胁人群健康。应该说,社会经济发展状况与人类健康水平间呈正相关关系,但这是从人类整体的角度来探讨二者之间的关系,具体到人类的个体即一个具体的人而言,社会经济状况中的收入、社会地位或职业等级、受教育程度这三个因素对健康的影响都非常重要。收入水平直接影响到一个人的营养状况、住房条件和医疗保健状况,但是,在许多高收入群体中,由于缺乏对享受、健康、幸福的科学认知和正确理解,健康水平并没有因收入高而得到提高,其不合理的饮食结构、不健康的生活方式使健康水平大打折扣,心脑血管病、肥胖病、糖尿病、空调病、电视综合征、运动缺乏症等严重地影响群体健康。由此可见,收入水平与健康的关系关键要看人们能否更多地了解和掌握医疗保健知识,能否养成健康的生活方式,能否科学合理地调整饮食结构,能否树立起科学的健康观,两者之间确实有直接关系,但不一定是正相关关系。

4. 社会心理因素　社会心理因素是社会环境中普遍存在的、能导致人的心理应激,从而影响健康的社会因素。心理因素常与社会环境联系在一起,环境的不良刺激影响人的情绪,生活节奏快、人际关系复杂、工作竞争给人们带来紧张和压力,产生心理失衡、焦虑、抑郁等,甚至精神疾病、自杀。社会心理因素对健康的影响主要是通过人们日常生活中经常遇到的生活事件对人体产生应激,如果应激状态强烈而持久,超过机体的调节能力就会影响健康,甚至导致精神和躯体疾病,例如失业可能产生抑郁并导致消化道溃疡。有效的治疗需要注意这些复杂的相互关系,需要综合考虑生物心理社会因素。

我国政府高度重视社会环境因素对居民健康的影响,并将文化、教育、经济、社会心理上升为国家健康战略,在"健康中国 2030"中提到将对文化、教育、经济、社会心理方面进行积极的干预,帮助居民改善健康状况。

二、生物因素对健康的影响

影响人体健康的生物因素主要是由病原微生物引起的传染病和感染性疾病。现今传染病至少有30 余种,威胁着世界不同地区人类的健康。随着医疗技术的发展,传染病防治得到一定的突破,但仍然不断面临全新的挑战。人类社会进入 21 世纪后,就先后经历了 SARS、MERS 和 COVID-19 三次大规模的冠状病毒侵害。尤其自 2020 年以来新冠疫情肆虐全球,世界卫生组织 2021 年 8 月公布的数据显示,全球累计新冠确诊病例超过 2 亿,死亡病例超过 400 万,已成为 21 世纪以来影响范围最广、传播速度最快的一次重大突发公共卫生事件,对人类健康和社会经济的伤害无法估量。新冠疫情防控阻击战中,社区作为疫情联防联控的第一线,发挥了重要的防御作用,而对于传染病的防控管理,也是全科医生不可忽视的责任。

三、生活方式及行为对健康的影响

生活方式及行为作为一种特定的行为模式,受个体特征和社会关系所制约,是建立在社会经济、生活条件、文化继承、社会关系、个性特征和遗传等综合因素基础上形成的一种稳定的行为模式,包括饮食习惯、社会生活习惯等。世界卫生组织列举了 18 种不健康的生活方式,包括吸烟、高脂高热量饮食、过量饮酒、缺乏运动、长期过劳、情绪不佳、酒驾、不洁饮食、药物依赖或药物成瘾、对有毒废物不处理、失眠或睡眠少于 7 小时、有病不就医、不遵医嘱服药、高糖高盐饮食、家庭或婚姻生活不和谐、纵欲、社会行业适应不良和迷信及赌博行为。生活方式和行为是影响健康的重要因素,不良生活方式和行为与慢性非传染性疾病的发生密切相关。目前我国社区主要存在以下的不良行为。

（一）吸烟

世界卫生组织公布，全球每年因吸烟导致的死亡人数高达 600 万。我国是世界上最大的烟草生产国、消费国和受害国，吸烟对人群健康的影响尤为严重。2018 年，中国≥15 岁人群吸烟率为 26.6%，其中男性吸烟率 50.5%，女性 2.1%，2018 年中国非吸烟者的二手烟暴露率为 68.1%，其中几乎每天都暴露于二手烟的比例为 35.5%，每年因吸烟相关疾病所致死亡人数超过 100 万。烟草的危害主要来源于烟雾中的化学成分。烟草中含有的化学成分高达 4 000 多种，其中 69 种为致癌物，烟草几乎可以损害人体的所有器官。吸烟量越大、烟龄越长和开始吸烟的年龄越早，患吸烟相关疾病和死亡的风险越大。与吸烟相关的主要疾病及病变包括：①肿瘤：肺癌及其他系统肿瘤（包括口、鼻、咽喉、食管、胃、肝、肾、膀胱、胰腺和子宫颈等器官肿瘤）；②慢性呼吸系统疾病：慢性阻塞性肺疾病（COPD）、哮喘等；③心脑血管疾病：高血压、冠心病、脑卒中、血栓闭塞性脉管炎等；④其他系统疾病：包括消化性溃疡、阳痿、粒细胞性白血病、白内障、髋关节骨折、牙周病等。吸烟已成为我国的公共卫生及文明问题，然而控烟是一项漫长而艰巨的工作，我国不断推进控烟工作，多部门、多层次的控烟局面正在形成。通过各种卫生宣教戒烟，创造不利于吸烟的环境，禁止公共场所吸烟，张贴吸烟有害的警告，探索一、二级预防相结合的成功戒烟模式，提供戒烟帮助，对中小学学生加强教育，阻断下一代吸烟行为，提高人们对二手烟暴露危害的认识，降低对二手烟的容忍度，减少二手烟危害的发生。

（二）酗酒

世界卫生组织通报指出，全球每年大约有 300 万人因过量饮酒而被夺去生命。饮酒所带来的危害已经成为影响健康、危及群体安全的社会问题。大量饮酒伤害着饮酒者的身体健康和心理健康，可诱发急性重症肝炎、胃肠出血、脑出血、冠心病等，并危及生命，并可通过胎盘影响胎儿发育。酗酒者的家庭、社区随时都有潜在的饮酒暴力危机。因此，社区应该通过健康教育，提高人们对酗酒危害的认识，避免酗酒带来的健康隐患和不良后果。

（三）不良饮食习惯

膳食不均衡和不良饮食习惯是慢性病高发的危险因素。饮食结构不合理，热量摄入过多，尤其是糖和脂肪的过多摄入可导致肥胖。目前我国体重超重现象已日趋严重，特别是儿童超重肥胖对今后成人健康将会带来高血压、冠心病、脑血管病、高血脂、动脉硬化、气道阻塞综合征等严重危害。高盐饮食与高血压、脑血管病的发生密切相关。因此，应根据不同社区的饮食习惯进行针对性的宣教，建立健康的饮食习惯，提倡平衡膳食。

（四）缺乏体育锻炼

研究表明，高血压、冠心病、肥胖等疾病都与缺乏体育锻炼有关。运动能调节神经系统、推动血液循环、维持肌肉骨骼功能、促使长寿和提高生活质量，能促进胃肠功能、增加食欲和消化、消耗多余热量、防止肥胖。坚持适当的体育锻炼和体力活动，有益于增强免疫力、提高心血管及呼吸系统功能、减少紧张、消除疲劳。社区应分别组织不同人群建立各种形式的运动小组，开展适合社区条件的各种体育项目，调动居民参加体育活动的积极性，号召社区群体参与、康健身体、活跃社区文化生活。

（五）药物滥用

医疗需求增高及医疗缺乏秩序化使药物滥用较为普遍。滥用药品造成了药物的依赖及副作用，甚至造成疾病。药物滥用不仅危害个人健康，使人丧失正常的生活和工作能力，而且容易传播梅毒、乙型肝炎等传染性疾病，对个人、家庭和社会造成严重的消极影响。

（六）网络成瘾及过度使用手机

随着科学技术的发展，智能手机和互联网已成为很多人生活中不可缺少的一部分。越来越多的人过度使用手机，甚至有手机成瘾的倾向。网络成瘾不仅会造成生理上的成瘾，导致机体的过度利用，重要的是造成心理的衰竭，对个人身心健康造成了严重的不良影响。网络成瘾患者由于长期脱离现实生活，容易产生精神紊乱导致抑郁、焦虑，影响正常的学习、工作和生活，同时给社会增加了不安定因素。因此,我们要认识到网络成瘾及手机过度使用的危害,倡导以合理、适度和健康的行为方式来使用现代信息技术和手段。

　　不良的生活方式严重影响居民的健康,社区应针对不良行为制订相应纠正策略。推行健康教育,提高居民对不良行为危害性的认知;建立有益的生活方式,在家庭和社区中采取健康有益的生活方式,加强居民健身公共设施建设;提高公共监督,制定维护公共卫生的要求;强调社会综合治理,对不良行为进行强制性约束。

四、健康照顾系统对居民健康的影响

　　社区卫生服务范围、内容、质量以及医疗卫生条件直接关系到人群的健康问题。社区的健康照顾系统,是指全科医生或社区卫生工作者对社区的卫生、医疗和卫生人力资源的综合安排。社区健康照顾系统中全科医生的医疗水平和医疗的可及性至关重要,只有社区的常见病、多发病能在社区得到合理的治疗和健康照顾,才能确保人群得到有效的健康照顾。当前我国社区健康照顾存在部分地区社区卫生服务定位不准确,协同服务模式没有建立,整合资源没有到位等多方面的问题。对此,《"健康中国 2030" 规划纲要》提出:基本医疗卫生资源按常住人口和服务半径合理布局,实现人人享有均等化的基本医疗卫生服务,到 2030 年,15 分钟基本医疗卫生服务圈基本形成。不断完善服务网络、运行机制和激励机制,基层普遍具备居民健康守门人的能力。完善家庭医生签约服务,全面建立成熟完善的分级诊疗制度,形成基层首诊、双向转诊、上下联动、急慢分治的合理就医秩序与能力。

（吴　浩）

第三节　社 区 诊 断

　　社区诊断伴随社区卫生服务兴起,逐渐得到基层医疗卫生服务人员的重视和运用,成为社区卫生服务的重要工作内容,是全科医生必须掌握的工作理念和技术工具。

一、社区诊断概念

（一）社区诊断的概念

　　社区诊断（community diagnosis）是社区卫生工作者运用社会学、人类学和流行病学的研究方法,收集社区卫生状况、社区居民健康状况、社区卫生资源、社区居民需求以及卫生服务提供与利用情况,发现存在的主要健康问题,确定需要优先解决的社区主要卫生问题的过程,为进一步制订社区卫生服务干预计划提供科学依据。社区诊断与临床诊断不同,其根本区别在于临床诊断是在疾病发生之后,临床医生对患者的身体进行相关检查后得出的诊断,而社区诊断则是社区卫生工作者利用科学的方法收集社区内居民的身体健康数据,利用社区内的卫生资源等资料对社区的健康状态进行描述,并确定社区内的主要公共卫生问题。社区诊断是围绕社区疾病和疾病隐患而服务于临床,其基本的目标与传统的公共卫生相似,即预防、控制和消除疾病。社区诊断与临床诊断的区别见表 4-1。

表 4-1　社区诊断与临床诊断比较

	社区诊断	临床诊断
对象	群体	个体
症状	患病率、死亡率、十大死因、环境污染等	头痛、发热、腹泻、出疹等
检查	社区资料、社区调查	病史、体检、实验室检查
诊断	以健康问题制订出社区卫生计划	病名 1、2、3……罗列
治疗	计划干预、评估效果	治疗计划

（二）社区诊断的目的和意义

1. 社区诊断的目的　包括以下几个方面。

（1）发现并确定社区主要健康问题及其危险因素,调查并分析居民卫生知识水平、卫生服务需求与利用,辨明社区的需要与需求。

（2）总结并评价社区卫生资源,判断造成社区健康问题的原因,了解社区资源状况、供给与利用效率,解决问题的程度和能力。

（3）分析并提出本社区需优先解决的卫生问题,即优先干预项目。

（4）提供符合社区需求的卫生计划资料,并为社区卫生服务的综合效果评估提供基线数据。

2. 社区诊断的实际意义　包括以下几个方面。

（1）社区诊断为卫生行政管理部门及有关社会部门的编制计划和决策提供科学依据。

（2）社区居民如有不良生活方式和生活习惯,社区医生能够有针对性地开展社会防治和自我保健。

（3）社区诊断操作不需要先进设备及高级技术,适合于基层的卫生服务。可将有限的卫生资源用于解决主要的社会卫生问题,提高卫生资源的利用效益。

（4）社区诊断有利于评价卫生工作的成效,寻找今后工作重点,为推动医学模式的改变提供了助力。

二、社区诊断的内容

社区诊断包括社会人口学、流行病学、行为与环境、教育与组织、管理与政策 5 个方面的内容。在实际工作中,应该把这些内容有机贯彻到社区卫生诊断技术操作中,以体现社区卫生诊断工作的完整性和系统性。

（一）社会人口学方面

1. 人口分布　包括口数量:社区人口的绝对数以及户数和人口的相对数;人口结构:年龄、性别、职业、文化程度等;人口增长情况:包括出生率、死亡率、迁入率、迁出率;特殊人口:包括儿童、妇女、老人、慢性患者、残疾人等。

2. 人口社会学特征　包括人口就业、人口负担、性别比、老龄化程度、人均收入与家庭支出、卫生支出、医疗保险覆盖等。

（二）流行病学方面

1. 主要疾病的发生　社区主要传染病、慢性非传染性疾病、各类伤害的发生率、死亡率(新生儿死亡率、婴儿死亡率、孕产妇死亡率、年龄别死亡率、疾病别死亡率)、死因构成和死因顺位;主要健康问题分布以及疾病严重程度等;社区特殊健康问题,如地方病发生情况等。

2. 疾病负担状况　人均门诊费用、人均住院费用、医疗费用负担比例、疾病的社会和家庭负担状况、灾难性卫生支出发生等。

3. 卫生服务供给与利用　社区居民两周就诊率、年住院情况、病床周转和使用、卫生服务满意度和反应性等。

（三）行为与环境方面

1. 行为因素　居民对疾病的知识、态度、行为现状;与慢性病发生有关的危险因素分布:吸烟、饮酒、超重、体育锻炼、膳食结构、生活与工作的紧张度等。

2. 环境因素　自然环境包括地理、地貌、气象、矿产资源、江河湖泊、生物、自然灾害等,地理条件和安全饮用水普及率,卫生厕所使用率,生活燃料、居住条件、环境污染等;社会环境包括社区风俗习惯、文化教育、经济发展、社会服务、人群的消费观念、家庭结构及功能,人口流动、社会秩序、社团活动及其影响等。

（四）教育与组织方面

1. 教育　对影响健康行为和环境因素进行划分,识别出倾向因素、促成因素、强化因素。

2. 组织结构　明确社区有关行政管理组织、机构及其功能分工;各类社区相关组织、机构之间的关系;参与慢性病防治工作的组织类型、数量;卫生服务机构、防疫机构的人员现状分析,固定资产、经济状况、服务量分析等。

（五）管理与政策方面

1. **管理**　对解决主要健康问题的资源,包括物力资源、人力资源和财力资源可及性和适宜性进行分析,重点分析人员、设备和经费等方面的不足。

2. **政策**　包括宏观社会经济发展政策、卫生事业改革和发展政策、社区发展政策、卫生系统内部的政策,分析政策的受益面、实际覆盖面、受损面和可能存在的潜在风险等。

三、社区诊断的步骤

（一）设计准备

1. **制定实施方案**　包括诊断背景、目的和意义,诊断内容,调查对象与方法,组织领导,实施步骤、安排以及保障措施等。

2. **成立社区诊断小组**　可分为资料收集组、入户调查组、居民满意度调查组、汇总统计组、质量控制组等,各小组之间分工明确,通力合作。

（二）收集整理资料

1. **资料收集**　资料的来源有两种,一是利用现有资源,二是利用调查资料。收集原有的相关统计资料、社区调查资料、健康筛查资料,有关报刊文件索取的资料、社区访谈资料及常规上报的数据等,确定为可靠、可用的资料后再进行进一步的数据分析,得出社区诊断和计划所需信息,关键是根据社区的需求,有目的地收集有关的资料,沉淀出真正的健康问题,依此设定社区诊断的下一步内容。根据社区诊断目的的不同资料可包括以下几方面的信息。

（1）社区健康状况资料:患病率、发病率、疾病别发病率、死亡率、死亡原因、死亡顺位、平均期望寿命等。

（2）卫生资源情况资料:卫生服务的覆盖率、公平性、可及性(医疗卫生机构的数量与分布、卫生技术人员的数量与结构)等。

（3）社区卫生服务利用情况:就诊人数、住院人数、住院率、平均住院日及影响门诊和住院利用的因素等。

（4）居民行为、生活方式资料:就医习惯、不良行为、生活方式、药物滥用、健康意识等。

（5）有关社区人口学信息:人口数、性别、年龄结构、职业分布、文化程度、重点人群和高危人群的特征等。

（6）社会和经济指标信息:经济收入、就业、生活环境与条件、业余文化生活等。

（7）社区背景信息:地理位置、自然资源、交通、风俗习惯、政府机构分布等。

2. **资料的整理、分析对收集到的社区诊断的资料进行质量评价工作**　首先评价资料的可靠性,通过数据整理、逻辑检错、垃圾数据处理等手段,把数据变成可供分析的数据库,评价原收集资料的目的与本次社区诊断的目的是否一致,资料是否完整等。根据资料的性质和特点适当选择统计分析,利用流行病学的原理和方法,对收集的资料去伪存真,包括数据的代表性、可靠性、可比性、显著性,采取描述性和分析性的方法来分析所收集到的相关资料,通过多种途径与方式,包括统计图表等将初步结果展示或反馈。

（三）确定社区主要健康问题及优先解决问题的顺序

在充分收集有关资料的基础上,分析本社区存在的健康问题,结合本社区当前的需求,现有社区可利用资源的可行性,设定卫生计划及目标,以急需、可行及易行的具体情况,作出先后次序的安排,制订实施的“社区干预计划”。

（四）提出社区健康干预方案

分析本社区存在健康问题的有关机理,提出解决问题的措施。根据社区主要健康问题的影响因素,分析问题产生的原因,有针对性地提出解决问题的方案和建议。

（五）撰写社区诊断报告

将收集的资料结果、对健康问题的分析、确定下来需要优先解决的健康问题、社区健康方案记录下来,形成社区诊断报告。

在社区诊断实施过程中要注重效果评估,包括计划中评估及计划结束后评估,通过评估在计划实施过程中作出必要的修正,对计划提出改进意见,作为下一次社区诊断的参考。依据本次社区诊断的结果作为参考,进行下一次社区诊断,周而复始地解决社区群体的健康问题,不断提高人群的健康水平。

四、社区诊断的方法

（一）调查方法

社区调查的任务,是为社区诊断收集凭据资料,提供科学的依据。因此,社区调查应具有真实及实用性,避免不切实际的大面积调查,根据不同目的选用调查方法。

1. **普查**　又称全面调查,如人口普查,普查涉及面广,指标多,工作量大,时间性强。为了取得准确的统计资料,普查对集中领导和统一行动的要求最高。

2. **抽样调查**　是社区诊断中常用的调查方法,即从总体中抽取一定数量的观察单位组成样本,然后用样本推论总体,用样本指标估计总体参数。随机抽样调查,经济性好,实效性强,适应面广,准确性高,如用于药物的疗效观察,危险因素干预的效果观察等。

3. **案例调查**　在全面分析的基础上,有目的地选用典型的人或单位进行调查,如调查个别典型患者,研究其病理损害等。将普查和典型调查相结合,从广度和深度说明问题。

（二）搜集资料的方法

常采用直接观察法和采访法搜集原始资料。

1. **直接观察法**　研究者参与到研究对象的生活中,即生活在研究对象的社区文化氛围之中,观察、收集和记录研究对象在社区中日常生活的信息。采取观察法,一定要明确观察对象、观察要素和观察问题。直接观察法获得的资料真实、生动且具有及时性,但是结论受到观察者的价值观和知识结构影响较大,不适用于大范围搜集资料。

2. **个人访谈**　指调查员用访谈提纲,对选中对象进行单独访谈。一般采取开放式、启发式的问题进行。访谈法可以深入、客观地了解社区存在问题的真相,访谈过程中采访者可以控制谈话主题,及时修正、调整问题,是对问卷调查的有效补充,但也可能因隐私等原因造成偏倚,同时人际关系互动会影响资料收集的质量。

3. **小组讨论**　根据调查目的,由背景相似的8~10人组成一组,可形成多个小组,分别在规定时间内（1~2小时）围绕主题进行讨论。专题小组讨论时主持人和调查对象直接交流,经济易行,收集资料迅速,但有些成员容易偏离主题,因此对主持人的能力有一定的要求。

4. **地图法**　绘制简单的地图或在当地已有的地图上,将有关的信息或内容在地图上标出来,了解某社区某现象的特点及其与周围环境的关系。可以由研究人员操作,也可以由当地熟悉情况的人操作。

5. **德尔菲法**　也称专家调查法,其本质上是一种反馈匿名函询法,其大致流程是在对所要预测的问题征得专家的意见之后,进行整理、归纳、统计,再匿名反馈给各专家,再次征求意见,再集中,再反馈,直至得到一致的意见。

（三）调查表的设计

一个社区调查表不能包含一切,要考虑到居民最大承受能力。一般居民填写一份问卷的时间不应超过30分钟。如果要做较大范围的调查时,可在小范围人群测试,以进一步完善调查表。

1. **调查表内容调查**　项目分为分析项目和备查项目。调查项目要精选,必要的分析项目不能少,备查项目不宜过多。项目的定义要准确,如疾病分型,正常和异常的界限应明确规定。

2. 调查问题设计　调查问卷答案分为固定选择答案和自由选择答案两类。固定选择答案多为闭合式问题,闭合式问题又可分为直接填空法和选择填空法。直接填空法适合数值资料的询问,如年龄或出生日期、身高、体重等;选择填空法,要将问题答案预先编号,供调查对象选择,如性别、文化程度等问题。自由选择答案则不限制答案范围,让调查对象写出自己的意见。

五、社区诊断案例

(一)社区的基本情况

某社区常住居民 76 798 人,男性 38 236 人(49.79%),女性 38 562 人(50.21%)。18 岁以下 10 416 人(13.56%),18 岁以上 66 382 人(86.44%),65 岁以上 13 531 人(17.62%),80 岁以上 1 328 人(1.73%)。该区的年出生率为 3.26‰,年粗死亡率为 1.64‰,疾病死因顺位为:脑血管病、心血管疾病、呼吸系统疾病、肿瘤、内分泌疾病、消化系统疾病、自杀、外伤。社区卫生服务中心 2019 年 5~9 月开展了辖区居民健康抽样调查,调查方法为问卷调查和体格检查相结合,问卷内容包括居民个人基本情况、家庭一般情况、经济收入、个人健康状况、主要慢性疾病的患病情况、控制情况、家族史、饮食、体育锻炼、吸烟、饮酒等生活方式与行为习惯等,体格检查包括身高、体重、腰围、臀围、血压。通过整群随机抽样的方法抽取了 586 户居民 1 640 人进行调查,其中男性 764 人,女性 876 人,男女比为 0.87∶1,健康问题主要是高血压、糖尿病、高脂血症、冠心病、脑卒中、慢性阻塞性肺疾病、慢性骨关节病、慢性肾病等疾病,高血压共计 431 人(26.28%),同时合并两种或以上慢性病人数 270 人(16.50%),主要分布在 65 岁以上老年人群中,调查显示 659 人(40.18%)缺乏体育运动,364 人(22.19%)有吸烟习惯,410 人(25.00%)饮酒,504 人(30.73%)肥胖,587 人(35.79%)口味偏咸,529 人(32.26%)感到有心理压力。

(二)社区主要健康问题

通过对社区居民疾病死因以及对居民生活方式,疾病及其相关行为危险因素和疾病诊断的分析发现该社区居民的健康问题。

1. 主要疾病　影响该社区居民健康的依次是高血压、糖尿病、高脂血症、冠心病、脑卒中、慢性阻塞性肺疾病、慢性骨关节病、慢性肾病。

2. 主要死因构成　前 3 位是脑血管病、心血管疾病、呼吸系统疾病,其中脑血管病、循环系统疾病患者以中老年为主,呼吸系统疾病分布于各年龄段。

3. 主要危险因素　导致居民生活方式疾病的危险因素包括缺乏体育锻炼、高盐饮食、心理问题、肥胖、饮酒、吸烟。这些行为危险因素的发生与社区居民生活方式的改变有关。

综合分析后得出以下结论:慢性病防治是本社区需要优先解决的卫生问题,根据以上情况,逐步解决影响本社区健康的问题。

(三)解决健康问题的次序

1. 不良的生活习惯问题(缺乏体育锻炼、高盐饮食、饮酒、吸烟)。

2. 慢性病预防管理问题。

3. 合并多种慢性病的问题(高血压、糖尿病、高脂血症、冠心病、脑卒中、慢性阻塞性肺疾病、慢性骨关节病、慢性肾病……多病共存,多重用药)。

4. 心理干预问题。

(四)健康干预行动计划

把慢性病干预、综合防治体系纳入社区整体规划中,在这个基础上,积极进行社区干预。

1. 建立固定的医患关系,通过日常门诊和随访,加强社区慢性病的三级预防,进一步推广家庭医生签约服务。

2. 依据患者的具体情况,制订符合患者个性的健康体检,完善档案的记录。

3. 大力开展健康教育,提高慢性病患者对慢性疾病的疾病知晓率、自我控制率,提高患者的依从性。开展合理膳食、控制体重、适当运动、心理平衡、限盐、戒烟、限酒、合理用药等健康生活方式和干预危险因素的健康教育。

（五）执行并进行健康干预行动计划评估

包括计划落实如何，执行的效果如何，下一步计划的修改。

1. 评估该社区家庭医生签约率、签约患者随访率、慢性病患病率、慢性病相关身体指标控制达标率等，进一步评估该社区慢性病诊断水平、治疗效果、医生能力及能力提高情况。

2. 评估该社区居民健康档案的建档率、档案规范完善率、健康体检率等。

3. 评估该社区健康教育开展是否顺利，居民是否愿意参与，通过评估居民的不良生活习惯改善情况以及慢性疾病知晓率、自我控制率以及依从性的改善情况进而评估健康教育的效果。

4. 总体评估该社区健康干预行动计划的合理有效性及可持续推广性。

（六）下一步社区诊断

通过以上实施后的效果评估，结合当前社区的突出健康问题，以制订下一轮社区卫生计划。

以上是一个社区诊断过程的案例，从中可以发现，社区诊断通过一定的方法和手段收集社区相关资料，用科学、客观的方法对社区主要的公共卫生问题及其影响因素进行分析，以了解所辖社区居民健康状况，制订和实施社区综合防治计划，提升社区健康水平。同时也是为卫生行政管理部门及有关社会部门编制计划和决策提供科学依据，有助于将有限的卫生资源用于解决主要的社会卫生问题，提高卫生资源的利用效益，有助于树立大卫生观，推进医学模式的转变。

（吴　浩）

思考题：

1. 社区医学与全科医学有什么区别？社区医学分几个发展阶段？
2. 社区为导向的基层医疗如何实施？
3. 影响社区人群健康的主要因素有哪些？
4. 说明社区诊断的实际意义。
5. 社区诊断的方法有哪些？

第五章
以预防为导向的健康照顾

【学习要点】
1. 临床预防服务的主要内容和方法。
2. 筛检试验的目的和意义。
3. 全科医生提供三级预防策略的内容。
4. 预防医学的概念及社区常见慢性病的筛检应用。

预防医学是现代医学的重要组成部分，"预防为主"也是我国卫生工作的一贯方针。早在《黄帝内经》就提出"圣人不治已病治未病""夫病已成而后药之，乱已成而后治之，譬犹临渴而穿井，斗而铸锥，不亦晚乎"，重视疾病的预防。作为居民健康"守门人"的全科医生，在临床实践中应遵循以预防为导向的健康照顾原则，积极开展预防医学服务。根据世界卫生组织（WHO）的研究报告显示，人的行为方式和外部环境因素对人们健康的影响越来越突出，"以疾病治疗为中心"不可持续，也难以较好地解决人的健康问题。2016 年 10 月 25 日，中共中央、国务院发布了《"健康中国 2030"规划纲要》确立了具有可持续性"以促进健康为中心"的"大健康观"和"大卫生观"，提出要建立以专业公共卫生机构、综合性医院和专科性医院以及基层医疗卫生服务机构相融合"三位一体"的重大疾病防控体系，实现医防结合，强调预防为主，预防医学再次被提上日程。医学生应树立预防为主的思想，并用以指导临床实践，对促进全民健康，落实 2030 健康发展目标，具有极为重要的现实和战略意义。

第一节　预防医学的策略

一、预防医学的定义

预防医学（preventive medicine）是一门综合性应用性的医学学科，它以人群为主要研究对象，应用生物医学、社会医学、环境医学、临床医学和行为科学等学科的理论和方法，研究疾病在人群中发生、发展和转归的特点，以及自然因素和社会因素对疾病和健康的影响规律，制定群体防治策略和公共卫生措施，目的是促进和维护健康，预防疾病、失能和早逝。随着居民患病疾病谱的变化，预防医学被赋予的含义和其防治重点也发生了重要改变。随着新的医学模式的提出，预防医学工作者应注重心理社会因素对居民健康的影响，加强健康教育和健康促进。

二、预防医学的特点

预防医学作为一门医学应用科学，其特点表现为以下几个方面。

（一）思维的整体性

预防医学强调应用系统论的思维方式，结合个体的具体情况，综合分析影响群体健康的各种危险因素及促进健康的因素，趋利避害，提倡"以人为中心"的健康服务。它要求医生在临床工作中，既要应用医学知识和技能为患者诊治疾病，也要根据患者的生理、心理和社会背景提供个体化、针对性的预防服务。因此，医学生在医学学习及临床实践过程中应牢记预防为先的理念，掌握预防医学研究方法,了解个体健康决定因素、健康问题和疾病问题在人群中分布情况的方法,研究人的生物遗传及行为因素对不同群体健康和疾病作用规律,找出影响不同群体健康的决定因素,借助临床预防和社区预防等服务,达到早期预防疾病、促进群体健康的目的。

（二）服务的针对性

预防医学服务的对象主要是个体和特定群体。个体既包括患者,也指一般健康人。由于每个个体所处的背景不同,身体、心理、社会功能等健康相关的现状也不同,要求在提供预防服务时首先对每个个体的需求进行个性化评估,进而为个体提供有针对性的预防服务。特定群体可以是由地理区域来界定,如学校、工作单位、社区人群等;也可以由具有一定生物学特征的群体,如妇女、儿童、老年人、残障人士等;具有某个健康问题的群体,例如高血压、糖尿病、恶性肿瘤的患者群体,某个健康结局好或差的群体等来界定。界定特定群体,有助于医务工作者根据群体的不同健康状态采取有针对性的预防策略,以提高预防效果,进而产生更大的健康收益。

（三）实践的主动性

相较于"既病防变",预防医学实践更注重"未病先防",关注自然环境、社会环境和心理环境等因素对人群健康的影响,制定针对影响健康因素的预防策略和实施方案,更加积极主动,将关口前移。《"健康中国 2030"规划纲要》确立了具有可持续性"以促进健康为中心"的"大健康观"和"大卫生观",提出将这一理念融入制定、实施公共卫生政策的全过程,统筹应对广泛的影响健康因素,从而全方位、全生命周期地维护人民群众身心健康。预防医学实践的主动性不仅强调政府、医疗机构、社会组织等应为人们提供卫生资源,如普及健康生活、加强健康教育、提高全民健康素养等举措的实施;也强调发挥居民的主观能动性,如合理膳食、控烟限酒、减少不安全性行为的发生和毒品危害等,利用卫生资源主动参与并自主管理好自身的健康。

三、预防医学的主要任务

与临床医学治疗疾病促进健康的任务不同,预防医学更强调预防为主的理念。预防医学的主要任务是研究环境因素对人们健康的影响,掌握疾病的时间分布、地区分布和人群分布,利用流行病学和卫生统计学的原理和方法研究病因和致病因素的作用规律,提出控制疾病的措施,预防疾病在人群中的广泛流行,并针对造成疾病流行的诸多潜在风险因素采取积极有效预防措施,消除引起疾病发生和流行的直接和间接致病因子,治理、改善和优化人类的自然和社会环境,最终促进人类的健康。

四、全科医生社区预防的策略

（一）促进健康模式与疾病干预模式

1948 年 WHO 对健康的定义是:健康是一种躯体、精神与社会和谐融合的完美状态,而不仅仅是没有疾病或身体虚弱。1986 年从健康促进的角度 WHO 又对健康进行了重新定义:健康是每天生活的资源,并非生活的目的,健康是社会和个人的资源,是个人能力的体现。从主观感受来讲,个体健康状况可以用两个维度进行衡量,一般积极的维度以主观感受"幸福感"衡量,消极的维度则以患病表示。患病会影响个体的幸福感,慢性病患者也可以通过增加幸福感改善自身健康。因此,从预防疾病与促进健康的角度出发,全科医生既要通过疾病的干预模式预防疾病的危险因素,及时中断致病链条,如药物辅助戒烟戒毒、阿司匹林预防脑卒中、癌前病变的及时处理等;也要从积极的角度关注如何促进人的健康和幸福感,即促进健康模式,把关注的重点放在促进和维护人群健康和提升幸福感上,让人变得更健康、体验幸福感。

（二）三级预防策略

根据健康、疾病连续谱和健康决定因素的特点,预防可分为一级预防、二级预防和三级预防。"合理膳食、适量运动、戒烟限酒、心理平衡"是我们人类保持健康的四大基石,是一级预防也是最重要的预防策略。全科医生是医疗保健系统的"守门人",其服务目标与预防医学的目的相一致。在以预防为先导的健康管理中,全科医生可采取基于疾病自然史的临床预防策略,针对疾病发展的不同阶段,采取不同的预防策略。

一级预防(primary prevention)又称病因预防或发病前期预防,是在个体和人群处于健康期即疾病尚未发生时,采取各种措施以控制和消除致病因子,从而达到预防疾病发生的目的。健康促进(health promotion)和特异预防(specific prevention)是一级预防的两个方面。社区医疗服务机构在为居民提供预防时需注重个体与人群并重的思想,针对不同的个体和人群采取不同的措施。针对个体预防的措施有:①健康教育与咨询;②平衡的膳食和营养;③增加户外运动、避免久坐;④安全的劳动和生活环境;⑤保持平衡的心态,培养健康的兴趣爱好等。针对人群预防可采取的措施包括:①健康教育;②按时预防接种;③妇女保健;④儿童保健;⑤老年保健;⑥高危人群和重点职业人群的保护;⑦贯彻执行国家职业卫生防护标准,配合政府部门制定健康相关法律法规;⑧加强自然环境保护,构建居民绿色生态的宜居环境等。

二级预防(secondary prevention)又称临床前期预防、发病期预防,即在疾病的临床早期,做好早发现、早诊断、早治疗,以阻止疾病的发展和恶化。二级预防通过普查、筛检筛查、周期性健康检查、自我检查、高危人群重点项目检查等措施,早期发现处于临床前期的个体,对其进行早期诊断和治疗,延缓或者遏制病情向临床期发展,这对慢性病的防治至关重要。针对传染性疾病除做好早发现、早诊断和早治疗外,还需做好疫情的早期报告和患者的早期隔离,这对预防传染病的广泛传播具有重要意义。

三级预防(tertiary prevention)又称临床期预防、发病后期预防,即在疾病的后期采取及时的治疗措施,防止疾病恶化,预防并发症和残疾。三级预防注重对失能者、伤残者,通过家庭护理、功能康复、心理指导等措施,达到促进患者身心康复、延长寿命、提高生活质量的目的。

（三）社区预防的高危策略和全人群策略

全科医生实施社区预防服务时,根据选择干预手段和落实干预对象的不同,可分为预防的高危策略和预防的全人群策略。

1. 预防的高危策略(high-risk strategy of prevention)　预防的高危策略是指针对高风险(易患某种疾病)的个体提前采取干预措施来降低其未来发病风险的策略。此策略的优点是关注病因链的近端,干预措施针对性强和干预效果明显。此外,采用预防的高危策略在具体实施过程中能避免其他人遭受干扰,操作性强,易被医务人员所接受。

2. 预防的全人群策略(population strategy of prevention)　预防的全人群策略是指针对影响全人群健康决定因素或影响因素进行干预,来降低全人群发生疾病的风险。与预防的高危策略不同,预防的全人群策略重视关注病因链远端的因素,其优点是不需要确定人群中哪些个体是高危的,而是针对整个人群采取预防措施,降低全人群危险因素的暴露水平,达到预防疾病和促进健康的目的。预防的全人群策略所涉及影响人群健康的因素可能是很多疾病共同的病因,实施全人群的预防策略具有根本性和良好而持久的成本效益。

预防的高危人群策略和预防的全人群策略关注病因链上不同的环节,两者相辅相成,相得益彰。

（四）全科医生在社区预防服务中的优势和作用

全科医生是医学专业知识综合程度较高的一类医学人才,与专科医生不同,全科医生工作场所主要在基层,承担着基本医疗和公共卫生服务。提供社区预防保健服务是全科医生在社区工作的一项重要内容。全科医生在诊疗服务中践行以人为本、以健康为中心的理念,在社区提供预防服务方面,全科医生具有诸多优势和不可替代的重要作用。

1. 全科医生提供预防服务的优势

（1）工作场所的地域优势:全科医生提供预防服务的工作场所植根于基层,主要依托基层医疗卫生服务机构开展日常医疗和基本公共卫生服务工作,具有良好的地域条件,这使得全科医生为居民提供及时、连续和可及的预防服务成为可能。

（2）提供连续性预防服务的优势:全科医生为居民提供预防服务的过程是连续性的,从婚育咨询开始,经过孕期、产期、新生儿、婴幼儿、少儿期、青春期、中年、老年期直至濒死期,全科医生都参与其中,是一个"从生到死"的全生命周期过程。在连续性的照顾过程中全科医生通过健康咨询、社区随诊、家访等,能进一步了解服务对象所处的生活环境、家庭背景、社会关系等影响因素,全面评估健康危险因素,实施个体化健康干预。

（3）基于相对固定人群提供预防服务的优势:随着家庭医生签约服务的推行,全科医生的服务对象相对固定,有条件为辖区内居民同时提供三级预防服务,使预防医学的理念得到充分实践,同时也节约了卫生资源。

（4）独特的全科医学理念优势:全科医生经过全科专业培训,具有独特全科医学理念,以及全人、全家及全社区的健康服务理念,还具有以预防为先导的服务特点,为全科医生在社区向居民开展连续性、协调性、综合性和个体化的医疗服务的同时开展有针对性的预防服务打下了坚实基础,使他们具有在社区为居民提供预防、治疗、保健、康复一体化的健康照顾的能力。

（5）利用全科医生沟通、协调能力提供预防服务的优势:全科医生具有较强的沟通、协调能力,能充分利用与居民及其家庭成员间的融洽关系和各种社会资源,为社区居民提供预防服务。

2. 全科医生在社区预防服务中的作用

（1）预防服务方案的制定者:全科医生在社区开展医疗服务时,应利用每一次与社区居民及其家庭接触的机会提供预防服务。此外,在诊疗过程中除解决现患疾病外,全科医生还关注患者整体健康状况,全面评测影响患者健康的危险因素,制定出个性化的疾病预防服务方案。

（2）健康维护与疾病管理的教育者:全科医生作为居民健康的"守门人",应利用各种机会和形式,对社区居民进行深入细致的健康教育,如教育居民识别致病因子、如何纠正不良的生活方式等,促使个人及其家庭为自己的健康负责。

（3）公共卫生服务的资源协调者:每位居民均拥有享受公共卫生服务的权利,如政府每年为居民提供的高血压、糖尿病、肿瘤(大肠癌、肝癌等)早期筛查服务,全科医生充分协调各种资源,在体检筛查实施过程中发挥重要作用。此外,全科医生还能运用和整合家庭资源、社区资源、社会资源及各级各类医疗保健资源,为居民提供协调性服务。

（4）基本医疗和预防知识的提供者:世界卫生组织指出人类 60% 的健康影响因素是由个人行为与生活方式造成的,80% 的疾病可以在社区得到解决,而针对这些因素的预防和疾病的干预,全科医生依靠其独特医学知识结构和技能训练的优势在社区即可开展。全科医生还可为社区居民提供各种与健康、疾病相关的医学知识,解答疑问,并给出科学的意见和建议,以达到预防疾病、促进健康的目的。

（江孙芳）

第二节　临床预防

临床预防医学伴随着人类疾病谱的变化和医学模式的转变而逐渐形成并迅速发展。20 世纪中期随着一些发达国家经济的迅速发展,工业化、城镇化、人口老龄化加快演变,影响居民寿命的疾病谱发生了明显改变,由传染病转变为以心脑血管疾病、糖尿病、恶性肿瘤等为代表的慢性非传染性疾病。随着慢性病发病率、死亡率和医疗费用的不断上升,各国愈加重视预防医学服务。我国自 20 世纪 60 年代开始执行"以医院为中心扩大预防"的卫生工作方针以来,开展了许多临床预防服务工作。2009年启动国家基本公共卫生服务项目,2016 年 8 月召开的第一次全国卫生与健康大会将"健康中国"上升为我国优先发展的国策,党的十九大作出了实施健康中国战略的重大决策部署。《健康中国行动（2019—2030 年）》指出要始终"牢固树立'大卫生、大健康'的健康理念",强调"坚持预防为主、防治结合的原则",持续性地"促进以治病为中心向以健康为中心转变,提高人民健康水平"。随着健康中国建设的推进,我国健康服务体系不断调整优化,临床预防服务的重要性日益突出,中国临床预防服务工作已逐步走上规范化的道路。

一、临床预防服务的定义

临床预防服务（clinical prevention）又称作个体预防（individual prevention）是指在临床场所由临床医生等医务工作者对"健康者"和无症状"患者"的健康危险因素进行评价，针对危险因素提供以第一级预防和第二级预防为主的个性化干预措施来预防疾病和促进健康。服务对象中的"无症状"者，并不只是指就医者没有症状，除了因现患疾病影响生活质量而就诊的原因外，还包括就诊中尚未出现的症状但将来可能会有危及其生命的相关健康问题者。这为临床医生推行临床与预防相结合一体化的卫生保健服务提供了绝佳的工作时机。临床医生是临床预防服务的提供者，其特殊的身份能在日常医疗工作中将预防保健与医疗卫生服务有机地结合，为患者提供个体化、针对性的健康教育和咨询，以促进个体和人群健康，控制或消除导致伤害和疾病的危险因素，并提高患者的依从性和自我保健意识。

二、临床预防服务的特点

临床预防服务具有以下特点。

（一）重视预防的针对性

临床预防服务与临床医疗服务具有相似之处，良好临床预防服务的基础是在全面收集患者的临床资料基础上，确定其所具有的危险因素后为该患者制订个性化的预防服务。临床预防服务的方式是需要临床医生积极主动地在诊疗过程中提供机会性预防，方法具有针对性。

（二）临床与预防相统一

临床预防服务的主体是临床医生，在基层以全科医生为主，全科医生除了为患者提供基本医疗服务外，也是患者及家属的医学咨询者，为其提供健康咨询，开具健康处方，并在随访过程中及时发现疾病危险因素和早期征兆，降低严重疾病发生发展的风险。在常规医疗中提供预防服务，对健康者和无症状"患者"实施一级预防和二级预防，可达到临床与预防服务一体化的效果。

（三）强调医患共同参与

临床预防服务的主要对象是前来就诊的健康者和无症状者，其特点是应用增权原则，以相互尊重的方式在医生和就诊者之间开展健康教育和健康咨询，强调"医患"双方共同作出决策。在提供临床预防服务时，医生只向患者提供健康建议，把健康危险因素的利弊等信息告知患者，尊重患者的自主抉择，更注重医患双方"共同参与"型的良好医患关系模式。

（四）主体服务的综合化

临床预防服务的内容是与生命周期、家庭周期和疾病周期的防治相结合的综合性预防，一个人的健康问题是受多种因素共同作用的结果，既包括来自患者自身的因素，如遗传背景，也包括其所处的家庭、社会环境及周围事物对健康的影响。在对患者进行健康干预时，需综合考虑各方面因素，从生理、心理、社会三方面，针对个人、家庭及社区开展一、二级预防服务。

（五）形成和服务规范化

临床预防服务的规范化包含"形成的规范化"和"服务的规范化"两层含义。形成的规范化指临床预防服务措施的实施遵循循证的科学方法，将证据等级高的结果或结论用于指导个体、人群的预防，即临床预防服务的循证和推荐。服务的规范化指临床医务人员需严格按照临床预防服务基本步骤向就医者提供标准化、规范化、科学化的服务，包括：健康信息收集，健康风险评估以及个体化健康维护计划的制订与实施。

三、临床预防服务指南

临床预防服务的策略必须以科学研究为基础，运用科学的方法，尽最大可能获得最充分的证据为服务对象提供临床预防服务措施。为了实现上述目标，1976 年加拿大卫生福利部成立了加拿大预防保健工作组（The Canadian Task Force on Preventive Health Care，CTFPHC），其主要任务是基于科学证据，开发并推广符合基本医疗和临床预防服务的实践指南，该工作组主要由流行病学家、临床医务人员、基本医疗服务供方和公共卫生服务研究人员等组成。1979 年 CTFPHC 首先提出了临床预防的理论体系和研究方法，并正式出版了第一个专家组报告，评估了 78 种常见疾病的临床预防方法，为临床实践应用提出了建议。此后，随着科学研究证据等级的不断提高和新证据的出现，加拿大也在不断修订和完善针对常见疾病的"临床预防服务指南"，为加拿大临床医生在基层实施预防服务提供了有效的参考工具。

　　1984 年美国组建了美国预防服务专家组（US. Preventive Services Task Force，USPSTF），该专家组主要由来自基本医疗卫生保健专家和预防医学专家组成，主要任务是审查和评估科学研究证据的有效性，为基层临床医生开发临床预防服务指南提供基于循证医学的有力证据。1989 年 USPSTF 制定的第 1 版《临床预防服务指南》出版发行，对 60 种常见疾病的健康咨询、筛检筛查、免疫和化学预防等 169 种预防措施进行了系统评述。随后，USPSTF 在临床实践的应用过程中不断根据新的医学研究证据对《临床预防服务指南》内容进行及时修订和补充，现已制定发行多版系列指南。此外，该指南推荐证据等级为 A 和 B 的内容也已被纳入美国新的医疗保险计划和政策，同样该指南也被视为是临床预防服务工作的"金标准"。

　　20 世纪 30 年代，被誉为"中国公共卫生之父"的陈志潜先生在定县开创了当时国际首个"三级医学卫生保健网"，即乡村设保健员，乡镇设卫生站，区设卫生中心的"定县模式"，为传染病的早防早治积累了实践经验，为日后中国农村三级保健网的大力搭建打下了基础，也为 WHO 的 2000 年让人享有预防保健的倡议提供了依据。我国自 20 世纪 60 年代起逐步形成三级预防保健网，此后也相继开展相关临床预防服务规范的制定工作，如 2002 年卫生部发布的《慢性非传染性疾病预防医学诊疗规范（试行）》对部分临床预防服务规范做了推荐，包括周期性健康检查、化学预防、健康咨询等。为了进一步规范国家层面基本公共卫生服务项目的管理实施，我国于 2009 年制定了第一版《国家基本公共卫生服务规范（2009 年版）》，后于 2011 年进行修订。2017 年国家卫生计生委组织专家在《国家基本公共卫生服务规范（2011 年版）》内容的基础上进行了再次修订和完善，制定形成了《国家基本公共卫生服务规范（第三版）》，基于有力的科学研究证据对相关临床预防服务进行了规范。2019 年又增补了《新划入基本公共卫生服务工作规范（2019 年版）》，同年颁布的《健康中国行动（2019—2030年）》从十五个方面对我国当前突出的健康问题给予了建议。上述规范可作为全科医生在社区开展临床预防服务的依据。值得一提的是针对人体特定系统疾病制定的预防指南，如 2020 年发布的《中国心血管病一级预防指南》及《中国健康生活方式预防心血管代谢疾病指南》等，对心血管系统疾病相关预防服务内容进行了规范，并对其中推荐内容的推荐类别以及证据级别做了说明。此外，由各临床专科专家、全科专家及基层医疗卫生机构医生组成的专家组编撰制定的《基层医疗卫生机构常见疾病诊疗指南》，也可供全科医生在基层诊疗实践中参考。

四、临床预防服务的内容和方法

　　在临床工作中，全科医生提供临床预防服务主要针对的对象是健康者和无症状"患者"，依托临床场所提供第一级、第二级预防服务，主要内容包括：健康教育、健康咨询、筛检、免疫接种、化学预防、预防性治疗等。全科医生在评估患者的健康状况和疾病风险情况后，与患者共同协商制定临床预防方案，运用适当的方式方法进行预防干预。

（一）健康教育

1. 健康教育（health education）　健康教育是指通过有计划、有组织、有系统的教育活动和过程，使人们自觉地采纳有益于健康的行为习惯和生活方式，以降低或消除影响个体健康的危险因素，其核心是教育人们树立健康意识，提高遵医行为。健康教育包含个体健康教育以及群体健康教育两个方面，在临床预防服务过程中主要以个体健康教育为主。

2. 健康教育的方法

（1）语言教育法：包括交谈、专题知识讲座、小组座谈会等形式。①交谈即为医生通过面对面形式向居民传递健康信息，它具有操作性强、针对性强的特点，是个体教育的主要形式；②专题知识讲座是由专业人员（如全科医生）就某一影响居民健康的问题举行具有专业性、系统性的讲课，是传播健康知识最常用的一种方法；③小组座谈会是指患有相同疾病的个体在健康教育实施者的组织下，集体讨论各自对所患疾病的内心感受，并对疾病实施干预后的效果进行评价。小组座谈会具有互帮互学的特点，能充分发挥每个个体参与维护自身健康的积极性。

（2）文字教育法：包括标语、板报、健康教育处方等形式。①标语、横幅等具有制作简单、形式多样、易于理解等特点；②板报和宣传栏可手工或印刷制作，图文并茂吸引力较强，拥有相对固定的健康教育阵地（如基层医疗卫生服务机构）；③健康教育处方或小册子是相关临床医疗专业人员编制的一种用于健康教育的常见形式，其内容具有系统性、知识性强的特点，且便于保存、反复使用。

（3）形象化和电子化教育法：前者包括实物、图片、标本、模型等。具有直观性、真实性等特点，可使居民体验到身临其境的感觉，达到增强健康教育的效果，如通过向糖尿病患者展示日常食物标本及所含热量，能让其较好地掌握并控制自己每日所摄取食物的种类和数量。电子化教育法是利用现代化的多媒体设备对个体进行健康教育，包括利用广播、电视、电影等职业性信息传播手段或幻灯、VCD、录音和录像带等。

（二）健康咨询

1. 健康咨询（health counseling）　健康咨询是临床预防服务最重要的内容之一。它指在收集就医者健康危险因素的基础上，医生与就医者共同制订改变其不良健康行为的干预计划，对个体进行针对性的健康教育，督促其主动执行干预计划，并自觉采纳有益于健康的行为，降低或消除影响健康的诸多危险因素，达到促进身心健康的目的。

2. 健康咨询的方法　应用"5A"法为个体提供健康咨询的模式受到普遍认可，包括：①评估（assess）：在医生和提供临床预防服务对象相互信任的基础上，尽可能多地收集个体健康信息，并进行评估；②劝告（advise）：全科医生在提供预防疾病的知识后，对就医者自身存在影响健康的行为习惯和生活方式进行劝阻，告知这些危险因素带来的危害，以及采取措施消除危险因素所获得的效益；③达成共识（agree）：开展临床预防服务时，全科医生与就医者协商制定可行性的促进健康举措，提高患者自觉性，使其主动承担自身健康责任；④协助（assist）：在患者的共同参与下，全科医生帮助其制定改变健康不良行为的策略，为其找出执行过程中可能遇到的困难和解决问题的方法，并为患者获得有效的社会支持提供帮助；⑤安排随访（arrange）：全科医生在与患者达成预防服务计划后，需要对其执行情况进行随访并评估效果，必要时可调整预防服务措施和方案，并在过程中给予患者鼓励和支持。

（三）筛检

1. 筛检（screening）　筛检是指通过快速简便测试、体格检查及实验检查等方法，在健康人群或无症状"患者"中发现未被识别的可疑患者、健康缺陷者和高危个体的一项二级预防措施。通过筛检，将处于早期或亚临床患者、缺陷者及高危个体挑选出来，做到早诊断、早治疗。筛检不是诊断试验，对筛查结果阳性或可疑阳性者，必须进一步确诊。

2. 筛检的方法　筛检的方法包括定期健康体检、周期性健康检查和病例发现 3 种。

（1）定期健康体检（periodical health examination）　定期健康体检是指以健康为中心，通过医学手段和方法对受检者进行的身体检查，目的是了解受检者身心健康状况，早期发现疾病线索和健康隐患的诊疗行为。传统的定期健康体检广泛应用于职工体检、学生升学、个人就业和征兵等。我国政府为婴幼儿、60 岁以上老年人等重点人群提供了针对性的定期健康体检。针对不同年龄阶段、不同疾病的健康体检所包含的检查内容不尽相同。

（2）周期性健康检查（periodic health examination）　周期性健康检查是指临床医生根据就医者的性别、年龄、职业、地域位置及其相关健康危险因素，为其制订针对性、个体化的健康检查计划，以期发

NOTES

现疾病高危人群、亚健康者和疾病早期患者,并为进一步开展健康危险因素评价和实施干预措施提供依据。目前,实施经济、有效、主动的周期性健康检查越来越受到重视,具逐步取代定期健康体检已成为一种趋势。

(3)病例发现(case finding) 病例发现是医生利用就医者就诊的机会对患者进行检查、检测等,发现患者就诊原因以外的疾病,达到早发现、早诊断和早治疗的目的,如全科医生为高血压患者检测血糖、血脂等,以筛查患者有无糖尿病、高脂血症等合并症。通过这些措施全科医生可早期发现病例,并对疾病采取早期诊治,达到事半功倍的效果。随着社区基本医疗和公共卫生服务的深入推进,家庭医生在提供临床预防服务时,还能早期发现患者家庭成员中的疾患。

(四)免疫接种

免疫预防(immunoprophylaxis)是指通过将疫苗类制剂(特异性抗原)或免疫血清制剂(如特异性抗体)等接种于人体,使个体或群体产生对某种传染病的自动或被动免疫,从而保护易感人群,预防传染病的发生。免疫接种是预防和控制相关传染病最经济、最有效、最方便的手段,也是临床治疗疾病的重要手段。通过免疫接种,先前在全球范围内广泛流行的天花病毒目前已经消灭。此次新冠疫情,疫苗接种在阻断疫情传播、保障人民身体健康中发挥了举足轻重的作用,它在降低个体和人群被传染和感染后向重症恶化的概率中起到了重要作用。

免疫接种包括儿童计划免疫接种、成人常规接种、应急接种、免疫预防和免疫血清制剂临床治疗等。我国儿童(含新生儿)计划免疫接种的疫苗种类众多,包括:乙肝疫苗、卡介苗、脊灰灭活疫苗、百白破疫苗、麻疹疫苗、流脑疫苗等。截至2017年,根据国家免疫规划疫苗免疫程序,《国家基本公共卫生服务规范(第三版)》中规定的对适龄儿童进行常规接种的疫苗选择数达到14种。成人预防接种的疫苗主要有人乳头状瘤病毒(HPV)、狂犬病、乙型肝炎、流感、流脑等疫苗。此外,在部分省份还对重点人群进行了出血热疫苗的接种,对重点地区高危人群实施炭疽疫苗、钩体疫苗的应急接种。有基础疾病的患者、老年人等易感或易患重症人群,还可根据自身情况选择接种肺炎、流感等疫苗。

(五)化学预防

化学预防(chemoprevention)是指对无症状的人使用药物、营养素(包括无机盐)、生物制剂或其他天然物质,以提高机体免疫力、增强抗病能力的一级、二级预防措施。化学预防是对健康人和无症状"患者"进行的病因预防,而已出现症状的患者和有既往疾病史者使用上述药物、营养素、生物制剂等方法不属于化学预防。化学预防常用的方法有:在缺氟或缺碘的地区补充氟化物和碘化物,以减少龋齿和地方性甲状腺肿的患病率;妊娠期或育龄女性补充含铁物质预防缺铁性贫血的发生;孕期妇女补充叶酸减少新生儿罹患神经管畸形的风险;婴幼儿补充维生素D预防佝偻病的发生;以及服用阿司匹林预防脑卒中、缺血性心脏病等。但需注意化学预防必须在临床医务人员的指导下规范进行,综合考虑、权衡利弊、定期随访,避免不良事件的发生。

(六)预防性治疗

预防性治疗是指采用治疗手段,预防某种病情较轻的疾病发展为另一种较为严重疾病,或某种疾病从一个阶段进展到更加严重阶段。如内镜下切除结肠增生性息肉,预防其发展为结肠癌;糖耐量异常患者采取饮食控制、运动疗法等治疗性生活方式改变,以延缓糖尿病及其并发症的发生等,均属于预防性治疗的范畴。

五、临床预防服务的实施步骤

(一)健康信息收集

开展临床预防服务的第一步是收集个人健康信息。可通过问卷调查、健康体检、筛查及查阅门诊和住院病历等方式收集主要影响个体健康的危险因素,包括行为危险因素、工作和生活环境危险因素、遗传因素和医疗卫生危险因素等。临床预防服务中,获取就医者健康信息的途径一般是通过门诊问询,此方法简便易行,准确度高,且能及时收到反馈。

在临床预防服务过程中,临床医生初次与患者接触时,应针对危险因素确定问诊的主要内容,如是否吸烟饮酒、饮食情况、日常运动、性生活、旅居史、家族史、接种史及化学预防情况等,并通过询问建立患者个人健康信息档案。在随访中,全科医生应在复习既往病史记录的基础上,了解患者在减少健康危险因素方面取得成功的经验和失败的原因,识别尚未问询的其他危险因素,并进一步确认此次就诊时尚需注意的危害健康因素。

在为患者提供临床预防服务和诊疗时,医生应始终遵守尊重患者的原则和医学访谈的基本原则,包括知情同意、采用开放式提问、保持目光接触等。在询问时,还需关注患者的情绪反应,当患者表现出不耐烦、不自在或不愿意继续讨论某种生活方式、行为习惯等时,应及时识别并改变问询方式,或向患者提出与其共同分担健康问题等。

（二）健康风险评估

健康风险评估（health risk appraisal,HRA）是指用于描述和评估某一个体未来所患某种特定疾病或因为发生某种特定疾病致死的可能性的一种方法或工具。其目的在于估计特定时间内患者发生某种疾病的可能性,而不是作出明确的诊断。健康风险评估的具体做法是:医生根据所收集的患者个体健康信息,对其健康状况及未来所患某种特定疾病/致死风险性进行量化评估。健康风险评估的主要方法包括:一般健康风险评估和疾病风险评估。

（1）一般健康风险评估:是指通过问卷、危险度计算和评估报告3个基本模块对个体进行健康风险评估。评估内容主要是针对影响个体健康的危险因素和可能发生疾病两个方面。对危险因素的评估包含:个体生活方式、行为习惯危险因素评估、生理生化指标危险因素评估,以及对个体所具有危险因素的数量和严重程度的评估,以发现患者的主要健康问题和可能发生的主要疾病。

（2）疾病风险评估:是指对特定疾病患病风险的评估。其主要目的是:①筛查出患有某种疾病的个体并纳入疾病管理;②评估医生临床实践的有效性和患者的依从性;③评估给予干预措施后达到的健康效果;④收集医生和患者的满意度。一般常用于疾病风险评估的方法有两种,一种是单因素加权法,即判断个体死于某些特定疾病危险性的可能性,结果多以健康评分和危险因素评分方式表示,典型代表是哈佛癌症风险指数;另一种是多因素模型法,即判断一定特征的人患某一特定疾病或死亡的可能性,结果多以患病危险性、寿命损失及经济指标计算,典型代表是 Framingham 的冠心病模型。疾病风险评估注重客观指标对个体未来所患某种疾病发生的危险性,以流行病学研究结论作为主要参考依据,应用科学严谨的统计学方法建立疾病评估模型,尤其适用于医院、健康体检、社区卫生服务中心等医疗卫生服务机构开展疾病风险评估。

疾病风险评估的实施包含4个步骤:①选择所要预测的疾病;②不断发现并确定与该疾病发生有关的危险因素;③应用适当的预测方法建立疾病风险预测模型;④验证评估模型的正确性和准确性。

（三）个体化健康维护计划

健康维护计划（health maintenance schedule）是指在特定的时期内,依据患者年龄、性别以及已明确的健康危险因素,制订个体化的健康维护计划,实施健康指导。与一般健康教育和健康促进不同,临床预防服务中的健康维护计划强调个性化,医务人员针对患者的健康危险因素,制定相应的健康维护方案,设定个体目标,动态追踪疗效。个体化健康维护计划制订应遵循以下原则。

1. **个性化原则**　不同的个体其生活方式、行为习惯以及健康素养等均各不相同,使得影响个体健康的危险因素也不尽相同。因此,健康维护计划的制订应具有针对性,因人而异。

2. **以健康为导向原则**　临床预防服务的核心要义是"以健康为中心"。患病背后的原因可能是多方面的,全科医生在社区提供临床预防服务时应不仅关注个体所患的疾病,更应关注患者的整体健康,预防为主,防治结合。

3. **个人积极参与原则**　个体化健康维护计划的实施需要服务对象的积极参与和配合,强调充分发挥个人的主观能动性,改变被动的健康照护模式,这对健康维护计划的顺利完成至关重要。

4. **动态性原则**　个体生命的每个阶段所面临的影响健康的危险因素是不同的,针对个体危险因素制定的健康维护计划方案亦应是动态变化的。要做到对个体健康的有效管理,全科医生应对服务对象进行定期随访,根据其健康状况和健康危险因素的变化及时调整健康维护方案,并予以实施。

5. 综合性利用原则 个体化健康维护计划的制订是多层次、全方位的。从健康的定义看,它包括:生理、心理以及社会适应能力三个层面的内容;从健康维护计划的项目上看,主要包括综合的健康体检、系统的保健方案、健康教育处方和饮食及运动指导等。因此,制订个体化健康维护计划,应采用多角度、综合性的健康促进措施,对个体的健康实施全面管理。

全科医生应根据个体危险因素的评估结果和相关健康信息,确定干预措施,并结合服务对象的具体情况、资源的可及性和实施的可行性,选择合适的干预措施纳入个体的健康维护计划中,并确定干预实施的频率。

个体化健康维护计划的实施包括:①建立流程表。为了便于健康维护计划的实施和监督,一般要求医生为每位服务对象制订1张健康维护流程表,内容主要包括健康指导、疾病筛检和免疫接种3个部分。在提供临床预防服务过程中,医生可根据患者的特征与需求增删项目,使流程表更加个体化。②单个健康危险因素干预计划。在已建立流程表基础上,医生还需与服务对象共同制订另一份针对某项健康危险因素的干预行动计划,如吸烟者的长期戒烟计划、超重肥胖者的体重控制计划等,有效地降低或消除特定危险因素对个体健康的影响。单个健康危险因素干预计划的制订需注意分步实施,从最容易纠正的健康危险因素开始,成功后再纠正另一个,使服务对象看到自己的进步,以增强其树立长期坚持的信心,最终实现维护健康的目的。③提供健康教育资料。为了提高服务对象对计划执行的依从性,医生在提供临床预防服务时可为其提供健康教育资料,利用多方面资源促使其主动承担起健康保健的责任,下决心改变不良生活方式和行为习惯,达到真正提高健康水平和生活质量的目的。④健康维护计划的随访。医生在干预计划实施后,根据服务对象执行计划的情况、感受和反馈等,及时发现被忽视的问题。

六、临床预防服务的意义

临床预防医学是临床医学与预防医学的有机结合,在现代医疗实践中发挥着促进人类健康、提高生命质量的重要作用。实施临床预防服务具有极大的社会效益和经济效益。通过开展临床预防服务工作,在人群中开展健康教育,纠正不良生活方式,能显著降低全人群的疾病发生率和死亡率。对冠心病、糖尿病、高血压等慢性非传染性疾病患者进行临床预防工作,可有效延缓患者的病程、减少并发症、改善患者的生命质量。开展临床预防服务还能加强医生的疾病预防意识,直接感受到预防的价值,促进双向转诊,合理使用医疗资源,并降低医疗费用。此外,作为一种有效的预防服务模式,实施临床预防服务在提高基层社区卫生服务机构的质量和水平,促进和谐医患关系的建立与维持等方面均具有重要意义,是一项基本的、不可或缺的基层医疗卫生保健服务。

(江孙芳)

第三节 临床预防的提供

临床预防服务是临床医生将疾病治疗和预防相结合最密切的连接点。通过对影响健康的相关危险因素的评估、干预和控制,临床预防服务将疾病的被动治疗转变为疾病的主动预防,不仅起到了最大限度促进健康,还有效地减少了患者和社会经济负担,带来良好的成本-效益。临床预防服务是全科医生的主要工作之一。

一、提供全生命周期的健康管理与维护

世界卫生组织(WHO)将人的生命周期全过程划分为四个阶段即:围生期和婴幼儿期、青少年期、

成年期及老年期,针对人不同生命周期和疾病发展不同阶段,提供具有针对性的临床预防服务是全科医生在社区基本医疗实践中的一项重要任务。我国已把健康生命全程路径提升到国家战略的高度。

（一）围生期健康管理与维护

围生期一般指妇女妊娠28周到出生后一周这段时期,此期常见的健康问题多出现在孕妇及新生儿营养、避免感染、母乳喂养、新生儿护理等方面。全科医生主要在产前及产后2个阶段为孕妇及腹中胎儿和新生儿提供临床预防服务。

产前健康管理:①孕晚期(28~36周和37~40周各一次)孕妇的健康教育和咨询;②教授孕产妇自我监测方法,促进自然分娩和母乳喂养,指导并发症的预防及孕期并发症的综合治疗;③增加对随访过程中发现的高危孕妇的随访次数并建议其增加专科随访频次。如果全科医生在对孕妇进行随访时发现病情非常严重,应立即转诊。

产后健康管理:对产后返家的孕妇和新生儿,全科医生应在1周内进行家访。内容主要包括:①孕产妇保健指导、提倡母乳喂养,同时探访新生儿和指导新生儿护理;②观察、询问和检查子宫、会阴或腹部伤口、乳房等的一般情况;③对发生产褥感染、子宫复旧受损、产后阴道流血、产后抑郁和妊娠期间无法治愈的合并症的妇女应立即转诊。

新生儿健康管理:①探访新生儿应注意出生时情况、疫苗接种情况和新生儿疾病检查情况等;②重点是询问和监测营养、排尿、黄疸、产后症状、口腔发育和睡眠状况,根据每个孩子的具体表现,因人而异开展喂养、发育、疾病预防及口腔保健指导;③新生儿体格检查包括:体温、身长、出生体重等,同时为产妇和孩子建立《母子健康手册》;④对早产儿、低出生体重儿、双胎、多胎及有出生缺陷等高危新生儿增加家访次数。

（二）婴幼儿期健康管理与维护

婴幼儿期是指出生后1周到3岁的这段时期,期间常见的健康问题多为生长发育、营养不良、营养过剩(小儿肥胖)和佝偻病等。全科医生需为3岁前的婴幼儿提供8次门诊或家访服务,内容包括:①向家长询问婴幼儿上次随访到本次随访之间的喂养、患病情况;②体格检查,评估婴幼儿生长、心理行为发育是否正常;③开展有关婴幼儿喂养、生长发育、疾病预防、口腔保健等健康知识的指导;④在特定的月龄,对婴幼儿开展血常规检测和听力筛查等。

（三）青少年期健康管理与维护

3~6岁的学龄前期儿童,全科医生每年提供一次随访服务。集中居住的儿童可在托幼机构实施,分散居住的儿童可依托乡镇卫生院、社区卫生服务中心开展。服务内容包括:①询问家长上次随访到本次随访之间孩子的膳食、患病等发生情况;②进行体格检查以及心理评估,血常规化验及视力评估,膳食营养、疾病预防、健康保健等知识教育。

7~12岁或7~14岁学龄期儿童,全科医生提供的健康管理服务内容包括:①增强体育运动教育,纠正不良饮食习惯,促进生长发育;②注意健康行为的形成和安全教育,预防意外的发生;③加强人际交往,培养和形成良好道德品质和面对困难的毅力;④每年进行一次体格检查,加强疾病的监测(视力障碍、营养不良、单纯性肥胖等)。

青春期(一般指12~14岁起到20~24岁左右)是童年向成年的过渡时期,其生理和心理发育趋于成熟,全科医生针对青春期青少年应提供的健康管理服务包括:生殖健康(性生理、性知识、意外妊娠等)、危险行为(吸烟、酗酒、吸毒等)干预、生活行为方式指导(合理饮食、保证充足睡眠、加强户外运动等)和心理健康问题(社交恐惧、抑郁、自杀倾向等)的预防。

（四）成年期健康管理与维护

成年期(一般从24~25岁起到60~65岁)人群在其学习、生活和工作过程中面临的诸多影响健康的危险因素,主要包括:生殖健康、生活方式、社会心理等。全科医生应提供的临床预防服务内容有:

1. 生殖预防服务　包括婚前、新婚期、妊娠期、产褥期以及妇女绝经期的预防服务等。①婚前为夫妇双方进行优生优育的健康宣教和咨询,提供指导和检查;②通过定期体检,早期发现高危孕妇,并提供必要的医疗照护,同时关注孕妇的心理健康;③给予产褥期妇女膳食营养和产后健康指导,促进母乳喂养,重视产后的首次家访;④关注绝经期妇女的情绪变化,及时予以疏导,对症状显著、影响生活质量者予以必要的医疗干预等。

2. 社会心理行为的预防服务　①开展健康教育和健康促进,教授健康行为和纠正不良行为习惯,如均衡饮食、适度运动、戒烟和限制饮酒,以及保持平衡心态等;②对影响个体健康的危险因素进行评价,教育服务对象掌握自我保健的知识和方法,并对个体实施全程的健康管理;③提供培养健康行为习惯和生活方式的支持环境,如强调家庭教育和家庭环境的作用,社区环境以及社会政策环境等对健康的影响。

3. 疾病的筛查和管理服务　①采集个体全面的健康状况信息,评价整体健康状况;②通过定期健康体检,建立动态的健康管理档案;③提高服务对象的依从性;④疾病筛查,如 35 岁以上常住居民首诊时测量血压,以筛查高血压病;⑤对疾病高危人群和现患人群进行规范管理,并增强其自我管理能力等。

（五）老年期健康管理与维护

老年期是指年龄在 65 岁及以上人群所经历的时期。此期人群常见的健康问题多为慢性病诊治、用药管理、生活自理、认知功能变化等。全科医生每年为辖区常住老年居民提供 1 次及以上的健康管理和随访服务,内容包括:行为习惯和健康现状评估、体格检查、实验室和影像学检查以及健康行为指导。

1. 行为习惯和健康现状评估　全科医生在提供基本医疗服务过程中,可通过门诊及家访问诊和自评来了解老年人健康状态、营养膳食、体育活动、烟酒情况、自理能力、既往所患疾病的诊治效果及其不良反应等。

2. 体格检查　在为老年人提供临床预防服务时,全科医生应同时进行体格检查,内容包括体温、呼吸、脉搏、血压、体重指数、腰腹围、心脏、肺部、腹部、皮肤、浅表淋巴结等,此外还可开展老年人视力、听力和肌肉骨骼系统等方面的检查。

3. 实验室和影像学检查　为老年人提供预防服务时有关的辅助检查主要包括"三大常规"——血、尿、粪常规,血糖血脂、肝肾功能、胸部 X 线片、心电图以及腹部 B 超等。

4. 健康指导　结合以上评估和检查结果,告知其整体评价结果,并给予相应的健康指导:①为评估过程中确诊的高血压、糖尿病等慢性病患者建立健康档案,并纳入健康管理体系;②对有其他疾病的老年患者,予以积极治疗;③对随访过程中发现有症状、体征或检查指标明显异常的老年人应增加随访次数,必要时及时转诊;④给予行为习惯、预防接种、自救和避免伤害、预防和治疗骨质疏松症、认知和情绪以及心理等健康指导。

二、筛检的社区应用

对人群实施筛检过程中所用到的各种手段和方法称为筛检试验(screening test),它可以是常规体格检查、定期的健康体检、物理学检查、实验室检查或问卷调查等。筛检的过程只是将人群中可疑患病者或有缺陷者(筛检试验阳性者)与那些可能无病者(筛检试验阴性者)区分开,对筛检试验阳性者,应进一步予以确诊。

（一）筛检的目的和意义

筛检能以较低的成本取得较高的健康效益,也是解决我国当前健康问题,满足人们对健康需求的现实途径。筛检的目的和意义有:①筛检是实现疾病二级预防的重要举措,可早期发现处于临床前期或疾病初期的可疑患病者,达到早诊、早治、提高治愈率、降低疾病发生风险、改善预后的目的;②筛检可以发现某些疾病的高危个体,并及时提供相应的预防干预措施,控制人群发病率,实现疾病的一级预防;③通过筛检可以进行流行病学监测,了解疾病的患病率及其自然史,为公共卫生决策提供科学循证依据等。

（二）筛检试验的应用原则

筛检是早期发现疾病的重要手段,通过对筛检阳性者进行诊断试验,明确诊断后,使得患者获得救治,预后良好。然而在运用筛检试验时,需权衡利弊,遵循一定的原则。

1. 应选择发病率高、致残率高、死亡率高、疾病负担重的疾病进行筛检。

2. 应选择自然史明确的疾病进行筛检。该疾病要具有足够长的易感期、潜伏期或发病前期,以达到早发现、早诊断和早治疗的目的。

3. 有明确的筛检效益。对被筛检的疾病,要有明确的预防和治疗方法来延缓或阻止疾病的发生、发展,使筛检效益最大化。

4. 筛检方法应具有较高的灵敏度、特异度以及阳性预测值。在临床预防服务中,全科医生应根据不同疾病的特点和筛检目的,选择相应的筛检试验。

5. 筛检试验需具有安全、经济、方便、有效等特点,并具有可行性和推广性。

6. 筛检的整个过程应规范进行,重视筛检对象的知情同意、隐私保护,并尊重其自主选择权。

(三) 社区常见慢性病的筛检应用

1. 糖尿病的筛检

(1) 识别糖尿病高危人群:①年龄≥40 岁;②有糖尿病前期病史(糖耐量异常、空腹血糖受损或两者同时存在);③超重或肥胖(BMI≥28kg/m²)和/或中心性肥胖(男性腰围≥90cm,女性腰围≥85cm);④静坐生活方式;⑤糖尿病家族史;⑥有妊娠期糖尿病史的妇女;⑦高血压或正在接受降压治疗患者;⑧血脂异常或正在接受调脂治疗者;⑨动脉粥样硬化性心血管疾病(ASCVD)患者;⑩有一过性类固醇糖尿病病史者;⑪多囊卵巢综合征(PCOS)患者或伴有与胰岛素抵抗相关的临床状态(如黑棘皮症等);⑫长期接受抗精神病药物、抗抑郁药物治疗或他汀类降脂药物治疗者。凡具有以上一项或多项糖尿病危险因素的居民,均可被视为糖尿病高危人群。上述高危人群,全科医生应对其进行有针对性的健康教育,建议每年至少测量 1 次血糖(空腹血糖),并接受医务人员的健康指导。

(2) 高血糖检查方法:高血糖检查方法包括静脉血浆血糖(空腹血糖、餐后血糖和随机血糖)和口服葡萄糖耐量试验(OGTT)2 种,对于空腹血糖≥6.1mmol/L 或随机血糖≥7.8mmol/L 的人群,建议行 OGTT 试验,此外对于 20~74 岁普通人群,采用中国糖尿病风险评分表进行糖尿病风险评估时,如果总分≥25 分亦应行 OGTT 试验,以了解糖负荷后 2 小时血糖情况,最大限度地避免漏诊。

2. 血脂异常的筛检

血脂异常是促使动脉粥样硬化性心血管疾病(atherosclerotic cardiovascular disease,ASCVD)发生发展的主要致病危险因素之一。基层医疗卫生服务人员是防治 ASCVD 的主力军,提高基层医生对血脂异常的认知水平,通过筛检发现血脂异常个体,并提供及时有效的预防干预措施,对降低 ASCVD 的发病率、死亡率具有重要意义。

《血脂异常基层诊疗指南(实践版·2019)》建议:①20~40 岁成年人至少每 5 年检测 1 次血脂;②40 岁以上男性和绝经期后女性每年检测 1 次血脂;③ASCVD 患者及其高危人群,应每 3~6 个月检测 1 次血脂;④因 ASCVD 住院患者,应在入院时或入院 24 小时内检测血脂。

血脂检测的重点对象包括:①有 ASCVD 病史者;②存在多项 ASCVD 危险因素(如高血压、糖尿病、肥胖、吸烟)的人群;③有早发性心血管病家族史者(指男性一级直系亲属在 55 岁前或女性一级直系亲属在 65 岁前患缺血性心血管病),或有家族性高脂血症患者;④皮肤或肌腱黄色瘤及跟腱增厚者。

3. 常见肿瘤的筛检

(1) 胃癌的筛检:在我国,胃癌的发病率和死亡率均居恶性肿瘤前三位,早期胃癌占比较低,大多发现时已是进展期,总体五年生存率不足 50%,早期筛查、早期发现至关重要。由于内镜检查普查成本费用的局限性,且患者接受度较低,行之有效的方法是对胃癌高危人群进行筛查,达到较高的"成本-效益"。

符合下列第 1 条和第 2~6 中任意一条者为胃癌的高危人群:①年龄 40 岁以上,性别不限;②胃癌高发地区人群;③幽门螺杆菌感染者;④既往患有慢性萎缩性胃炎、胃溃疡、胃息肉、手术后残胃、肥厚性胃炎、恶性贫血等胃癌前疾病;⑤一级亲属有胃癌患者;⑥存在胃癌其他高危因素(高盐、腌制饮食、吸烟、过量饮酒等)。

主要筛查方法包括:①血清胃蛋白酶原(pepsinogen,PG)检测:在我国采用 PG 作为界定胃癌高危人群的标准是 PG Ⅰ≤70μg/L 且 PG Ⅰ/PG Ⅱ≤7.0,根据血清 PG 浓度检测和幽门螺杆菌抗体含量检测的结果对胃癌患病风险进行分层并决定进一步检查策略;②胃泌素 17(gastrin-17,G-17):血清 G-17 浓度检测可以诊断胃窦(G-17 水平降低)或仅局限于胃体(G-17 水平升高)的萎缩性胃炎;③上消化道钡餐已基本被内镜检查所取代,不推荐用于胃癌筛查;④内镜检查:内镜检查、活检是确诊胃癌的"金标准",随着无痛胃镜的发展,人们对胃镜检查筛查胃癌接受度大大提高。

（2）女性"两癌"的筛检:乳腺癌和宫颈癌是我国女性最常见的恶性肿瘤。2019 年国家卫健委颁布的《新划入基本公共卫生服务相关工作规范(2019 年版)》明确指出,将为 35~64 岁农村妇女进行免费宫颈癌检查和乳腺癌检查,提高"两癌"早诊率(图 5-1)。

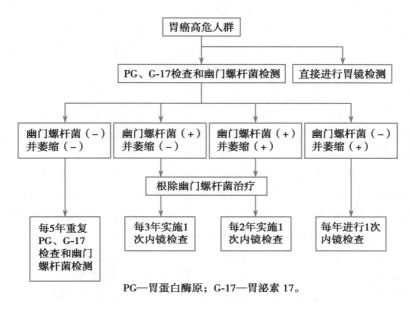

PG—胃蛋白酶原;G-17—胃泌素 17。

图 5-1　胃癌筛查方法

1)乳腺癌的筛检:我国乳腺癌发病率位居女性恶性肿瘤的首位,给妇女的身心健康造成严重影响,早诊早治是降低乳腺癌死亡率的关键。在无症状妇女中通过简单、有效、经济的方法发现癌前病变或早期浸润性癌的患者是实现上述目的的重要举措。乳腺癌的筛查分为群体筛查(mass screening)和机会性筛查(opportunistic screening)。群体筛查一般是指有组织地在社区或单位为适龄妇女提供乳腺癌筛查,机会性筛查是个体主动或自愿到提供乳腺癌筛查服务的医疗保健机构进行检查。

普通人群乳腺癌筛查策略:

a. 20~39 岁女性:①每月进行 1 次乳腺自我检查;②每 1~3 年进行 1 次临床检查。

b. 40~69 岁女性:①适合群体筛查和机会性筛查;②每 1~2 年进行 1 次乳腺 X 线检查或乳腺超声检查;③对致密型乳腺推荐 X 线与超声联合检查;④每月 1 次乳腺自我检查;⑤每年 1 次临床检查。

c. 70 岁以上女性:①机会性筛查;②每月进行 1 次乳腺自我检查;③每年 1 次临床检查。

高危人群乳腺癌筛查策略:乳腺癌高危人群包括:①有乳腺癌遗传倾向;②既往患有乳腺导管、小叶不典型增生或小叶原位癌者;③胸部放疗史者。对乳腺癌高危人群的筛查:①早发乳腺癌家族史且自身携带有 *BRCA 1/2* 基因突变者,从 35 岁起每年行 1 次乳腺 MRI 检查;②40~44 岁无早发乳腺癌家族史或不携带 *BRCA 1/2* 基因突变的其他高危风险者,从 40 岁起每年行 1 次乳腺超声检查,必要时加做乳腺 MRI;③45 岁及以上其他乳腺癌高危风险者,每年行 1 次乳腺 X 线联合超声检查,必要时加做乳腺 MRI。

2)宫颈癌的筛检:宫颈癌发病率居我国女性恶性肿瘤中第二位。宫颈癌的筛查方法主要有:①传统细胞学检查(巴氏涂片);②液基细胞学检查(TCT):为目前最理想的宫颈癌筛查方法,已逐步取代巴氏涂片;③人乳头瘤病毒(HPV)基因高危型检测;④阴道镜检查:当 TCT 或 HPV 检查异常时,可进一步行阴道镜明确病变;⑤宫颈活体组织检查:活组织病理检查是诊断子宫颈癌最可靠的方法。针对宫颈癌的筛查年龄界限及周期目前尚无基于国内数据制定的指南可以借鉴,主要参考的是美国妇产科学院(ACOG)、美国癌症协会(ACS)和美国阴道镜和宫颈病理学协会(ASCCP)联合制定的筛查建议:

a. 对于年龄<21 岁的女性,除 HIV 感染外,不推荐启动宫颈癌筛检。

b. 21~29 岁女性每隔 3 年接受一次细胞学检查。

c. 30~65 岁女性推荐每 3 年进行一次细胞学检查(可接受),每 5 年进行一次 HPV 联合细胞学检查(首选)。

d. 对于年龄>65 岁的女性,既往有足够次数的宫颈癌筛查阴性史且在过去 20 年没有宫颈上皮内瘤变 2 级(CIN 2)或更高史的妇女可以停止筛查。足够的宫颈癌筛查阴性史定义为:在 10 年内连续 3 次细胞学检查阴性或连续 2 次联合检测阴性,但强调最近一次检测是在过去 5 年进行的。

e. 对于施行子宫全切术且既往没有 CIN 2 或更高史者,常规细胞学及 HPV 检测应终止,并不因任何原因而启动。

与宫颈癌发病相关的危险因素包括:①不良性行为:过早性生活、自身或配偶有多个性伴侣;②月经及分娩因素:经期延长、经期卫生不良、早婚、早育、多产等;③性传播疾病诱发的炎症反应对宫颈的持续刺激;④吸烟;⑤长期使用避孕药;⑥免疫缺陷和抑制:HIV 感染及器官移植术后免疫抑制药物的使用;⑦其他病毒感染:如疱疹病毒Ⅱ型(HSV-Ⅱ)等。

(3)结直肠癌的筛检:结直肠癌是我国居民发病率及死亡率较高的恶性肿瘤,并有年轻化的趋向。《中国结直肠癌筛查与早诊早治指南(2020,北京)》指出现已明确的结直肠癌危险因素包括:①结直肠癌家族史;②炎症性肠病;③红肉和加工肉类摄入;④糖尿病;⑤肥胖;⑥吸烟;⑦大量饮酒。具有上述危险因素的个体可作为推荐结直肠癌筛查对象。

结直肠癌的筛查和早期诊断方法:结肠镜是筛查结直肠癌的"金标准";免疫法粪便隐血试验(FIT)对结直肠癌进行筛查灵敏度较高,但对早期癌前病变诊断灵敏度有限;乙状结肠镜对远端结直肠癌的筛查诊断灵敏度以及特异度均较高;结肠 CT 成像技术对结直肠癌、癌前病变的筛查具有一定筛检能力;多靶点粪便 FIT-DNA 检测技术在相应条件下也可对结直肠癌和癌前病变进行筛查,发现均具有一定的筛检能力。

结直肠癌筛查工具的筛查周期:每 5~10 年进行一次结肠镜检查;每年进行一次 FIT 检查;每 3~5 年进行一次乙状结肠镜检查;每 5 年进行一次结肠 CT 成像技术检查;每 3 年进行一次多靶点粪便 FIT-DNA 检测。

(4)肝癌的筛检:肝癌已成为我国前 3 位的肿瘤致死病因。《原发性肝癌的分层筛查与监测指南(2020 版)》指出肝癌的病因主要有:肝硬化、HBV 感染、HCV 感染、酒精、非酒精性脂肪肝病、糖尿病,以及致癌物的长期暴露,如黄曲霉毒素和马兜铃酸等。此外,具有肝癌家族史的病毒感染者其自身发生肝癌的风险将显著增加。对肝癌高风险人群进行筛查,便于早期发现、早期诊治,是提高肝癌患者预后的关键。指南根据不同个体的相关风险层次对其肝癌监测时间间隔和监测工具做了推荐:对于高危人群,建议每 6 个月进行 1 次腹部超声联合血清甲胎蛋白检测(常规监测);对于极高危人群,建议每 3 个月进行 1 次常规监测,6~12 个月进行 1 次增强 CT 或 MRI 检查,以提高早期肝癌诊断率和降低监测成本;对于低中危人群,肝癌年发生率低,可延长监测间隔为 1 年或以上(表 5-1)。

表 5-1　肝癌相关风险人群与辨识

肝癌相关风险人群	辨识特征
肝癌低危人群	①免疫耐受期 HBV 感染者;②抗病毒治疗获得 SVR 的 HBV 或 HCV 相关慢性肝炎;③ALT、血小板正常非病毒性肝病
肝癌中危人群	①年龄<40 岁,未抗病毒治疗或抗病毒治疗后 LLV 的 HBV 或 HCV 相关慢性肝炎;抗病毒治疗获得 SVR 的 HBV 或 HCV 相关肝硬化。②ALT 正常非病毒性肝硬化或 ALT 异常慢性非病毒性肝炎

续表

肝癌相关风险人群	辨识特征
肝癌高危人群	①未抗病毒治疗或抗病毒治疗后 LLV 的 HBV 或 HCV 相关肝硬化;②非病毒性肝硬化患者伴糖尿病和/或一级亲属肝癌家族史;③男性,年龄>40 岁;女性,年龄>50 岁;未抗病毒治疗 HBV/HCV 相关慢性肝炎
肝癌极高危人群	①腹部超声检查肝脏结节(1~2cm)或病理学为 LGND、HGND;②HBV 或 HCV 相关肝硬化结节(<1cm);③未接受抗病毒药物治疗、治疗后 LLV 的 HBV 或 HCV 相关肝硬化伴糖尿病或一级亲属有肝癌家族史等协同危险因素

SVR:持续病毒学应答;HBV:乙型肝炎病毒;HCV:丙型肝炎病毒;ALT:谷丙转氨酶;LLV:低病毒血症;LGDN:低级别不典型增生结节;HGDN:高级别不典型增生结节。

三、慢性非传染性疾病的健康管理

慢性非传染性疾病(慢性病)已占据全球疾病负担的一半以上,随着人均寿命的延长,慢性疾病负担将继续上升。对慢性病进行积极的健康管理使个体和群体健康状况得到有效评估,给予针对性的健康指导,有助于降低慢性病发病率、延缓疾病发展,对降低医疗费用、改善群体健康、提高患者生活质量具有重要意义。

(一)慢性病健康管理的概念

慢性病健康管理(health management for chronic disease)是指以生物-心理-社会医学模式为指导,组织慢性病专业医生和护理人员,通过为健康人、慢性病风险人群、慢性病患者提供全面、连续、主动的管理,以达到促进健康,延缓慢性病进程,减少并发症、降低伤残率、延长寿命、提高生活质量,同时降低医药费用为目的的一种科学健康管理模式。慢性病健康管理为慢性病患者提供了全方位、多角度的健康服务,可有效应对慢性病疾病负担带来的不良后果,对个人、家庭乃至整个国家经济社会的发展都具有重大意义。

(二)慢性病健康管理的内容

1. 慢性病健康管理计划

(1)设计阶段:明确疾病的病因、发生、发展、转归及在此过程中可采取的适宜措施。该阶段需要明确的内容还应包括患者类型的划分及如何评价患者的危险因素,进一步确定临床指南、实施路径和决策原则,最后作出患者健康保健、自我管理和健康教育的计划。

(2)实施阶段:在实施阶段相应的适宜技术和管理制度应基本具备,为下一步顺利开展疾病管理工作提供保证,内容包括患者的持续服务计划、信息技术和信息传播的基础性结构、医院内外部的管理等。

(3)评价阶段:应用相关技术和指标体系对管理的效果、效益作出评价和报告,并完成对慢性病健康管理实施过程中的跟踪和资源管理,将评价结果及时反馈给实施过程,从而实现持续提高质量的目的。

(4)市场推荐阶段:是在设计、实施、评价三个阶段的基础上进一步评估该慢性病健康管理计划在市场上推广的前景,目的是确定该计划的投资风险。

2. 慢性病健康管理要素　慢性病健康管理是卫生保健体制改革的重要部分。在以系统为基础的慢性病健康管理中其要素主要有:建立各部门的协作、初级保健团队建设、建立信息系统平台、医生培训、患者健康教育和自我管理。

(1)建立有效的管理团队和部门协作:在社区开展慢性病健康管理时,可根据社区卫生服务机构及辖区所管理人群的特点,建立不同模式的管理团队,包括:以患者为中心的管理团队、以流程管理为中心的管理团队和小团队管理模式。慢病管理是由社区卫生服务中心(站)、三级医院以及疾病预防控制中心等系统为基础相互协作共同完成的。社区卫生服务中心(站)与三级医院之间建立双向转诊通道是协调卫生保健服务的重要内容。

(2)完善初级卫生保健团队建设:慢性病健康管理是由初级卫生保健团队来共同协作完成的,团队成员除了医生、护士以外,还应包括药剂师、营养师、健康管理师等,完善的初级卫生保健团队不仅可以为患者提供基本的医疗服务,同时还能为居民提供集疾病预防、健康保健、疾病康复、健康教育为一体的可及性、持续性、协调性、综合性、人性化的卫生服务。

（3）建立社区临床信息系统:社区卫生机构引进电子病历（CPR）建立临床信息系统,能够获得连续的患者信息,提供连续性卫生保健服务,同时也方便实施综合一体化卫生保健服务。此外,建立社区临床信息系统利于及时评价真实的管理效果,避免卫生资源浪费,也有助于医保部门更好地做到监督和管理。

（4）医生培训:慢性病健康管理应遵循以临床指南为基础的策略。鼓励保健人员遵循指南并使保健人员和患者获得信息,以利更好地提高患者对治疗、行为方式以及自我管理建议的依从性,从而提升患者健康水平。

（5）患者健康教育和自我管理:传统慢性病管理方式以教育患者为主。而目前慢性病管理的健康教育,更强调教授患者自我管理的技能,发挥主观能动性,提高患者的自我管理能力。

（三）慢性病的自我管理

由于慢性病预防性干预及医疗保健活动多在社区和家庭内完成,患者和家庭将成为管理慢性病的主要承担者,因此若能通过健康教育和健康促进的方式来提高慢性病患者及家庭的自我管理技能则具有重要的意义。

1. 慢性病自我管理的概念　慢性病自我管理（chronic disease self-management,CDSM）是指通过系列健康教育课程教授患者自我管理所需知识、技能以及和医生交流的技巧,帮助慢性病患者在得到医生更有效的支持下,主要依靠自己解决慢性病给日常生活带来的各种躯体和情绪方面的问题。慢性病自我管理不是脱离专业医生的自我保健活动,而是医生作为慢性病患者的伙伴,共同参与、协商作出治疗方案,支持患者在日常生活中通过自己来管理自身所患慢性病,解决慢性病给日常生活带来的各种不良影响。

2. 慢性病自我管理的内容

（1）患者自我管理:有效的自我管理能提高患者及家庭坚持治疗的依从性;有利于稳定自身症状,降低并发症和失能的发生,提高服务效率及效果。

1）自我管理任务:慢性病患者需要完成3项自我管理任务:①医疗和行为管理,即关心自己的健康问题,如按时就诊、及时服药、健康饮食、坚持锻炼等;②角色管理,即建立和维持日常角色,如做家务、工作、日常社交等;③情绪管理,即应对和处理慢性病给自身带来的情绪变化,如抑郁、焦虑、恐惧、挫折感等。

2）自我管理的基本技能:患者完成自我管理任务需掌握5项基本技能:①解决问题的技能;②制订决策的技能;③寻找和利用社区资源的技能;④建立良好医患关系的技能;⑤目标设定与采取行动的技能。

（2）社区对患者自我管理的支持:通过在社区内持续开展针对慢性病的自我管理教育项目,培训患者的自我管理基本知识、能力和信心以及患者与医生的交流技巧等,帮助患者完成自我管理任务。

（3）医生对慢性病患者自我管理的支持:内容主要包括:①对患者自我管理活动的支持、指导、评估,为患者确定管理目标等;②有效的临床管理;③准确的诊疗计划;④紧密的随访。为了使医生能够顺利完成上述支持任务,除了需要对医生开展有关慢性病自我管理的支持技巧培训外,医生也可利用医院内部资源和社区资源为患者提供持续的自我管理支持。

（4）支持医生对慢性病患者自我管理支持的系统改变:内容主要包括:①创建一种行业文化及机制来提升服务质量和服务创新,为创新服务提供制度、政策及激励机制支持;②优化服务方式方法,实现高效、高质量的临床服务;③促进医疗卫生服务机构提供基于循证原则和患者自主选择的服务,共同参与,与患者共享符合科学证据的指南、信息等;④建立完善的信息系统,基于数据来帮助提升临床服务的质量和效率,如为服务供需双方建立提醒系统,筛选重点服务对象,使信息共享实现良好的医患协作等。

（四）高血压的社区预防和管理

“预防为主,防治结合”的三级预防策略是高血压病综合预防和管理重点。高血压病一级预防的目的是防止高血压病的发生；二级预防的目的是在确诊的高血压患者中采取积极措施防止心、脑、肾和眼等重要脏器并发症的发生；三级预防的目的是逆转或减缓已有高血压并发症的进一步恶化，降低伤残率和致死率，努力恢复患者各项功能，争取重返社会，提高患者及家庭的生活质量。

1. 高血压高危人群的识别 通过第一级预防中的广泛健康教育使居民重视高血压的危害，早发现、早治疗对高血压的防治至关重要。《国家基本公共卫生服务规范（第三版）》指出当居民存在下述一项或者多项高血压易患因素时，应及早去医疗机构进行血压测量明确诊断并定期随访。高血压易患因素包括：①血压高值（收缩压 130~139mmHg 和/或舒张压 85~89mmHg）。②超重或肥胖，和/或腹型肥胖：超重：24kg/m^2≤BMI<28kg/m^2；肥胖：BMI≥28kg/m^2；腰围：男性≥90cm（2.7 尺），女性≥85cm（2.6 尺）为腹型肥胖。③高血压家族史（一、二级亲属）。④长期高盐膳食。⑤长期过量饮酒（每日饮白酒≥100ml）。⑥年龄≥55 岁等。

2. 高血压高危人群的健康教育与生活方式干预 针对高血压高危人群的健康教育主要包括：①预防高血压病医学知识教育；②识别自身危险因素教育；③积极健康生活方式普及教育；④膳食教育，高盐患者限盐。针对高血压高危人群的生活方式干预包括：①处于高血压病前期（正常高值收缩压 120~139mmHg 和/或舒张压 80~89mmHg）患者可通过运动、饮食控制来延缓高血压病的发生；②规范多次测量血压，包括诊室血压测量及家庭自测血压，并定期随访以确保患者依从性，从而增强患者自我保健意识；③及时关注并处理心脑血管疾病危险因素（如长期抽烟、酗酒等）。

3. 高血压患者的管理 《国家基本公共卫生服务规范（第三版）》规定对 35 岁及以上常住居民，社区医疗机构每年需为其测量一次血压，筛查高血压患者（非同日 3 次测量血压均高于正常，可初步诊断为高血压）。确诊后的原发性高血压患者将纳入高血压健康管理。对于疑似继发性高血压患者，全科医生应及时转诊至上级医院，并在 2 周内随访转诊结果。此外，对已经确诊高血压的患者还应开展针对性的二级预防策略，预防并发症的发生，减少伤残和死亡。

高血压患者的社区管理包括：①随访频率：对原发性高血压患者血压控制达标者，每年需提供至少 4 次面对面的随访；血压未达标者，2~4 周随访 1 次。②随访内容：有无药物不良反应、原有并发症有无加重或是否有新诊断的合并症等，如急性心脑血管事件（脑卒中、心肌梗死等）、短暂性脑缺血发作（TIA）、冠心病、心力衰竭、糖尿病、慢性肾脏疾病等。做好随访记录，包括有无相关症状：头痛、头晕、眼花耳鸣、恶心呕吐、心悸胸闷、呼吸困难、四肢发麻、下肢水肿等；并记录脉搏、心率、血压、体重、体重指数、腰围、腹围、心脏、肺部、腹部等体征；生活方式：吸烟、饮酒、运动、钠盐摄入情况、心理状态及遵医行为等。③评估：所有原发性高血压患者每年应评估 1 次。除上述症状采集和体格检查外，每年还需进行必要的实验室检查和辅助检查：血常规、尿常规、血生化（血肌酐、尿酸、谷丙转氨酶、血钾、血钠、血氯等）、空腹和餐后 2 小时血糖、血脂、心电图、胸部 X 线片、尿白蛋白/肌酐比、检眼镜等，必要时行 24 小时动态血压监测、心脏超声和颈部血管超声等检查。

（江孙芳）

思考题：

1. 全科医生在社区开展以预防为先导的健康照顾时，可采取哪些策略？
2. 简述全科医生社区预防服务中的优势和作用。
3. 请简述临床预防服务的定义和特点。
4. 请简述临床预防服务的内容和实施步骤。
5. 请简述筛检试验的定义及其应用原则。
6. 以高血压为例，简述慢性病健康管理内容。

第六章
全科医学教育

【学习要点】
1. 全科医学教育理论。
2. 全科医学教育理论的应用。
3. 国内外的全科医学教育体系。
4. 国内外全科医学教育的发展现状。
5. 我国全科医学教育的发展前景。

全科医学教育是现代医学教育的重要组成部分,其理论体系不断地发展和完善,已经成为引领全科医学学科发展的动力源泉。全科医学教育以全科医学理念为指导,培养具有预防、医疗、保健、康复、健康宣教等综合卫生服务能力的全科医学人才。全科医学教育的过程大致分为院校全科医学教育、毕业后全科医学教育和全科医学继续教育三个阶段。全科医学教育应该针对不同阶段的培养目标而开展教学活动,不仅要注重理论教学,也要注重实践教学,在教学过程中融入多种教学方式,以保障教学质量。与西方的全科医学教育比较,我国的全科医学教育起步较晚,但它的发展得到了国家的高度重视。近年来,我国实施了一系列重大举措与变革,积极推动全科医学教育体系建设,扩大全科医学人才的培养规模,提高全科医学人才的培养质量。发展适合我国国情的、具有中国特色的全科医学教育是我们努力的方向。

第一节 全科医学教育理论与应用

一、全科医学教育理论

(一) 全科医学教育的基本概念

全科医学教育是以全科医学理念为指导,为培养合格的全科医学人才而开展的医学教育活动。医学教育与医学相伴而生、相伴而行,其产生与发展均经历了一个漫长的演变过程。当前,世界上许多国家都建立了国家级的全科医学住院医师培训项目,并设立了全科医学专业人才标准与考核制度。在培训过程中,全科医生逐步熟悉他们所服务人群存在的问题、拥有的资源和特殊需求,从而对教育、科研和服务项目作出调整以更适应社会需要。

医学教育应该与医学发展需要相适应,全科医学是以人为中心,以维护和促进健康为目标,向个人、家庭与社区提供连续性、综合性和个性化的基本卫生服务的新型医学学科;是以生物-心理-社会医学模式为指导思想,将基础医学、临床医学、预防医学、康复医学、行为医学、医学伦理学和人文社会学等学科综合、提炼、整理而形成的一个新型医学体系。因而,全科医学教育应有其自身的特点。

根据教育职能,全科医学教育的系统结构体系包括:①层次结构,是指根据卫生技术人员的不同层次水平而建立的初等、中等和高等教育结构。全科医学是一门集合多方面、多层次知识的应用性学科,全科医生需要同时掌握医学科学知识、社会科学知识和人文科学知识。因此,从长远的发展来看,我国应大力发展全科医学本科、硕士、博士阶段等高等教育,改变全科医生队伍结构,培养高水平的全科医学人才。②过程结构,是指根据卫生技术人员在培训过程中不同阶段的目标和重点而建立的院校全科医学教育、毕业后全科医学教育和全科医学继续教育的结构体系,这是三个互相联系又有区别的过程。全科医学教育包括这三个过程,这三个过程也是我国培养全科医生的三种途径。③内容结构,是指包括临床医学、预防医学、康复医学、社会医学、心理医学、行为医学、医学伦理学和人文社会学等在内的相关学科。④职称结构,是指全科医生的职称系列。根据我国现行职称系列的规定,全科医生的职称系列应包括全科医师、全科主治医师、全科副主任医师、全科主任医师。全科医师的职称结构直接涉及全科医师继续教育的时间、内容和考核办法等。

我国的全科医学教育经历了从无到有、从单纯课堂教学到课堂与社区实践相结合的发展过程,迄今为止,我国全科医学教育体系已基本建立。当前我国的全科医学教育大致可分为三个阶段:①院校全科医学教育,是指医学生在学校中接受全科医学的相关课程教育,使医学生知晓全科医学的性质与特点、全科医疗服务模式和关于全科医生队伍建设的相关内容等。②毕业后全科医学教育,是指医学生从医学院校毕业以后,在掌握基本医学知识和技能的基础上,接受全科医学专业化培训,使掌握的知识和技能朝着全科医学专业方向深化发展。目前我国毕业后全科医学教育有多种培养模式并存,包括全科住院医师规范化培训、全科医学硕士研究生培养、全科医学博士研究生培养等;其中最主要的任务是培养合格全科医生,即"5+3"全科住院医师规范化培训/医学专业学位硕士研究生培养。③全科医学继续教育,是指全科医生在完成毕业后教育以后,为了跟上医学科学的发展,继续不断地学习和掌握新知识、新技术的终身学习过程。这三个教育阶段是紧密衔接的,从而形成连续统一的全科医学教育过程。

(二)全科医学教育的培养目标

全科医学教育应该结合全科医学的特点开展,其教学应该采用理论与实践相结合的形式进行。全科医学是最人性化的医学学科,"以人为本"的人文精神是全科医学的精髓。全科医生不仅要了解患者的病情、帮助解决患者的健康问题,还要了解患者的家庭、心理、行为等,建立和谐、互动的医患关系。因此全科医学教育必须要在受教育者心中树立起"一切以患者为中心、实现全人照顾、将患者的利益最大化"的思想。全科医学教育的培养目标是培养能够运用生物-心理-社会医学模式,提供预防、医疗、保健、康复、健康教育等综合服务的全科医学人才。他们应该具备的知识、技能和态度包括:①以患者为中心的全科诊疗思维,能负责常见疾病和健康问题的诊治,在社区内解除疾病的困扰,能迅速地进行急救处理,能提供连续性、全方位、全过程(包括疾病的早期发现、干预、康复和临终服务)的卫生、医疗、保健服务;②能在患者需要时,负责为其提供协调性服务,包括动用家庭、社区卫生资源以及各级各类的医疗卫生资源,与专科医生形成有效的双向转诊关系;③能提供健康和疾病的咨询服务,认真听取和体会服务对象的感受,通过有技巧的沟通与服务对象建立信任,对各种有关的问题提供详细的解释,并指导服务对象进行有效的自我保健;④有对待健康问题的整体观念,能通过各种方式,协助服务对象适应疾病和健康的需要,全力以赴地支持服务对象克服困难;⑤能通过各种方式和各种形式,对服务对象随时进行深入细致的健康教育,保证教育的全面性、科学性和针对性,并能进行健康教育的效果评估;⑥了解社区流行病学和预防时机,具备疾病的预防知识,关心和支持个人、家庭和社区的干预措施;⑦充分认识到全科医学继续教育的需要。

岗位胜任力概念由哈佛大学教授戴维麦克米兰(David McClelland)在19世纪70年代首次正式提出,旨在表明结合不同职业岗位,培养具有能够胜任具体某项工作所具备的知识、动机、技能和特质的岗位能力。全科医生岗位胜任力培养目标包括基本医疗服务能力、公共卫生服务能力、人文执业能力、人际交往能力、教育学习能力、综合管理能力等6个方面,具体涉及全科医学专业知识、全科基本诊疗技能、基层卫生医疗服务能力、预防保健能力、健康教育能力、人际沟通能力、良好的社会适应能力等指标。

(三)全科医学教育的教学对象和教学目标

教学对象包括:全日制医学本科生、研究生、全科住院医师规范化培训学员以及在职的全科专业或其他专业医务人员。教学目标包括:①与疾病相关的目标(各种医学知识技能);②与患者相关的目标(考虑患者情景、遵医性、成本效益等);③与服务体系相关的目标(服务体系的利用、医疗/社区管理、团队合作等);④与职业价值观和性质相关的目标(态度、价值观、责任等);⑤与业务发展相关的目标(自学、评估/质量保证、教学/研究、信息评价等)。

（四）全科医学教育的教学内容

全科医学教育以岗位胜任力为导向,其教学内容包括:①全科医学的基本理论、知识和方法,包括临床医学、预防医学、社会医学、康复医学、心理医学、行为医学、医学伦理学和人文社会学等各学科的内容。②全科医生的基本服务技能,美国的 Rivo 等提出了七大类 60 个方面的培训内容。他们认为这 60 个方面的培训内容比较全面地反映了患者需要全科医生解决的常见问题,也基本概括了起到初级卫生保健作用的全科医生应具有的基本服务技能。我国全科医学基本服务技能教育包括全科基本诊疗技能、基层卫生医疗服务能力、预防保健能力、健康教育能力、人际沟通能力、良好的社会适应能力等。全科医学教育培训的初始阶段在于学习和掌握知识及技能,在上级医师的指导下工作,保证后续工作中患者的医疗安全,后期是全科医师在社区或三甲医院全科医学科工作,将知识和技能应用于实践的过程中同时考虑到患者需求和实际情况(表 6-1)。

表 6-1　全科医生基本培训内容

类别	具体培训内容
人群保健	新生儿保健、婴儿保健、儿童保健、青少年保健、成人保健、老年保健
多种医疗机构中的患者保健	门诊保健、住院保健、家庭保健、护理院/临终关怀
全面的预防保健	疾病流行病学、健康促进咨询(包括外伤预防)、产前保健、婴儿/儿童预防保健、青少年预防保健、成人预防保健、营养咨询、计划生育、老年咨询、吸烟/吸毒咨询、一些疾病的筛检和试验、心脏病预防、免疫接种服务
常见急性病治疗	急性病治疗的培训、骨科(如纤维肌痛、肌腱炎)、妇科(如阴道炎)、泌尿科(如尿路感染)、耳鼻喉科(如中耳炎、副鼻窦炎)、眼科(如角膜擦伤、结膜炎)、皮肤科(如疥疮、虱病)、感染疾病(如蜂窝组织炎、肺炎)
常见慢性病的持续性治疗	心血管疾病(如窒息感、高血压、脑卒中)、内分泌疾病(糖尿病、甲状腺疾病)、风湿性关节炎/骨关节炎、肺部疾病(如哮喘、支气管炎、肺气肿)、皮肤病(如痤疮、皮炎)、胃肠道疾病(如溃疡、过敏性肠炎)、泌尿生殖系疾病(如尿失禁)
常见行为性问题的持续性治疗	抑郁症、焦虑、其他问题(如压力、悲伤反应)、吸毒
其他	社区/公共卫生、社区资源利用、对分管患者的持续性保健、协调会诊、全面评价、教育患者、无差异问题的评价、与职业/学校卫生有关疾病的评价、交叉学科的培训、经济效果好的保健、医学伦理学、死亡和临终咨询、医学信息/计算机培训、关键医学文献评价、行医管理(如有管理的保健)、危险因素的管理

（五）全科医学教育的教学方式

全科医学是一门实践性很强的临床学科,单纯理论的讲解很难完全达到教学的效果。因此,全科医学教育的教学方式不仅要注重理论教学,也要注重实践教学,以满足全科医生所提供的预防、医疗、保健和康复等卫生服务能力。在全科医学教育的教学过程中,既要强调以问题为中心的教学思想,更要突出以学生为中心的教学理念。在教学过程中融入多种教学方式,引导学生理解全科医学的知识体系,把握全科医学的知识精华,掌握全科医疗的服务技能。除了传统的教学方法外,更应该注重对学生进行临床指导,为学生提供认识和参与的机会,使学生早期接触临床,注重实际能力的培养,才能更加全面地达到全科医学教育的教学目的。

目前应用于全科医学教育的教学方式主要有:

1. 以讲授为基础的学习　以讲授为基础的学习（lecture-based learning，LBL）是指以教师传授为主体、课堂教学为中心，采用灌输式的教学，属于传统的教学方法。授课教师可以采用多媒体教学和PPT授课，以课堂讲授为主，集体讨论为辅，课后安排辅导答疑。该模式能够系统地传授基本理论知识，使学生在较短的时间内获得大量知识，节省教学资源。

2. 以问题为基础的学习　以问题为基础的学习（problem-based learning，PBL）是指以案例为先导、以问题为基础、以学生为主体、以教师为向导的小组讨论式教学方法。PBL由美国神经病学教授Barrows于1969年在加拿大麦克马斯特大学首先创立。在该模式的教学过程中，首先由全科带教老师将典型病例及问题提供给学生，然后学生以小组为单位，讨论病例，对问题进行总结归纳，同时提出疑问。在病例讨论会上，带教教师会针对病例讲解疾病的诊疗常规，回答学生提出的问题，并阐明全科医学和专科医学的差别。

3. 以团队为基础的学习　以团队为基础的学习（team-based learning，TBL）是指以学生为主体、以教师为主导、以团队合作为基础的教学方法，提倡学生自主学习，通过团队深度讨论进行探寻、反思与启发，从而得到超越个人的深度认识。TBL是美国俄克拉荷马州立大学的Michaelsen教授在以问题为基础的学习（PBL）基础上，改革创新后形成的一种新型的有助于培养学习者团队协作能力的主动学习模式。

4. 以案例为基础的学习　以案例为基础的学习（case-based learning，CBL）是指以案例为基础的、积极主动的、教师引导的、以医学生为中心的教学方法，是通过一个发生在真实场景的案例，使学生主动思考、积极探索，从而掌握临床能力的一种学习过程。CBL最早的应用可以追溯到1912年，由英国的James Lorrain Smith教授用于病理学授课。CBL鼓励学生收集、应用各种信息来解决临床问题，整合各种相关的信息和知识点以及进行良好的沟通，帮助学生获得终身学习的技能。

5. 以病例为中心、问题为基础、社区为导向的教学模式　以病例为中心、问题为基础、社区为导向的教学模式（case-centered，problem-based，community-oriented teaching mode，CPC）是一种注重临床/社区实践，采用角色扮演、参观和师生互动答疑等方法，使理论与实践密切联系的教学方法，有助于激发学生对全科医学的学习兴趣，加深对全科医学和社区卫生服务的理解，提高全科临床思维和实践技能。学生到社区卫生服务中心进行教学实践，首先由社区的带教教师介绍目前社区卫生服务的现状；然后通过医患角色扮演，模拟全科医生与患者的诊疗过程，向学生展示全科医疗的服务模式；最后再由社区带教教师带领学生进行社区参观，使学生经历"感觉-思维-知识"的认识过程和"感受-情感-意志"的行为过程。

6. 标准化病人　标准化病人（standardized patients，SP）又称为模拟病人（simulate patients），或病人指导者（patient instructor），是指从事非医疗工作的正常人或轻症患者，在经过相关培训后，能够将患者的临床症状、体征和/或病史准确地表现出来，并且可以接受临床检查、扮演患者、评估考生水平和指导教学。这一教学模式致力于把学习设置于最大限度地接近临床实景中，加深学生对于典型疾病特点的掌握，提高学生的问诊能力、临床思维能力和医患沟通能力等，尤其是在病史采集和查体方面。

7. 多学科病例讨论式教学　多学科病例讨论式教学（interdisciplinary case discussion teaching，ICDT）是指以涉及多学科交叉的典型或复杂病例为学习目标，在多学科教师的指导下，对疾病进行多维度的分析，全面提高学生对于全科医学知识的掌握程度、全科临床思维能力以及独立诊断疾病的能力。

8. 导师跟踪模式　导师跟踪模式是指在遴选导师的基础上，实行带教教师和学生之间一对一的导师带教制，导师进行全程带教指导及跟踪管理。制订导师跟踪培训计划，对所培训的学生从综合素质上、医疗能力上、科研教学上进行全方位的指导和跟踪管理，并严格进行考核。

9. 多导师制模式　多导师制模式是指为了提高全科医学教育的质量，遴选多名导师全方位地指导和帮助学生。例如，可以为每名学生配备三名导师，分别是综合医院的全科导师、社区导师和综合医院的专科导师。全科导师由全科医学专业的师资担任,全程管理并指导学生进行理论、临床技能及科研的学习;社区导师由基层实践基地的师资担任,主要进行社区卫生服务的培训;专科导师由各轮转科室的师资担任,学生在所轮转科室由指定的导师带教。

10. 教学门诊模式　教学门诊是应用于全科门诊教学的主要模式。全科医疗服务是一种以门诊为主体的第一线医疗照顾,因此门诊教学是全科医学教育的教学活动中重要的一部分。门诊教学模式可以分为垂直带教和分层带教。垂直带教是指由带教老师带领学生在每周的固定时间,分别在综合医院的全科门诊和社区的全科门诊进行门诊实践。分层带教是指带教老师在全科门诊的带教过程中对不同年级的学生进行侧重点不同的教学活动,以保证学生逐步建立对于常见病、多发病的全科诊疗思维能力。

在全科医学教育的具体实践中,几种教学模式可以联合应用。将各种教学模式进行整合,能够弥补单一教学模式的不足,达到更好的效果。在全科医学的教学过程中,首先应该明确教学目标,制订详细的教学计划和教案。其次,应该根据教学环境、师资力量和学生情况合理选取教学模式,教学模式的选择应该与教学目标相匹配,利用有限的教学时间使学生快速有效地掌握全科医学专业常见病、多发病的诊疗思维和实践能力。另外,在教学过程中要注意对教学效果的评价和反馈。针对不同的教学模式,可以选用不同的教学评价方式,包括理论知识考试、临床技能考核、客观结构化临床考试(OSCE)、标准化病人的评分反馈、病例报告、问卷调查、教学总结等。

二、全科医学教育理论的应用

全科医学建立以来,经过多年的发展与完善,已经形成了具有自身特色的医学观、方法论以及学科理论,而与之相伴而行的全科医学教育理论也在不断进步和完善,成为引领全科医学发展的动力源泉。目前各国对全科医学教育的模式和功能均予以充分肯定,将其作为国家医疗保障体系的重要组成部分予以高度重视。全科医学教育理论与应用在世界范围内得到了蓬勃发展,源源不断地培养出优秀的全科医学人才,满足基层医疗卫生服务的需求。

(一)国外全科医学教育体系

在欧美等西方国家,经过 60 多年的发展,随着全科医疗制度的逐步完善,全科医学教育理论也基本成熟,并且在实践中得到充分应用。欧美等发达国家的全科医学教育大致分为院校全科医学教育、毕业后全科医学规范化培训和持续性的全科医学继续教育三个阶段。全科医学教育的教学内容涵盖全科医学知识与技能、团队合作与人文素养、医疗/社区管理与效益分析、教学研究与质量评估等多方面。

国外较为成熟的全科医学教育应用体系具有一些共同的特点:①院校全科医学教育通常采用 4 年制或 5 年制,在开设通识教育、基础医学、临床医学等课程的基础上,对医学生进行全科医学必修教育。②毕业后全科医学规范化培训的周期一般为 3~5 年,培训基地包括教学医院和社区医疗机构。国家实行"三统一",即培训标准统一、考试内容统一、颁发统一证书。培训内容标准化,培训结束后方可参加国家的全科执业医师统考,合格者颁发证书,并可以就职于全科诊所、社区医疗机构等。③全科医学继续教育与执业再注册直接关联,全科医生取得行医资格后,必须周期性完成继续教育(每 1~3 年)和全国再认证考试(每 3~6 年),考试合格者方能再次注册,继续行医。这样做的目的是不断更新全科医生的知识体系,以此确保全科医生学术水平和先进性。

(二)国内全科医学教育体系

全科医学教育在引入我国的三十余年中得到了迅速发展。目前,全科医学理论的研究工作已经基本完成,我国的全科医学教育体系已经基本建立。2011 年,为适应我国经济社会发展和居民健康需求变化,国务院按照深化医药卫生体制改革的总体思路,遵循医疗卫生事业发展和全科医生培养规律,提出"逐步建立统一规范的全科医生培养制度"和"近期多渠道培养合格的全科医生"的要求。现阶段,我国的全科医学教育主要分为院校全科医学教育、毕业后全科医学教育和全科医学继续教育,同时还有全科医生转岗培训等作为补充。

1. 院校全科医学教育　全科医学的院校教育是全科医学教育体系的基础。接受教育的对象为在校医学生,他们是未来全科医生的主要构成群体。我国全科医学的院校教育经历了从无到有、从单纯课堂教学到课堂教学与社区实践相结合的发展过程。目前在三年制医学专科、五年制医学本科、八年制及"5+3"临床医学专业中均已开展。2011 年 7 月,国务院颁发《关于建立全科医生制度指导意见》,明确提出将全科医生培养逐步规范为"5+3"模式,即先进行 5 年的临床医学本科教育,再接受 3 年的全科医生规范化培训。

充分利用高等院校丰富的教育资源,大力推行全科医学教育,树立"以人为本"的全科医学理念是院校教育的主要目标。使医学生了解全科医学思想、内容及全科医生的工作任务和方式,并为将来成为全科医生或其他专科医生与全科医生的沟通和协作打下基础。院校教育包括理论课程的学习和社区基层实践等教育形式。目前在高等院校,全科医学教育采取必修课和选修课形式。各医学院校开设全科医学课程的学时不等,最短 16 学时,最长可达 56 学时以上。基本上是以全科医学概论为主要教材授课,辅之以社区实践。通过理论课程的学习,学生可以了解全科医学、全科医生、全科医疗等基本理论知识;经过一定时间的社区基层实践锻炼,可以对全科医疗、社区卫生服务工作建立初步的概念。随着医疗体系的改革与发展,全科医学的院校教育越来越受到重视,一些院校专门设立了全科医学学院或全科医学学系。

在教学过程中,高等医学院校加强统筹,优化通科教育,注重各分支学科系统的理论教学,尽量满足全科医学模式所需的预防、保健和康复等社区实用医疗服务相关的理论渗透。注重对学生在医患沟通、团队合作、健康教育、社区预防保健、卫生服务管理等方面的培养。强调理论与实践相融合,预防与管理相融合,规范社区实习管理,开展基于器官/系统的整合式教学和基于问题的小组讨论式教学。强化临床实践和社区实践教学,以社区为导向构建课程模式,使教学与社区实践相融合,让学生尽早接触临床、接触社区,掌握全科医学的基本技能操作,培养医学生以人为本的理念,建立对全科医学和基层医疗服务的认知及信心。在实践教学中采用"以病例为中心、问题为基础、社区为导向"的全科医学教学模式会取得很好的教学效果,此种教学模式有助于激发医学生的学习兴趣,加深对全科医学在基层卫生服务中地位和作用的理解,培养全科临床思维和实践技能。

2. 毕业后全科医学教育　全科医学的毕业后教育是全科医学教育体系的核心。国内的高等院校医学专业医学生毕业后,需要经过规范化的全科医学培训,才能成为一名全科医生。其培训对象主要来源于 5 年制临床医学专业的毕业生,部分来源于"5+3"长学制一体化培养的临床医学专业医学生。在过渡期内,实行全科医生规范化培训和全科医学专业学位硕士研究生教育两种方式进行培养。同时在过渡期内,将"3+2"助理全科医生培训作为全科医生的基本培养模式的补充,即针对 3 年制临床医学专业专科毕业生,进行 2 年的助理全科医生培训,为我国农村经济欠发达地区的基层卫生机构输送合格助理全科医生。

毕业后教育的目标是为基层培养具备高尚职业道德和良好职业素养,掌握全科专业知识、基本技能及沟通合作技巧,能够在基层独立开展全科医疗工作,向个人、家庭与社区提供综合性、协调性、连续性基本医疗及基本公共卫生服务,在突发公共卫生事件中能够承担社区防控职责的合格全科专业住院医师。

全科住院医师规范化培训以提高临床和公共卫生实践能力为目的,通过在临床基地全科医学科和基层实践基地参加基本医疗、基本公共卫生服务和居民健康管理实践,树立以人为中心、家庭为单位、社区为基础的观念,培训为个体与群体提供连续性、综合性、协调性、人性化服务的能力,增强在实际工作中处理居民常见健康问题的能力,提高基层医疗卫生服务综合管理和团队合作的能力,不断提升发现问题、解决问题及开展科研教学工作的能力。作为培训基地的医学院校的附属医院(或教学医院)或大型综合性医院,必须建立有一定规模的全科医学科,配备临床经验丰富、掌握全科医学基本思想、原则和方法的合格师资,同时必须有符合要求的社区培训基地。为提高培训的质量,国家建立了全科医师规范化培训模式、标准、培训基地标准及管理办法。学员经培训基地按照国家标准进行考核,达到病种、病例数和临床基本能力、基本公共卫生实践能力及职业素质要求,并取得规定学分后,方能取得全科医师规范化培训合格证书,成为一名的全科医生或全科助理医生。

随着我国住院医师规范化培训制度的建立,5年制临床医学专业毕业生如果选择做全科医生,可以通过全科住院医师规范化培训或全科医学专业学位硕士研究生培养来实现。两者的培训时间均为3年,临床轮转和社区基层实践培训内容完全一致,按照项目要求完成全部培训内容并完成各环节考试和考核后,两类学生均应获得执业医师资格证书和住院医师规范化培训合格证书,两者完成培训后均可以到综合医院或基层医疗机构的全科医学科就业。但是全科医学专业学位硕士研究生需要在完成全部培训内容的过程中完成学分课程和研究论文,修满学分和通过论文答辩后,可以同时获得硕士研究生毕业证书和硕士学位证书,实现了"四证合一"(即学生毕业时取得执业医师资格证、住院医师规范化培训合格证、研究生毕业证和硕士学位证)。对于接受住院医师规范化培训合格的全科医生,也可以根据不同高等医学院校对申请硕士学位的要求,完成学分和科研训练,申请硕士学位,提高研究能力。对于已经取得硕士学位的全科医生,也可以继续攻读博士学位研究生,提高科学研究能力,成为全科医学专业的学术骨干。

3. 全科医学继续教育　全科医学的继续教育是全科医学教育体系中的一项重要任务,目的是培养足够数量的高素质的全科医学人才,提升基层医疗卫生服务水平。按照国家卫生健康委员会的有关规定,对于在岗的具有中级及中级以上专业技术职务的全科医生,采取多种形式,开展继续医学教育,使其适应医学科学的发展,不断提高自身的理论和技术水平。

根据社会需求和学科发展,全科医学继续教育采取灵活多样的形式,开展以短期和业余学习为主的继续医学教育活动,包括培训进修班、学术讲座、学术会议、业务考察和有计划、有考核的自学等。由于全科医生长期工作在社区,可以充分利用现代化的教学手段和通信工具,采取讲授、演示、研讨、经验交流、阅读期刊和远程网络教学等多种方法开展继续教育,从而达到降低培养成本与提高培养效率相结合的目标。继续教育的教学内容以现代医学技术发展中的新知识和新技能为主,还包括新观念、新方法、新政策与新制度等方面的内容。同时,加强有针对性的、客观性的评价机制,强化对全科医生继续教育的考核机制。将参加继续医学教育情况作为全科医生岗位聘用、技术职务晋升和执业资格再注册的重要依据。

4. 全科医生转岗培训　由于我国基层医疗建设仍然不够成熟,全科医学人才紧缺,从现有的医疗团队中培养出优秀的全科医生是现阶段缓解全科医生需求压力的重要方法。2010年12月我国启动全科医生转岗培训项目。全科医生转岗培训是以基层医疗卫生机构中正在从事医疗工作、但尚未达到全科医生岗位要求的临床执业(助理)医师为培训对象,以全科医学理论为基础,以基层医疗卫生服务需求为导向,以提高全科医生的综合服务能力为目标,通过较为系统的全科医学相关理论和实践能力培训,使学员掌握全科医疗的工作方式,达到全科医生岗位的基本要求。按照《全科医生转岗培训大纲(2019年修订版)》规定,培训可以采取模块式教学、必修与选修相结合的方式进行,允许培训基地根据培训对象的专业背景、工作年限和个性化需求,按照"填平补齐"的原则,灵活安排培训内容,重在全科岗位胜任能力的培养。培训总时长不少于12个月,可以在2年内完成。其中,全科医学基本理论知识培训不少于1个月(160学时)、临床综合诊疗能力培训不少于10个月、基层医疗卫生实践不少于1个月(160学时)、全科临床思维训练时间不少于20学时(穿插培训全过程)。转岗培训以提升基本医疗和公共卫生服务能力为主,在国家认定的全科医生规范化培训基地进行。培训结束后通过省级卫生行政部门组织的统一考试,获得全科医生转岗培训合格证书,可注册为全科医师或助理全科医师。

(王增光)

第二节　全科医学教育现状与发展前景

一、全科医学教育的现状

相较于欧美发达国家,中国的全科医学教育起步较晚。据统计,截至 2020 年我国全科医生约占执业(助理)医师总数的 10%,而发达国家如英国、加拿大、法国的全科医生数量普遍接近临床医生的30%,甚至达 50% 以上。现阶段,我国的全科医生无论在数量和质量上,还是在知识结构、技术水平和服务模式上还都不能完全满足基层卫生服务发展和医疗卫生改革的需要。因此,借鉴国外先进的全科医学教育模式,加快我国的全科医学教育发展,建立具有中国特色的全科医学教育体系,培养一支以全科医生为骨干的基层卫生服务队伍,既是基层卫生服务持续健康发展的需要,也是推进健康中国建设、建立社会保障制度的重要举措。

（一）国外全科医学教育现状

国外的全科医学教育起步较早,以美国、英国、法国、澳大利亚等发达国家为代表,全科医学已经成为一门教育体系完善的临床二级学科,在不同的国家和地区,其教育培训计划不完全一致,但是框架基本相同。

1. 美国的全科医学教育　美国全科医学教育模式主要是从大学本科毕业生中招收进入医学专业的学生,开展为期 4 年的医学教育。毕业后可以申请参加全科住院医师培训,通过选拔考试后接受为期 3 年的住院医师培训,其中最后一年是在社区接受实践培训。全科医生培训以临床技能训练为主,强调解决社区常见健康问题的能力。培训后需要参加家庭医师协会组织的考试,考试合格并获得家庭医师资格证书后才被允许开业行医。美国的全科医生需要在整个职业生涯中持续参加全科医学继续教育培训,而且每 3 年必须修满 150 学分,每 6 年必须经过一次重新审核,合格者才能再次注册。

2. 英国的全科医学教育　英国的全科医学教育采取"5+2+3"模式,即 5 年的医学本科教育、2 年的基础医疗培训(foundation program)、3 年的全科医学专业培训(specialty training)。在 5 年的医学本科教育阶段,主要进行基础医疗的课程学习,使学生了解全科医学的概念和原则。2 年的基础医疗培训阶段则需要进行包括全科医学在内的 6 个临床科室的轮岗培训,使学生掌握患者的评估处理、医患沟通、团队合作等方面的内容。在 3 年的全科医学专业培训阶段,其中 1.5 年是在医院接受培训,需要轮转 3 个专科;另外 1.5 年是在全科诊所接受培训,如发现学生对某个专科的专业技能掌握不足,则需要再转回医院接受培训。在全科诊所接受培训的主要内容为急性病的评估与处理技能、团队合作与交流技能,以及专业化能力等,其中妇产科和精神科这 2 个非常重要的专科也是放在诊所进行培训。

3. 澳大利亚的全科医学教育　澳大利亚是较早开展全科医学教育的国家之一,经过多年的探索和实践,澳大利亚的全科医学教育已基本形成了相对成熟有效的体系和模式。澳大利亚的全科医生与其他专科医生的构成比例约为 2∶1。澳大利亚的全科医学教育和培训是通过相互接续和关联的 4 个阶段来完成的。第 1 阶段是在大学医学院的 4~5 年,以获得医学学士学位为终点,其中第 1、2 年开始融入职业发展教育,包括对全科医学和社区的理解,第 4 年则接受为期 9 周的全科学习。第 2 阶段是在医院的 1~2 年,在主要临床科室轮转,轮转 1 年后获得澳大利亚医疗从业者监管机构(AHPRA)颁发的医生执照。第 3 阶段是在全科医学培训中心的 3~4 年,以培训中心组织的考试和面试作为全科学员录取条件,其中第 1 年在医院学习,第 2~3 年为全科职业化培训,主要是在全科医学诊所通过师承模式由临床老师带教,同时接受全科培训中心老师的教学和指导,这一阶段以完成全部培训过程和通过全科医生的资质考试,获得澳大利亚皇家全科医师学会(RACGP)的会员资格为终点,正式成为一名独立执业的全科医生。第 4 阶段为正式的全科医生职业生涯,即持续职业发展和质量保证阶段(CPD/QI),每年有 4 周左右的脱产培训,每 3 年考核 1 次,成绩应达到 RACGP 制定的考核标准,合格者方能再注册行医。上述 4 个阶段的全科医学教育和培训将从医患关系和沟通能力、实用全科知识技能、人群健康和全科服务背景、职业和伦理角色、组织管理和法律等 5 个维度，对医学生、住院医生、全科学员、全科医生的专业素养和胜任力进行递进式的和持续性的全面培养。

4. 日本的全科医学教育　日本的全科医学教育分为院校教育、毕业后教育及继续教育三个阶段。院校教育阶段的学制统一为 6 年，目前全日本超过半数的医学院校都设立了综合/家庭医学课程，主要包括家庭医学的理论课程（包括家庭医学概述、医学伦理、以家庭及社区为导向的看护、医疗决策等）及基础临床技能的教学课程（包括基本临床技能、应诊能力、循证医学实践等）。毕业后教育阶段为期 3 年，2006 年日本家庭医学会制定了规范化的家庭医学后期培训项目，即在临床医院及社区诊所开设相应的培训计划，要求参加培训的人员按照规定时间在各个科室的门诊及病房轮转，最后以这 3 年的出诊时间、次数、接诊录像等作为考核的依据。考核评价方法还包括：培训医生的自我评价、发表论文以及终期的综合考核（理论和技能考试）等，考核合格后才能被认定为全科医生。继续教育阶段，需要参加包括家庭医学会认定的继续医学教育以及进入研究生院继续博士课程的学习。

5. 法国的全科医学教育　法国的全科医学教育以其规范、务实、目的性强、计划性高而闻名。完善的全科医生立法是法国全科医生制度发展的根本保障。2010 年，法国最高法院认定全科医学为医学的一个专科，与其他专科享有同等地位。在法国，全科医学教育需要 9 年，被划分成 3 个阶段，每个阶段 3 年。第一、二阶段为通识教育、基础医学、临床医学等；学习结束后，学生参加全国执业医师考试，根据全国排名和自己的志愿，在第三阶段可以选择全科医学作为专业。第三阶段学习结束后，选择研究课题并撰写医学博士论文，经过论文答辩并通过后，即可获得全科医学博士学位。继续教育是法国全科医学教育的一个重要延伸。法律规定从事医疗工作的全科医生必须主动接受医学新知识和新技术的培训、进修和自学，并且必须定期接受强制性的评估。全科医生的继续教育由国家继续医学教育委员会直接领导和统一规划，保证了继续医学教育的质量。

（二）我国全科医学教育现状

自从全科医学的概念被引入我国以来，受到了国家政府部门、教育工作者和医务工作者的高度重视。多年来，我国一直在积极探索和构建具有中国特色的全科医学教育体系，开展不同层次的全科医学教育培训、科学研究，取得了十分可喜的成绩，为未来我国全科医学教育的可持续发展奠定了坚实的基础。

1. 全科医学人才培养的顶层设计及相关政策　2011 年《国务院关于建立全科医生制度的指导意见》提出到 2020 年初步建立起充满生机和活力的全科医生制度，基本形成统一规范的全科医生培养模式和"首诊在基层"的服务模式，基本实现城乡每万名居民有 2~3 名合格的全科医生。全科医生被称为居民健康的"守门人"，主要在基层承担预防保健、常见病及多发病的诊疗和转诊、患者康复和慢性疾病管理、健康管理一体化服务。建立全科医生制度是保障和改善城乡居民健康的迫切需要，利于充分落实预防为主的方针，使医疗卫生更好地服务人民健康。建立全科医生制度是提高基层医疗卫生服务水平的客观要求，是促进医疗卫生服务模式转变的重要举措。《国务院关于建立全科医生制度的指导意见》的发布展示了我国全科医师发展的里程碑意义，标志着全科医师培养的制度化、规范化。全科医学人才的培养已经成为医疗卫生事业发展和卫生体制改革的重要战略。

2014 年教育部等部门印发《关于医教协同深化临床医学人才培养改革的意见》，提出构建以"5+3"为主体、以"3+2"为补充，院校教育、毕业后教育衔接的临床医学人才培养体系。2016 年国家卫生计生委等六部门发布《助理全科医生培训实施意见（试行）》，提出到 2025 年初步形成以"5+3"全科医生为主体、以"3+2"助理全科医生为补充的全科医生队伍，全面提升农村基层全科医疗卫生服务水平。

2018 年国务院办公厅印发的《关于改革完善全科医师培养与使用激励机制的意见》提出重要的全科医师培养与使用激励措施，从建立健全适应行业特点的全科医师培养制度，扩大全科专业住院医师规范化培训招收规模，到全面提高全科医师职业吸引力，人员招聘、职称晋升、岗位聘任的倾斜制度,加强贫困地区全科医师队伍建设,加大定向免费培养、在岗人员继续加大教育培训力度等方面提出发展全科医师队伍的重要举措,进一步推进了全科医师队伍的培养机制,促进了我国全科医师队伍建设的迅猛发展。

2020 年 9 月,国务院办公厅印发的《关于加快医学教育创新发展的指导意见》,明确指出"要加大全科医学人才培养力度,加快培养防治结合全科医学人才,加强面向全体医学生的全科医学教育"。同时,要求加大博硕士研究生等高水平人才培养力度,促进我国全科医师队伍高水平发展。

2. 全科医师队伍及培训基地现状　　目前,我国经过正规化培养的全科医生逐渐增多,全科医师队伍正在壮大。10 年来,中国全科医生数量翻了两番,发展迅速。2008 年,中国有全科执业医师 1 万人,助理全科医师 7.8 万人,且学历水平偏低。2016 年,中国有全科医生 20.9 万人,取得全科医生培训合格证书 13.1 万人,注册为全科医学专业 7.7 万人,每万人口拥有全科医生 1.51 人。2017 年,中国有全科医生 25.2 万人,注册为全科医学专业 9.6 万人,取得全科医生培训合格证 15.6 万人,每万人口拥有全科医生 1.82 人。截至 2019 年,全国经培训合格的全科医生总数为 36.51 万人,每万人口拥有全科医生数达到了 2.61 名,以"5+3"为主、"3+2"为补充,包括转岗培训等途径在内的全科医生培养模式在我国初步建立,初步完成了到 2020 年城乡每万名居民拥有 2~3 名合格的全科医生的目标。

但是,目前全科医师队伍仍处于起步阶段,尤其是质量亟待进一步提高,还难以满足人民群众日益增长的健康需求。2019 年我国卫生统计年鉴显示,我国基层医疗卫生机构医务人员学历普遍较低,社区卫生服务机构医务人员中,学历为本科及以上者占 30.8%,而在乡镇卫生院医务人员中,该比例仅为 12.4%。为提高全科医师的人才高素质培养,我国相继开展了转岗培训、定向培养全科医师计划以及在岗全科医师技能培训等。另外,支持已执业全科医生的持续学习和职业发展,是保持全科医生队伍知识和技能更新的重要举措。近年来,部分具有中、高级职称的全科医生开始致力于拓展技能的发展和培训,在提高全科医学服务对居民吸引力的同时,也满足了全科医生的职业发展需要。

在全科医生培养过程中,优秀的师资队伍是培养高素质全科专业人才的有力保障。全科医学师资队伍包括全科医学临床带教师资、社区带教师资、全科医学及其相关学科的理论师资。我国全科医学教师来源较广,包括教授相关理论课程的全科专业教师、有丰富临床经验的各专科医生、经过相关培训转岗到全科的其他专科医生、在社区工作的全科医生、从事流行病学等方面的师资。2012 年国家卫生部印发关于《全科医学师资培训实施意见(试行)》的通知,指出依据统筹规划、分级协同;突出重点、按需施教;统一标准、保证质量等原则,根据全科医生岗位职责及培养标准,以全科医生培养需求为导向,提高全科医学师资培训能力。强调要加强全科师资队伍建设,规范全科医生培养工作等相关内容及保障措施。近年来国内各培训基地关于全科医学师资队伍建设问题进行探索,采用制定统一的师资培训标准及考核计划,提高全科师资的带教能力,确保住培过程同质化等措施加强全科师资团队建设。

全科医学专业培训基地是全科医师培训的主要场所,对全科医师的培养起着关键性作用。2010 年国家发展改革委等六部委发布《关于印发以全科医师为重点的基层医疗卫生队伍建设规划的通知》,明确提出承担全科医师规范化培训任务的医院必须设置全科医学科,为全科医师的培养提供了基本国策。2014 年,国卫办在《住院医师规范化培训基地认定标准(试行)》中,对全科临床培训基地及全科基层实践基地的基本条件、师资条件都进行了明确规定,并在 2016 年出台"住院医师规范化培训评估指标"。2018 年国卫办发布了《住院医师规范化培训基地(综合医院)全科医学科设置指导标准(试行)》,明确以服务卫生与健康事业发展需求为导向,以培养合格全科医师为目的,通过住院医师规范化培训基地设置全科医学科,为持续培养质量合格、数量适宜的全科医师提供有力的医疗、教学、科研组织体制保障,为建立分级诊疗制度、深化医改、建设健康中国提供可靠的全科人才支撑;进一步确定住院医师规范化培训基地的综合医院必须承担全科医师培养工作任务;要求按照设置标准加强全科专业住院医师规范化培训基地建设,提高全科医师培养质量。

在国家政策指导下,三级综合医院大多已建立全科住院医师培训基地,并辅助社区基地建设。截至 2018 年，国内已建成 558 个全科专业临床培训基地和 1 660 个基层社区实践基地，其中约 90% 设置了全科医学科，并正在逐步进行规范化建设，为加强全科医师的培养提供了坚实的基础。

3. 全科医学教育存在的问题　相比于其他临床二级学科，我国全科医学的发展历史尚短，学科基础还比较薄弱，全科医学教育的理论体系、知识和技能体系还有待进一步完善，虽然经过了长期的探索和实践，与欧美发达国家完善的全科医学教育相比，在一些方面依然存在着差距。

（1）医学院校的全科医学教育相对滞后：在校本科生的全科医学知识教育普及程度不高，不利于新型医学人才的培养，也不利于全科医生后备队伍的培养。临床医学专业中的全科医学课程数量和学时较少，缺乏统一规范的全科教学模式，以人文素质教育为基础的全科医学课程体系尚未健全，同时缺乏高质量的全科医学教育师资队伍。

（2）全科医生规范化培训的规范性和制度性有待提高：在规范化培训的教学设置中，全科医学的核心地位不够突出，并且存在重理论、轻实践的情况。临床教学和社区实践是开展全科医学培训的重要环节，教学基地的建设质量直接影响培训的质量，目前临床和社区教学基地的数量和质量尚不能满足要求，基地的设置欠缺统一的标准，具备全科医生培养理念和临床思维分析能力的教师队伍建设不够健全，不利于后续全科师资力量的可持续发展。

（3）全科医生继续教育教学内容和方式尚欠合理：目前，我国全科医生继续教育的教学内容大多是延续专科医生的培训内容，常常不符合基层医疗的实际需求。合格的全科医生除了需要掌握扎实的医学理论知识外，对社会学、心理学以及法律、政治等方面的知识也要有一定程度的了解。教学内容缺乏针对性和实用性，影响全科医生继续教育的教学效果。全科医生对继续教育的重要性认识不足，对继续教育的积极性和热情不高。缺乏恰当的质量评价和监督体系，对全科医生的继续教育效果缺乏有效的评估机制。

（4）全科医学专业研究生培养体系有待完善：目前，全科医学专业研究生的职业定位尚不明确。部分院校没有设立全科医学院系，导致各培训基地对于全科医学专业研究生的学习安排与其他专业的研究生相似，这样的培养方式难以体现全科医学的学科特点，教学过程也缺乏针对性。随着全科医学专业研究生招生制度的推进，研究生导师的数量在不断增加，其中很大部分是由其他专科医师经过转岗培训而来的，而全科医学理念清晰、诊疗经验丰富的导师相对不足。

虽然我国的全科医生教育较之欧美发达国家尚有差距，但由于所处的社会环境与历史背景不同，我们不能照搬他国，需要根据我国的国情和全科医学发展的现状，借鉴国外的优秀成果，发展我国的全科医学教育，努力培养优秀的全科医生，使我国基层医生的素质得以提高，探索出真正适合我国国情的全科医学教育体系。

二、我国全科医学教育的发展历程

全科医学起源于近代的通科医疗，作为一门临床二级学科，诞生于 20 世纪 60 年代末期。欧美发达国家最先开始全科医学教育的体系建设，目前已经较为完善。1972 年，世界家庭医生组织（WONCA）的成立推动了全科医学和全科医学教育在全球的发展。全科医学的概念于 20 世纪 80 年代末期被引入中国内地。1989 年 11 月在北京召开了第一届国际全科医学学术会议，同年，在首都医科大学成立了中国大陆首家全科医生培训中心，开始了中国特色全科医学教育的尝试和探索。1993 年，中华医学会全科医学分会成立，标志着全科医学学科在中国诞生。

发展全科医学教育，建立适应我国国情的全科医学教育模式，一直是医学教育改革的战略性任务。近年来，国家高度重视面向基层医疗服务的全科医学人才培养，实施一系列重大举措与变革，积极推动全科医学教育体系建设，不断扩大全科医学人才培养规模，提高全科医学人才培养质量。

1. 推动全科医学教育体系建设和优化医学人才培养结构　我国大陆地区自 1989 年开始全科医学教育培训试点。1999 年，卫生部召开"全国全科医学教育工作会议"，标志着我国全科医学教育工作正式启动，并且进入规范化发展阶段。2000 年，卫生部颁发《关于发展全科医学教育的意见》，明确指出了国内全科医学教育的发展方向和基本原则,提出在高等院校医学专业中设立全科医学有关的必修课和选修课,使医学生了解全科医学思想、内容及全科医生的工作任务和方式,并为将来成为全科医生或其他专科医生与全科医生的沟通和协作打下基础。同时提出了全科医学教育发展目标,即"到 2005 年,初步建立全科医学教育体系,在大中城市基本完成在职人员全科医生岗位培训,逐步推广毕业后全科医学教育工作;到 2010 年,在全国范围内建立起较为完善的全科医学教育体系"。

2006 年,教育部在《关于加强高等医学院校全科医学、社区护理学教育和学科建设的意见》中指出,提高对全科医学教育重要性的认识,进一步完善全科医学教育体系,大力推进全科医学学科与师资队伍建设,大力开展全科医学教育教学的建设与改革工作。至 2008 年底,已有近 50 所医学院在本科生中开设全科医学相关课程;多省市开展毕业后全科医学教育、全科医生继续医学教育以及岗位培训,部分医学院校建立全科医学院、系、研究所。2009 年,为推动面向基层的医学教育改革,教育部全科医学教学指导委员会组织制定了高等医学院校全科医学课程建设规划,以此加强全科医学教育。2010 年,六部委联合下发的《以全科医生为重点的基层医疗卫生人才队伍建设规划》提出,要积极引导高等医学教育教学改革,本专科医学类专业教育开设全科医学必修课程,加强对学生在医患沟通、团队合作、健康教育、社区预防保健、卫生服务管理等方面的培养,强化临床实践和社区实践教学。

经过探索式的萌芽与孕育,我国的全科医学教育进入了快速发展的阶段。2011 年,国务院按照深化医药卫生体制改革的总体思路,遵循医疗卫生事业发展和全科医生培养规律,颁布了《关于建立全科医生制度的指导意见》,内容包括:①规范全科医生培养模式,将全科医生培养逐步规范为"5+3"模式;②统一全科医生规范化培养方法和内容;③规范参加全科医生规范化培养人员管理;④统一全科医生的执业准入条件;⑤统一全科医学专业学位授予标准;⑥完善临床医学基础教育;⑦改革临床医学(全科方向)专业学位研究生教育;⑧加强全科医生的继续教育;⑨大力开展基层在岗医生转岗培训;⑩强化定向培养全科医生的技能培训等。2017 年,国务院办公厅颁布的《关于深化医教协同进一步推进医学教育改革与发展的意见》提出,建立以"5+3"(5 年临床医学本科教育 +3 年全科住院医师规范化培训或 3 年临床医学硕士专业学位研究生教育)为主体、"3+2"(3 年临床医学专科教育 +2 年助理全科医生培训)为补充的全科医学人才培养体系。建立健全全科医生制度是我国医药卫生体制改革的一项重要而紧迫的任务,大力发展全科医学教育对实现"健康中国 2030"这一建设规划具有重要意义。2018 年,国务院办公厅印发的《关于改革完善全科医生培养与使用激励机制的意见》提出,建立适应行业特点的全科医生培养制度,高校面向全体医学类专业学生开展全科医学教育。到 2020 年,适应行业特点的全科医生培养制度基本建立,城乡每万名居民拥有 2~3 名合格的全科医生;到 2030 年,要达到城乡每万名居民拥有 5 名合格的全科医生,全科医生队伍基本满足健康中国建设需求。

2020 年国务院办公厅印发的《国务院办公厅关于加快医学教育创新发展的指导意见》对未来我国医学教育中医学人才培养结构、院校医学人才培养质量、住院医师培训和继续医学教育改革、完善保障措施等方面提出了 20 条指导意见。要求系统规划全科医学教学体系,3 年内推动医学院校普遍成立全科医学教学组织机构,加强面向全体医学生的全科医学教育,建设 100 个左右国家全科医学实践教学示范基地,加强师资培训。2021 年起开展临床医学(全科医学)博士专业学位研究生招生培养工作,扩大临床医学(全科医学)硕士专业学位研究生招生规模。

2. 建立全科住院医师规范化培训制度和推进继续教育发展 2005 年,卫生部启动了"建立我国专科医师培养和准入制度的研究"项目,目的是完善我国医学教育体系、规范临床医师的培训与管理、促进医学教育及人才管理与国际接轨。第一批纳入专科医师制度研究的专科有包括全科医学在内的 18 个普通专科和 16 个亚专科。2006 年,国务院颁布的《关于发展城市社区卫生服务的指导意见》和《关于加强城市社区卫生人才队伍建设的指导意见》提出,要健全和完善社区卫生人才培养体系,开展岗位培训和全科医学规范化培训。2007—2008 年,卫生部开展了全科医学住院医师规范化培训基地的认定工作,为开展全科医学住院医师规范化培训奠定了基础。规范化培训的具体内容和标准由卫生部、教育部、国家中医药管理局制定。国家认定的全科医生规范化培训基地由医学院校的附属医院(或教学医院)或大型综合性医院来承担,必须建立有一定规模的全科医学科,配备临床经验丰富、掌握全科医学基本思想、原则和方法的合格师资,同时必须有符合要求的社区培训基地。

随着全科医生需求量的增大,对全科医生综合技术水平和教育水平的要求也在不断提高,全科医生的继续教育也成为医学教育的新领域。但是,我国全科医生继续教育尚处于探索阶段,还存在一些不足。2011 年,国务院颁布的《国务院关于建立全科医生制度的指导意见》明确要求"加强全科医生的继续教育。以现代医学技术发展中的新知识和新技能为主要内容,加强全科医生经常性和针对性、实用性强的继续医学教育。加强对全科医生继续医学教育的考核,将参加继续医学教育情况作为全科医生岗位聘用、技术职务晋升和执业资格再注册的考核指标"。对全科医生继续医学教育作出了方向性的指导意见。全国各省市不断创新继续教育方式,保证所有在职在岗的全科医生都能接受合格的继续教育和职业再培训。

3. 开展全科医生岗位培训和全科医生转岗培训   为适应开展社区卫生服务工作的迫切需要,在职人员的转型培训在一定时期内是全科医学教育培训的重点工作之一。2000 年,卫生部在《关于发展全科医学教育的意见》中提出,对从事或即将从事社区卫生服务工作的执业医师,采取脱产或半脱产的方式进行全科医生岗位培训,经省(自治区、直辖市)统一组织考试合格,获得全科医生岗位培训合格证书。全科医生岗位培训项目到 2010 年结束。2010 年 12 月,我国启动了全科医生转岗培训项目,卫生部印发了《基层医疗卫生机构全科医生转岗培训大纲(试行)》,以基层医疗卫生机构中正在从事医疗工作、尚未达到全科医生转岗培训合格要求的临床执业(助理)医师为培训对象。2011 年,《国务院关于建立全科医生制度的指导意见》再次重申对符合条件的基层在岗执业医师或执业助理医师,应按需进行 2 年的转岗培训。转岗培训以提升基本医疗和公共卫生服务能力为主,在国家认定的全科医生规范化培训基地进行。培训结束后通过省级卫生行政部门组织的统一考试,获得全科医生转岗培训合格证书,可注册为全科医师或助理全科医师。截至 2018 年底,我国经不同培养模式培养合格的全科医生总数已达 30.9 万人,其中来自全科转岗培训者占比近 50%。

三、我国全科医学教育的发展前景

医学教育应该与社会发展、医学发展的需要相适应。随着人口老龄化进程的加速和慢性疾病、退行性疾病患者的增多,基层医疗卫生保健服务的重要性日益显现,尤其是老年人容易多种慢性疾病共患,需要大量的全科医生在社区和家庭环境中对他们进行长期诊治和管理,因此社会对全科医学以及全科医生的需求开始不断增长。全民健康覆盖是我国可持续性发展的重要保障。国内外医疗卫生服务实践充分表明,能否拥有合格的全科医生,建立以全科医生为核心的服务团队,提供预防为主、防治结合的医疗卫生服务,形成基层首诊、双向转诊、急慢分治、上下联动的分级诊疗模式,将直接关系到重大疾病的有效防控、人民群众健康水平的保障维护和医疗费用的合理控制,真正体现中国特色社会主义卫生与健康事业的公益性。

1. 全科医学教育发展的机遇和挑战   目前,医疗卫生服务行业的工作重点已由"以治病为中心"转变为"以人民健康为中心",而全科医学凭借"医疗、保健、康复三位一体"的专业特点,为人民健康维护提供了有力保障。因此,在"健康中国 2030"这一发展前景下,我国的全科医学教育发展既迎来了全新的机遇,也面临着巨大的挑战。与西方全科医学教育比较,我国的全科医学教育存在起步较晚、发展较缓、师资力量薄弱、理论课程与实践培训体系尚未健全、医学生职业认同感较低等问题。国外的全科教育起步较早,已确立了明确的教学目标及规范的培训计划、严格的导师带教制度与考核制度,形成了较为完整的教育与培训体系,因而其经验有许多值得学习和借鉴的地方。但是由于各国的普通教育及医学教育的体制不尽相同,因而发展我国的全科医学教育不能照搬国外的做法。综合欧美发达国家的经验和我国自身的优势,通过扶持全科医学教育研究、加强师资队伍建设、实施全科医学教育改革、建设标准化培训基地、推动国际合作等多渠道共同努力,中国全科医学教育将会迎来硕果绽放的明天,培养出越来越多彰显中国特色的高素质全科医学人才。

2. 全科医学教育的发展方向　全科医学发展进入了新的历史时期,全科医学的学科建设与教育教学改革处于重要的阶段,当务之急是顺应时代发展与医学发展的需求,积极发展和完善全科医学教育。高等医学院校、大型综合性医院、基层医院以及社区卫生服务中心应该充分发挥各自优势,积极开展全方位、深层次全科医学学科建设,加强教育教学管理,为基层源源不断地输送优秀的全科医学人才。我国的全科医学教育正在从以下几个方向发展完善:

(1)医教协同深化院校全科医学教育改革:高等医学院校要高度重视全科医学学科建设,面向全体医学类专业学生开展全科医学教育和全科临床见习实习。鼓励有条件的高校成立全科医学教研室、全科医学系或全科医学学院,开设全科医学概论等必修课程。依托全科专业住院医师规范化培训基地和助理全科医生培训基地,建设一批全科医学实践教学基地。加强全科医学师资队伍建设,制订建设规划,在人员配备、职称评聘、工作量考核等方面给予支持。鼓励医学院校在全科医学实践教学基地聘请有教学潜质的全科医生承担教学任务,符合条件的可聘任相应的教师专业技术职务。2018年起,新增临床医学、中医硕士专业学位研究生招生计划重点向全科等紧缺专业倾斜。继续实施农村订单定向医学生免费培养,推进农村基层本地全科人才培养。改革完善高职临床医学、中医学等相关专业人才培养模式,推进教育教学标准与助理全科医生培训标准有机衔接。

(2)建立健全毕业后全科医学教育制度:合理分配各专业住院医师规范化培训招收名额,扩大全科专业住院医师规范化培训招收规模,力争到2020年全科专业招收数量达到当年总招收计划的20%,并逐年增加。将全科专业招收任务完成情况纳入住院医师规范化培训基地考核,并与财政补助资金挂钩。继续开展助理全科医生培训。农村订单定向免费培养的本科医学生毕业后全部纳入全科专业住院医师规范化培训。对于单位委派参加住院医师规范化培训和助理全科医生培训的人员,委派单位应与其签订协议,就培训期间待遇、培训期满后服务年限、违约处理办法等进行约定。

认定为住院医师规范化培训基地的综合医院(含中医、中西医结合、民族医院)要加强全科专业基地建设,增加全科医疗诊疗科目,独立设置全科医学科,以人才培养为目的,开展全科临床、教学和科研工作,与基层医疗卫生机构联合培养全科医生。在培训基地内部分配中,合理确定全科医学科医务人员绩效工资水平,适当加大倾斜力度,吸引和稳定优秀专业人员。以县级综合医院为重点,加强助理全科医生培训基地建设,完善教育教学设施设备和学员住宿条件。严格培训基地动态管理,将全科专业基地建设和作用发挥情况作为培训基地考核评估的核心指标。

制定全科医学师资培训标准,实行双导师制,遴选建立一批全科医学师资培训基地,加强骨干师资培训,提高带教师资的教学意识和带教能力,将教学业绩纳入绩效考核,带教经历和教学质量作为职称晋升的重要因素。支持具有临床医学或中医硕士专业学位授予资格的高校与住院医师规范化培训基地建立协同教学关系,积极探索和完善全科专业住院医师规范化培训人员取得硕士专业学位的办法。稳妥推进全科专业专科医师规范化培训制度试点工作。

(3)巩固完善全科继续医学教育:制定全科医学继续教育指南,加快网络数字化课程、课件、教材开发,大力发展远程继续教育,普及全科适宜技术,实现全科医生继续医学教育全覆盖。积极开展基层全科医生进修培训和学历提升教育。强化继续医学教育基地建设,充分发挥县级综合医院在农村基层全科医生进修培训中的作用。加强对全科医生的中医药和康复医学知识与技能培训,将中医药作为其继续教育的重要内容,鼓励提供中医诊疗、养生保健康复、健康养老等服务。

扩大全科医生转岗培训实施范围,鼓励二级及以上医院有关专科医师参加全科医生转岗培训,对培训合格的,在原注册执业范围基础上增加全科医学专业执业范围,允许其在培训基地和基层医疗卫生机构提供全科医疗服务。实行乡村医生全员全科基本知识技能培训,并有计划地安排乡村医生到乡镇卫生院、县医院等上级医疗卫生机构进修学习,鼓励具有执业(助理)医师资格的乡村医生参加全科医生转岗培训。

3. 我国全科医生职业发展前景　经过多年发展,我国已初步建立了院校教育、毕业后教育、继续教育三阶段有机衔接,具有中国特色的标准化、规范化全科医生培养体系,全科医生培养模式基本确立。为鼓励全科医生在县级医院与基层医疗卫生机构双向流动,健全人才向基层流动的激励机制,国家出台了《关于开展全科医生特设岗位计划试点工作的暂行办法》《关于进一步改革完善基层卫生专业技术人员职称评审工作的指导意见》《关于深化医教协同进一步推进医学教育改革与发展的意见》等一系列政策措施。同时逐步加大政府投入力度,加快推进职称制度改革,改革创新使用激励机制,全面提高全科医生职业吸引力。

具体措施:推进医疗服务价格改革,充分体现全科医生技术劳务价值。改革基层医疗卫生机构绩效工资制度,合理核定政府办基层医疗卫生机构绩效工资总量,使基层医疗卫生机构全科医生薪酬收入与当地县区级综合医院同等条件临床医师薪酬水平相衔接,对经住院医师规范化培训合格的全科医生进一步加大倾斜力度。推进家庭医生签约服务,签约服务费可用于家庭医生团队薪酬分配。完善全科医生聘用管理办法,简化招聘程序,对本科及以上学历医学毕业生或经住院医师规范化培训合格的全科医生,基层医疗卫生机构可采取面试、组织考察等方式公开招聘,鼓励实行"县管乡用"(县级医疗卫生机构聘用管理、乡镇卫生院使用)、"乡管村用"(乡镇卫生院聘用管理、村卫生室使用)。拓宽全科医生职业发展前景,基层医疗卫生机构对取得住院医师规范化培训合格证书的本科学历全科医生,在人员招聘、职称晋升、岗位聘用等方面,与临床医学、中医硕士专业学位研究生同等对待,及时落实相关工资待遇。鼓励社会力量举办全科诊所,医疗机构规划布局不对全科诊所的设置作出限制,实行市场调节。对提供基本医疗卫生服务的非营利性全科诊所,与政府办基层医疗卫生机构同等对待。对长期扎根基层、作出突出贡献的全科医生给予表扬和奖励,增强全科医生职业荣誉感和归属感,提高全科医生的社会地位。

医学教育要适应医疗卫生事业改革与发展的需求。以社会需求为导向,大力发展全科医学教育是长期的战略任务。展望未来,全科医学教育必将以崭新的医学教育模式和完善的医学教育体系,培养出多层次的、适应我国国情的、有中国特色的优秀全科医学人才。

(王增光)

思考题:

1. 目前国内全科医学教育体系包括哪几方面?
2. 目前应用于全科医学教育的教学方式主要有哪些?
3. 现阶段我国的全科医学教育发展面临怎样的机遇和挑战?
4. 未来我国的全科医学教育需要从哪些方向上进一步发展完善?

第七章
全科医学科学研究

【学习要点】
1. 全科医学科学研究的基本概念、意义、基本环节。
2. 全科医学常用科研设计与科研方法的原理、特点和实施。
3. 全科医学科学研究中涉及伦理的内涵、意义与原则。

  全科医学自 20 世纪 60 年代创建以来得到了快速发展,科学研究对学科发展起到了举足轻重的作用。全科医学涉及范围广,除临床医学外,还与社区预防医学、临床流行病学、社会医学、卫生经济学等学科关系密切。在学科创建之初,国外全科专家进行了大量研究,探索全科医学设立的必要性、学科的特点与内涵,以及全科医生的培养方法和周期等重要问题,对学科发展起到了至关重要的作用。随着全科医学的深入开展,学者们越来越意识到全科医学科研的重要性。全科医学的研究不仅可以解决全科医疗实践中存在的问题,提高全科医疗服务质量,更重要的是通过对全科医学的科学研究,能够确立全科医学的学术地位、开拓全科医学理论和实践的新领域,充实全科医学学科内涵。而全科医学科研思维与方法的掌握可以为今后独立进行全科医学研究工作奠定良好的基础。

第一节　全科医学科研思维

一、全科医学科学研究的基本概念

（一）全科医学科学研究的定义

  全科医学科学研究是指利用科学的原理和方法对全科医学领域涉及的问题进行阐述和分析,并提出解决方法和措施。由于全科医学涉及领域较广,全科医学的研究目标可以是某一领域内的问题,也可以是涉及多个领域的问题,全科医学科学研究所用的科研方法随着研究目标的不同而不同。

（二）全科医学科学研究的目的

  全科医学科学研究的根本目的是更好地促进全科医学的发展,主要目的有以下几个方面:

1. 发展和完善全科医学的理论体系,确立和巩固全科医学的学术地位、专业地位和专科地位。

2. 制定和修订全科医疗服务的原则和内容,提高全科医疗服务的水平和效率,如以人为中心、以家庭为单位、以社区为范围、以整体健康的维护与促进为方向的长期综合性、负责式照顾,并将个体与群体健康融为一体的全科医疗的主旨。

3. 制定开展全科医疗服务需要的相关政策和运行机制,如全科医生团队的组成、家庭医生签约服务模式的制定等。

4. 探索全科医疗服务的适宜技术,包括全科医疗的临床诊疗技能和基本公共卫生服务技能,提升全科医生自身服务能力和综合素养。

5. 研究全科医学教育与培训方法和要求,指导全科医学教育与服务的开展,如评价全科医学培训效果和研究制订培训计划,提高教育和培训的效率和水平等。

（三）全科医学科学研究的主要类型和内容

医学研究包括基础医学、临床医学和预防医学研究三部分。基础医学研究的任务是认识健康和疾病相互转化的规律，临床医学研究的重点则是促进疾病向健康转化，而预防医学研究的主要任务是防止健康向疾病转化。这些不同类型的研究分工不同，但又相辅相成、互相交叉。全科医学科研则充分吸取基础医学的研究成果，侧重于研究临床医学与预防医学服务技术在基本医疗服务中应用。

全科医学科研的内容包括全科医学理论研究、基本医疗服务研究、基本公共卫生服务研究，以及全科医疗服务的相关政策、服务模式和运行机制的研究等。由于全科医学是一门综合性的临床二级学科，融合了其他学科的相关理论和知识，所以，开展全科医学研究时需要将基础医学、临床医学、预防医学和社会科学等学科知识有机结合，在生物-心理-社会医学模式的指导下，探索全科医疗的服务规律，研究社区防病治病的适宜技术和开展综合性、连续性、协调性照顾的服务模式，达到预防疾病和促进健康的目的。

全科医学开展科研的领域很广，既可以针对某个健康问题、某种疾病或某类人群的健康状况开展调查研究，也可以是社区卫生服务的服务模式、运行机制、管理办法、人才培养等。按照研究内容分类，全科医学科研分为以下五类：

1. 全科医疗临床问题研究　包括常见病及多发病的诊断、治疗、预防及康复效果的评价，社区卫生服务适宜技术研究以及成熟的诊疗技术进一步规范应用等，如对高血压、糖尿病、冠心病、慢性阻塞性肺疾病等慢性病患者提供有效的疾病防治和管理服务，又如对残疾或行动不便的居家老人提供基本医疗卫生保健服务等方面的研究。目前，全科医生在开展临床问题研究时不仅要密切结合全科医疗实践工作的需要，而且能够运用其他学科的专业知识和技能，聚焦某一临床问题开展多学科交叉研究。例如，"肿瘤患者综合介入治疗后心理改变及社区心理干预效果研究"，全科医生运用SCL-90量表、抑郁自评量表、焦虑自评量表等心理学方法评价肿瘤患者介入治疗后的心理改变，运用情绪支持、社会支持、认知重建、适应性技巧训练等方法进行社区心理干预，并对干预效果进行评价。该研究的特点是借鉴心理学的常用方法，将其运用于肿瘤患者介入治疗后进行心理干预，选题具有实用价值，又有一定新意。

2. 社区常见健康问题研究　社区常见健康问题的研究内容宽泛，常运用流行病学方法开展研究，如以社区常见健康问题的现况调查；疾病流行及相关影响因素的研究；常见疾病的病因与危险因素研究；危险因素的干预及效果评估研究。例如，"某社区先天性病残儿现况调查及危险因素研究"，研究者通过社区计划生育、残联等部门，收集该社区2010—2020年先天性病残儿的信息，开展流行病学现况调查，在此基础上运用病例对照研究的方法，探索该地先天性病残儿的危险因素，为开展相应的预防工作提供科学依据。

3. 行为学、健康教育学及社会医学方面的研究　这类研究主要运用健康教育学、行为学和社会医学方法和理论，探索疾病与健康关系，如以居民与疾病相关的行为调查；常见病、多发病的健康教育途径及效果评估；医患关系、沟通技巧研究；家庭及社会文化对健康的影响、个人及家庭生活压力事件调查研究等。例如，"多元文化医护照顾在社区高血压患者健康教育中的应用"，全科医生在多年开展高血压患者健康教育的基础上，探索多元文化因素如语言、饮食文化、宗教文化、教育水平、家庭支持对高血压患者开展饮食、运动、戒烟等行为干预的影响，从而为进一步提高健康教育的水平提供科学依据。该课题创新性在于将多元文化医护照顾的方法用于高血压患者的健康教育，也体现了全科医疗的人文关怀。

4. 卫生服务研究　该类研究主要侧重于卫生管理与政策研究，如医疗保健服务需求评估；社区卫生服务机构人、财、物等管理模式研究；医疗人力资源及设施的分布及利用研究；患者对医疗服务的满意度、全科医疗服务效率和效果研究；成本-效益分析等卫生经济学评估；与全科医疗服务和健康管理相关政策的研究，如组建全科团队、实施全科医生责任制、实施药品零差率政策等研究。由于社区卫生服务体制改革在不断深化，这类研究在全科医学科研中占的比例在不断上升。例如，"家庭医生签约制服务内部运行机制及效果评估"，研究者对社区卫生服务中心实施家庭医生签约责任制的组织形式、约束机制、动力机制、管理机制和支持保障系统进行研究，并运用Delphi专家咨询法构建相应的效果评估量表。

5. 全科医学教育研究　　自全科医学概念正式引入我国开始,全科医学生的教育及全科医生的培养问题始终是全科医学研究关注的重点,贯穿我国全科医学科学研究的全部历程,对我国全科医学的发展起决定性作用。全科医学教育研究包括全科医学教育培训计划制订、课程设置、教学方法与效果评估研究;全科医学教育的投入产出分析;医学院本科生及毕业后住院医师规范化培训模式与教学方法研究;全科医学继续教育以及自学评估的方法等。例如,"社区全科教学基地师资培养方法的探索",研究者根据自己多年开展全科医学教学的实践经验,认为社区师资是目前全科医学培训的关键环节,于是申报科研项目,通过调查某地 30 家社区培训基地的师资情况,初步形成社区全科基地师资培养方法及流程。

（四）全科医学科学研究的学科基础

全科医学科学研究的学科基础和其他临床学科一样,开展全科医学的科学研究需要基础医学、临床医学和预防医学的理论基础,也需要科研设计、卫生统计学等方面的基础知识。

1. 循证医学　　循证医学是现代临床医疗诊治决策的科学方法学。旨在针对患者具体的临床问题所作出的有关诊治措施,要建立在最新、最佳的科学证据基础之上,从而制定出最有效、安全、慎重的治疗方式,同时作出最合适、精确的预后评估。因此,循证医学体现了现代医学的进展,这种医学理念区别于传统的经验主义的临床思维模式,不仅有利于临床医学由经验型向科学型转变,还将在医疗卫生领域引入人性化的服务,帮助全科医生更好地运用医学文献,将医学研究的结果与具体的全科医疗实践工作紧密结合起来。

2. 临床流行病学　　临床流行病学是一门研究人群中疾病和健康状况的分布及其影响因素,并进行防治措施效果评价的学科。流行病学是全科医生科研设计的重要方法,包括描述性研究、病例对照研究、队列研究等,全科医生开展科研时应重点掌握这些研究方法的基本原理,开展研究设计和资料分析。此外,树立人群研究的基本观点和理念十分重要。流行病学研究与临床研究的重要区别在于,前者强调在人群中开展研究,而后者着重于个体研究,全科医生科研要从患者的个体诊治研究扩大到患者群体乃至社区人群的研究,这是全科医生科研的重要特征,其研究成果也将为社区人群的健康提供保障。

3. 社会医学　　立足于社区是全科医学区别于其他医学专科的显著特点之一。社区是开展公共卫生与临床研究的最佳场所之一,因为社区有大量的健康人群、各种疾病的高危人群以及各种患者,全科医生更容易依托社区和社区卫生服务中心,获得大量第一手的研究资料,开展相关研究,比如开展实验性研究来评价干预措施或治疗方法的效果;开展病因的研究,从而提出、检验和验证疾病或健康相关的因素;开展筛检的研究,从而在社区人群中进行疾病的早发现和早诊断疾病的预后和相关因素等各种公共卫生及临床相关的研究。

4. 卫生经济学　　研究如何使用有限的经济资源来满足社会和居民不断增长的医疗卫生需求,达到卫生资源的最佳配置和合理使用的目的。全科医生要掌握卫生经济学的基本原理和方法,如成本-效益分析、成本-效果分析、成本-效用分析,对提高卫生服务的质量、降低医疗费用开展相应研究。

二、全科医学科学研究的意义

全科医学科学研究是促进全科医学发展的重要手段,全科医学的研究不仅可以解决全科医疗实践中存在的问题,提高全科医疗服务质量,更重要的是通过对全科医学的科学研究,能够确立全科医学的学术地位、开拓全科医学理论和实践的新领域,充实全科医学学科内涵。这就要求从事全科医疗实践的全科医师和所有全科医学教育科研工作者,在全科医学这一新领域中有所创造、有所发现,以推动全科医学的发展。

（一）为全科医疗发展与全科医学学科建设提供科学依据

随着人们对健康服务及医疗卫生服务需求的不断增加,全科医疗服务应运而生,它有着自身发展的特点和规律。要使全科医疗服务能不断适应和满足人民群众日益增长的医疗卫生服务需求,积极

NOTES

主动地把握全科医疗发展的客观规律，就必须通过全科医学的科研，不断探索、尝试，不断积累经验、总结教训，才能更加准确地把握全科医学的本质和发展规律，为制定优化符合我国社会发展需要的全科医疗服务政策提供科学依据，为建立适应我国卫生事业发展的全科医疗服务模式提供方法依据，为探索全科医疗适宜技术及其推广应用提供实践依据。

同时，高水平的科研支持是学科建设的必备要素，没有高水平的全科医学科学研究，全科医学学科建设将成为空谈。而高水平的科学研究是靠先进的课题及其后续的成果来体现的。实际需求是科研的原动力，也是科研选题的首要原则。全科医学研究除了关注相关基础研究、临床研究，还要注重全科医生制度的推行、双向转诊制度的执行、居民健康档案管理、社区绩效考核等基本医疗服务、基本公共卫生服务以及医疗相关政策、服务模式、运行机制等方面的研究，发展和完善全科医学的理论体系，理论联系实际，不仅可以提高全科医疗的效率和品质，也可以巩固全科医学的专业地位和专科地位。

（二）有利于促进全科医疗服务水平提升和服务特色形成

随着我国全科医学科研的持续开展，已经产出了一大批具有鲜明特色的全科医疗服务产品，涵盖常见慢性病的早期筛查、慢性病社区管理、社区康复、妇幼保健、老年保健、人文关怀等领域。如对高血压、糖尿病、慢性阻塞性肺疾病等慢性病患者开展社区管理，建立健康档案，开展健康教育与药物治疗、饮食、运动监测等综合干预措施的研究和效果评价研究，逐步推广有效的社区干预模式，患者的建卡率、管理率、控制率都有明显提高。这些研究都显著地促进了全科医疗服务水平的提升和服务特色的形成。

（三）有利于全科人才队伍的培养

全科医学科学研究可以间接评价全科医学教育和培训成果（包括医学生、住院医师等），以提高教育和培训的实效。全科医生作为新时代的主力军，必然要担负起这个重任，只有积极投身科研行列，严谨治学勇于探索，才能使整个国家的医学事业发展步入高速路。科研工作对全科医生的培养和锻炼是全方位的，从文献阅读、选择研究题目，到确定研究目的、进行项目设计、项目申报，再到项目实施、资料收集、统计分析和论文撰写等各个环节，对全科医生的科研思维能力、组织能力、沟通与协作能力、文字表达能力以及临床服务能力都有明显的提升作用。科研之路是探索之路，是未知之路，遇到一些挫折与挑战是肯定的，但通过大家的努力，克服困难向前推进，定能成为一名敢于设想、敢于创新、敢于实践的具有较高科学素质的全科医生。

三、全科医学科学研究的基本环节

任何一项医学科学研究，包括全科医学研究，虽然研究目的各不相同，但是都遵循一定的研究基本环节。首先明确的是要解决什么问题，其次是通过什么途径和方法去解决，最后是如何评价和分享研究成果。全科医学科学研究工作的基本环节包括设计、测量、评价三个基本环节。

（一）设计

设计是指全科医学科学研究者在研究开始之前对所要研究的课题进行科学的设计，它是全科医学科研工作中最重要的一个环节。科研设计的好坏直接影响到研究的结果，也关系到研究的成败。全科医学科研设计的目的在于用较少的人力、物力、财力和时间，获得较为可靠的结果，使误差减少到最低限度，并对结果的误差大小作出准确的估计，以达到研究高效的目的。

全科医学科研设计的内容应该包括以下几个部分：

1. 科研目的和理论假设的确立　这个过程也称之为选题和立题的过程。可以从阅读大量的文献中得到启示，也可以从自己的研究经验或遇到的临床、社区慢性疾病防治、全科医学教育问题中发现研究的课题，对解决此问题提出理论假设，整个科研设计就是围绕着如何验证该假设而进行的。

2. 确立研究设计方案　根据研究目的选择合理的设计方案。由于医学研究方法很多，且各自均有其适用范围，研究者应根据研究目的选择相应的研究方法（详见本章第二节）。

3. 研究对象的选择　按照一定的标准确定研究的目标人群总体，按照研究设计所规定的纳入和排除标准募集合格的研究对象样本,以确保研究对象的可靠性。

4. 估算合适的样本量　根据研究假设、研究所容许的误差、统计学检验的第Ⅰ类错误、把握度等指标计算样本量。根据不同研究内容,样本量的估计可能还会涉及所研究疾病在人群中的发生率、患病率,研究因素在目标人群中的暴露率,研究因素间的相关性等信息。样本量过小,可能会导致假阴性的结果;样本量过大,就会导致人力、财力、物力的浪费。

5. 安全和正确的措施　如果是在人群中进行干预措施的研究,应该首先考虑安全性问题。对有科学证据证明这些措施在动物或小样本人群中进行的研究是有效的和安全的,才能够在较大人群范围内进行。不安全的或已经证明无效的干预措施不应该用于人群。

6. 确定研究的观察指标和观察期限　在研究设计中,要对研究所使用的观察指标和观察期限进行规定。理论上,应该选择客观的、可测量的、特异的观察指标,观察期限的确定应该依据研究的终点来确定。如以痊愈、有效、无效作为研究终点,那么,研究期限就可以规定为大多数研究对象达到终点所需要的时间。观察时间太早可能得不到所要观察的结果,因此,观察期限的确定要有生物学的和临床试验的依据。

7. 确定正确的资料分析方法　在科研设计时就要根据预期结果及其相关资料,考虑使用正确的统计分析方法来对所得到的资料进行分析。一项医学研究所得到的资料可能是多种多样的,要根据每种资料的性质选择合适的统计分析方法来分析比较研究结果。这部分的工作对提高研究工作的质量起到了举足轻重的作用。

8. 严格的质量保证措施　全科医学科学研究受多种因素的影响,在研究的各个环节不可避免地可能存在有各种偏倚和混杂因素的影响。因此,在研究设计时,就应该对这些干扰因素有所考虑,在设计中应该有专门的内容介绍有关质量保证的措施。这些措施有组织机构上的措施,也有防止和排除偏倚和混杂因素的技术措施。只有在严格的质量保证的前提下进行的研究,所得结果才真实可信。

（二）测量

测量是指研究者使用科学的方法和技术来发现和度量发生在环境中和人体中的某些效应。如致病因素进入人体后,往往会引起人体发生疾病,药物进入人体后发生治疗效应等。由此可见,使用敏感的、准确的测量方法和技术对获得真实可靠的资料至关重要。

全科医学研究中经常测量的指标包括:①疾病发生的频数,如发病率、患病率等;②疾病的后果,如死亡率、病死率、致残率以及各种并发症的发生率等;③疾病的症状和体征,如血压的高低、呼吸困难的程度(轻、中、重)、扁桃体肿大程度(Ⅰ、Ⅱ、Ⅲ度)等;④疾病对身体和精神的影响,如老年退行性疾病的生存质量测量研究;⑤疾病预后的估计,如预后指数的测量;⑥各种实验室数据的测量,如血液生化分析、心电图的相关指标等;⑦卫生经济学的指标测量,如疾病的预防、治疗成本等。

评价测量质量的指标有两个,即真实性和可靠性。真实性是指测量结果与所测量的事物真实情况的符合程度;可靠性是指重复测量结果的一致性,又称为重复度。研究者在选择测量工具时应该考虑到上述两个问题。为了准确地对效应进行测量,研究者还应该注意以下几点:

1. 试验的措施一定要有反映性和可度量性　致病因素和试验性的措施本身要有致病效应和治疗效应,而且这种效应能够客观地反映出来,并能够被临床或实验室等检查方法和相关指标所度量。

2. 测量方法应该具有良好的敏感性和特异性　对疾病或措施产生的效应要有敏感的和特异的测量方法加以测量。测量方法的敏感性和特异性是研究资料真实性和可靠性的保证。测量方法越敏感,对效应的测量越精细;测量方法越特异,对效应的测量越准确。选择敏感性和特异性合适的测量方法可以减少资料中假阳性和假阴性的发生,也可以减少误诊和漏诊现象的发生。

3. 测量指标的判断标准和临床意义　要明确测量效应的指标有定量指标,如血液生化指标、身高体重和血压等,也有定性指标,如患者的头疼、头晕等。对这些指标的测量所获得的数据要有临床上公认的判断标准,如对某一症状的有效、无效以及恶化等要有具体的判断标准。对于痊愈、死亡、病残等临床最终的效应指标其意义是明确的。

（三）评价

评价是指运用科学的方法制定出某些规则,运用这些规则来评价各种研究所获得的数据以及各种医学研究所得出的结论,以检验其真实性和实用性。评价的内容包括:研究的结果是否真实可靠?是否有临床价值? 对疾病的诊断和预后是否有所帮助? 某项临床措施是否具有成本效益?

全科医学科学研究结果的评价主要涉及 4 个方面的内容:

1. 临床意义的评价　通过临床研究与实践所建立起来的,以科学证据为基础的对疾病病因、诊断、治疗与预后等进行评价的严格的标准和方法,可以指导评价临床研究内容,研究结果的真实性、可靠性及临床意义。

2. 研究结果的统计分析和评价　只有用正确的统计学分析方法对结果进行处理,并进行了相关的显著性检验,这样所得的结果才有可能具有医学意义。当某种研究结果既有医学意义,又有统计学的显著性差异时,即能够作出肯定性的结论。如果只有医学意义,而没有统计学显著性时,不能够因此而否定其医学意义,而是要继续分析其原因,计算第 II 类错误和检验效能。

3. 研究结果的经济学评价　对临床研究的结果进行卫生经济学的评价,包括计算成本效果、成本效益和成本效用。通过分析比较,可以发现成本低效果好的研究成果,用于医学实践、推广应用。

4. 卫生项目的综合评价　对医学研究领域中所实施的卫生项目进行综合的系统评价也是全科医学研究评价的重要研究内容。通过对所实施的卫生项目过程评价、效果评价以及经济学的评价等可以评估项目成果、总结和推广项目经验以及给其他类似项目以借鉴。

（王留义）

第二节　全科医学常用科研设计与科研方法

科研设计和方法是研究者针对课题研究目的所制订的具体研究计划和实施方案,是医学科研活动的重要组成部分,良好的设计和正确的方法是顺利完成科研工作的先决条件,也是使研究获得预期结果的重要保证。任何一个缺乏严谨设计方案的科研课题,往往会白白浪费人力、物力、时间,不可能得出较为可靠、科学的结论,从而不能达到预期目的甚至导致整个研究工作的失败。因此,科研设计和方法是科研的灵魂,也是科研人员必备的能力,科学严密的设计和正确的方法是取得有价值结果的先决条件。

一、医学科研设计的概述

（一）科研设计的主要内容

科研设计的内容主要包括根据研究目的,确定研究对象、分组方法、研究内容和方法、观察指标、资料收集和统计分析方法、质量控制等,还应包括研究进度、人员分工与培训及经费预算等。归纳来说,主要包括专业设计与统计设计内容,两者紧密结合相辅相成缺一不可。

1. 专业设计　是运用专业理论和知识技术来进行设计,主要功能是了解实验观察结果的有用性和独创性。从专业理论角度来选定具体的科研课题,提出假说,围绕检验假设制订技术路线和实验方案。专业设计的正确与否是科研成败的决定因素。

2. 统计学设计　是运用数理统计学理论和方法来进行设计。减少抽样误差和排除系统误差,保证样本的代表性和样本间的可比性,确保实验观察内容的合理安排,以便使实验结果进行高效率的统计分析,以最少的实验观察次数(例数)得出相对最优的结果和可靠的结论。因此,统计学设计是科研结果可靠性和经济性的保证。有关统计学设计的原理和方法可以参阅医学统计学参考书籍或咨询相关统计学专家,这里不再详细介绍。

（二）科研设计的类型和方法

科研设计类型主要有两类，即调查性研究设计与实验性研究设计。

1. 调查性研究设计　是指不施加人为干预措施，客观地观察记录某些现象及其相关特征的研究设计。是根据研究目的，对调查对象、抽样方法、样本含量估计、观察指标、调查项目、调查表或问卷制作、资料收集、整理和分析计划，以及制订组织调查计划和调查质量控制措施等全过程作出周密的科学安排。调查设计的目的是用尽可能少的人力、物力、财力和时间，获得具有科学意义且符合统计学要求的调查资料，得出合理的结论。

2. 实验性研究设计　将若干随机抽取的实验对象随机分配到两个或多个处理组，观察比较不同处理因素的效应，这种研究称为实验研究。实验研究的特点是：研究者能人为设置处理因素；研究对象接受处理因素的种类或水平是由随机分配决定的。因此，实验研究能够更有效地控制误差，使多种实验因素包括在较少次数的实验之中。

在全科医学科研工作中，调查设计中的描述性研究、分析性研究和实验设计中的实验性研究等是较为常用的设计类型和研究方法。另外，近二十年来，国内外的很多学者在医学科研中借鉴和使用一些社会学研究领域中的定性研究方法来探讨有关疾病、健康、卫生服务、卫生管理、医学教育等问题，取得了较好的效果，并积累了一些经验，目前定性研究在全科科研工作中也发挥了越来越重要的作用。定性研究方法是一种系统化询问方式，通过访谈人员与被访者之间的交流过程，收集研究对象对事物发生及发展规律的观点、认识和态度等相关信息，从而阐述事物的特点及发生、发展的规律。相较于定量研究而言，该方法具有所需经费少、研究时间短、方法灵活、技术设备简单等优点。在全科医学研究方面，定性研究还可以获得定量研究得不到的信息，并可以帮助解释定量研究的结果。

二、调查性研究设计

医学调查性研究又叫观察性研究，是指研究者不采取任何人为干预措施或施加任何干预因素，直接通过现场调查获得来自人群或人群中的个体有关疾病或健康问题的数据资料。调查性研究可以为深入研究健康促进、疾病预防以及制定卫生决策提供科学依据。由于调查性研究主要通过现场调查的方式获取数据和资料，因此调查的设计尤为重要。本部分将重点介绍全科医学研究中常用的现况研究、病例对照研究和队列研究三种设计及方法。

（一）现况研究

现况研究（status quo study）是按照事先设计的要求，在某一特定人群中，调查收集特定时间内某种疾病的患病情况，以及患病与某些因素之间的联系。从时间上来说，这项研究工作是在特定时间内进行的，即在某一时点或在较短时间内完成的，所以也称它为横断面调查。又由于所收集的有关因素与疾病之间的联系资料既不是通过回顾调查过去的暴露史，也不是通过前瞻性的随访调查所获得的结果，而是调查当时的患病情况及某种因素的存在情况，来分析疾病的患病率和疾病与因素的关联故称它为现况研究。

1. 基本原理　现况研究是按照预先设计好的问卷，在人群中收集有关疾病或事件及其相关因素分布状况的资料，比较不同因素状态下（因素的有无或因素的多少）疾病的患病率或事件存在的程度。如果比较结果具有统计学意义，则认为分析因素对疾病或事件有影响。由于因素和疾病或事件在调查中同时被看见，未能区分时间先后顺序，因此，因素只能作为疾病病因的一个重要线索，或因果关系研究的假设。

2. 主要特点

（1）观察法研究：所有调查因素是人群固有或已存在的，如年龄、性别、民族、职业、文化程度、生活习惯、患病状况等。

（2）因素和疾病或事件同时观察到：不能确定因素与事件的因果关系。

（3）描述性研究：描述疾病或事件在自然状态下的分布特征。

（4）不专设对照组：根据研究人群内固有因素的暴露程度分组进行对比分析。

3. 研究类型　根据研究对象的范围可分为普查和抽样调查。

（1）普查（census）：普查是指在特定时点或时期，对特定范围内的全部人群的调查。这个特定时点应该较短，特定范围是指某个地区或某种特征的人群。

（2）抽样调查（sampling survey）：抽样调查是相对于普查的一种比较常用的现况研究方法，指通过随机抽样的方法，对特定时点、特定范围内人群的一个代表性样本的调查，以样本的统计量来估计总体参数所在范围，即通过对样本中的研究对象的调查结果来推论其所在总体的情况。

与普查相比，抽样调查具有省时间、省人力、省物力和由于调查范围小使工作易于做得细致的优点。但是抽样调查的设计、实施与资料分析均比普查要复杂；重复或遗漏不易被发现；对于变异过大的材料和需要普查普治的情况则不适合用抽样调查；患病率太低的疾病也不适合抽样调查，因为抽样比大于75%，不如进行普查。抽样调查的基本要求是能将从样本获得的结果推论到整个人群。为此，抽样必须随机化，样本含量要足够。

4. 研究目的

（1）描述疾病特征：描述某种疾病在人群中的分布特征，为卫生决策及预防措施的制定提供依据。卫生行政部门只有在充分了解疾病的分布及特征的情况下，才能作出科学合理的卫生决策和切实可行的预防控制措施。

（2）进行病因研究：描述并分析某些因素与疾病之间的关联，为进一步的病因研究奠定基础及提供线索。通过现况研究可详细描述疾病的分布特征，从分布的特征下面寻找病因线索。

（3）评价防治措施的效果：在采取某项防治措施一段时间后，重复进行现况研究，根据前后患病率差别的比较，可考核评价所实施的防治措施的效果。

（4）为疾病监测提供基础：除日常疾病监测外，有时由于特殊需要，对特殊问题需进行重点监测，这时就需要在特定人群中进行现况研究，以更准确地了解疾病的分布和相关因素的分布情况。

5. 现况研究实例　以《全国第五次结核病流行病学抽样调查》为例。

（1）明确调查目的和类型：该研究的目的是"了解全国结核病的流行状况和《全国结核病防治规划（2001—2010年）》的实施情况，获得全国结核病的患病率资料"。由于结核病属于较为常见的病种，且调查目的是获得患病率的资料，因此选择抽样调查。

（2）确定研究对象、样本量和抽样方法：采用多阶段分层整群等比例随机抽样的方法在全国抽取调查点。根据整群抽样样本点数的计算公式：$K=4s^2/d^2$，计算得 $K=176$ 个，每个调查点调查 1 500 人，全国应调查 264 000 人。实际调查中，平均每个调查点的实检人数为 1 435 人，全国 176 个调查点抽样人口为 447 563 人，除去外出打工人员及 15 岁以下人口，应检人数为 263 281 人，实检人数为 252 940人，受检率为 96.1%。

（3）确定调查内容和资料的收集方法：资料的收集采用实验室检查（胸部 X 线检查、痰涂片检查与痰培养）和问卷调查（结核病知识知晓情况）相结合的方法。调查和监测的项目包括肺结核患病状况、涂阳状况和菌阳状况、分离菌株的传代和菌种的鉴定结果、肺结核患者社会经济状况及公众结核病知识知晓情况等。

（4）资料整理和分析：对结核病的现患流行情况及其三间分布特征进行了描述，结果如下：①流行状况：本次调查发现活动性肺结核患者 1 310 例，其中涂阳患者 188 例，菌阳患者 347 例，活动性肺结核患病率为 459/10 万，涂阳患病率 66/10 万，菌阳患病率 119/10 万。②人群分布：活动性肺结核患病率随年龄的增长有逐渐上升的趋势，75~80 岁达到高峰，各年龄组均为男性高于女性。涂阳和菌阳肺结核患病率除 15~20 岁女性患病率高于男性外，其他年龄组患病率均为男性高于女性。③地区分布：乡村的活动性、涂阳和菌阳肺结核患病率均高于城镇；西部地区活动性、涂阳和菌阳肺结核患病率均高于中部地区，东部地区最低。④时间分布：与 2000 年相比，活动性、涂阳和菌阳肺结核患病率均下降，年递降率分别为 0.2%、9.0%、5.8%。

（5）调查结论：本次调查结果表明，我国活动性肺结核患病率下降较慢，但涂阳和菌阳患病率有大幅度下降；不同性别及年龄组的涂阳和菌阳肺结核患病水平较 2000 年均有明显下降；地区间发展不平衡，乡村患病率明显高于城镇，西部地区患病率高于中、东部地区，局部地区结核病疫情严重。

（二）病例对照研究

病例对照研究（case-control study）是 20 世纪 50 年代之后陆续发展起来的一种流行病学研究方法。自 Doll 和 Hill（1948—1952）进行了著名的吸烟与肺癌关系的病例对照研究以来，这种实用的研究方法不断的得到发展和完善。病例对照研究相对于其他研究方法简便易行，特别对一些罕见疾病，用其他流行病学研究方法难以行得通时，病例对照研究方法更能显出其优越性。

1. 基本原理　病例对照研究是以已确诊某疾病的一组患者作为病例组，以不患有该病但具有可比性的另一组个体作为对照组。通过调查回顾两组过去的各种可能的危险因素的暴露史，测量并比较两组各因素的暴露史比例差异，经统计学检验，判断研究因素与疾病间是否存在联系及联系程度。在评价各种偏倚对研究结果的影响之后，再借助流行病学的专业知识，结合其他的研究方法所得出的结果，推断出诸多暴露因素中的某一个或多个是否为疾病的危险因素。病例对照研究方法，从它获得有关因素的方向来看是回顾性的，有关危险因素的资料是通过回顾调查得到的，从因果关系的时间顺序来看是从果查因的研究方法。

2. 主要特点

（1）属于观察性研究：客观地收集研究对象的暴露情况，收集的暴露因素是自然存在而非人为控制的，进而分析暴露因素与疾病或其他卫生事件的关系。

（2）设立对照病例：对照研究必须设立具有可比性的对照，目的是为病例组的暴露比例提供参比。

（3）由果推因研究：开始时已有确定的结果，进而追溯可能与疾病或事件有关的因素，即从所研究疾病（果）与过去的暴露因素（因）的关联性来推断因素与疾病发生的关系，以寻找病因线索。

（4）论证强度：病例对照研究不能观察由因到果的发展过程，一般不能证实暴露因素与疾病之间的因果关系，但可为队列研究及实验性研究提供病因研究的线索和方向。

3. 研究类型

（1）病例与对照不匹配：对于病例和对照之间的关系不做限制和规定。在设计所规定的病例和对照人群中，分别抽取一定量的研究对象，一般对照数目应等于或多于病例人数。该设计适用于病例较多或研究成本较低的大样本研究。

（2）病例与对照匹配：匹配又称配比，是要求对照在某些因素或特征上与病例保持一致，目的是对两组进行比较时排除匹配因素的干扰，如以年龄作为匹配因素，在分析比较两组资料时，可免除两组间因年龄构成的差别对结果的影响，从而更正确地说明所研究因素与疾病的关系。匹配分为成组匹配（又称频数匹配）与个体匹配：①成组匹配，匹配的因素所占的比例，在对照组与在病例组一致，如病例组中男女各半，则对照也如此。②个体匹配，根据病例的特征选择相应的对照，病例和对照可做 1∶1 匹配、1∶2……1∶R 匹配。该设计较复杂，多用于病例较少、研究成本较高、不宜开展大样本研究的情况下。

在病例对照研究中采用匹配的目的，首先在于提高研究效率，表现为每一研究对象提供的信息量增加，其次在于控制混杂因素的作用。所以匹配的特征或变量必须是已知的混杂因子，或有充分的理由怀疑为混杂因子，否则不应匹配。一旦某个因子做了匹配，不但使它与疾病的关系不能分析，而且使它与其他因子的交互作用也不能充分分析。把不必要的项目列入匹配，企图使病例与对照尽量一致，可能会丢失信息，结果反而降低了研究效率。这种情况称为配比过度，应注意避免。

4. 研究目的

（1）广泛探索：对病因不明的疾病进行可疑因素的广泛探索是病例对照研究的优势。

（2）深入检验：某个或几个病因假说在描述性研究或探索型病例对照研究初步形成病因假说的

基础上,可进一步进行病例对照研究加以检验假设。

（3）研究健康状态等事件发生的影响因素:将研究扩大到与疾病和健康状态相关的医学事件或公共卫生事件,如进行老年人生活质量、肥胖与超重等相关因素的研究,为制定相应的卫生决策提供依据。

（4）疾病预后因素的研究:同一疾病可有不同的结局。以发生某种临床结局者为病例组,未发生该结局者作为对照组,进行病例对照研究,可以分析产生不同结局的有关因素,从而采取有效措施,改善疾病预后。

（5）临床疗效影响因素的研究:同样的治疗方法对同一疾病的治疗可有不同的疗效反应,将发生和未发生某种临床疗效的个体分别作为病例组和对照组进行病例对照研究,以分析不同临床疗效的影响因素。

5. 病例对照研究实例　资料来源:朱红,王建华. 2 型糖尿病并发肺结核病的危险因素探讨[J].中华流行病学杂志,2006,27(1):58-62.

（1）明确研究目的:探索糖尿病(DM)患者易发肺结核(PTB)的可能的危险因素,为 DM-PTB 的预防提供参考依据和可行的建议。

（2）选择研究对象:①病例组的来源、选择方式、诊断标准以及纳入和排除标准:病例来自 2001 年 10 月至 2002 年 10 月期间就诊于天津市结核病控制中心和天津市肺科医院,全部确诊的 2 型糖尿病 (T2DM)并发初治继发型肺结核(PTB)患者,DM 和 PTB 的诊断明确。另外要求 DM 病程长于 1 年,且确诊时间早于 PTB 1 年以上。排除现有其他内分泌系统疾病、结缔组织病、恶性肿瘤、肝肾疾病及胃手术两病并发患者。②对照组的选择及病例与对照比较的方式:对照来自同期就诊于天津市代谢病医院的确诊 T2DM 患者,T2DM 的诊断标准和排除标准同上,另外,咳嗽 2 周以上或经胸部 X 线检查有可疑 PTB 病变者也予以排除。对照组和病例组根据年龄(同一年龄组)、性别进行频数匹配。③样本量估计:一般应根据样本量计算公式估计所需最低样本量。该研究选择一年中符合标准的全部病例。

（3）研究内容和资料收集方式:①调查的主要内容:主要包括研究的暴露因素及标准以及调查表的制订:对所有研究对象采用统一的调查问卷和询问方式,调查内容包括问卷调查、体格检查和实验室检查。问卷内容包括一般人口学特征,DM 情况(DM 病程、确诊年龄、确诊血糖、最高血糖、控制情况、并发症和伴发症等),TB 相关情况(TB 接触史、居住环境、接触粉尘等),生活方式和个人嗜好(体育锻炼、吸烟、饮酒、饮茶、饮食等)及社会心理因素。体格检查和实验室检查内容包括身高、体重、血压、空腹血糖、胸部 X 线检查等。②调查方式:采用查阅病案、面对面访谈、体格检查。

（4）资料的整理和分析:数据核实后,采用双录入方法建立数据库。首先对两组资料进行均衡性检验,两组在年龄和性别构成上无统计学显著性差异,说明均衡性较好。之后进行单因素及多因素非条件 logistic 回归分析,筛选出了 DM-PTB 的危险因素包括:DM 病情重、吸烟饮酒、不良接触、性格内向、食盐摄入量少,保护因素包括患 DM 后饮食控制好、社会经济地位高、居住条件好、个人生活习惯良好。

（三）队列研究

队列研究(cohort study)是将某一特定人群按是否暴露于某可疑因素或暴露程度分为不同的亚组,追踪观察两组或多组成员结局(如疾病)发生的情况,比较各组之间结局发生率的差异,从而判断该因素与该结局之间有无因果关联及关联程度大小的一种观察性研究方法。队列研究的设计是先看到人群的暴露情况,并以此为起点追踪到果,就像队列一样,研究人群同步走向将来某一时刻,等待结局的发生。因此队列研究亦被称为前瞻性研究、发病率研究、纵向研究或随访研究。

1. 基本原理　队列研究的基本原理是在一个特定人群中选择所需的研究对象,根据目前或过去某个时期是否暴露于某个待研究的危险因素,或其不同的暴露水平而将研究对象分成不同的组,如暴露组和非暴露组,或不同暴露水平组等,随访观察一段时间,检查并登记各组人群待研究的预期结局的发生情况(如疾病、死亡或其他健康状况),比较各组结局的发生率,从而评价和检验危险因素与结局的关系。如果暴露组的发生率与非暴露组的发生率存在统计学差异,则推断暴露与结局事件可能存在因果关系,当暴露组的事件发生率高于非暴露组,该因素为危险因素,反之,该因素为保护性因素。

2. 主要特点

（1）属于观察性研究：队列研究中的暴露不是人为给予的，不是随机分配的，而是在研究之前已客观存在的，这是队列研究区别于实验研究的一个重要方面。

（2）设立对照病例：与病例对照研究相同，队列研究也必须设立对照组以资比较。对照组可与暴露组来自同一人群，也可以来自不同的人群。

（3）由因推果研究：在队列研究中，一开始就确立了研究对象的暴露状况，而后探求暴露因素与疾病的关系，是由"因"到"果"的研究，是前瞻性的。这种研究思路与实验性研究相似，主要区别是实验性研究的暴露是人为决定的。

（4）能确证暴露与结局的因果联系：由于研究者能切实知道研究对象的暴露状况及随后结局的发生，所以能据此准确计算出结局的发生率，估计暴露人群发生某结局的危险程度，因而能判断其因果关系。

3. 研究类型

（1）前瞻性队列研究：研究开始时研究的结局还没有出现，还需要前瞻观察一段时间才能得到，这样的设计模式称为前瞻性队列研究。前瞻性队列研究所需观察时间往往很长，由观察者定期随访，这是队列研究的基本形式。在前瞻性队列研究中，由于研究者可以直接获取关于暴露与结局的第一手资料，因而资料的偏倚较小，结果可信；其缺点是所需观察的人群样本很大，观察时间长、花费大，因而影响其可行性。

（2）历史性队列研究：研究开始时研究的结局已经出现，其资料可从历史资料中获得，不需要前瞻性观察，这样的设计称为历史性队列研究。在历史性队列研究中，虽然研究是现在开始的，但研究对象是在过去某个时点进入队列的；暴露与结局虽然跨时期较长，但资料搜集及分析却可以在较短时期内完成；尽管搜集暴露与结局资料的方法是回顾性的，但究其性质而言仍属前瞻性观察，仍是从因到果的。因此，该法是一种深受欢迎的快速的队列研究方法，具有省时、省力、出结果快的特点。但缺点是因资料积累时未受到研究者的控制，所以内容上未必符合要求。

（3）双向性队列研究：也称混合性队列研究，是将历史性与前瞻性队列研究结合，在历史性队列的基础上，从现在开始继续随访一段时间。主要用于当历史性队列随访的时间不够，结局事件尚未出现，需补充随访至结局事件出现的情况。双向队列研究充分利用了历史资料的信息，有效节省了研究时间和投入，兼有上述两类的优点，且相对地在一定程度上弥补了相互的不足。

4. 研究目的

（1）验证病因假设：由于队列研究能提供先"因"后"果"的时序关系证据，所以检验病因假设的能力要大于病例对照研究，一旦检验假设成立，因果关系的可能性就更大。一次队列研究可以只检验一种暴露与一种疾病之间的因果关联（如吸烟与肺癌），也可以同时检验一种暴露与多种结局之间的关联（如可同时检验吸烟与肺癌、心脏病、慢性支气管炎等多种疾病的关联）。

（2）评价预防效果：需要特别指出的是队列研究评价的措施是研究前人群已经存在或自发的行为，而非研究开始后人为干预，这是与实验性研究的主要区别。例如戒烟人群患肺癌的危险性是否会降低。

（3）研究疾病自然史：在队列研究开始时，研究对象只是具有某种暴露而不患有相应的疾病，因此，可以观察人群中不同个体暴露于某因素后，疾病逐渐发生、发展直至结局的全过程，包括亚临床阶段的变化与表现，同时还可以观察到各种自然和社会因素对疾病进程的影响。

5. 队列研究实例　　早在 19 世纪末即有报道，二硫化碳（CS_2）职业中毒可引起精神病、中枢神经系统疾患及多发性神经炎等。20 世纪中叶，研究者发现 CS_2 中毒与脑、肾等器官的动脉粥样硬化有关。然而，CS_2 长期低剂量的暴露与冠心病的关系却一直没有明确结论。20 世纪 60 年代芬兰职业卫生研究所的 Hernberg 和 Tolonen 教授所做的 5 年前瞻性队列研究最后确定了两者之间的因果关系。

（1）研究因素和结局：本次确定的研究因素是长期低剂量的 CS_2 的暴露，其定义是在有 CS_2 暴露的车间工作 5 年以上。研究结局为心肌梗死，同时观察了血压、心电图、心脏大小等指标及心绞痛病史。

（2）研究现场和研究人群：选择 1942—1967 年间至少有 5 年 CS_2 暴露史的所有存活的工人 343

人为暴露组,以年龄相差不超过 3 岁,出生地区相同,工种的体力消耗相当为配比条件,在同一城市的造纸厂随机选择了 343 例男性工人为对照组,开始了为期 5 年的前瞻性队列研究。

（3）资料收集:姓名、性别、年龄、工种及工作年限、吸烟、业余时间的体力活动情况等通过询问获得;用药情况、既往车间 CS_2 的浓度等通过查阅档案记录获得;血糖、血脂、血清胆固醇水平、血压、心电图、心脏大小、体重及车间 CS_2 浓度的动态变化等,均通过实验检测的方式获得。为了保证资料的可靠性,各种检测仪器均事先校准,采用国际通用的检查方法和判断标准,并贯彻始终。

（4）资料整理与分析:首先对可能影响结果的两组的可比性的因素,如每天吸烟量、业余时间体力活动量、体重及用药情况等进行了比较,结果显示两组有良好的可比性。五年间,暴露组发生 14 例致死性心肌梗死,11 例发生一次心肌梗死后存活下来,非暴露组总共发生 7 例心肌梗死,有 4 例存活下来。结果提示 CS_2 暴露组发生心肌梗死的相对危险度为 3.57,两组致死性心肌梗死的发生率和总的心肌梗死的发生率差异有显著性。

（5）结论:研究结果证实了长期低剂量（20~30）$\times 10^{-6}$ CS_2 暴露与冠心病的关系,据此,芬兰当局于 1972 年将 CS_2 的车间容许浓度降至 10×10^{-6}。

三、实验性研究设计

全科医学科研中,除了常见的观察性研究外,还有实验性研究。实验性研究（experimental study）是将研究人群随机分为实验组和对照组（或者不同水平实验组）,对实验组施加人为控制的干预措施,然后追踪观察,并比较两组人群的结局,从而判定干预措施的效果。实验性研究属于前瞻性研究,需严格控制实验条件,施加人为的干预措施,设立对照组并通过随机化分组消除混杂因素的效应。

近年来,实验性研究领域不断扩展,除了用于临床药物或新疗法的治疗效果评价外,还广泛应用于慢性疾病的防治、预防保健措施的效果评价以及病因研究等。根据研究目的和研究对象,常见的实验性研究可分为现场试验、社区干预试验和临床试验。

（一）现场试验

现场试验（field trial）是以未患病的自然人群或者高危人群为研究对象,评价在特定环境下开展的通常以个体为单位的疾病防治措施（如预防或治疗的药物、疫苗接种、健康行为干预、环境改变、媒介生物控制等）的效果。

1. 基本原理　现场试验通常将研究对象随机分为干预组和对照组,干预组采取特定的疾病预防的干预措施,对照组不采取任何干预措施或给予安慰措施,随访观察一段时间后,比较两组人群结局（认知和行为改变、健康状况变化或疾病发病率等）的差异来判定特定干预措施的效果。

2. 研究类型

（1）随机对照设计现场试验:在评价干预措施效果时,通过随机化分组,将研究对象分为干预组和对照组的方法称为随机对照设计。优点是通过设立对照排除非研究因素的效应,通过随机分组提高组间的均衡可比性。缺点是耗费人力、物力较大,实施难度大,且存在一定的伦理问题。

（2）类实验设计现场试验:有时因为实际情况无法随机分组或无法设置对照组,通常可以采用类实验的设计方法。如观察流感疫苗对学生预防流感的效果评价,通常难以随机分组,而是以某学校所有学生为实验组,而另选一个学校学生为对照组;再如评价抗病毒药物阻断 HIV 母婴传播效果,通常不设对照组而是用实验组的结果与 HIV 母婴自然传播率 33% 左右进行比较。类实验设计的优点是提高人群中开展研究的可行性,但缺点是干预效果的评估可信性低于随机对照设计。

3. 研究目的、研究对象和现场选择

（1）研究目的:现场试验研究目的可以通过 PICO 的原则来明确,即从人群、干预措施、对照和结局四个方面阐明。如骨质疏松预防的个体行为干预现场试验,研究目的就可以概括为以社区中老年骨质疏松易感人群为研究对象,随机分为行为干预组和对照组,随访评价骨质疏松相关健康行为的改变或骨质疏松发病率在两组间的差异。

（2）研究对象的选择：现场试验往往是以自然人群或高危人群为研究对象，根据研究目的和现场确定入选对象，同时要制定严格的入选和排除的标准，考虑科学性和可行性。现场试验研究对象选择的主要原则包括：①干预措施不可危害研究对象的健康；②选择预期发病率较高的目标人群；③选择干预措施预期有效的人群；④选择依从性高的人群。

（3）现场选择：现场试验选择自然或高危人群中的个体为研究对象，需要确定研究实施的现场。个体往往来自医院、社区、工厂和学校等，选择现场一般应该考虑以下要求：①现场的人口相对稳定，流动性小，研究对象的人口学特征与研究总体一致且有足够的数量开展研究；②所研究的疾病结局在试验现场有较高且稳定的发生率，以保证在干预试验结束时，出现足够的研究结局数量来保证在组间进行分析比较；③现场试验评价某病疫苗的效果时，所选择的现场不应该在近期发生过该疾病的流行；④现场应该有较高的医疗卫生水平和健全的疾病治疗、预防和保健机构，有完善的登记报告制度和信息系统保证数据采集的准确性；⑤现场的干预实施应该得到政府相关部门的支持，人民群众乐于接受并有较好的协作条件等。

4. 实施原则　现场试验一般应该遵循实验性研究中的设立严格对照、随机分组和应用盲法的原则。

（1）设立严格的对照：设置对照是现场试验中控制偏倚、正确评价干预措施效应的重要条件之一。常见的对照形式包括：①标准对照又称阳性对照，是用现行有效或最常用的干预措施为对照，用于判断新的干预方法是否优于现行的干预措施，如现场试验中评价某新的疫苗对流感的预防作用，可以用目前最常用的流感疫苗为对照；②安慰剂对照也称为阴性对照，是用没有任何药理或机制作用的干预药物或措施作为对照，但要注意安慰措施应对人体无害；③交叉对照，是一种特殊的对照方式，即先将研究对象随机分为 A 和 B 两组，A 组先用干预措施，B 组用对照措施，一个干预程序完成后间隔一段时间消除干预滞留影响，然后 A 组用对照措施而 B 组用干预措施，最后进行组间和自身前后比较，分析干预效果；④自身对照，是指不分干预和对照组，对所有研究对象比较干预前后结局指标的变化来判断干预效果；⑤互相对照，是指在同时研究几种干预方案时，不另设对照，而是各个干预组之间互为对照，以获取最佳的干预方案。

（2）随机分组：在确定了研究对象和对照方式后，为保证研究对象在组间可比性，应该将研究对象通过随机化方法分配到干预组和对照组，原则是保证每位研究对象有均等的机会被分到两组中去，不能受到研究人员和研究对象主观意愿或其他因素的影响。常见的随机分组的方法包括：①简单随机化：简单随机化的方法是通过随机数字表、抽签或者计算机产生随机数字等方法将研究对象进行随机化分组。②区组随机化：当单纯随机化仍然不能保证组间有良好可比性的时候，可以采取区组随机化的方法。区组随机化是先将控制因素（如病情严重程度等）相同或相似的受试对象安排在同一区组，每一区组的受试对象数相等，然后对每个区组的个体进行随机分配。③分层随机化：按照研究对象的不同特征，如年龄组、性别、有无并发症等将其分为不同的层次，再将每一层的研究对象随机分到干预组和对照组。合理的分层随机化分组能更好地保证组间的可比性和均衡性，提高研究效率。

（3）盲法：在现场试验研究工作中，在设计、收集和分析资料时容易受到研究者和研究对象的主观影响而出现信息偏倚，根据实际情况采用盲法来减少偏倚，盲法是不让研究者、研究对象及资料收集分析人员知晓干预措施的分配及实施内容，以尽可能减少主观意愿对研究中收集的资料和分析的结果的影响，保障研究的真实性。不过并不是所有的现场试验都适合用盲法，能否应用盲法及使用何种盲法，要视研究工作的具体情况而定。现场试验中常见的盲法包括单盲、双盲和三盲。

（二）社区干预试验

现场试验是以个体为单位开展实验性研究，但是有一类的研究只能以群体为单位进行随机分组研究，如在社区人群中食盐统一加碘预防地方性甲状腺肿或者在水中统一加氟预防龋齿等，并非以个体为单位来添加干预，这种研究对象以社区未患疾病的人群为单位开展，称作社区干预试验（community intervention trial），也称社区试验（community trial）。

社区试验常用于评价不容易落实到个体的干预措施效果，另外，当某种疾病的危险因子分布广泛难以区分高危人群时,也适合开展社区试验。如大城市中社区老年人群中,血清胆固醇升高、血糖升高现象,都是心脑血管疾病的危险因子,若此时要开展高危人群的脑卒中干预,必须通过血清学检查对人群进行筛查,由于成本很高且需要被筛检对象的人群的大力配合,实施很困难,还不如直接针对整个社区老年人群进行脑卒中干预,设法降低危险因子的暴露,就有可能降低该人群中脑卒中的发病率。

1. 基本原理　社区试验接受干预的基本单位是整个社区,有时也可以是某一人群的各个亚群。一般社区试验是将两个或多个可比性较好的社区或群体,随机分为干预社区和对照社区,在干预社区人群中有针对性地采取干预措施,对照组社区不给予该措施,进行随访调查,监测和比较干预措施的效果。

2. 设计与实施

（1）研究目的:社区试验研究目的确定类似于现场试验,区别在于研究对象是整个社区人群而不是个体。

（2）社区的选择:社区干预试验中社区范围需要事先界定,同时应该取得社区对试验的支持,目的是保证研究者能对干预效果进行有效评价。以社区为单位的干预实施难度较大且花费较高,所以一般研究中不会纳入太多社区,但是在对照社区选择的过程中,需要考虑与干预社区的相似性,尤其是人口数量、经济水平、医疗卫生条件,以及居民健康素养等对研究结果的影响。

（3）社区基线资料监测:在选定了干预和对照社区后,对社区的相关基线信息包括人口学基本信息、疾病发病信息等进行采集。

（4）随机化和对照选择:社区试验一般采用单纯随机化的方法,把社区随机分为干预社区和对照社区。对照选择有平行对照和非平行对照两种方式,平行对照是指干预社区采取预定的干预方案,对照社区不采取该干预方案,两种社区同时进行基线调查、措施实施和结果调查工作。但有些社区试验可能存在伦理问题或接受度有差异,对照社区往往难以设立和坚持,这时可采用非平行对照,即用后一个社区的基线调查作为前一个社区的对照,在前一个社区干预实施后进行比较。

（5）干预措施:社区试验的干预措施实施应该更多从公共卫生的角度出发,将有限的卫生资源尽可能用于更大的人群,在干预中也要密切监测是否有不良反应发生。在落实干预措施的过程中应记录试验社区拒绝接受干预者和对照社区中主动采取干预措施的情况。

（三）临床试验

临床试验（clinical trial）是以患者为研究对象,一般通过随机对照的方法来评价临床治疗、护理和预防等措施的有效性研究。临床试验最常见的目的是进行新药的临床试验,证实其有效性和安全性,另外,就是对目前临床上应用的药物和治疗方案的效果进行评估,从中寻找更有效的治疗方法。新药的临床试验一般可分为Ⅰ期临床试验、Ⅱ期临床试验、Ⅲ期临床试验和Ⅳ期临床试验。全科医生开展临床试验的机会相对较少,本节对临床试验仅进行简要介绍。

1. 原理及特点　临床试验属于前瞻性研究,是将符合研究入选标准的患者随机分为治疗组和对照组,治疗组给予需要研究的药物、外科手术或其他治疗措施,对照组给予其他措施或仅给予安慰剂,随访观察两组结局的差异或不良反应来评价干预措施的效果。临床试验的特点包括:

（1）研究对象的特殊性:临床试验一般以患者为研究对象,患者的生理、心理、患病严重程度及社会环境等因素对治疗结果可产生明显的影响,因此,为保证研究的真实性,必须要考虑组间的均衡性、可比性以及患者的依从性。

（2）研究手段的特性:临床试验要遵循实验性研究的原则,包括设立可比对照、随机化分组、恰当使用盲法以及重复试验的原则,尽可能去除非研究因素的干扰,以保证研究结果的可靠性。

（3）干预措施的特殊性:临床试验的干预措施大多是药物或其他治疗方法,是一种外在的人为施加的手段,因此,必须考虑其对患者的安全性和预期有效性。该干预措施必须有充分的依据并经过基础研究证实后才能应用于人体。

2. 设计与实施　临床试验,尤其是随机对照试验,研究设计应该考虑科学和严谨性,才能保证评价结果时的真实性。

（1）确定研究目的:临床试验研究目的可以参考现场试验中 PICO 的原则,明确研究要解决的问题。

（2）研究对象:选择临床试验确定研究对象应该有统一的入选和排除标准并严格执行,要注意研究对象选择的代表性,并确保研究对象能从试验中获益。研究对象应该有良好的依从性,如无特殊要求,尽量避免将孕妇和儿童作为研究对象。

（3）样本含量计算:临床试验样本量大小取决于预期治疗效果差异、检验水准、检验功效和单侧、双侧检验等因素,具体计算方法可参照其他参考书。

（4）对照的选择:临床试验对照组选择的严密性与合理性,决定了偏倚的控制和研究结论真实性。选择对照的目的是避免除研究因素以外的因素,如疾病自然史、安慰剂效应、霍桑效应等其他潜在的混杂因素等导致的偏倚。

（5）随机分组:临床试验随机分组的目的是保证试验组和对照组的可比性,即除研究因素以外,其他因素尽可能组间均衡分布。常用的随机分组方法包括简单随机、区组随机和分层随机等,具体随机分组方法的实施可参考现场试验相关内容。

（6）盲法应用:临床试验的参与对象都是人(包括研究对象、研究人员及统计分析人员),难免会产生主观因素对研究结果的干扰。除了无法进行盲法的开放性试验,在结果观察时能采用盲法可尽可能避免主观因素的影响。常见的盲法包括单盲、双盲和三盲。

（7）资料收集和整理:临床试验资料采集有专用的病例报告表,该表是根据研究目的事先设计并在试验中详细记录调查数据、体检或实验室数据的专用表格。资料收集的过程中应该尽可能提高质量,防止主观偏倚的影响,保证资料收集的真实性与可靠性。

3. 实验性研究实例(以现场试验为例) 以《绝经后妇女补充钙与维生素 D 复合制剂预防骨质疏松研究》为例。

（1）研究目的:探讨社区绝经后妇女补充钙与维生素 D 复合制剂预防骨质疏松的效果。

（2）现场和研究对象:在上海市 20 个社区开展了一项为期三年的随机化三盲的预防性试验。研究共纳入 2 000 例研究对象,入选标准为:①女性,绝经 1 年及以上;②骨密度检查未出现骨质疏松现象;③愿意参加研究并接受随访。排除标准为:①患有严重疾病或精神障碍;②过去一年补充过钙与维生素 D 复合制剂。

（3）研究方法:①以社区为单位采用分层简单随机化进行随机分组,用随机数字表法在每个社区选择 100 例研究对象,按照随机数字表中数字的奇偶性分组,奇数为对照组共 1 008 人,偶数为干预组共 992 人。随机化分配过程由独立第三方实施,并使用盲码信封保证随机分配隐匿。②对照方法:采用安慰剂对照的方法,即干预组使用某厂家生产同一批次的钙与维生素 D 复合制剂,对照组制剂同样来自该厂家生产,制剂中不含维生素 D 和钙,仅为辅剂,外观形状完全与干预制剂相同。③盲法:采用三盲设计,研究对象、研究人员及资料分析者均不知道分组情况,由第三方组织实施,资料统计分析后揭盲。④制剂服用方法和次数:入选的社区妇女有 1 周时间考虑是否参加研究,进入研究的妇女在签署知情同意书之后,每天服用制剂一次,干预组制剂每份含钙 400mg,维生素 D 200U 和其他辅剂包括淀粉类、糖类、纤维素类,对照组仅为辅剂。所服用制剂每 3 个月厂方检查一次,保证其效力。研究过程中,饮食的种类不受限制。⑤随访及疾病监测:参加研究者在研究开始后统一接受骨密度检查、血清总钙和无机磷浓度测定。参加者每间隔 3 个月到指定的社区卫生服务中心进行一次随访,以了解身体状况和记录制剂服用情况。随访过程中主要通过双能 X 光线结合血清学检查进行骨质疏松情况的诊断,规定正常健康成年人的 BMD 值加减 1 个标准差(SD)为正常值;较正常值降低 1~2.5 SD 为骨质减少;降低 2.5 SD 以上为骨质疏松症。

（4）结果:①均衡性:两组入组观察共 2 000 人,其中对照组 1 008 人,干预组 992 人,干预组和对照组在年龄、文化水平、经济状况、绝经年龄、绝经时间长度等方面均衡性良好($P>0.05$);②随访情况:对照组共有 913 人完成了 3 年的随访,脱落 95 人,脱落率为 9.4%,干预组共有 905 人完成三年随访,脱落 87 人,脱落率为 8.8%,两组脱落率无统计学差异($P>0.05$);③累积发病情况:对照组 3 年出现骨质疏松症的患者为 209 人,累积发病率约为 22.9%,干预组 3 年出现骨质疏松症患者为 102 人,累积发病率为 11.3%。经统计学检验,两组的累积发病率之间存在统计学差异(*P*<0.05)。

(5)结论:钙和维生素 D 制剂的服用,对降低社区绝经后妇女骨质疏松发病率有较好的效果。

四、定性研究设计

随着疾病谱的改变和现代医学模式从生物-医学模式向生物-心理-社会医学模式的转变,仅靠医学科研中传统的研究方法很难解决所有的问题。近二十年来,国内外的很多学者在医学科研中借鉴和使用一些社会学研究领域中的定性研究方法来探讨有关疾病、健康、卫生服务、卫生管理等问题,取得了较好的效果,并积累了一些经验。另外,定性研究在全科医学教育、分级诊疗的实施、基层慢性病管理、相关政策的制定等方面也具有重要的作用。

定性研究(qualitative research)是一种形成性研究。它提供一种特殊的技术,以获得人们想法、感受等方面的较深层反映的信息,主要用于了解目标人群有关态度、信念、动机和行为等有关问题。定性研究可与定量研究相结合运用,以得到人们对情感、思想方面的感受的信息,并对定量研究的结果进行补充。定性研究是一个发现问题的过程,并可以帮助解释定量研究的结果,主要回答"为什么"的问题。

1. **基本特点**

(1)强调在自然情境下而非人工控制环境中对研究对象进行研究。

(2)重视研究者与研究对象的关系。定性研究认为研究者与研究对象之间是一种"主体间性"的关系,研究过程是双方彼此互动、共同理解的过程,研究者对研究问题的认识存在于与研究对象的互动之中。

(3)强调从当事人(研究对象)的视角去理解其行为的意义和其对事物的看法,并在此基础上建立理论。

(4)强调使用多元的方法,如观察、访谈、实物收集等,以获得对研究问题的全面深入认识。

(5)注重用语言文字对研究现象进行"深描",很少采用复杂的统计方法(如回归分析、路径分析)来报告他们的发现。

(6)定性研究是一个不断演化发展的过程。在这个过程中,研究的抽样、资料收集的方向、资料分析的重点、结论的建构方式等都会发生变化。

2. **研究用途**

(1)定性研究是产生新想法的工具:定性研究可以通过对目标人群的观察和倾听获取第一手资料,给研究者提供产生新想法的信息。通过定性研究,研究者可以了解自己不知道或不了解的有关目标人群的语言和行为,了解目标人群在受到语言或非语言的刺激后产生的想法和反应,为更好地交流提供信息。

(2)定性研究是定量研究的先前步骤:定性研究可以探讨人们行为、情感、思想等领域里的一系列问题,了解这些问题的变化范围,为定量研究的问卷设计提供了必要的信息,同时也是进行定量研究前的必要步骤。

(3)定性研究可以帮助理解和解释定量研究的结果:定性研究可以帮助研究者了解非预期结果的原因,并能够补充定量研究的结果,使研究者对所研究的问题有较为客观、全面的解释。最后,定性研究也是收集原始资料的一种方法。它主要是以开放式的问题或访谈提纲的形式来收集资料。所收集到的资料较为全面,通过适当的整理、处理可以客观准确地反映被研究者的情感、思想、行为等方面的问题,是一种较好的,有时也是唯一的可以应用的收集资料的方法。

3. **常用方法**　定性研究根据研究问题的特点,可以选择不同的方法收集资料,常用的方法包括如下几种:

(1)深入访谈:深入访谈是利用没有问卷或提纲的开放性谈话,或是利用准备好的访谈提纲(开放式问题)进行的访谈,问题的顺序不是严格的。这种访谈可能是与非故意选择的个体间随意的非正

NOTES

式谈话,或是与关键知情者的正式访谈,能产生一些想法和假设。

（2）专题小组讨论:专题小组讨论是确定好要讨论的主要问题和目标小组,然后召集一组同类人员在主持人用事先准备的讨论提纲引导下进行开放式讨论。

（3）选题小组讨论:选题小组讨论是一种程序化的小组讨论过程,其目的是寻找问题,并把所发现的问题按其重要程度排列出来,也就是要在一个由具有各种不同既得利益、不同思想意识和不同专业水平的人组成的小组中发掘问题并排出个先后次序来。

（4）头脑风暴法:头脑风暴法是一种通过团队形式,聚焦特定的问题,让每位发言者在开放、自由、愉快、轻松的氛围中,毫无顾忌地提出自己的各种想法,像掀起一场头脑风暴,引起会议参与者广泛发表看法,激发创造性思维并获得创新性想法的一系列规则与方法。

（5）鱼骨图法:鱼骨图法是找出导致某结果的所有原因,并以系统的图形方式予以图解的一种方法,它直观展示了结果与原因之间的关系,因其图形形状酷似鱼骨而得名鱼骨图。

（6）观察法:观察法是通过生活在另一种文化或亚文化环境中和参与被观察人的日常生活而收集资料。观察能使人理解生活的完整的文化模式,非语言表达的行为也能记录,它能产生假设并帮助解释由其他方法获得的资料。

（7）案例调查:案例调查提供与某个特定的人、家庭或事件(如医生和患者的关系)的经历有关的深入的定性资料。社会学研究中,在深入调查个人与机构的关系,研究某种行为发生的原因,解释某种观点、信念时需要用案例研究方法。

（8）地图法:地图法是绘制简单的地图或在当地已有的地图上,将有关信息或内容在地图上标示出来。了解某社区某现象的特点及其与周围环境的关系,可以由研究人员操作,也可由当地熟悉情况的人操作。

（王留义）

第三节　全科医学科学研究的伦理问题

医学科学研究以动物、人体为研究对象,以疾病的病因、诊断、治疗和预后为主要研究内容。科学研究是医学进步的基础,其归根结底是以人类作为研究对象,揭示人类生命运动的本质和规律,探索疾病发生、发展变化及转归的机制,以提高人类健康水平为目标的探索性实践活动。这种探索性和创造性的实践是必要的,但不可随意实施,也不可滥施,对医学科研实践进行趋利避害的价值评判、选择与道德的必要规约具有重要意义。全科医学是一门以人为中心,以维护和促进人的健康为目标,向个人、家庭与社区提供连续、综合、便捷的基本卫生服务的综合性医学学科。经过40多年的发展、完善,全科医学逐渐形成了自己独特的医学观、方法论和系统的学科理论,填补了高度专科化的生物医学的不足。站在伦理学的高度对全科医学科学研究作以形而上学的审视,这不仅有助于澄清全科医学科学研究的发展与医学伦理两难选择的困惑,而且更有助于我们把握全科医学的精神实质。

一、伦理的基本概念

（一）伦理与伦理学的含义

伦理（ethos）源于古希腊的伊索斯,后来专指一个民族特有的生活惯例,古希腊哲学家亚里士多德最先赋予其伦理和德行的含义。一般认为,《尼各马克伦理学》《大伦理学》和《优台谟伦理学》是西方伦理学的源头。在中国古代没有使用伦理学一词,直到19世纪后才广泛使用。

伦理学（ethics）是对人类道德生活进行系统思考和研究的学科。它试图从理论层面建构一种指导行为的法则体系,即"我们应该怎样处理此类处境""我们为什么/依据什么这样处理",并且对其进行严格的评判。

（二）医学伦理学历史发展

医学伦理学经历了三个发展阶段,历经三种发展形态即古代的医德学、近现代的医学伦理学和当代的生命伦理学。

1. 古代的医德学　医德学是医学伦理学的最初形式,亦称传统的医学伦理学,我国古代和西方中世纪以前的医学伦理学都属于这种形式。当时并未有"医德学"这个概念,也没有形成系统的理论体系,尚不能称为一门学科,只是今天我们研究当时的医学伦理思想,而冠以这一名称。医德学与经验医学及个体行医相联系,当时的医学伦理关系基本上是医患关系,医学伦理实践强调的是医师的道德自律。医德学的主要内容是医师的行医戒条和医师的行医美德。医德学思想主要散载于当时医学典籍中和体现在医家的身体力行之中。

2. 近现代的医学伦理学　以英国托马斯·帕茨瓦尔(Thomas Percival)的《医学伦理学》一书出版为标志。此时的医学已经超越了经验医学阶段,实验医学兴起,生物医学模式得以确立,医学发展突飞猛进,医疗卫生开始发展成为社会性事业。医学伦理关系不再仅仅局限于医患关系,而且包括医疗机构与医疗机构之间、相同专业医师之间、不同专业医师之间的医医关系。医学伦理实践由过去医师个体自律转变为医界的行业自律,强调医师职业精神。近现代医学伦理学的主要内容是医学行业组织(如医师协会)制定的行业规范。

3. 当代生命伦理学　20世纪中后期生物医学新技术的出现及其在临床上的应用引发了大量社会伦理问题,引起了人们的广泛关注和深刻讨论,从而催生了生命伦理学。生命伦理学是近现代医学伦理学的进一步发展,它不仅研究并回答了医学科学高度发展引发的医学伦理难题,而且将视野由医疗卫生领域扩大到整个生命与健康科学各个领域。1971年波特在《生命伦理学:通向未来的桥梁》一书中首先使用了"生命伦理学"一词。1978年美国肯尼迪伦理学研究所编辑出版的《生命伦理学百科全书》认为生命伦理学是"根据道德价值和原则对生命科学和卫生保健领域内的人类行为进行研究"的科学。生命伦理学内容涉及生命复苏和生命维持技术、人类辅助生殖技术、人体器官移植、人体试验、人类基因技术、卫生改革与政策等诸多问题,其焦点集中在生与死两端。此时的医学超越了生物医学模式,生物-心理-社会医学模式得以确立,使人们普遍感到有必要对医学科学发展和医疗卫生实践进行伦理干预。

二、医学科研伦理的内涵和意义

医学科研伦理是医学科研人员在科研活动中应遵循的伦理原则和行为规范。它是医学科研有益于人类健康的重要保证,也是医学科研目标能够实现的重要条件。医学科研有别于其他科学研究之处在于如果没有伦理的约束,后果将不堪设想。医学科研伦理是医学科研的灵魂,对医学科研具有重要的意义。

（一）医学科研伦理能够保证医学科研的正确方向

医学自诞生之日起,目的就是维护和促进人类的健康与幸福。为了达到这一目的,医学科研人员不仅需要聪明才智,而且还需要高尚的道德情操。科研工作人员绝对不能为了个人或小团体的利益,利用掌握的医学技术或优势地位做假实验、写假论文、编假病例,甚至在生命攸关的新药临床试验中造假。医学研究中的这些道德堕落现象给生命健康和社会和谐带来了极大危害。为了坚持正确的医学科研方向,科研人员必须坚守医学科研伦理,使其沿着为人类造福的正确轨道发展。

（二）医学科研伦理能够促进医学科研的健康发展

医学研究是融"求真"与"扬善"为一体的科学实践。现代医学的高技术化、服务的商品化、思维和伦理观念的多元化导致一部分医学科研人员把拥有名利作为人生最大的追求。在这种利益的驱使下进行的医学科学研究,其危害性是可想而知的。因此,医学科研人员应加强自身的思想道德修养,坚守医德良心,否则很难保证医学科研工作的健康发展。

（三）医学伦理能调动医学科研人员的积极性

遵循医学伦理能促使医学科研工作者树立正确的医学研究目标,激励医学科研工作者不畏艰难险阻,不怕挫折与失败,迎接各种困难与挑战,勇攀医学研究高峰。高尚的医德品质是激励每一位医学科研人员在医学研究中获得成功的内在驱动力。

三、全科医学科学研究中的伦理原则

随着我国全科医学快速发展,全科医学的研究越来越受到重视,大力开展全科医学科学研究,不断充实全科医学理论及实践意义重大,而科研伦理是医学科研人员在科研活动中应遵循的道德原则和行为规范,是医学科研有益于人类健康的重要保证,也是医学科研目标能够实现的重要条件。科学研究归根结底需要以人类作为研究对象,为了保证受试者的合法权益,国内外先后制定多个关于医学研究伦理道德规范的文件。1964 年 6 月,世界医学协会在芬兰首都赫尔辛基召开的第 18 届世界医学大会上宣读并讨论通过了关于人体试验的新的伦理学法典,确立了涉及人体受试者医学研究的伦理准则,这个文献即《赫尔辛基宣言》。现在《赫尔辛基宣言》的内容已经成为人们开展人体试验研究的行为准则。为了适应人体医学研究的发展,《赫尔辛基宣言》在 1964 年公布以后曾多次修改,最新版本是 2008 年 10 月在韩国首尔市举办的第 59 届世界医学协会大会修订的版本。2013 年和2016 年,我国国家卫生计生委先后制定颁布了《涉及人体的医学科学技术研究管理办法》《涉及人的生物医学研究伦理审查办法》,规定了涉及人类受试者的医学研究需遵守的伦理原则,使国内医学研究在伦理道德要求上实现了与国际接轨。

(一) 恪守尊重自主

全科医学研究必须遵守的伦理标准是促进和确保对所有人类受试者的尊重,保护他们的健康和权利。尊重原则肯定人人都有追求幸福的权利及为人的尊严,保证医患双方平等交往的基本原则。并且尊重原则中要处理好患者的自主权决定与医生的特殊干涉权之间的矛盾。医生的特殊干涉权的提出是基于对患者利益的考虑和保护。医生运用通俗易懂的语言将科学研究的诊治方案告知患者,以利于患者作出自主、明智的选择,是医生充分尊重患者自主权的具体体现。

(二) 有利不伤害

全科医学研究的首要目的是产生新知识,但它不能逾越受试者的权利及利益之上。涉及受试者的医学研究,只有在其研究目的的意义超过风险及负担时才能进行。必须彻底贯彻风险最小化的原则,必须对受试的个体及群体的可预测风险负担与预测的受益,进行仔细评估和比较。当发现风险超过受益或已得到决定性结果的确凿证据,由医生评估是否继续、修正或立即停止研究。

(三) 公平正义

要求研究者必须平等对待所有的受试者,同时也确保所有同意参与研究的受试者均能受到公平一致的善意对待。医学研究应不分性别、年龄、肤色、种族、经济状况及社会地位高低,在受试者招募、纳入、排除、分组等程序上必须公平公正,不能有所偏差。

(四) 医疗为善

所有的医学研究均是从利于患者受益,提高生命、生活质量,消除或降低疾病损害的原则。对待他人是否道德不仅在于尊重他的决定及保护他人免遭伤害,还在于尽力确保他人健康。在人体医学研究中患者的健康必须高于科学研究本身。

(五) 知情同意

参与试验研究的受试者必须是在充分知情同意下自愿参加的,即每个受试者都必须被充分地告知目的、方法、资金来源以及可能的利益冲突、研究机构所属、研究的预期受益和潜在风险、研究可能引起的不适、研究之后的规定及研究的任何其他方面的问题,还必须被告知他们有权在任何时候不受惩罚地拒绝参与研究或撤回参与研究的同意。在确保潜在受试者理解信息后,医生或其他一位具备资格的人必须征求受试者自由表达的知情同意,并书面同意。如果无法书面同意,非书面同意必须正式记录,并有证人。对于一个不能给予知情同意的受试者,医生必须从合法授权人那里征得知情同意。

（六）保密原则

保密原则是指医学科研人员保守患者及其关系人隐私,避免造成不良后果或损害其身心健康、人格尊严和声誉的过程。参加研究的受试者的个人及其关系人信息的资料存储、管理、运用上必须遵守受试者的资料所有权、隐私权和保密性。保密原则是尊重患者人格权利的具体体现,也是维系良好医患关系、科研顺利实施的重要保证。

（七）免费和补偿原则

全科医学研究中应该公平、合理地选择受试者,对受试者参加研究不得收取任何费用,对于受试者在受试过程中支出的合理费用还应当给予适当的补偿。

（八）依法赔偿原则

全科医学研究中受试者参加研究受到损害时,应当得到及时、免费治疗,并依据法律法规及双方约定得到赔偿。

（九）特殊保护原则

如要征募儿童、孕妇、智力低下者、精神障碍患者等特殊人群作为研究受试者,必须有特别的合理性论证,他们一旦被选中,必须采取保护他们权利和福利的严格措施,并予以对应的特殊保护。

四、医学科研的一般伦理要求

（一）科研选题的伦理要求

科研动机端正,符合人类健康需要,坚持实事求是,一切从实际出发。

（二）科研过程中的伦理要求

1. 科学合理地进行科研设计　课题设计要按照统计学的"随机、对照和重复"三原则来进行。

2. 严肃、认真地开展科研　在医学科研实施阶段,要严格按照设计要求、试验步骤和操作规程进行试验,切实保证试验的数量和质量要求。要认真观察试验中的各种反应,真实地记载试验中的阴性、阳性结果,错了的必须重做,以确保试验的准确性、可靠性和可重复性。

3. 客观、准确地进行数据分析　医学科研工作者必须客观准确地进行数据分析,来不得半点虚假。在试验过程中任何"各取所需"、篡改、伪造数据的做法都是不道德的,甚至是违法的。

（三）对待科研结果的伦理要求

1. 正确对待成功与失败　科学研究是无止境的,在成功面前要谦虚谨慎、戒骄戒躁。同样,科研工作中的失败也是难免的,在失败面前不可灰心丧气,而是要认真总结经验教训,继续前进。

2. 客观地评估他人和自己的劳动贡献　首先,应充分认识自己在研究过程中对前人或他人的成果做了哪些利用、吸收和借鉴,在此基础上以适当的方式给予充分的肯定。其次,要正确对待署名问题。一般说来,贡献大的署名在前。最后,要正确对待科研成果的鉴定和评价。鉴定科研成果应在专家的参加下,本着实事求是的原则,如实地作出鉴定。

（王留义）

思考题:

1. 全科医学科学研究的范畴有哪些?

2. 全科医学科学研究的选题途径有哪些?

3. 全科医学科学研究的方法学基础是什么?

4. 以三线表的形式列举出病例对照研究和队列研究的优缺点各有哪些?

5. 请检索"黄金大米中的 β-胡萝卜素与油胶囊中的 β-胡萝卜素对儿童补充维生素 A 同样有效"相关研究报道,试述该研究中违背了哪些医学科研伦理原则?

第八章
全科医学健康管理

【学习要点】

1. 健康及健康管理的定义。
2. 全科医学健康管理的定义、服务对象、内容及特征。
3. 健康管理的策略。
4. 全科医学健康管理的策略。
5. 全科医学慢性病管理。

全科医学实践是为个人、家庭及社区提供优质、有效、方便和一体化的基本医疗卫生服务。全科医生通过对人群进行全面的健康照顾、维护和促进人群健康,使其达到"躯体上、精神上和社会上的完好状态"。健康管理旨在调动个人或群体的积极性,有效利用有限资源来获得最大的健康效益。健康管理和健康风险评估是全科医疗服务的核心内容之一。通过健康咨询、健康评价、健康教育与健康促进、慢性病管理等方式,全科医生可以动态掌握人群的健康问题和健康状况,促使人们改变不良行为和生活方式,降低危险因素,减少疾病的发生,提高生命质量。

第一节　健康管理概述

一、健康管理产生的背景

（一）生物-心理-社会医学模式的要求

人类对健康的认识经历了一个不断发展变化的历史过程。最初人们主要从医学的角度来研究和定义健康。现代医学模式要求医学在重视生物因素的前提下,把人的健康与疾病问题置于社会系统中去理解。这一模式的提出,要求医学的着眼点前移,必须从关注疾病前移到关注疾病、亚临床、亚健康、高风险人群和健康人群,从关注疾病的致病原因到关注导致疾病产生的综合社会环境因素以及各种健康危险因素。

（二）满足多元化健康需求

长期以来人们为保护和促进健康而建立起来的医疗服务提供系统主要集中于对疾病的诊断和治疗工作方面。过度偏重治疗的结果导致卫生资源大量被占用,从而忽略了大多数健康和亚健康人群的需要。面对人们日益增长的预防、保健、治疗、康复、健康促进和保护等多元化健康需要,迫切需要建立一个同时为疾病人群和健康人群服务的健康服务模式以有效满足人们。

（三）人口老龄化与疾病谱的转变

全球人口老龄化速度逐步加快,我国早已步入老龄化社会,趋势越来越明显。2021 年我国第七次人口普查发现,60 岁及以上人口占 18.7%,65 岁及以上人口占 13.5%,预计到 2050 年,我国老年人口将达到 483 亿,比重高达 34.1%。老年人口的增多,势必会导致慢性非传染性疾病患病率的增加。因此需要有新的理论和方法有效地预防和控制慢性非传染性疾病的发生,减轻造成伤残和死亡。与此同时,随着经济的发展和人们生活方式的改变,疾病谱逐渐转化为以慢性非传染性疾病为主的疾病模式,必须注重对其危险因素进行干预。

（四）医疗服务系统可持续发展面临的挑战

在现代医学模式下,疾病的对症治疗策略已收效甚微,昂贵的医疗投资对人群健康的回报率已经呈现出逐步下滑的趋势。一方面影响健康的危险因素在人群中呈现出流行和蔓延的趋势,如果还是只注重诊疗系统的投资,忽视健康危险因素对健康和亚健康人群造成的损害,结果必然导致患病人群的继续扩大;另一方面对新药、新技术的投入成本愈来愈大,导致疾病的诊断和治疗的成本愈来愈高。所以,为了实现医疗服务的可持续发展,就必须注重对健康进行管理。

二、健康管理的定义及特点

（一）健康、疾病及亚健康的概念

世界卫生组织对健康（health）的概念的阐述是随着时代的发展而不断完善的。1948 年,世界卫生组织（WHO）提出三维的健康概念:"健康不仅仅是没有疾病和疾患,而是一种身体上、心理上、社会上的完好状态"。随后 1978 年,WHO 在《阿拉木图宣言》中对健康含义的阐述是:健康不仅与生物学因素密切相关,而且强调了心理、社会因素对其影响,对个体而言,只有在身体、情绪、智力、精神和社会五个方面均健康才视为健康。1989 年,WHO 又进一步完善了健康的概念,指出"健康应包括身体健康、心理健康、社会适应良好和道德健康和谐"。而与健康相对的疾病（disease）是指"由某些原因造成的生命存在的一种状态,在该状态下,人体的形态和功能发生一定的变化,正常的生命活动受到限制或破坏,最终表现出可觉察的症状,这种状态的结局可以是康复（恢复正常）或长期残存,甚至导致死亡"。疾病的概念可以分为广义和狭义两类认识,广义的疾病是针对健康而言,只要不符合健康的定义,即认为是"病"了;狭义的疾病是根据疾病分类诊断,具有一定诊断标准的、具体的疾病名称（包括综合征）。

此外,由于健康和疾病之间并没有绝对的分界线,甚至健康发展为疾病状态可以表现为一个连续的生命历程,两者之间存在着"第三状态""中间状态"或"过渡状态",即亚健康（subhealth）。健康与疾病之间的这种非健康又非疾病的状态——"亚健康"或"亚健康状态"是由中国学者王育学教授于 1996 年提出来的。2006 年,中华中医药学会在发布的《亚健康中医临床指南》中将亚健康定义为:"亚健康是指人体处于健康和疾病之间的一种状态。处于亚健康状态者,不能达到健康的标准,表现为一定时间内的活力降低、功能和适应能力减退的症状,但不符合现代医学有关疾病的临床或亚临床诊断标准"。

（二）健康管理的定义及特点

健康管理（health management）不仅是一个概念,也是一种方法,更是一整套完善、周密的服务程序,侧重点是人和健康,是在疾病防治基础上进一步拓展而成的,是健康概念的产物,贯穿于生命的全过程,涉及影响健康的各个方面。它与疾病控制既有联系又有不同。我国对健康管理的定义是:以不同健康状态下人们的健康需要为导向,通过对个人和人群健康状况以及各种影响健康的危险因素进行全面的检测、分析、评估和预测,为人们提供有针对性的健康咨询和指导,并制订健康管理计划,协调社会、组织和个人的行为,针对所有健康危险因素进行系统的干预和管理的全过程（图 8-1）。

健康管理的特点:

1. **标准化**　具体服务内容和工作流程必须依据循证医学和循证公共卫生的标准和学术界已经公认的疾病预防和控制指南及规范等进行确定和实施,有一套规范的工作流程和操作方法。

2. **系统化**　既要针对个体和群体的特征和健康需求开展健康管理,同时要注重服务的可重复性和有效性,以科学研究为基础,以循证医学及现代信息学、计算机软件和互联网为手段,强调多平台合作提供全面的服务。

3. **可量化**　借助流行病学和统计学方法,可定性和定量地进行健康危险因素的分析和效果评价,包括疾病控制效果提升及费用降低两个方面。

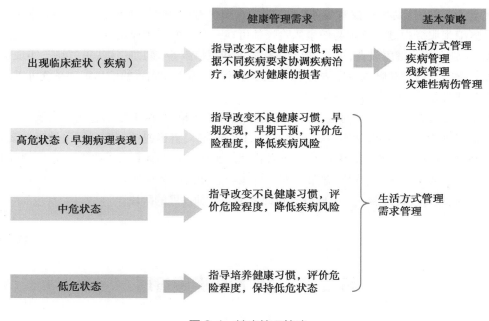

图 8-1　健康管理策略

4. 个体化　能清楚地确定被管理的目标人群,并能按照危险因素的种类、数量进行人群分类,分别实施有针对性的健康干预措施,有效地利用各种有限的资源。

三、健康管理的现况及展望

健康管理与健康风险评估在发达国家已建立较为全面、科学的体系,其发展历程具备 4 个共同特点:①20~30 年的发展历程;②发达专业的健康管理机构;③政府高度支持;④与保险行业共生。在美国,健康管理已有 30 余年的历史,它是伴随着保险业的发展应运而生的。到 1997 年,已有 7 700 万美国人在大约 650 个健康管理组织中享受服务,目前美国已有超过 1.8 亿人群享受了健康管理服务。欧洲英国、德国和芬兰等国家的健康管理已发展成为较完整的科学体系,有 70% 以上的企业为员工购买了健康管理计划。日本于 20 世纪 80 年代颁布"健康管理法规",由行政机关和民间健康管理组织一起对全体国民进行健康管理。2000 年,日本政府和专业组织合作实施"健康日本 21"的健康行动计划,旨在减少壮年人的死亡、延长健康寿命。日本家庭普遍享有健康管理机构保健医生的长期跟踪服务,为家庭建立健康档案、负责家庭健康管理。

随着我国人民生活水平改善,代谢性疾病和肿瘤发病率升高,占用医疗资源增加,我国近年来先后出台政策推动健康医学的发展。2005 年 11 月,健康管理师成为卫生行业中特有的国家职业。卫生部职业技能鉴定指导中心作为唯一的管理部门,全面负责健康管理师国家执业标准、教材及试题库等的开发,并承担该职业国家执业资格的鉴定考核工作,这标志着我国健康管理专业人员的培养正逐步走向正轨。《国家中长期科学和技术发展与规划纲要(2006—2020 年)》将"心脑血管病、肿瘤等重大非传染疾病防治"作为人口与健康领域五大优先主题之一。2013 年国务院发布了《国务院关于促进健康服务业发展的若干意见》,提出大力发展健康服务业,促进以治疗为主转向预防为主,并对保健、健康体检和管理、健康保险的发展给予了鼓励。2016 年中共中央、国务院发布《"健康中国 2030"规划纲要》,指出推进健康中国建设,坚持预防为主,要调整优化健康服务体系,强化早诊断、早治疗、早康复。2020 年发布的"十四五"规划把保障人民健康放在优先发展的战略位置,坚持预防为主的方针,深入实施健康中国行动,为人民提供全方位全周期健康服务。

社区卫生服务以全科医生为骨干,合理使用社区资源和适宜技术,以妇女、儿童、老年人和慢性病患者、残疾人等为重点,以解决社区主要问题,满足基本医疗卫生服务需求为目的,融预防、医疗、保健、康复、健康教育、计划生育技术服务为一体,旨在提供有效、经济、方便、综合、连续的基本卫生服务。在社区卫生服务中健康管理与健康风险评估可在三个方面得到应用:第一,提供识别、控制健康危险因素,实施个体化健康教育;第二,指导医疗需求和医疗服务,辅助临床决策;第三,实现全程健康信息管理。健康管理与健康风险评估的个性化的健康评估体系和完善的信息管理系统可以成为社区利用健康管理服务的突破点和启动点。

随着中国经济的发展,政府对健康评价与健康管理的支持,社区卫生信息化的发展,我国全科医学进入快速发展阶段,全科医学服务模式在基层的逐渐推广,将迅速推进实现居民健康档案管理、健康教育、预防接种、严重精神障碍和结核病患者管理。2018年国务院印发《关于促进"互联网 + 医疗健康"发展的意见》,提出探索智能健康管理及智能养老社区服务体系建设,优化及推进"互联网 +"家庭医生签约、教育及科普服务。健康管理也即将进入蓬勃发展的阶段。

(吴　彬)

第二节　全科医学健康管理

一、全科医学健康管理的定义及内容

(一) 全科医学健康管理的定义

全科医学健康管理(genenral practice health management)是以全科医生制度为基石,以全科医学理论为指导,以基层医疗卫生服务为支撑,以适宜技术为手段,整合应用临床医学、预防医学、康复医学、人文社会学等知识,通过对个人、家庭与社区的健康状况以及影响健康的危险因素进行全面监测,评估和干预,有助于健康问题及其相关危险因素的早发现和及时处理,以促进健康为目标的全人、全程、全方位的医学服务过程。

WHO提出维护个体健康的因素包括15%遗传相关因素、17%环境因素、8%医疗条件和60%生活方式。全科医学健康管理适应新的生理-心理-社会医学模式,从以往以疾病诊疗为中心转变为以人为中心,不仅关注个体和群体健康状况相关的环境因素和生活方式,而且协调卫生系统内各个要素,促进诊疗管理服务的有效提供,涵盖个体的健康、亚健康和处于疾病不同阶段的全过程,借助以基层首诊、可及、连续和综合等为特征的社区卫生服务开展健康管理,动员个人、家庭和群众主动参与,共同防控疾病及其发展,维护提高居民健康水平和延长健康期望寿命,控制医疗卫生费用的支出。

(二) 全科医学健康管理的内容

1. 服务对象　全科医学健康管理的服务对象是健康人群、亚健康人群以及处于疾病不同阶段的患者。管理的重点服务对象是儿童、孕妇、老年人和各种慢性非传染性疾病患者,例如2型糖尿病和原发性高血压患者,以及同时合并两种以上慢性非传染性疾病的患者等。针对健康人群,提供健康保健方面的管理,如对育龄妇女提供计划生育技术指导,以促进生命周期的健康维护;对亚健康人群提供不良生活方式的干预与管理,以预防疾病发生为目标;对于慢性病患者,尤其是高血压、冠心病、糖尿病以及合并多种慢性病的患者,提供连续的、协调的全程健康管理,以合理利用医疗资源,提高疾病的控制率,以及预防和延缓各种并发症,提高生命质量为目标。

2. 健康管理的形式　健康管理的服务形式可以是多种多样的,其中常见的是门诊服务、电话服务、上门服务、互联网服务。

3. 健康管理的内容　全科医学健康管理是一种前瞻性卫生服务模式,借助基层社区卫生服务,结合居民的个人意愿和健康管理需求,主动为社区居民提供长期的健康管理服务,服务的内容包括:健康档案的建立及管理、周期性健康体检、健康风险评估(家庭和个人健康分析)、疾病的预防和诊疗、

专科疑难疾病的转诊及随访、慢性病的长期随访,以及康复、生活方式指导、健康教育和健康促进、心理咨询与指导、健康知识咨询和推送等。

（1）健康档案建立和管理:健康档案是在传统意义的基础上扩大的健康及疾病就诊记录,其中包括居民的基本信息及其动态更新维护、健康体检、历次临床诊疗记录,包括转诊、会诊,以及其他的与健康管理相关服务等内容。通过对健康档案的有效管理,使居民的健康相关资料记录全面、内容完整和连续。

（2）健康体检:健康体检是指针对受检者的健康与疾病状态,进行个体化的项目检测,评估疾病风险并给予相应的健康指导,是实施疾病早期预防和早期干预的基本途径及有效手段之一。健康体检主要包括基本项目及扩展项目。基本项目包括健康体检自测问卷、体格检查、实验室检查、影像超声检查等,而扩展项目包括慢性病早期风险筛查,如心血管疾病、糖尿病、恶性肿瘤等。

（3）健康风险评估:通过收集个体身体健康信息,描述其健康水平与完成日常生活活动的能力,分析建立生活方式、环境、遗传和医疗卫生管理等危险因素与健康状态之间的量化关系,对个体健康状况及未来特定时间内患病率或死亡危险性进行量化评估。健康风险评估的内容主要包括个体评估与群体评估（包括家庭评估）。个体评估的主要内容包括管理对象的基本健康信息、常见慢性病的风险评估、生活方式的分析、健康处方的制定以及就医和体检建议;群体评估的主要内容包括服务群体的健康信息综合分析、历史数据纵向比较以及主要健康问题分析及建议。

（4）疾病的管理:疾病的管理包括疾病的三级预防、常见病、多发病、慢性病的诊疗和协调性转介、长期随访、纠正不良生活方式指导、疾病及相关知识的教育、心理调适和康复等。疾病的健康管理强调利用循证医学指导和增强个人能力,预防疾病恶化。

（5）健康教育和健康促进:健康教育是指通过信息传播和行为干预,帮助个人和群体掌握卫生保健、疾病及其管理知识、树立健康观念、自愿采纳有利于健康的行为和生活方式的教育活动与过程。健康促进不仅包括健康教育的行为干预内容,还强调行为改变所需的组织、政策、经济、法律支持等策略。健康教育和健康促进的着眼点是促进个人或群体改变不良行为与生活方式,其目的是改变不良行为,消除或减轻影响健康的危险因素,从而预防疾病的发生,促进健康水平和提高生活质量。

（6）心理咨询和指导:心理咨询是指通过人际关系,运用心理学理论的方法向居民提供帮助、启发,帮助其自强自立的过程。通过心理咨询与指导,促使居民在认识、情感和态度上改变,解决其在学习、工作、生活、疾病和康复等方面出现的心理问题,从而更好地适应环境。心理咨询与指导过程的基本过程包括与患者建立良好的咨询关系,搜集和分析相关信息资料,确定心理问题的范围和性质,明确咨询目标、鉴别诊断,与患者共同制定解决问题的方案,并追踪随访,巩固咨询成效。

（7）健康知识咨询与推送:通过定期或不定期地举办专题讲座或沙龙,借助电话、短信、互联网、科普宣传读物、视频媒介、杂志、手册等途径向服务对象推送健康保健、疾病防治和管理知识,传播健康知识,帮助个体或群体树立科学的健康观,学习健康知识和保健方法,引导对健康和疾病的正确认知,提高自我健康管理意识。

二、全科医学健康管理的基本特征及发展

（一）全科医学健康管理的基本特征

全科医学健康管理是在社区范围内提供的基本卫生管理服务,具有基层首诊、连续性管理、综合性管理、协调性管理,以及以家庭为中心、以社区为导向五个基本特征。

1. 以基层首诊为基础　基层医疗卫生机构作为全科医学健康管理的载体,为居民提供基础性健康管理,如常见病和多发病的诊疗和长期管理、疾病的预防、传染病防控、健康教育与促进等,满足不同类型居民的大部分健康需求,是维护居民健康的"守门人"。另外,居民获得健康管理的可及性高。一方面,经济上可及,大部分的健康管理服务由政府通过保险、税收等形式为居民免费提供,降低居民及其家庭的疾病经济负担,使其能够获得维护健康最基本的健康管理服务。另一方面,时间和地理空

间上可及,确保了居民及时到就近的社区获取健康管理的第一线服务。

2. 连续性管理　在健康管理过程中,全科医生关注和管理居民全生命周期的健康状态,及早发现和识别患者的健康问题,主动接触患者及其家庭,鼓励患者参与决策,充分考虑其想法、需求、喜好、习惯和选择,向患者提供切实可行的科学的治疗管理方案,同时加强疾病管理知识宣教、给予健康教育和健康支持等,和居民建立长期信任的合作伙伴关系。

3. 综合性管理　居民在维护健康的全过程中可能受到个人、家庭、社会等多方面的影响,产生生理、心理和社会等方面的综合反应。以全科医学为核心的健康管理是从维护健康的整体出发,提供集多学科诊疗、预防、康复、健康教育和健康促进、中西医并重,以及社会支持网络等一体化的健康管理服务。

4. 协调性管理　协调性管理是一种服务机制,在开展健康管理的过程中,全科医生不仅注重学科间的联系,而且,在区域内各级各类医疗和社会服务资源协作和利用方面,发挥全科医生的协调和纽带作用。基层医疗机构作为居民进入卫生系统的第一个环节,针对居民的健康状况和多样化的健康需求,在社区范围内,协调其他的社区健康管理服务。

5. 以家庭为中心、以社区为导向　全科医学的健康管理是以患者为中心、鼓励患者及其家庭主动参与和开展自我健康管理,不是被动接受健康管理服务。同时,从居民的生活环境中发现健康问题,不是孤立地诊疗疾病,从影响健康的主要社会因素着手并解决其健康问题。

（二）全科医学健康管理的发展

健康管理因强调疾病预防、健康促进及个体化管理的特性,正在成为全科医学的重要内容。国内外成功经验表明,通过健康管理在现实生活中确实有效降低了群体和个人的患病概率,有效地节约了医疗费用。我国不仅人口基数大,而且面临较严重的老龄化趋势,医疗费用的投入严重不足。健康管理与全科医学均具有低投入、高回报和效果好的特点。作为面临巨大医疗需求的发展中国家,积极发展预防为主的初级卫生保健是最佳选择。同时,鼓励多种所有制经济规范参与基层医疗及商业健康管理服务,能够有效减轻国家医疗投入负担并产生经济效益,满足更多患者的不同需求。

当前,全科医学健康管理在我国尚处于起步阶段。医疗资源的有限性和专业技术人员数量相对不足,限制了全科医学健康管理的全面、全程提供,而通过自主的个人健康管理,不仅降低了居民对医疗资源的需求,而且不利于实现对各种疾病的有效预防。随着医疗物联网、医疗云和医疗大数据等"互联网+"新技术的应用,有效促进了医疗健康行业数字化转型。2018年,国务院办公厅印发《关于促进"互联网+医疗健康"发展的意见》,以鼓励创新,推动互联网与医疗、公共卫生等深度融合,多措并举完善支撑体系,满足民众医疗卫生健康需求。2019年,政府工作报告明确提出改造提升远程医疗网络,国家卫生健康委员会和工信部也正在紧密合作推动5G在医疗健康领域的应用。在"互联网+医疗健康"的推动下,有效实现优质资源下沉,让民众在"家门口"能"看上病,看好病"。全科医学健康管理将站在中国新医改的前沿。

未来的智慧健康管理可借助穿戴设备实时监测和记录个人的健康指标,如饮食、运动、体质和睡眠等,让居民了解自身的健康状况;识别疾病发生的风险,提醒用户关注自身的身体健康状况;提供和推送个体化健康管理方案,预防疾病的发生和发展。除此之外,用于健康管理的智能穿戴设备通过和智能手机连接,将个人的电子病历等多渠道的健康数据进行整合。人工智能系统不仅可以为患者提供个体化的健康管理方案,还可以帮助患者规划日常健康管理安排。人工智能在全科医学健康管理方面的应用将主要集中在风险识别、心理健康、虚拟护士、在线问诊、健康干预以及基于精准医学的健康管理。智能化和个性化是未来智慧健康管理的两大发展方向。另外,通过手机或家庭智能终端,居民可以随时联系个人的家庭医生或家庭医学智能健康咨询服务平台,获得专业的病情分析、健康管理指导和建议。

随着"互联网+"新技术的发展,以及智能化医疗终端设备加速普及应用,健康管理信息化平台不断改造升级。全科医学健康管理将打破时间和空间限制,实现对个体健康指标连续和准确监测,为远程健康指导的推广应用突破技术瓶颈。未来的全科医学智慧健康管理的各环节将更加高度信息化、个性化和智能化,惠及更多的居民,满足其对不同健康管理的新需求。

(吴 彬)

第三节 全科医学健康管理策略

一、健康管理基本策略

健康管理的核心是对个人及人群的健康危险因素进行监测、分析、评估、预测、预防和健康维护。健康管理策略可以分为宏观健康管理和微观健康管理。

(一)宏观健康管理

宏观健康管理的重点是人群、政府和社会的健康相关问题。第一,政府将重点从疾病诊治被动服务模式转移到以人为中心的主动服务模式、对生命全过程的健康监测和疾病控制上来,也就是"上医治未病"。第二,国家总体健康资源管理需要一个权威的统一协调的组织管理机构。第三,提出国家宏观卫生方针政策,建设国家基本医疗卫生服务体系和设施,培养管理健康服务人员队伍,提供准确健康信息等,都是宏观健康管理的重要功能。

美国政府制订了全国健康管理计划——"健康人民"。由联邦卫生和社会服务部牵头,与地方政府、社区和民间及专业组织合作,每十年一个计划,执行,评价循环,旨在不断地提高全国的健康水平。现在,"健康人民"计划已经进入第二个十年,叫作"健康人民 2010"。计划包括两个主要目标,28 个重点领域和 467 项健康指标。两个主要目标是提高健康生活质量,延长健康寿命、消除健康差距。在467 项健康指标中,有 10 项是重点健康指标,包括运动、超重及肥胖、烟草使用、药物滥用、负责任的性行为、精神健康、伤害与暴力、环境质量、计划免疫和医疗保健覆盖率。

(二)微观健康管理策略

微观健康管理就是个人健康管理。当今,人们越来越关注健康,然而,一些人却认为只有高端的现代技术才能够保证他们的健康。实际上,良好的健康并不需要高精尖技术来维护,最需要的是准确的个人健康信息。如前面所述,健康管理是一种对个人及人群的健康危险因素进行全面监测、分析、评估,对疾病进行预测和预防,对健康进行维护的过程。其宗旨是调动个人,社区和社会的积极性,有效地利用有限的资源来达到最大健康效果。在监测、分析、评价个人健康危险因素之后,便可以评估个人的健康需求。人们掌握了自己准确的健康信息后,将会产生更大的动力采取有效的措施去增进自己的健康(图 8-1)。个人健康管理包括患者案例管理、复杂案例管理、慢性病管理、常规的医疗服务需求管理和预防性健康管理。

二、全科医学健康管理过程

健康管理的核心是对个人及人群的健康危险因素进行监测、分析、评估、预测、预防和健康维护。全科医学健康管理的过程包括健康状况检测和信息收集、健康风险评估和健康评价、健康危险因素干预和促进(图 8-2)。

(一)健康信息收集

健康信息收集主要是通过收集服务对象的健康信息,了解个体或群体居民的健康,有效维护健康。健康信息的采集方式主要分为问卷采集、健康体检、健康档案录入等 3 种方式。

1. 问卷采集 健康问卷(health questionnaire)又称健康危险因素调查问卷,是进行健康危险因素的信息收集,并进行评价;收集群体相关信息,确定健康影响因素以及了解服务对象的需求。问卷的分类可分为非结构问卷和结构问卷两类。非结构问卷又称开放型问卷:指在问卷中只列举问题,不

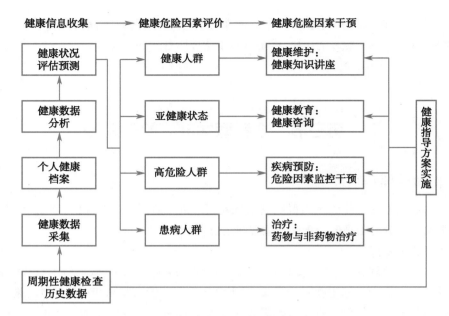

图 8-2　健康管理流程图

设立备选答案,调查对象根据自己的情况自由作答,适用于有深度的、调查人数较少的、资料不必量化的定性研究。结构问卷又称封闭型问卷,指在问卷中不仅列举问题,而且在每个问题后面附有备选答案,适用于大范围的现场调查。问卷调查表设计流程问卷设计流程包括确定问卷结构、确定调查的主题和变量、初步拟定问卷题目、问卷初步使用、问卷质量评价。一份完整的问卷应包括封面信、填表说明和问题三个主要部分。

2. 健康体检　健康体检(health examination)是健康信息的采集过程,是健康评估的基础,也是我国现阶段健康管理的主要方式。通过周期性健康体检,发现健康人群、亚健康人群、高危人群、亚临床人群以及患病人群,为健康危险因素评估、干预管理提供基础数据。

健康体检的基本项目包括:基本健康信息收集(问卷问诊),体格检查(一般检查、物理检查),实验室与病理学检查(常规检查、生化检查、免疫学检查、病理学检查),影像学检查(心电图检查、X 线检查、超声检查)。针对我国主要慢性非传染性疾病及其危险因素的流行特点,除设置基本体检项目外,还可专门设置心血管病和恶性肿瘤的风险筛查项目,如针对高血压、糖尿病、肺癌、消化道肿瘤等的早期风险筛查项目。

健康体检的注意事项:应充分考虑服务对象对健康的基本需求以及国家、社会及家庭的经济承受能力,尽量选择危险性小、无创性、费用少而预测价值高的项目,合理指导复查的时间。

3. 健康档案的建立　健康档案是以个人健康为核心,动态测量和收集生命全过程的各种健康相关信息。满足居民个人和健康管理需要建立的健康信息资源库。通过健康信息采集,全面收集个人健康状况信息、建立健康档案,为被管理者进行健康危险因素分析和评价,及早发现其健康危险因素,为制订针对性的健康干预计划提供基础资料。

健康档案主要包括两部分内容:一部分是以问题为导向的健康问题记录,另一部分是以预防为导向的记录。以问题为导向的健康档案记录方式要求医生在医疗服务中采用以个体健康问题为导向的记录方式。目前已成为世界上许多国家和地区建立居民健康档案的基本方法,包括个体及其家庭基本资料、健康问题目录及问题描述,问题进展、流程表等内容。社区卫生服务人员必须按照格式要求认真填写。以预防为导向的记录包括儿童计划免疫接种项目、周期性健康检查、健康教育等。

健康档案的服务对象为辖区内常住居民,包括居住半年以上的户籍及非户籍居民,以 0~6 岁儿童、孕产妇、老年人、慢性病患者、严重精神障碍患者和肺结核患者等人群为重点。健康档案服务内容包括个人基本情况、健康体检、重点人群健康管理记录、其他医疗卫生服务记录。健康档案的建立需秉持真实性、科学性、完整性、连续性及实用性等原则。

（二）健康风险评估

健康风险评估（health risk assessment，HRA）是研究危险因素与慢性发病及死亡之间数量依存关系及其规律性的一种技术方法。它是研究人们生活在有危险因素的环境中发生死亡或发病的概率，以及当改变不良行为、消除或降低危险因素时，可能降低的风险和延长的寿命。健康危险因素评价的目的是促进人们改变不良行为，减少危险因素，提高健康水平。

健康风险评估分为两类，一类是一般健康风险评估，另一类是疾病风险评估，也称对特定疾病发病或患病风险的评估。一般健康风险评估适用的评估对象和评估范围较为广泛。疾病风险评估是估计具有一定危险因素水平的个体在一定时间内发生某种健康状况或疾病的可能性。其风险预测方法有两类：第一类方法是以单一健康危险因素与发病概率为基础，将这些单一因素与发病的关系以相对危险性来表示其强度，得出的各相关因素的加权分数即患病的危险性。这种方法不需要大量数据分析，简单实用，如美国糖尿病协会所开发的糖尿病风险评估技术。第二类方法建立在多因素梳理分析基础上，通过流行病学、统计学概率理论方法确定患病危险性与危险因素之间的关系模型，能同时包括多种健康危险因素。这类方法的典型代表是美国 Framingham 的冠心病模型。

健康风险评估可以帮助个体综合认识健康风险，制订个体化的干预措施，帮助人们修正不健康的行为，评估干预措施的有效性。此外，可评估群体健康风险的高低，根据人群分类结果制订健康干预和促进计划。

（三）健康危险因素干预和促进

健康管理最核心和基础的内容是针对健康危险因素所开展的干预和管理活动，是人类对健康问题的深入认识的结果。因此全面了解和掌握健康危险因素的相关知识、掌握健康危险因素的评价方法成为开展健康管理活动必备的知识基础和核心技能。

1. 健康危险因素的干预模式

（1）契约管理干预模式：每位签约居民都有自己的家庭医生，通过签约形式将健康管理者与被管理者之间的责任和义务固定起来，为管理对象制定个性化的干预方案，定期进行随访追访。

（2）自我管理干预模式：通过系列健康教育课程教给管理对象自我管理所需知识、技能以及沟通的技巧来帮助管理对象依靠自己解决健康危险因素给日常生活带来的各种躯体和情绪方面的问题。其目的在于提高管理对象的自我管理能力，从而对危险因素进行有效的管理。

（3）家庭管理干预模式：通过对患者家庭成员进行疾病知识教育或定期家访进行干预性训练两种结合的方法，提高管理对象的依从性和改善生活质量。如通过对糖尿病患者及家属进行共同的宣传教育，加强家庭参与和监督，改变家庭的不良生活方式，改善生活质量，提高遵医行为，达到血糖水平的满意控制。

（4）社区干预模式：常用的方法有建立健康档案、开展健康教育、进行行为和心理干预等。如对居民社区糖尿病患者进行有计划、有组织的一系列活动，以创造有利于健康的环境，改变人们的行为和生活方式，降低危险因素，从而促进健康，提高糖尿病患者的生活质量。

2. 健康促进　健康促进（health promotion）概念随着健康促进的迅速发展而不断发展。世界卫生组织曾经给健康促进作如下定义："健康促进是促进人们维护和提高他们自身健康的过程，是协调人类与他们环境之间的战略，规定个人与社会对健康各自所负的责任"。健康促进的基本内涵包含了个人行为改变，政府行为及社会环境改变两个方面，并重视发挥个人、家庭、社会的健康潜能。健康促进是指一切能促使行为和生活条件向有益于健康改变的教育与生态学支持的综合体，是健康教育发展的结果，是公共卫生新方向的精髓，是健康管理的核心。

健康促进具有以下特征：

（1）最广泛地动员了全社会对促进健康的共同参与：倡导和动员各级政府、各部门、社区、家庭、个人,包括卫生专业人员从政策、环境、行为等多方面关注和支持健康。

（2）强调环境和支持体系对于促使人们采纳有利于健康的行为和促进健康的意义:健康教育是以健康为中心的全民教育,注重人们内因变化后产生行为的改变;健康促进在关注内因的同时,强调了政策、环境等对行为的支持与约束,能更广泛、更持久地影响人们的行为和健康。

（3）涉及整个人群和人们生活的各个方面:健康促进的开展不仅要影响特定的人群或健康问题,要保护和增进每个人一生的健康,也融入了人们社会生活的各个方面,包括学习、工作、生活等。

（4）在三级预防中,强调一级预防甚至更早阶段:一级预防为病因预防。健康促进着眼于改变人们不利于健康的行为生活方式,减少或降低了疾病的危险因素,体现了一级预防的思想。不仅如此,健康促进还帮助人们直接形成有益于健康的行为生活方式,避免了疾病危险因素的发生。

三、全科医学慢性病管理

慢性非传染性疾病是一组潜伏时间长、一旦发病不能自愈的,且很难治愈的非传染性疾病。目前,对健康有重要影响的慢性非传染性疾病主要有以下几种类型:①心脑血管疾病:包括高血压、血脂异常、心脏病和脑血管病等;②肿瘤疾病:包括肺癌、肝癌、胃癌、食管癌、结肠癌等;③代谢性疾病:包括糖尿病、肥胖等;④精神疾病:包括精神分裂症、神经症(焦虑、强迫、抑郁)、老年痴呆等;⑤口腔疾病:包括龋齿、牙周炎等。按照国际疾病系统分类法(ICD-10)标准将慢性非传染性疾病分为:①精神和行为障碍:阿尔茨海默病、精神分裂症、神经衰弱、神经症(焦虑、强迫、抑郁)等;②呼吸系统疾病:慢性支气管炎、肺气肿、慢性阻塞性肺疾病等;③循环系统疾病:高血压、动脉粥样硬化、冠心病、心肌梗死等;④消化系统疾病:慢性胃炎、消化性胃溃疡、胰腺炎、胆石症等;⑤内分泌、营养代谢疾病:血脂异常、痛风、糖尿病、肥胖、营养缺乏等;⑥肌肉骨骼系统和结缔组织疾病:骨关节病、骨质疏松症等;⑦恶性肿瘤:肺癌、肝癌、胃癌、食管癌、结肠癌等。

如前所述,健康管理三个基本步骤中,健康信息收集和健康风险评估旨在提供有针对性的个性化健康信息来调动个体降低自身健康风险的积极性,而健康干预则是根据循证医学的研究结果指导个体维护自己的健康,降低或消除已经存在的健康风险。研究发现,冠心病、脑卒中、糖尿病、肿瘤及慢性呼吸系统疾病等常见慢性非传染性疾病都与吸烟、饮酒、不健康饮食、缺少体力活动等健康危险因素有关。各种危险因素与慢性病之间存在某些必然的联系(图8-3)。

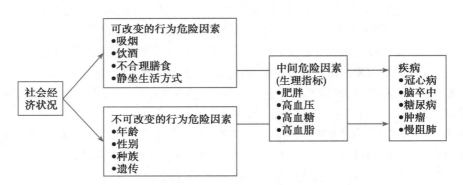

图8-3　常见慢性病及其共同危险因素之间的内在关系

慢性病的发生、发展一般有正常健康人向低危人群、高危人群(亚临床状态)、疾病及疾病并发症发展的自然规律。从任何一个阶段实施干预,都将产生明显的健康效果,干预越早,效果越好。结合我国国情,社区卫生服务机构是开展慢病管理的最佳平台。

全科医学慢性病管理的特点:

1. 多病因特点决定了慢性病管理的复杂性　从病因学观点系统地论述影响疾病和健康的各种因素,有利于开展疾病预防工作。西医认为,影响慢性病的主要因素有环境因素、生活方式、生物遗传因素以及卫生服务等,这四个因素相互依存、相互影响。多病因学说强调慢性病与各种危险因素之间存在错综复杂的联系,找出其中与疾病发生和发展密切相关的因素,有利于预防和控制慢性病。

2. 不良生活方式致病的主导作用决定了慢性病管理的可能性　虽然导致慢性病的病因很多,但不良生活习惯是其中最重要的危险因素,而且慢性病呈现一因多果、一果多因的特点。例如吸烟和不良膳食习惯不仅会导致心脏病、脑卒中和高血压,而且还会增加肠癌、胃癌的发生概率。同时,虽然这些危险因素是已知的,但是要改变个人的生活习惯却非常困难,不仅要依托有关法律法规,更要注重社区的健康教育和健康促进,通过综合干预,才能控制和减少由不良生活方式导致的疾病发生。

3. 生物医学模式的发展决定了慢性病管理的社会性预防　慢性病危险因素的不良作用,单纯用生物医学方法并不能解决,要达到对慢性病的综合防治必须涉及社会因素和心理因素这两个对慢性病的发生发展起着重要作用的领域。当前对慢性病的研究取得了很大的进展,但对慢性病的预防控制却非常滞后。这种现状要求我们对生物-心理-社会医学模式应有更深层次的认识和应用,也决定了慢性病防治更是一项社会性工程,将防治重心下沉到社区家庭和社区单位,加大个人参与的积极性,全面提高社会每个个体的自我保健能力,将是今后的工作重点。

随着疾病模式的改变,慢性病已经成为严重危害全球居民健康的重要公共卫生问题。根据世卫组织2023年报告,2000年全球61%的死亡归因于非传染性疾病,然而,由于人口增长和寿命延长,死于非传染性疾病的总人数增加,到2019年增加至74%,主要的非传染性疾病包括:心血管疾病、癌症、慢性呼吸系统疾病和糖尿病。这些死亡案例有近80%发生在发展中国家,而国内外经验证明,高科技并不能有效预防和控制慢性病。慢性病通常病程长,多数难以治愈而终身带病或伴有严重的并发症,如果这些病人长期住院,其经济、时间等负担不仅使得一般的家庭难以承受,而且也导致卫生资源的过度占有,不利于整个卫生市场的合理分配。病情稳定的慢性病患者可以出院,在社区和家庭中接受全科医生的医疗照顾。社区卫生服务通过家庭访视、家庭病床、健康教育等,对慢性病患者发病、恢复、残疾和临终的全过程进行悉心的照料和护理,是控制慢性病和提升患者生命质量的最好途径。例如,对于高血压患者,在经过对患者的全面评估以后,根据不同的危险度,分层次地进行家庭随访,在监测血压的同时,还要监控其并存的危险因素,并进行个体化的健康指导,提高患者的自我管理能力。社区卫生服务是实施慢性病防治策略的重要保证,社区是开展慢性病危险因素干预最适宜的场所。因此,倡导文明科学的生活方式对人群行为危险因素进行干预就成为慢性病预防和控制的关键,而社区在这方面具有天然优势。社区医院或服务中心作为健康教育的重要场所,可以通过开健康处方、宣传板报、设立热线咨询电话、开设健康课堂等多种形式普及健康知识。同时,社区医护人员与居民的关系密切,清楚地了解辖区内患者与其家属的生活习惯,便于从躯体、精神、社会适应性等各方面进行观察和干预,提高自我保健能力,降低慢性病的发病和死亡。

(吴　彬)

思考题:

1. 健康的概念是什么?
2. 健康管理的定义与特点是什么?
3. 全科医学健康管理的内容有哪些?
4. 全科医学健康管理的基本特征有哪些?
5. 简述健康管理的定义和基本策略。
6. 简述全科医学健康管理的定义和基本策略。
7. 简述全科医学健康管理的特点和内容。

第九章

全科医学临床思维

【学习要点】

1. 临床思维的定义与全科医学临床思维的特点。

2. 应用循证医学等工具辅助全科医学临床思维的建立和提升。

3. 临床思维在全科临床诊疗决策中的作用。

全科医学的概念和服务范畴不断发展和完善,2002年欧洲WONCA对全科医学有了更为全面的阐述:全科医学是对个人以及全家提供持续性、综合性医疗照护的医学专科。全科医生除了进行健康促进、疾病预防、健康维持、咨询以及进行患者教育,还要提供可及的、全面的、协调的以及持续的医疗服务。他们是在全科医学/家庭医学专科领域受过教育和专门训练,是具有临床医学背景、在基层开展诊疗活动的医生,要为具有不同症状的患者或为健康担忧的就诊者提供全面的首诊或持续诊疗。有时首诊患者的症状常常含混不清或难以名状的,体征也很细微或隐匿,难以展现特定疾病的明确特征,需要在连续性的诊疗过程中观察、发现、判断;有时严重疾病的早期症状与自限性疾病之间通常只存在轻微的差异,稍有疏忽就可能延误病情。因此,全科医生的临床岗位职能要求全科医生既要能解决常见临床问题,又需要有早期发现、早期预警的能力,这也是全科医学实践的独有特征之一。

第一节　全科医学临床思维概述

一、临床思维概述

医生利用基础医学和临床医学知识对临床资料进行综合分析、逻辑推理,从错综复杂的线索中找出主要矛盾并加以解决的能力称为临床思维(clinical thinking),它贯穿于疾病诊断与处理的全过程,是一个动态过程。目前认为,较为完整的临床思维包含以下几方面内容:实施主体为医务人员或医疗团队,实施基础为医学科学、自然科学、人文社会科学以及行为科学知识,通过以人为中心的充分沟通交流、病史采集、体格检查和必要的实验室检查从而获得第一手资料,结合患者的家庭与人文背景、疾病症状体征和检查结果等多方面信息进行分析、综合、类比、判断,形成诊断、治疗、康复和预防的个性化方案,并予以执行和修正的思维过程。医学生或住院医生在学习和培训期间,重点是将所学的基础医学和临床医学知识尝试应用于患者临床表现的分析、判断,从而学习和掌握临床思维的方法学,并在实践中初步形成正确且合理的临床思维,具有判断、分析的临床思维能力,并在日后的临床实践中不断结合患者加以训练、提高。

（一）临床思维的要素

1. 病史采集　病史采集,即问诊,是接诊患者过程中的首要步骤,也是最重要的步骤。80%的疾病诊断来自患者的病史。同时,采集病史的过程也是医生与患者的主要沟通过程,是建立基本医患关系的基础。

详细的病史采集不但可以获得患者的疾病信息、形成初步的诊断和鉴别诊断方向,还可以在早期建立良好的医患信任关系。基于良好交流基础上的采集病史的能力是全科医生最基本的技能,需要严格的训练。

在病史采集过程中，医生需要完成 4 项基本任务：①明确患者所陈述的就诊原因，即患者急需解决的问题是什么；②患者为什么在疾病的这个阶段来就诊，特别是对于一些慢性疾病患者，可能患病多年从未就诊，选择在这个阶段来就诊时，通常是疾病发生了变化，这通常是医生切入疾病诊断的重要点；③列出疾病表现和伴随症状；④其他没有讲出来或故意隐瞒的就诊原因，如惧怕癌症、焦虑抑郁的心境等，或者存在着其他身心或社会原因使得患者重视所患疾病。因此，可采用 RICE 问诊模式，即 R：reason（原因），患者今天因为什么就诊；I：ideas（想法），患者认为是出了什么问题；C：concerns（关注），患者担心什么？；E：expectations（期望），患者期望医生可以帮助他做些什么？或 BATHE 问诊方法：B：background（背景），了解患者可能的心理或社会因素；A：affect（情感），了解患者的情绪状态；T：trouble（烦恼），了解问题对患者的影响程度；H：handling（处理），了解患者的自我管理能力；E：empathy（移情），对患者的病情或不幸表示理解和同情，从而使患者感受到医生对他的支持。

在病史采集中需要注意询问患者的一般身体状态，例如是否存在疲劳、体重变化、发热、头痛、失眠等，这些常能提示病情的轻重缓急程度。同时需要注意进行系统回顾，详细询问患者的既往疾病史、疾病治疗史，有时候患者认为的既往史可能是导致现阶段疾病的基础。一定要注意询问患者的用药情况，包括药物的名称、频率和剂量，一些药物过量或少见的药物不良反应可能参与疾病的过程。注意询问患者的过敏史，这对后续治疗选择用药至关重要。同时还需要询问患者的家族史、婚育史、社会心理史以及预防保健的病史。对于女性患者，还需要询问妊娠和月经史，如青年女性贫血最常见的原因之一为月经量过多。因腹痛就诊的女性，疏漏了月经史或性生活史的询问，就可能造成宫外孕的漏诊或误诊。而孕中期反复流产则提示需要筛查抗磷脂抗体综合征。

在病史采集中，可采用一些技巧，例如尽可能进行开放式提问，引导患者表达出主诉。例如询问"告诉我您是怎么痛的？"而不是直接提问"您哪儿疼？"，尽管我们希望能按照特定的顺序询问病史，但通常建议允许患者按照自己的思维方式进行讲述，然后再予以复述、归纳，如"我来复述一遍您的得病经过，您看是否正确？"，可以帮助医生验证患者所提供的信息是否准确，同时也为患者更正自己所述提供了机会。除了患者本人，有时候还需要从其朋友、亲属，甚至既往接诊过的医生那里获得患者患病信息。反复核对病史、补充细节并更正错误，才能获得一份完整的病史。在社区工作中，全科医生初诊时的高质量病史采集，会帮助我们初步建立一份患者详实的健康档案，为未来的连续性医疗提供重要依据。而在连续性医疗服务的过程中更需要定期更新健康档案的内容。

在患者陈述病史的过程中尽可能地保持倾听，注意观察患者的面部表情、语气语调以及姿势变化等，适当地予以鼓励表示"我在听"，鼓励患者主动敞开心扉，将病史陈述得更加详细；同时适时地予以同情和关怀，例如"我理解"，讲述到患者难过的部分可以适当停顿，予以安慰，待患者情绪平复后再继续。采集病史的过程是医生与患者建立医患关系最早也是最关键的时期，这个倾听患者讲述的过程，会让患者感受到重视和尊重，有利于建立良好的医患关系。询问病史后达到的理想状态是帮助患者建立自信，医患之间收获基本的相互信任。

"准确的病史采集是获取正确诊断的最重要的决定因素"，尤其适合全科医学实践，因为患者到这里首诊时，症状可能是疾病仅有的端倪，进一步询问症状的特征、发作时间、缓解因素，以及其他特有的主观感受，可在此阶段为医生提供仅有的诊断性线索。全科医生还要有敏锐的洞察能力，对于新问题的早期识别具有警觉性，确定患者就诊的真正原因比给予早期诊断更重要。

2. 体格检查 体格检查与病史采集一样，属于临床医生的基本功之一。完整的体格检查可以帮助临床医生发现诸多蛛丝马迹，从而迅速地作出临床诊断。例如发热的患者，心脏听诊闻及杂音，会首先排查是否存在感染性心内膜炎；而直肠指诊是发现直肠癌最简单和快捷的方法。在患者连续性随诊的过程中，体格检查结果的变化可以为我们提供病情变化的线索。比如间断发热、抗生素有效的患者，随诊中发现心脏出现新发杂音，高度提示感染性心内膜炎，需要尽快转诊。

对于全科医生，体格检查的要求是在系统性查体的基础上有重点查体。生命体征是系统性查体的第一步,也是容易忽视的一步。需要注意的是,对于初次量血压升高的患者,我们通常建议请患者相对平静后复测血压,同时评估双侧血压;而对于怀疑有自主神经受累的患者,可评估卧立位血压。目前的电子血压计通常可直接测量心率,但需要提醒的是,仪器检测的心率不可以替代心脏听诊,因为心脏听诊可能获得除心率外的更多信息,包括节律、杂音等。呼吸频率主要通过观察患者胸廓起伏程度获得。其次需要评估一般情况,包括发育情况、营养情况、是否可以步行入室等。例如,患者面容晦暗需警惕肝脏疾病;明显的恶病质需要警惕消耗性疾病;患者需要轮椅入室,提示双下肢肌力不足或关节功能障碍。在重点查体过程中需要进行完整的视诊、触诊、叩诊和听诊,以避免单一查体方式的不足。查体的顺序通常为从上到下的全面查体,但对于部分一般情况较弱的患者,可先进行重点查体,待患者病情相对稳定后再进行全面查体。对于单侧病变部位,通常建议从健侧开始查体,然后查患侧;但对于呼吸力较弱的患者,可先从患侧开始,避免患者为了配合查体导致呼吸肌无力。临床医生需要反复地训练自己进行体格检查的技能,保证查体的完整性和查体动作的规范性,这也是全科医生在社区门诊发现重大疾病的重要临床技能。

与病史采集相同,体格检查同样需要被详细记录,且尽可能使用客观的数据,例如肝肋下 3cm,而非肝肋下 2 指,必要时可通过画图或照片的方式展示。在随诊过程中,体格检查的对比可以快速地了解患者病情恢复程度,例如肺部哮鸣音的消失提示哮喘的控制。同样的,随诊过程中患者病情发生变化时应再次进行体格检查并前后对比以便发现新发问题。体格检查是医生为患者进行的客观检查,是重要的临床资料,临床医生需要认真准确地履行体格检查,真实记录。

在体格检查的过程中需要注意秉承"爱伤"的原则,查体环境注意保护患者的隐私,注意环境的安全性和保暖性。医生在进行查体前需要与患者充分沟通,告知患者需要暴露皮肤的原因和暴露的程度,获取患者的同意和理解。对于女性者,特别是隐私部位的查体,建议有其他女性医护人员在场。在检查的过程中保持查体动作准确性的前提下注意保持动作轻柔,避免弄伤或弄痛患者,若患者觉得不舒服,应该在任何时候终止该检查。

3. 辅助检查　实验室和辅助检查是病史和体格检查的延伸,尽管部分疾病可以通过病史和体格检查作出判断,但合适的实验室和辅助检查有助于进一步支持诊断,使诊断更加可靠、完整和客观,特别是对于疑难重症患者,实验室和特殊检查对准确、快速获得诊断具有重要意义。

在当前的基层卫生服务机构,能够开展的辅助检查虽然不多,但血尿常规、肝肾功能、电解质、心电图等已经可以为我们提供很多预警信号。

未来随着全科医学的发展和社区全科医疗实践的不断进步,全科医生对于患者的医疗照护责任会愈加重大,全科医生通过问诊和体格检查后可以在区域性医疗/检验中心为患者开出辅助检查,以帮助自己更好地为患者的临床问题作出正确判断。全科医师有责任从临床和经济方面综合考虑,选择合适的检查。在决定检查时临床医师需要询问自己:为什么要安排这个检查?是否有其他非检查的方式替代?这个检查非常必要吗?会改变我的处理方案吗?检查必须获得患者的知情同意,特别是有创性检查。

医生在医院接受培训时就要思考上述问题,为住院患者安排检查的过程中,需要尽可能减少检查的数量,尽量避免重复检查,例如住院患者避免每天抽血检查。尽量避免一次性安排过多的检查,例如在发热待查的患者入院即采血 100ml,或入院即安排 10 多种影像学检查,且可能导致患者疲劳影响病情,例如关节炎的患者多次外出检查后关节症状加重。检查的选择方面,尽可能采用无创检查,但若一个有创检查可以避免重复多个无创性检查,则也可在获取患者同意后选用该有创性检查。例如多次的大便检查和 CT 检查均无法替代内镜检查;若患者存在明确的指征需要行冠脉造影,且无明确禁忌,则需要避免同时进行冠脉 CTA 和冠脉造影。

此外,在做任何检查之前均需要评估该检查的风险,患者是否存在该检查的禁忌证,同时在检查过程中需要保证患者的安全。例如对于慢性阻塞性肺疾病患者,不适宜在急性发作期完善肺功能检查;而在内镜操作之前必须评估患者是否存在出血事件或风险。同时,操作环境的安全性也需要予以关注,在患者接受检查和有创操作后返回诊室的过程中需要注意予以引导。

这些基于辅助检查的实践将会在未来的基层卫生服务机构越来越多地开展,如何更好地使用这些辅助检查,除在培训中观摩、学习外,更多地需要全科医生在实践中结合患者的需要,充分利用指南、循证医学证据等,结合患者的意愿加以应用。

（二）临床思维的动态演变

临床思维通常包括通过问诊和体格检查及必要的辅助检查收集资料的过程,分析、去伪存真、判断形成诊断的过程,以及通过观察病情的变化及对治疗的反应修正诊疗策略的过程。需要注意的是通过病史采集和体格检查立即获得正确诊断的比例非常少见,绝大多数的临床诊断过程是一个动态演变的过程,需要根据患者的病情演变不断调整诊疗思路。因此,临床思维过程是动态的,不断调整的(图9-1)。下面以一个病例体现临床思维演变的过程。

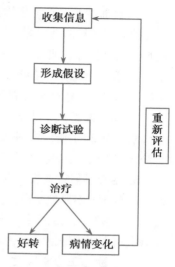

图9-1 临床思维的动态演变

1. 收集信息,寻找判断线索 患者的病史和体格检查是临床的第一手资料,也是最重要的信息来源,临床医生决不可忽视病史采集和体格检查,患者不经意的病史或轻微的查体异常均可能成为疾病诊断的初始线索。而且,当诊治陷入困难的时候,回归患者的主诉,再次询问病史和体格检查,可能成为诊断的突破口。此外,患者既往的就诊经历也是重要的信息来源,从既往的诊治经历可以帮助作出初步的判断,例如既往抗感染治疗有效或无效,对辅助目前诊断具有重要意义。但需要注意的是对既往的就诊经历需要辩证的、批判地看待,不可完全不信,也不可盲目信服,例如既往抗结核治疗效果不佳,还需要仔细判断是否存在抗结核治疗的方案不全面或疗程不足。

例如一例63岁的老年男性,平时身体健康,因间断发热6个月、乏力3个月来诊。患者近半年出现发热,逐渐出现四肢乏力,穿衣、蹲起困难,外院完善实验室检查未见明显血象异常,影像学检查提示存在双下肺为主的网格影,肌电图提示可疑肌源性损害。根据患者的病史,患者为老年男性,存在发热、肌力改变、肌源性损害以及肺间质病变。

2. 形成假设 收获疾病线索后,根据医学基础知识可形成初步的诊断和鉴别诊断。在这个过程中可考虑采用一些思维模式,需要注意的是这些思维方法在同一患者身上可以同时应用。

（1）模式识别法（model recognition）:即典型患者的识别,对已知疾病的图像或模型相符合的患者问题即刻辨认。这种方法仅靠观察患者即刻获得,只有患者在存在典型症状、符合唯一的疾病模型时才能使用这种方式。例如皮肤科的多种皮疹可通过观察皮疹的形态和演变过程明确诊断。医学生或住院医生在临床学习或培训时应积极观摩学习更多的典型表现,有助于提升自己的模式识别能力。

（2）横向举例法（horizontal example）:是一种横向的发散性思维方式。根据临床表现及实验室检查结果考虑各种疾病的可能,逐步加以证实或排除,缩小诊断范围,直到明确诊断某一疾病或某一系统的疾病。横向列举法不断提出问题、重构问题,并且不断探索、观察事物的不同方向。例如上文提到的例子中,肌无力的原因很多,包括肌肉本身的病变、上神经元病变、下神经元病变、血管性病变等。通过完善辅助检查,锁定病变在肌肉病变。肌肉病变又包括炎症性疾病和非炎症性疾病。此外患者同时合并肺间质病变,肺间质病变包括特殊的囊性病变、特殊形态的肺间质病、继发性肺间质病以及特发性肺间质病。根据患者的影像学可以除外囊性病变和特殊形态的肺间质病。继发性肺间质病主要需考虑结缔组织病、肿瘤和感染。

（3）推理法（reasoning）:根据临床资料总结归纳,运用医学基础知识,最终形成结论。例如在上文的例子中,通过横向举例法,已经将患者的病因局限在肌肉炎性疾病和肺间质性疾病。肌肉炎性疾病需要考虑多发性肌炎,该病为一种结缔组织病,通常合并肺间质病变,而结缔组织病相关肺间质病变多表现为双下肺为主的网格影,与患者的影像学表现相符,因此推论患者可能存在多发性肌炎。

3. 诊断试验　在初步推论获得结论后可以进行辅助检查以验证推论并除外其他的疾病。例如上文的患者中目前考虑多发性肌炎,多发性肌炎的诊断需要完善实验室检查评估肌酶,完善大腿 MRI 检查评估是否存在肌炎的表现,肌电图评估是否存在肌源性损害,必要时可完善肌肉活检,评估肌纤维是否存在炎症细胞浸润。同时,老年人炎性肌病还需要注意与肿瘤、感染性疾病相鉴别。因此,上文所述的患者还进行了肿瘤和感染相关的检查。

4. 初步诊断　经过以上病史采集、实验室检查和诊断性试验后,综合阳性和阴性结果,可获得初步诊断。上文的例子中,辅助检查提示患者肌酶阴性,但肌电图提示存在肌源性改变,同时肺间质病变符合结缔组织病相关肺间质表现。患者 T-SPOT.TB 强阳性,亦不能除外结核的可能性。

5. 治疗、随诊、观察　获得初步诊断后,可予相应的治疗,随访观察治疗效果。上文的老年男性初步诊断考虑不典型肌炎,同时不除外结核,因此予以糖皮质激素和诊断性抗结核治疗。在予以治疗后,患者发热、乏力的症状明显好转。但在随诊过程中,激素减量后患者再次出现发热、乏力、憋气,且逐渐出现小便障碍、神经系统症状。

6. 不断修正诊断假设　在随诊的过程中若患者的症状持续缓解,支持初始诊断;而若患者再次出现病情变化,则需要重新评估,包括重新询问病史、重新进行体格检查和重复实验室检查。上述患者在初始治疗起效后再次出现症状波动,且出现新发症状,因此需要重新评估:是初始治疗不足,还是病情发生演变,或初始诊断需要调整。上述患者重新完善检查,肌电图未提示肌源性损害,且肌肉活检亦未能显示肌纤维炎性细胞浸润,不支持炎性肌病的诊断;同时复查胸部影像学演变为双肺弥漫性磨玻璃影,患者的胸部影像学特点发生改变,则需要重新调整思路;且患者逐渐出现多种神经系统症状,包括小便障碍、认知功能障碍等,需要完善神经系统方面的体格检查和辅助检查。

7. 诊断验证　由于患者的临床表现发生改变,患者胸部影像学表现为双肺弥漫性磨玻璃影,需要考虑浸润性疾病,如肿瘤、肺水肿和病原菌等浸润,特别是肿瘤的可能性。因此予以复查支气管镜检查,支气管镜病理最终诊断为血管内大 B 细胞淋巴瘤。明确淋巴瘤的诊断后,还需要进一步明确该诊断是否可以解释患者全部临床症状,必要时可完善其他检查。

通过文献复习得知血管内大 B 细胞淋巴瘤通常出现肺部和中枢神经系统受累,因而进一步完善腰穿,脑脊液检查提示非特异性炎症,符合血管内大 B 细胞淋巴瘤的中枢神经系统受累,而患者最初表现的不典型炎性肌病可符合副肿瘤综合征。

8. 调整治疗　在获得最终诊断中,根据最终诊断予以治疗调整。该患者最终予以针对淋巴瘤的化疗,患者的发热、乏力、憋气以及中枢神经系统症状好转。

二、全科医学中的临床思维

1980 年,Pereira Gray 指出,全科医学的核心包括基本医疗照护、家庭照护、住所照护、持续照护,并希望通过前四项能达到预防性照护和个性化照护。"我们将患者看作一个完整的人",这意味着我们需要对每个患者其人有着深入的了解,而不仅是对病情的了解。显而易见,切实地发展好全科医疗实践将会更好地帮助医疗系统为人民的健康提供高质量的基本医疗照护。全科医生提供的基本医疗活动,是提供医疗保障的一种方式,是患者接触医疗系统的第一步,可以通过对所患疾病和健康上的长期照顾达到长期服务的效果(家庭医生签约服务)。全科医生可以通过对患者提供的持续性医疗服务,对患者个体进行随访和对社区健康问题担负起持续责任,帮助患者协调医疗保障上的需求,整合应用医学各个专科的资源,解决患者的疾病问题。因此,全科医生需要有全人理念的临床思维能力,才能更好地提供基本医疗服务,这也是全科医生的临床思维核心所在。

另一方面,全科医生所接触的患者群体具有与专科疾病不同的特点,包括患者的性别、年龄、疾病谱、疾病阶段以及患者的诉求和期望等。而建立于广大居民生活社区中的基层卫生服务机构所面对的健康情况涉及面极广:可以是任何的医学、心理、社会问题,大多数是轻微病症,也可能是疾病的早期病症,或者是共病问题;还有很多危险因素的预防问题如吸烟、饮酒、缺乏锻炼、跌倒等,这和综合医院里主要解决急危重症临床问题的临床思维是不同的。人们常说"小病去社区,大病去医院",其实并不尽然,全科医生更需要考虑面对的每个人的病情复杂性和不确定性,既能够发现早期症状,又有能力发现潜在风险,在作出临床决策的时候更要重视:①一个看似自限性疾病,其可能的不良结果是什么? (如:病毒感染,通常都可以自限,但新型冠状病毒具有高度传染性,可能导致特殊人群发展为急危重症);②患者无明显身体不适,但存在重大病症的潜在征兆(预警症状 alarm symtoms);或患者自觉明显不适,且一般状态不佳具有急性重症疾病(acute serious disease)的特征;或患者存在慢性疾病出现急性恶化的表现(acute exacerbation of chronic disease)。因此,全科医生在临床工作中需要秉承 Murtagh 安全诊断策略,即:①什么是最可能的诊断? ②是否存在不可漏诊的将会威胁患者生命的严重疾病? ③是否存在临床上易被忽略的疾病? ④这位患者是否患有易被错认为其他病种的疾病? ⑤该患者是否还有其他未说明的问题? 由此可见,全科医生不仅需要有全科临床思维能力,更要有扎实的发现疾病线索的临床技能,这也是临床思维能力的重要基础。

全科医学除了探索疾病的变化规律,还需要关注患病的人的心理、行为对疾病的影响,关注家庭对患者的支持;为患者提供疾病诊疗策略的同时,还需要重视危险因素的发现、预防、机体功能的康复等。在专科技术快速发展的医疗实践中,对于患者的病情的关注被不断放大,以致隐去或忽略了医生对患病的人的照顾。而作为一名全科医生,需要在面对患者时,不仅关注病情,还要关注患病的人的身心情况、家庭支持等,这些都会影响到患者的病情发展和治疗效果。因此全科医生的临床工作具有自身的特点,需要以人为中心、以问题为导向,全科医生的临床思维也应以"生物-心理-社会"医学模式为基础,以预防医学为导向,以综合性、连续性和主动服务为目标和内容。而以人为中心、家庭为单位、社区为导向的全科医学实践凸显了"全人理念",这一点值得医学生或住院医生在临床实践中特别重视,向老师学习,并努力去实践。

(一)以人为中心的系统性思维模式

以人为中心是全科医疗中最重要的基本特征,与专科医生的以疾病为中心的诊疗模式有根本的区别。以疾病为中心的临床思维是一种集中思维,从疾病的深度上去关注该疾病的病理、病理生理、治疗和预后;而以人为中心的临床思维则是一种发散性思维,从疾病的广度上去关注该疾病的病因、背景以及与其他医疗和非医疗因素的关系。然而,专科医生和全科医生需要进行密切的合作,专科医生对疾病进行深入分析和细致处理后,由全科医生对各个专科问题进行全面、系统的综合,协助专科医生管理和随诊患者。

首先,全科医生需要多方面、充分地了解患者,除了了解患者的临床症状、表现,还需要了解患者的个性、个人生命周期、生活环境、生活习惯、生活背景和社会文化环境等。个人生命周期包括个人发展与家庭发展周期的不同阶段,而生活背景则包括他们的家人、朋友、同事、学历、宗教信仰、文化程度和医保制度等。社会环境和文化对疾病的影响也非常重要,特别是当患者的问题无法用生物医学的原理来解释时,或当患者因轻微症状而反复就诊时,更应该询问患者的背景。例如临床上经常见到青少年患者因反复发热就诊,但反复多次检查均未发现明确的器质性病因,这时候就需要询问患者个性,患者生活环境、社会背景等,评估是否存在伪热的可能。

其次,需要了解患者的就医背景,包括患者为什么来看病,就诊的期望,以及患者对疾病甚至对生命的看法等等。只有充分地了解患者的就医背景,患者的生理和心理需求,才能更深入地了解患者,并为患者制订长期的健康管理计划。例如伪热的患者,特别是伪热的儿童患者,往往存在强烈的心理需求,如希望课业减轻,或希望获得家庭关注等。

最后,全科医生需以生物-心理-社会医学模式确认现存问题。生物-心理-社会医学模式是以人的整体健康为最终目标,疾病是患者的一部分而非全部,患者的心理需求与生理疾患同等重要。总之,生物-心理-社会医学模式是以人的整体健康为最终目标,疾病是患者的一部分而非全部,患者的心理需求与生理疾患同等重要。全科医生通常采用生物-心理-社会医学模式确认现存问题。首先从生物医学的角度全面、综合地考虑患者的健康问题与疾病的诊疗,要考虑有问题的器官系统与其他相关器官系统间的相互关系,局部与全身的临床表现及相互影响。其次从医学生物领域延伸到患者领域,了解患者的患病体验、心理体验,尝试理解患者的心理,并进一步了解患者对疾病的看法、担心和期待,从社会层面予以分析。例如,一例 72 岁老年女性患者存在糖尿病和冠心病,但无高血压的病史。近一月反复发作头晕、心慌,自测血压显著升高,予降压治疗后症状可缓解,但间断出现服用降压药物后的低血压。患者并没有高血压的病史,对于新发生的高血压,首先从生物层面,需要完善继发性高血压的病因,但在住院完善检查的过程中发现患者入院服用降压药后反复低血压,停用降压药后监测血压正常,且动态血压监测显示患者血压完全正常。因此,进一步去了解患者的心理和社会层面,通过反复与患者交流,得知患者近期因家中琐事导致情绪剧烈波动,且睡眠不佳,导致血压升高,显著高血压发生在巨大情绪波动时,入院后患者情绪相对稳定,睡眠充足,因而血压平稳。进一步与患者的交流可以感受到家庭琐事导致患者内心的焦虑,担心他人对患者的看法,希望得到家人的理解。按照生物-心理-社会医学模式对于患者的头晕症状分别从产生问题的病理生理原因(生物层面)、可能的心理背景(心理层面)以及患者的期待(社会层面)三个层面进行评估,评估结果如图 9-2 所示。

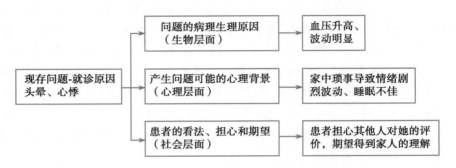

图 9-2　按照生物-心理-社会医学模式对患者进行评估

(二) 以问题为导向的诊疗思维模式

以问题为导向的诊疗思维是从发现个人的健康问题出发,综合运用临床医学、预防医学、心理学和社会学等学科方法,对患者、家庭、社会因素进行诊断,了解其产生的原因及影响因素,确定健康需求,制定相应的诊疗措施,妥善处理患者的问题,维护个人和群体的健康。

在基层医疗卫生服务中,大部分疾病处于早期未分化阶段。因此,绝大多数患者都是以症状或健康问题而不是以疾病就诊,例如患者多主诉水肿待查,而非甲状腺功能减退症。有些症状是一过性的症状,往往无病理或病因学诊断;而有些症状是由于心理社会因素引起的;有些症状属于健康问题,尚不属于疾病的范畴;也有许多症状是一些慢性病和严重疾病的早期症状。例如腹痛,有时并无明确原因持续数分钟即好转,有些是由于情绪烦躁引起的,有些仅仅是压力紧张导致的肠易激综合征,还有些可能是急腹症的早期。因此,对于全科医生,最重要的任务是对产生的症状作出判断,同时除外严重的疾病。此外,全科医学所接触的疾病中,常见病多于少见病及罕见病,健康维护多于疾病诊治,例如全科医生更多处理的为体检需求、疫苗接种、高血压和糖尿病管理。因此,对于全科医生,在临床诊疗过程中应更强调患者的症状、体征,以及疾病与健康有关的心理、社会、经济、文化等方面的问题,从主诉、症状、体征和问题入手来进行诊疗。准确分析和鉴别常见病的一般性症状和特异性症状,从患者的主诉中分清主要问题和次要问题,善于把握问题的实质,从系统的角度全面分析各种症状信息,从而避免可能发生的误诊。

此外,由于疾病的发生、发展往往要经历一个相对漫长的自然进程,疾病症状表现的多样性使得人们很难在最初找到疾病的特异性症状并作出准确诊断。因此全科医生在疾病处理过程中应遵循全面性、连续性和系统性的原则,充分利用与患者之间形成的相对稳定的医患关系,动态、渐进观察、跟踪疾病和健康问题的变化,及时收集各种相关信息,以调整和修正自己的最初判断和对疾病的处理方案。

全科医学要求全人照顾,即照顾完整的人、全面的家庭照顾、多学科的全面照顾以及连续性照顾。全科医生不仅服务于来就诊的患者,也服务于未就诊的患者,同时服务于患者和健康的人,并服务于家庭和社区;全科医生不仅负责疾病的诊疗,也负责疾病的预防、保健、康复;不仅治疗疾病,也治疗患者;不仅关心躯体的疾病或疾患,也关心心理、社会、道德、伦理等方面的问题;不仅关心现存的问题,更关心未来的问题,注重防患于未然。因此全科医生不能仅局限于医学领域,而是应将社会和人文学等相关领域的内容纳入到全科医生临床思维体系中,对患者的生理、心理、社会因素均加以考量,以连续性的、发展的目光看待患者和问题,帮助患者解决实际困难。

（曾学军）

第二节　全科医学中的循证医学

一、循证医学的概念

（一）循证医学的定义

循证医学（evidence-based medicine,EBM）意为"遵循证据的医学",又称为实证医学或证据医学。其定义为"慎重、准确和明智地应用当前获得的最好的研究证据,结合医生的个人专业技能和临床经验,同时考虑患者的价值和愿望,将三者完美地结合,制定出患者的治疗措施"。

循证医学的起源在于个人的临床经验有限。个人的临床经验是有限的,因此,在统计学的基础上,通过合理的试验设计、科学的计算,获得循证医学的证据。因此,循证医学来源于传统的临床医学经验。循证医学具有一定的优势,可以避免因为个人经验、单中心的经验、患者的个人因素所导致的偏倚,提高诊断的准确性,促进形成更有效的治疗措施,提高对疾病预后的判断,为临床经验不足的医生提供诊疗辅助,帮助进一步的临床研究等。但是也需要注意循证医学也有其自身的局限性,例如循证医学的实施过程中难以纳入患者的个人因素、合并症因素,以及心理、家庭和社会因素等,循证医学来源于大规模的临床数据,而对于部分无法获得大规模临床数据的情况,例如罕见病,循证医学的作用则相对有限。

因此,尽管在这里我们专门讲述循证医学,仍需谨记传统医学是基础,三基三严是所有诊疗的基石。大多数的临床经验往往无法通过课本获得,也难以付诸临床试验,但这并不代表临床经验是错误的,一些被广泛实践证实的、行之有效的临床经验仍然可以被广泛应用。

（二）循证医学的证据级别

循证医学中的证据主要指临床试验的证据,包括病因、诊断、预防、治疗、康复和预后等方面的研究,主要来自大样本的随机对照试验（randomized controlled trial,RCT）和系统评价（systemic review）或荟萃分析（meta-analysis,meta 分析）。其分级按治疗和可靠程度可分为以下五级。

一级:按照特定病种的特定疗法收集所有质量可靠的随机对照试验后所作出的系统评价或 meta 分析。

二级:单个样本量足够的随机对照试验结果。

三级:设有对照组但未用随机方法分组的研究。

四级:无对照的系统病例观察与非实验性研究,例如队列研究、大样本调查等,其可靠程度较上述两种降低。

五级:基于临床经验的专家意见。

在没有"金标准"的情况下,可依次使用其他级别的证据作为参考标准但应明确其可靠性依次降低,当以后出现更高级别的证据时就尽量使用高级别的证据。非治疗性的研究依据（病因、诊断和预后等）则不一定强调随机对照试验。

此外,2001 年牛津循证医学中心网络上正式公布了证据分级,并引入分类概念,涉及治疗、预防、病因、危害、诊断、经济学分析等 7 个方面。按照牛津循证医学中心指定的证据水平评价标准分为 A、B、C、D 四个推荐等级。

A 级推荐:其证据水平为 1a、1b、1c。1a 证据水平的治疗、预防、病因证据来源于基于 RCT 的系统综述;1b 证据水平的治疗、预防、病因证据来源于单项 RCT;1c 证据水平的治疗、预防、病因证据,必须满足下列要求:①用传统方法治疗,部分患者残疾、治疗失败,而用新的疗法后,部分患者存活或治愈(如室颤的除颤治疗);②应用传统方法治疗,许多患者死亡或治疗失败,而用新疗法无一死亡或治疗失败。

B 级推荐:其证据水平为 2a、2b、2c、3a、3b。2a 证据水平的治疗、预防、病因证据,来源于队列研究的系统综述;2b 证据水平的治疗、预防、病因证据来源于单项队列研究(包括质量较差的 RCT,随访率<80%);2c 证据水平来源于结局研究;3a 证据水平来源于病例对照研究的系统综述;3b 证据水平来源于单项病例对照研究。

C 级推荐:证据水平为 4,即来源于系列病例分析和质量较差的病例对照研究。

D 级推荐:证据水平为 5,代表未被分析评价的专家意见。

1 级证据可信度高,是临床最好的证据;2~3 级证据比较可信;4 级证据需扩大验证,有必要做随机对照,提高可信性;5 级证据可信性差,慎重使用。

证据水平与推荐级别直接相关,证据水平表明一个研究的真实性不代表临床的实用性;推荐级别的确定还需要考虑费用、执行的难易、疾病的重要性等其他因素。

（三）循证医学的基本步骤

循证医学的临床思维模式可分为 5 个步骤,概括起来称为 5A 程序:提出问题（ask）、寻找证据（acquire）、评价证据（appraise）、应用证据（apply）和评价经过（assess）。

第一步,提出问题（ask）。从临床工作中提出问题,例如疾病的临床表现特点、疾病的病因、诊断和鉴别诊断标准、诊断试验、预后评估、治疗方案、预防策略等,均可成为临床问题。

第二步,寻找证据（acquire）。书籍、文献、网络是寻找证据的途径。目前网络和文献是获取最新证据的最重要来源,如期刊检索系统、Cochrane 网站、会议资料等。

第三步,评价证据（appraise）。通过证据的可信度、重要性和适用性进行评价,具体方法包括系统评价、meta 分析等。在通过大规模文献检索获取文献后,还需要对所获得的文献和研究予以评价。常用的 Cochrane 偏倚风险评估工具包括 7 个方面:①随机序列的产生（选择偏倚 selection bias）;②盲法分配（选择偏倚）;③所有研究参与者和人员采用盲法（执行偏倚 performance bias）;④结果评估的盲法（观察偏倚 observation bias）;⑤结果数据的完整性（失访偏倚 withdraw bias）;⑥选择报告（报告偏倚 reporting bias）;⑦其他。最后以文字、表格或图示方法显示所有纳入文献的评价结果。Jadad 量表是另一种常用的临床试验评价工具,特别是在药物临床试验为主的研究、非开放式 RCT 中具有较好的作用。

第四步,应用证据（apply）。将目前获得的最佳、最新的证据应用于工作中。

第五步,评价结果（assess）。对最佳证据应用于临床后的结果进行评价。

（四）实施循证医学的方法

实施循证医学,需要做好科学的试验设计,具有前瞻性和实验性研究方法的临床对照试验,通常通过对比治疗组和对照组的结果而确定某项干预措施的效果和价值。按照对照组的设计方式,临床试验可分为:

1. 随机对照试验（randomized control trial,RCT）　随机对照试验的基本方法是将研究对象随机分组,不同组实施不同的干预,以对照效果的不同。具有能够最大程度地避免临床试验设计、实施中可能出现的各种偏倚,平衡混杂因素,提高统计学检验的有效性等诸多优点。多中心、随机、双盲、对照临床试验（multicenter,randomized,double-blind,controlled clinical trial）在各种临床疗效的考核方法中具有最高的论证强度,最真实地反映所研究药物的临床疗效。

随机对照试验遵循随机、对照和重复的三原则,利用统计学知识,通过设定一系列的研究程序和管理措施,消除医生和患者对药物疗效的主观影响,达到与已知药物之间的有效比较,进而对其安全性和有效性作出相对客观的评价。

随机对照试验的设计需要遵循三个基本原则,即设置对照组(control group),研究对象的随机化分组(randomization)和盲法试验(blind)。对照组的设置可包括五类:安慰剂对照(placebo control)、空白对照(blank control)、阳性对照(positive control)、剂量反应对照(dose response control)和外部对照(external control)。盲法试验主要包括单盲试验(single-blinded trial):研究者知道,患者不知道用药情况;双盲试验(double-blinded trial):研究者和患者均不知道用药情况。

20世纪90年代,一些临床试验者、统计学家、临床流行病学家和生物医学编辑共同制定了CONSORT(consolidated standards of reporting trials)统一标准,用于规范随机对照临床试验报告,并在国际著名的临床医学杂志上应用。实践应用规范的结果表明,临床试验报告的质量有了很大提高。完整的随机对照试验报告应包括22条基本要素(表9-1),可供临床试验研究者、编辑和审稿专家对一篇随机对照试验进行核对,督促作者按照该规范的要求撰写随机对照临床试验报告。

表9-1 随机对照试验报告规范中的条目(CONSORT声明2010版)

条目		定义和说明
标题和摘要	1a	题目中说明研究的性质,如随机对照双盲研究
	1b	结构式摘要,按期刊要求
前言部分	2a	研究背景、并说明理由
	2b	明确的研究目的与假说
方法学部分		
试验设计	3a	描述试验设计(诸如平行、析因)包括人数分配比例
	3b	对研究开始后方法上的重要改变进行解释,比如试验开始后纳入标准的改变
受试者	4a	受试者的纳入、排除和退出标准
	4b	数据收集的环境及地点
	4c	伦理学至上原则
干预方法	5	详述每组干预的细节(以便其他研究者的复制)及实际实施情况,包括了实施时间和实施方式
结局指标	6a	明确定义预先指定的首要和次要结局变量,包括了解如何和何时进行评价
	6b	如果在试验开始后对结局变量进行修改,必须说明原因
样本量	7a	如何确定样本量
	7b	必要时,解释期中分析及试验终止原则
随机化		
随机序列产生的方法	8a	序列产生;分配遮蔽;实施
	8b	随机化形式,以及描述随机细节(如是否有区组化,有的话,区组是多少?)
遮蔽的细节	9	遮蔽的细节
实施方法	10	随机化序列如何产生,谁招募受试者,谁干预实施
盲法	11a	若使用了盲法,需指明谁是干预的被盲者(例如受试者、干预给予者、结果评价者)以及如何设盲
	11b	如若涉及,描述每组干预的相似性
统计学方法	12a	用于比较组间主要和次要结局的统计学方法
	12b	附加分析的统计学方法,比如亚组分析和校正分析
结果部分		
纳入流程图	13a	报告随机分配到每一组的受试者,接受治疗的例数以及进行首要结果分析的病例数
	13b	报告进行随机化后每组的退出和排除情况及原因
招募情况	14a	明确招募受试者的时间和随访时间
	14b	说明为何试验结束或中止

续表

条目		定义和说明
基线数据	15	有详细、规范的 CRF 表记录患者详细的基线资料
试验人群数量	16	需要明确临床试验分析，按意向性分析（intention-to-treat，ITT）人群，还是符合方案分析（per-protocol，PP）人群，还是全分析集，都需要明确
结局	17a	主要终点。对每个主要和次要结局给出各组的结果、估计的效应大小及其精度（如 95% 置信区间）
	17b	如果是双终点，都要分别呈现
辅助分析	18	报告所有其他进行的分析，包括亚组分析和校正分析，说明哪些是预先设定的，哪些是探索性的
不良反应	19	所有重要的有害和意料之外的效应。详细记录 AE 以及严格报告 SAE
讨论部分		
局限性	20	着重潜在偏倚的来源、不精确性和有关多重分析问题
可适性	21	普适性（外部真实性、可应用性）
诠释结果	22	解释与结果相协调，权衡利和弊，考虑其他证据
其他信息		
注册	23	注册号和试验的注册名需要提供
研究方案公开	24	研究方案在哪里可以读到
资金资助	25	基金来源和其他支持（如提供药品），资助者所起作用

2. 非随机同期对照试验　随机对照试验的证据级别虽然很高，但这些临床试验的时间和金钱花费是巨大的，有些甚至需要数十年的准备，且对受试者的样本量具有较高的要求。对于一些样本量较小的疾病，例如一些少见病，难以达到实施随机对照试验的要求。这时候一些非随机对照试验也可以一定程度上为临床提供证据。

病例报告（case report）：对罕见病进行临床研究的重要形式，对单个病例或 10 例以下病例详尽的临床报告，包括临床表现、治疗、预后、病理生理、遗传学、分子特点等各方面的资料。但由于是个案报告容易产生偏倚，在临床试验中仅用于早期重大治疗措施的阐述。

病例分析（case analysis）：数十例以上，分析临床特点；由于病例数相对较多，相比病例报告具有一定的优势，但仍然不能避免样本量较小的相对偏倚，仅可作为初期研究。

病例对照研究（case-control study）：临床上应用相对较广，相比病例报告和病例分析，病例对照研究已经纳入对照的思想，病例对照研究的内容可以是病因、治疗或预后，多为单中心的研究，样本量相对较大，其中又包括巢式病例对照研究等方式，通过统计学的对比，获得客观证据。但病例对照研究仍存在一定的缺陷，首先病例对照研究多为单中心的研究，因此受试者的选择存在偏倚；其次，病例对照研究的分组并非随机，治疗方案的选择可能包含患者或医生的意愿，或在回顾性研究中，受试者和对照组的选择受研究者的意愿决定，因此存在一定的偏倚，且在样本量较小的情况下，单个数据的变化可能对结果产生较大的影响，因此其准确性需要被反复验证。

自身对照试验（self-control study）：主要用于慢性稳定或复发性疾病，但依从性容易受到影响，例如患者戒烟前后肺功能的变化。

交叉对照试验（cross-control study）：两组受试者使用不同的治疗措施，然后中间经过一段时间的洗脱期后相互交换处理措施，最后对比结果。例如研究低嘌呤饮食对人体尿酸水平的影响。缺点在于应用的病种范围受限，还受到药物洗脱期和观察期等多种因素的影响。

历史性对照研究：同一种疾病对比目前和过去的治疗效果，由于这种研究方法中试验组（目前）和对照组（过去）的受试者人群不同，因此非常容易产生偏倚，但对于一些罕见疾病的研究仍然有意义，例如研究一种合成酶对遗传性疾病的治疗效果和预后的影响。

序贯实验:样本数不事先固定,根据研究进程再决定下一步实验,直到判断出结果。

目前关于非随机对照研究,尚无专门的报告规范,但美国疾病预防控制中心针对公共卫生现场干预研究发布了一个《非随机对照设计报告规范》(transparent reporting of evaluations with nonrandomized designs),简称 TREND 规范或声明,如下表。此外不同的临床试验还有专门的报告规范,比如用于横断面观察性研究的 STROBE 标准,用于汇报 RCT 的系统性分析或 meta-分析的 QUOROM 标准,用于汇报观察性研究 meta 分析的 MOOSE 标准等(表 9-2)。

表 9-2 TREND 清单

序号	内容与主题	描述
1	标题和摘要	①研究对象如何分配到各干预组;②使用结构化摘要;③研究对象或抽样的相关信息
	前言	
2	背景介绍	①科学背景与理论的阐述;②行为干预设计中的理论依据
	方法	
3	研究对象	①入选标准;②征集受试者的方法;③征集背景;④数据收集的背景和地点
4	干预	各组干预的细节以及何时、如何实施
5	目标	设定的目标和假说
6	结局	明确定义主要和次要结局指标,描述收集数据的方法和提高数据质量的方法,以及与测量工具有效性相关的信息,如对心理和生物学特征的测量
7	样本量	样本量如何确定,必要时详述中期分析和终止试验的条件
8	分组方法	①分组单位;②分组方法;③为减少因非随机化而可能出现的潜在偏倚所采取的措施
9	盲法	研究对象、干预实施人员、结局评估人员是否不知晓分组情况?如果是,盲法是否成功,如何评价?
10	分析单位	①描述用于干预措施效果评价的最小分析单位;②如果分析单位与分组单位不同,需要使用恰当方法来进行校正
11	统计方法	①比较各组主要结局指标使用的统计学方法,包括对非独立数据相关性校正的复杂分析方法;②其他分析方法,如亚组分析和调整分析;③如涉及到,还应考虑到缺失数据的填补方法;④统计软件或程序
	结果	
12	研究对象流动	各阶段研究对象的流动情况,如登记、分配、实施干预、随访、分析,强烈推荐使用流程图
13	征集研究对象	征集和随访的时间范围
14	基线数据	①各组基线人口学特征和临床特征;②与特定疾病预防研究有关的每个研究状况基线特征;③总体和研究人群中失访人群与在访人群基线情况的比较;④基线研究人群与关注的目标人群的比较
15	基线一致性分析	各研究组基线一致性的数据,和用于控制基线差异的统计方法
16	对应的分析数字	①纳入每个分析组的研究对象数目,尤其是对不同结局中其分母可能会发生变化,尽可能用绝对数来表达结果;②是否进行了意向性分析(intention-to-treat analysis),如果没有,应说明分析中如何处理不依从的研究对象的数据
17	结局和估计	①对每个主要和次要结局,报告各组统计结果,估计效应大小,使用可信区间描述估计精度;②列出无效和阴性结果;③如有其他干扰的因素,还需附加列入
18	辅助分析	总结其他分析结果,包括亚组分析和调查分析,阐明哪些分析是预先设定的,哪些是探索性的
19	不良反应事件	各个干预组所有重要的不良反应

续表

序号	内容与主题	描述
	讨论	
20	解释	①结合研究假设、潜在偏倚的来源，测量的不准确性以及多重性分析的风险，对结果进行解释；②关于结果的讨论，应考虑干预措施起作用的可能机制并解释；③讨论干预的效果与局限性，干预的真实性；④讨论对研究、计划或决策的讨论
21	可推广性	实验结果的可推广性
22	证据总体	结合现有的证据，对结果进行全面解释

3. 系统评价（systemic review） 也称为系统综述，是一种全新的文献综合方法。针对某一具体的临床问题（如疾病的病因、诊断、治疗、预后、护理等），系统、全面地收集所有已发表或未发表的临床研究，采用临床流行病学严格评价文献的方法，筛选出符合质量标准的文献，进行定量或定性合成，得出综合可靠的结论。随着新的临床研究结果的出现，系统评价还要及时更新，随时提供最新的知识和信息作为临床实践和研究的决策依据。其中 Cochrane 协作网的 Cochrane 系统评价被公认为行业内最为优秀的系统评价，其结果目前已作为许多国家卫生决策的依据。

系统评价的步骤包括：提出问题、确立题目并注册→制订计划书→检索文献→筛选文献→文献质量评价→资料提取→数据处理→结果解释、撰写报告→定期更新。

（1）选题：系统评价的选题应遵循实用性、必要性、科学性、创新性和可行性 5 个基本原则。确定题目之前应进行检索，以了解针对同一临床问题的系统评价或 meta 分析是否已经存在或正在进行中。确立题目时，应明确 4 个要点：研究对象的类型；研究的干预措施和对照的措施；研究的结局指标（主要结局、次要结局、严重不良反应）；研究的设计方案。

（2）制订计划书：计划书的内容包括系统评价的题目、背景资料、目的和方法，包括检索文献的方法和策略、文献纳入和排除标准、评价文献质量的方法、收集和分析数据的方法等。

（3）检索文献：制定检索策略，充分利用电子数据库如 Medline，cochrane 等，进行系统、全面地检索。

（4）筛选文献：根据计划书中拟定的文献纳入和排除标准，从收集到的文献中检索出能回答研究问题的文献资料。文献的选择标准应根据确立题目和构成研究问题的四个基本要素而制定，通常包括研究设计、纳入对象类型、干预措施和结局指标等。

（5）评价文献质量：本质上，系统评价是对原始资料的二次统计分析和评价，所纳入评价的文献质量的好坏直接关系到系统评价的质量。文献质量的评价包括内部真实性、外部真实性和临床实用性，为了减少偏倚，对文献的选择和质量评价通常至少有两名评价人员独立、盲法进行，也可采用专业与非专业人员相互结合的办法，不一致时可由第三方或双方协商解决。

（6）资料提取：一般是通过填写数据提取表实现的，数据提取表应包括以下信息：基本信息（研究编号、发表年份、引用题录、通讯作者和联系方式等）、研究方法和可能存在的偏倚（分组方法、是否采用盲法）、研究对象的特征（人口学特征、诊断标准、疾病严重程度等）、干预措施、结局指标（实现确定是否需要提取纳入研究的所有结局指标）、研究结果（样本量、分组、治疗时间、测量尺度、数据类型、统计学数据）及其他。

（7）数据分析：系统评价对数据分析有定性分析和定量分析两种方法，定性分析：采用描述性分析方法，将纳入的每个临床研究的特征按研究对象、干预措施、研究结果、研究质量和设计方法等进行总结并列成表格，供研究者通览纳入研究的情况、研究方向和不同研究之间等差异，计划定量分析和结果解释，是定量分析前必不可少的步骤。定量分析：应用适当的统计学方法将纳入的单项研究资料根据其权重进行合并。包括同质性检验（或异质性检验）、meta 分析和敏感性分析。其定量分析的过程与 meta 分析的统计过程相近。

（8）报告结果：系统评价的结果报告（描述）应遵循生物医学论文写作的一般要求，内容包括纳入研究及其基本特征、纳入研究的偏倚风险评价（质量评价）、各原始研究的结果以及 meta 分析的结果、其他（亚组分析和敏感性分析结果）。

（9）结果解释：应包括主要研究结果的总结（包括有利与不利的结果），证据的可应用性（即确定该系统评价结果的应用价值），证据的质量（包括纳入研究的设计方案和每个研究的质量、是否存在重要的方法学缺陷、合成结果的效应值大小和方向、是否存在剂量、效应关系等）；可能存在的偏倚和局限性；与其他研究及系统评价的异同点。

评价者最后应总结系统评价的发现对临床实践的意义，并概括该评价结果对未来的科学研究有什么样的科学价值。对于 RCT 的系统性回顾的报告需要符合 QUOROM 标准。

4. 荟萃分析（meta-analysis，meta 分析）　定义为将系统评价中的多个研究结果合并成一个量化指标的统计学。meta 分析是运用定量方法汇总多个研究结果的系统评价。作为一种定量综合分析的方法，meta 分析的步骤包括与系统评价类似的一系列过程，如提出问题、制订计划书、制定纳入和排除标准、检查筛选文献、收集数据、数据分析并报告结果、结果解释等。作为一种数据统计的方法，meta 分析中常用的数据类型及其效应量的表达有：

（1）二分类变量资料：互不相容的两类资料，如存活、死亡、复发或不复发、依从性高或低，效应量有相对危险度（RR）、优势比（OR）、绝对危险降低率（ARR）等。

（2）数值变量或连续性变量资料：血压值、血糖值、疼痛评分等，效应量采用加权均数差值（WMD）或标准化均数差值（SMD）。

（3）等级资料或有序多分类变量资料：临床疗效评定中用到的痊愈、显效、有效、无效等，根据需要可转化为二分类变量资料或当作连续性变量资料处理，选择相应的效应值。

（4）计数数据（多分类变量资料）：互不相容的多类，如人的 A 型、B 型、O 型、AB 型血型等。

（5）生存资料：同时观察两类数据，如不良事件的发生及发生时间等，效应量可用风险比（HR）。

确定了上述数据类型和效应量后，可按照预先设计的数据汇总格式表格，提取纳入研究的相关信息。最终具体数据分析可借助计算机软件完成。meta 分析的结果汇报也有一定的形式，对于 RCT 的 meta 分析可采用 QUOROM 标准，观察性研究的 meta 分析可采用 MOOSE 标准进行汇报。

二、全科医学中的循证医学与临床思维的建立及提升

循证医学与全科医学均属于新兴医学，循证医学"以证据为基础"讲究的是取证第一、结论第二，一切医疗决策的产生必须依靠科学的证据，可作为全科医生临床思维建立的依据；循证医学的科学研究方法为全科医学的研究与快速发展提供了可靠的方法与理念，特别是在节省医疗资源，促进医患关系和谐，合理均衡医疗资源、转变医疗模式、提供人性化、全方位综合性服务等方面，他的熟练应用也将促使全科医生不断提升临床思维，作出更好的临床决策。循证医学的方法与实践，成为基层全科医生终身医学继续教育、探索新知的最佳模式，而循证医学也只有在范围宽广、面临众多新型课题、实践、实用与科学性都很强的全科医学的实践中才能得到检验完善与发展，两者相互促进、相互依赖、相互渗透。

此外，全科医学所面临的群体以及服务模式，即生物-心理-社会医学模式，也决定了循证医学不能替代全科医学的全部。目前循证医学可作为全科临床思维的辅助工具，但尚无法解决某一个患者的心理需求和社会问题，仍需要全科医生以临床病史、体格检查的三基三严为基础，秉承以人为中心、以问题为导向的思想，为患者解决实际的临床问题。

（曾学军）

第三节　全科诊疗决策思维

一、全科诊疗的特点

全科诊疗具有其独特的特点,即连续性和全面性。连续性是指全科诊疗需要考虑患者疾病的全过程,包括起病的诱因、早期症状、疾病的过程、疾病未来的发展等,因此全科诊疗需要包括疾病的预防、早期诊断、积极治疗,以及对预后的预测和改善。全面性是指全科诊疗的内容广泛,从医疗的角度,在重点关注现有症状的前提下兼顾全身其他系统的情况,包括全身其他系统与当前患病系统的相关性。其次,还需要关注患者对待疾病的看法、预期、情绪和心理,关注患者亲人对疾病的认知和对患者的支持情况。但值得提出的是全面性并不是指需要一次性的解决全部的问题,单次的诊疗应该以某一个方面的问题为主,适当的兼顾其他相关的症状。例如一个腹痛患者,若无明确的神经系统症状,则无须在评估腹痛的同时完善头颅 MRI 的检查。

例如,一例老年女性,既往曾因终末期糖尿病肾病行肾移植手术,因肺炎入院,入院早期出现了食欲缺乏、呃逆的症状,但随着疾病的进展,逐渐出现肠梗阻的表现,而且通过影像学检查也证实存在十二指肠完全闭塞。根据消化内科和基本外科的专科会诊意见,老年人出现完全性肠梗阻,首先考虑肿瘤的可能,建议做开放性手术寻找肿瘤的部位。但是全科医生与患者和家属在反复沟通后,获悉患者本身并不想接受大的手术治疗,只希望行保守治疗。因此,全科医生在尊重患者和家属意愿的前提下继续给予患者空肠营养管的保守治疗,并长期监测患者的营养水平,维护管路通畅,维持肾功能和血糖稳定。在经过长期保守治疗后,患者的十二指肠梗阻自行完全缓解,拔除空肠营养管后可逐渐恢复自主进食。但是在全科医生继续随访的过程中,发现患者虽然胃肠道已通畅,但胃肠道功能相对较弱,大便排泄不通畅,患者再次反复呃逆、恶心、呕吐,而且诱发患者哮喘发作,进一步加重患者的胃肠道功能不全。全科医生在了解患者的疾病全过程,分析患者胃肠道与肺部的关系,考虑两个系统之间可能存在相互影响,因此给予对症通便、促进胃肠道动力的同时,予以抑制气道高反应等措施,患者的症状逐渐好转。

二、全科诊疗与专科诊疗临床决策的区别

全科医生的职责在于管理多种疾病、制定医疗决策、提供连续性服务。在获得诊断之后,需要给患者制定下一步的治疗方案。由于全科医生与专科医生的思维模式不同,前者为以人为中心,后者是以疾病为中心,导致其双方制定的医疗决策也存在不同。专科医生的决策在于治愈疾病,尽可能减少疾病的致残和致死率;而全科医生则以全人的角度出发,不仅仅要治疗疾病,还要满足患者的心理需求,不仅要解决患者当前的问题,还需要全面地解决其他相关问题,同时给予患者长期随访,提供连续性的诊疗(表 9-3)。

因此,全科医生和专科医生的诊疗内容和决策方案存在不同,但同时,全科医生和专科医生之间需要保持密切合作。全科医生通过对患者的评估,发现专科问题,诊断专科疾病且必须由专科治疗时,转诊至专科;患者在专科诊治期间,全科医生可以帮助专科医生进行随访、药物监测、提供心理支持等,在专科治疗结束之后患者可以再次返回全科医生继续健康管理。

例如,一例发热待查的患者在全科就诊之后,经过病史询问、体格检查和实验室检查,最终诊断为淋巴瘤;淋巴瘤的治疗需要血液科专科治疗,因此将患者转入血液科专科予以相应方案的化疗。在化疗期间监测,全科医生仍然可以帮助专科医生监测患者的生命体征,发现感染的早期表现,提供患者及其家属的心理支持,在化疗结束之后继续随诊患者,监测治疗的远期并发症以及是否存在复发。当患者经过反复多次化疗后,仍然有疾病的进展,存在明显恶病质,并已经产生一些重要的脏器损伤,此时,对于专科医生来说,考虑的仍然是如何调整化疗以及其他治疗方案,如何进一步地推进肿瘤的治

表 9-3　专科诊疗与全科诊疗的区别

	专科诊疗	全科诊疗
服务宗旨	根据科学对人体生命与疾病本质的深入研究来认识与对抗疾病,其工作方式是在医院里以越来越复杂而精密的仪器装置分析解决与疾病相关的机体与疾病问题	在社区与人们解除病情,并沿着生命周期(将人一生按照生长发育过程分为若干阶段)提供持续性的健康保护与促进,包括疾病早期预防和后期康复,直至生命终结
服务责任	专科医生类似于医学科学家,其工作遵循科学的模式,其责任局限于医学科学认识与实践的范围,其最高价值是科学性,即充分体现了医学的科学性方面	全科医生类似于"医学照顾者"与"管理者",其工作遵循"服务"的模式,其责任既涉及医学科学,又延及与这种服务相关的各个专业领域(包括行为科学、社会学、人类学、伦理学、文学、艺术等),其最高价值既有科学性,又顾及服务对象的满意度。充分体现了医学的艺术性方面
服务内容	专科医生专注于疾病的生理性,利用医学科学以及各种医疗手段,发现疾病的病理生理机制并制定治疗方案等,位于卫生服务金字塔的顶层,服务于存在器质性疾病的患者	全科医疗位于卫生服务的"金字塔"底层,处理的多为常见健康问题。其利用最多的是社区和家庭的卫生资源。以低廉的成本维护大多数民众的健康,并干预各种无法被专科医疗治愈的慢性疾病及其导致的功能性问题
服务方式	服务方式为各个不同专科的高新技术	通过团队合作进行一体化的全方位管理,包括现代医学各学科的新成果,又有多年积累的实践经验,还包括各种行之有效的转化医学手段;近年来通过流行病学研究有逐渐将这些经验或手段规范化的趋势
与服务对象的关系	专科医生是运用高科技手段救治患者的技术权威,而患者只是"听凭医生处置"接受技术手段的被动受体	在全科医疗服务团队中,患者(个人或群体)应是医护人员得力的合作伙伴,是社区家庭健康管理目标制订与实施的积极主体之一

疗;但是对于全科医生,则可能需要评估进一步肿瘤的治疗是否对患者本人来说有获益,有可能需要帮助患者及其家属接受此时即便继续治疗肿瘤,对患者的生活质量、生命意义可能无益处,以及接受不继续专科治疗的结果。

三、全科诊疗决策的思维演进

全科诊疗临床行为主要包括即时护理、疾病预防和长期照护。在疾病的管理过程中,全科医生需要不断通过临床思维指导自己的行为和决策,例如如何充分利用医患沟通,让患者尽可能参与自己疾病的管理过程,对患者进行疾病知识教育,促进医生合理开具处方,取得患者积极配合,提高依从性,强化适时性预防,给予适当性安慰,争取长期照护的连续性。

（一）全科诊疗决策思维的内涵

全科医生的疾病管理方案除了疾病治疗本身的方案外,通常还包括如下内容,这些内容并非都需要应用,多数可能需要在诊疗的不同阶段使用。如应鼓励患者参与决策,让患者承诺在疾病管理中承担责任,这样可以强化患者进一步掌握基本的信息,进而鼓励患者在管理自己疾病的过程中承担一定的责任。

1. **告诉患者诊断结论**　如果无法作出诊断,则描述与患者相关的健康问题。

2. **让患者掌握疾病相关知识**　帮助患者理解医生的诊疗方案。

3. **帮助患者建立对待疾病诊断和疾病管理的正确态度**　如果做不到这一步,医生可能总是陷入与患者的矛盾中,患者不知道为什么需要这样做,存在潜在的恐惧心理,从而抗拒医生提出的诊疗方案。

4. 针对诊断结论对患者进行教育　需要纠正发现的任何错误的健康信念,根据患者和医生的需求,适当充实患者的相关知识,选择一些适当的模型、报告、图表等辅助进行患者教育。

5. 针对就诊的健康问题提出管理计划　需要包括 3 个方面:①当前的疾病管理计划,是所有管理计划都必须有的一条,即便没有准备采取治疗措施,也需要制订当前的管理计划,例如一例无症状的高尿酸血症患者,因为体检发现的高尿酸血症,没有关节肿痛发作,没有合并代谢综合征,没有合并其他危险因素,因此按照最新的指南,该患者的高尿酸血症可以暂不予降尿酸治疗。这就需要向患者告知目前暂不使用降尿酸药物及其原因。②长期的疾病管理计划,对于一些慢性病、长期存在或周期性发作的疾病,还需要告知长期的疾病管理计划。例如对于高尿酸血症,这是一种长期慢性病,需要告知患者尽管目前暂不予降尿酸的药物治疗,但仍需要关注健康情况,仍需要给予高尿酸血症的非药物治疗方案以及长期随访的方案。③预防疾病发生的管理计划,高尿酸血症最重要的并发症为痛风,需要告知患者如何预防痛风的发生。在这个阶段,应鼓励患者参与管理相关问题的决策,并且对作出的计划承担一定的责任,例如在告知患者高尿酸血症的非药物治疗方案的过程中,应充分教育患者,鼓励患者及其家属参与到高尿酸血症的管理问题,并且告知非药物治疗有可能效果不佳,且高尿酸血症有继续进展至痛风性关节炎的风险,并为此承担一定的责任。疾病管理计划必须清晰而具体,如果患者病情复杂,必要时可以把疾病管理步骤写下来,让患者带回家,即便不采取任何治疗措施,也应有即时的管理措施。长期管理策略对慢性或反复发作性疾病是非常重要的,可以帮助患者正确面对未来可能发生的情况。

6. 积极做好防病工作　预防措施可能是长期管理方案中的一个具体部分,或只是对患者的耐心教育。常用的预防途径包括免疫接种、健康状况筛查、对吸烟和饮酒的劝诫以及性安全的忠告,例如在新冠疫情期间,需要配合传染病医生做好社区防疫工作、劝告患者佩戴口罩、避免人群聚集、勤消毒等。

7. 患者教育　通过其他方式来强化诊断结论和疾病管理的信息,例如鼓励患者参与决策过程,并共同承担疾病管理的责任,帮助患者掌握与疾病管理有关的知识和技能,如药物名称和使用剂量,记录体重和尿液检测结果,监测体温和血压等。还可提供患者可带走的信息,这是一种行之有效的策略,包括指导患者的宣传资料等,以提高沟通和教育的有效性,以及有关服务资源的联系方式,让患者知道如何获得帮助,可有效地提高依从性。

8. 对诊疗进行评估　如果时间允许,医师应该鼓励患者提出对诊疗过程的反馈意见,评价诊疗过程是否达到了医师和患者双方的目的,患者对诊疗结果是否满意。

安排随诊:随诊是诊疗管理的最后一步,也是必要的一步。随诊不仅能够了解患者对疾病管理的反应,同时也能进一步更新和明确预防措施,并对所提供的信息进行整合。世界卫生组织(WHO)在 2008 年的一篇重要报告中强调了全科医生的重要性,指出持续性诊疗有利于降低各种病因的死亡率,使患者能更好地得到医疗保障,降低再住院率,降低向专科医生转诊的频率,降低使用紧急服务的频率,更容易发现药物的副作用。每一次随诊患者均需要详细地询问和了解患者既往患病情况以及在上一次随诊期间发生的情况,实验室检查结果等。医生熟悉患者既往就诊情况会让患者产生"医生记得我的情况"的想法,从而更容易建立相互信任的关系。随诊可以加强和巩固医患间的持续关系。通过随访,可以表明医师本人对患者的关心,对患者长期健康的关注,以及医患关系的建立。

现在的患者不再像过去那样只是被动接受者,毫无异议地按照医生的建议去管理疾病,大多数情况下患者会带有自己的想法就医,甚至会提前在网络和书籍上学习相应的疾病和症状,这就需要医患之间良好的沟通。因此,医生在与患者沟通管理方案之前,医生应该明白患者的所有疾病情况,包括恐惧心理、感受和期望等。在疾病管理的一开始,就应该把恐惧心理、感受和期望弄清楚,使患者充分理解自己所患疾病的情况,理解每种疾病所制定的可接受的、适宜的治疗方案,避免医师与患者之间发生冲突和误解。此外,应鼓励患者参与决策,让患者承诺在疾病管理中承担责任,这样可以强化患者进一步掌握基本的信息,进而鼓励患者在管理自己疾病的过程中承担一定的责任。有证据显示,如果患者能参与到疾病治疗方案制订的过程,将有利于提高他们对治疗管理的依从性。随后,医师就可以着手对患者进行关于其疾病诊断结论相关知识的教育,纠正错误的健康理念,增加和丰富患者的知识,使患者能配合医生的管理,进而使患者满意整个诊疗过程,并且清楚其随诊安排。

在国内的特殊人文环境下,对于老年患者,医生往往习惯于告知患者的家属(如子女),与家属沟通下一步的治疗方案,特别是一些不良预后或需要进行的创伤性检查,或者是老年患者本身具有一定认知障碍时。尽管这种做法的出发点是避免患者产生焦虑和紧张的心情,或老年患者无法理解从而耽误下一步治疗。但是我们仍然主张尽可能地使患者本人参与到疾病的沟通和决策过程中,因为有时哪怕是最亲密的家属,仍然无法完全了解患者本人的意愿和想法,而患者本人的意愿是最重要的,因为最终是患者本人承担治疗或者是不治疗的切身后果。当患者和家属的意见相左时,我们鼓励患者与家属之间进行沟通,达成一致意见;若仍无法达成,仍建议以尊重患者本人的意愿为主。当然,在这个过程中医生可以帮助患者和家属更详细、准确地了解疾病相关信息。

（二）全科诊疗的患者管理策略

Brian McAvoy 在 Fraser 所著的《临床方法:全科医学的方法》一书中提出了一个容易掌握的患者管理方案。

1. 安慰和/或解释 特鲁多医生曾说过"有时是治愈,常常是帮助,总是去安慰"。临床医生,特别是全科医生需要认识到,在临床工作中,解释和安慰往往要大于治疗,解释和安慰贯穿于整个诊疗的全过程。医生在解释和安慰的过程中所表露出来的对患者的关心本身对于部分患者即具有重要的治疗作用,例如抑郁症、功能性胃肠病等。同时,良好的解释和安慰是建立医患关系的重要方式,是获取患者和家属信任的基础,也为后续的工作奠定了基础。

2. 提出建议 这里的建议包括药物治疗和非药物治疗,对于部分疾病,例如呼吸道感染、胃肠道感染,需要使用特定的药物治疗;而对于其他一些疾病,例如体检发现的血脂或尿酸异常,可能暂时只需要生活和行为方式的改变。提出的建议可能是一种,也可能是几种,建议方案包括目前的处理方案,和长期的处理方案。值得注意的是这里只是提出建议,而是否接纳,则需要患者的主动选择,这也是全科医生与专科医生不同的地方。患者有权利选择自己的治疗方案,而全科医生需要尊重患者的选择。

3. 开处方 对于部分器质性疾病,需要开具处方,例如呼吸道感染需要抗生素治疗,高血压需要降压药物治疗等。全科医生在开具处方前需要了解患者的用药史以及过敏史,需要了解每一个开具的处方药物,包括药物的适应证、禁忌证、药物的相互作用等。同时需要向患者反复教育药物的服用方式、服用剂量以及服用疗程,可能发生的副作用,以及发生这些副作用的时候该如何处理。此外,开处方的另一个重要方面还包括非绝对必要时作出不开药的决定,并向患者解释原因,特别是患者本身期望用药的时候,例如普通的上呼吸道感染通常不需要抗生素治疗,即便患者本身期望使用抗生素,全科医生也需要耐心向患者解释不用药的原因以及非药物治疗的措施。对于复杂的处方,可以写下来或请家属代劳记录复杂处方的具体执行方案。

4. 转诊或咨询其他医生或专家 对于部分专科性较强的疾病,需要转诊给其他医生,例如淋巴瘤、白血病、溃疡性结肠炎等均为专科性较强的可能,专业的治疗需要由专科医生来处理。这个转诊的指征需要仔细把握,过度转诊或不适当的留治均不可取。对于慢性病,若病情相对平稳,则无须反复向专科转诊,而若病情快速进展威胁生命,则必须进行转诊。例如哮喘的患者,若平时病情相对稳定,可以在全科长期随诊,而若哮喘急性发作进展至呼吸衰竭,则必须转诊至专科医生。除考虑向专科医生转诊外,还可考虑向其他同事、有特殊兴趣和专长的合作者、社区健康支持组织,以及其他初级卫生保障团队转诊。例如糖尿病合并肥胖的患者,除了需要在糖尿病难以控制时考虑向内分泌科专科转诊之外,在糖尿病控制相对稳定后,还可以考虑向一些科学减体重的团队进行转诊。值得提出的是,全科医生需要注意避免转出去就与我无关的思想,而是应该关注患者转诊后的情况,是否接受专科的治疗,治疗之后需要观察哪些指标,帮助专科医生共同管理患者。

5. 观察随访　观察随访是全科医生工作最重要的一部分,全科医生面对的主要是诸如高血压、糖尿病、冠心病等慢性病的患者,这些疾病的控制需要长期的随访,监测血压、血糖、血脂等慢性病指标。对于专科疾病,在专科医生制定方案后,全科医生可以帮助随诊患者记录用药后的反应。随访也是建立医患关系的重要方式,在长期的随访过程中逐渐增加医患之间的信任。医师应该明确说明如何随诊,最好是给患者安排好预约,或说明不再需要复诊。需要注意的是随诊虽然是全科诊疗过程中至关重要的一部分,但是在安排随诊时需要考虑到患者的实际情况是否能准时随诊,并根据随诊的频率来安排每一次诊疗的内容。例如年轻人、距离较近的患者,可以比较方便容易地随诊,因此每一次随诊制订的计划可以相对简单;而对于高龄、行动不便且距离较远的患者,恐怕难以频繁随诊,这就需要在每一次就诊时详细地安排距离下一次就诊前的管理计划,并帮助患者以书面的方式记录下来。此外,在目前互联网逐渐发达的时代,随诊的方式也可以是多种多样的,例如通过短信、邮件、电话、视频等,但需要注意的是非当面的随诊具有一定的局限性,当发现特殊或紧急情况时,不建议通过电话或邮件给予用药的处理方案,而需要告知患者应立即就诊。

6. 家庭护理和缓和医疗　家庭和/或社区护理是在院护理的延伸,是治疗的重要部分。例如皮肤伤口不愈合或皮肤伤口脓肿反复不愈合,在住院期间予以相应处理(例如切开引流)等,后续的康复可以转交给全科医生。家庭和/或社区护理的重要条件之一是需要有一定资质和经验的成员来进行,可以是家庭成员,也可以是社区卫生工作者或志愿者;同时需要具备一定的条件,例如长期腹膜透析的患者需要培训一位家庭成员,还需要准备一个相对干净的房间进行腹透。缓和医疗是近年来发展起来的,最初是用于肿瘤晚期的患者,药物治疗已经无法控制肿瘤的进展,为了让患者的生活质量提高,给予患者缓和医疗,包括合理地镇痛、改善一般情况、充分沟通让患者和家属接受不良预后等。缓和医疗的核心是提高患者的生活质量,让患者和家属重塑对疾病和预后的看法,缓和医疗已逐渐发展至非肿瘤疾病,包括一些慢性病、老年状态等。缓和医疗充分运用医患之间的沟通,采用一些无伤害的医疗方案,实现以人为本的思想和理念。

7. 预防　预防性工作是全科医生工作的重要内容之一,通过早期的评估,预防疾病的发生和发展。这里可以通过一些简单的药物或饮食方案做到,还有一些则需要反复的患者教育。例如部分患者仅仅因体检发现血脂轻度升高就诊,经过评估后患者暂时不需要降脂药物的干预,但全科医生仍需要告知患者需要关注血脂,调整饮食,适当运动等。还有一些患者,则需要反复教育戒烟和戒酒的重要性,敦促患者戒烟和戒酒的行为。

四、全科临床思维下的诊疗策略

全科医生的职责为健康守门人的角色,临床处理的绝大多数问题为轻微病症,以及慢性疾病。因此,处理的难点在于如何早期识别有危险的轻微病症,如何合理地把握多种共病,如何处理一个患者身上的多个问题,并使患者能够合理地接受并长期随诊处理。参考史蒂芬·柯维的《高效人士的七个习惯》一书,可以将临床问题归结为以下四种问题:

1. 重要且紧急的问题　通常是病情相对严重,甚至可能威胁生命的情况。这种情况大多数需要转至专科医生处理,但全科医生的紧急处理对稳定病情、缩短术前检查时间至关重要。例如主诉胸痛的患者经过评估后考虑可能存在不稳定型心绞痛甚至心肌梗死,慢性肾功能不全患者发现高钾血症且伴有心悸,这些均需要立即迅速处理,例如对于心绞痛患者立即予以硝酸甘油,评估是否存在出血的风险和冠脉造影的禁忌证,转至心内科治疗;而对于慢性肾功能不全患者合并高钾血症者,可以立即予高糖联合胰岛素促进钾向细胞内转运,予以钙剂稳定心肌,予以利尿剂促进钾离子排泄,同时转诊至肾内科专科评估透析的指征。主要注意的是,同一种疾病,在不同的患者身上可能意义不同,例如严重的尿潴留,膀胱残余尿达到400~500ml,对于既往无相关病史的青年人,在短期内发生的症状,一定是重要且紧急需要处理的,否则可能导致肾后性肾损伤;但对于一个常年慢性尿潴留的老年人,常年尿潴留并未造成肾脏损伤,尽管仍然重要,但并非紧急需要处理的问题则为重要而不紧急的问题,可以在密切随访的情况下暂缓各项有创操作。

2. 重要而不紧急的问题　部分症状看似并不紧急,但可能有重要的临床示警意义,即红旗征象(red flag sign),通常包括:无法解释的体重下降、咯血、直肠出血或黑便、血尿、吞咽困难。这是通常需要详细地询问病史和体格检查,完善必要的辅助检查。同时,若检查结果并无明显发现,这些患者仍需要密切随访,警惕转化为重要且紧急的问题,例如每日咳1~2口血丝痰的患者突然出现大咯血。因此,重要而不紧急与重要且紧急的问题的区别在于问题出现的急缓程度,若在短时间内发生和/或已造成器官伤害则为重要且紧急的问题,若在一段时间内发生暂时还未造成器官伤害,可以评估为重要而不紧急的问题。

3. 紧急而不重要的问题　部分患者可能就诊时会夸大自己的症状,因为每一个患者在就诊时均认为自己的疾病是最重要的,可能会夸大自己的症状和主诉,例如病毒性感冒的患者,可能会主诉每日高热、全身酸痛、乏力难耐;或者是高血压控制不佳的时患者不慎跌倒致头皮擦伤,此时头皮擦伤尽管看上去很紧急很可怕,且处理不好可能导致感染,但相比患者难以控制的血压甚至脑梗死而言,则并非医生需要关注的重点。

4. 不紧急且不重要的问题　还有一些情况则相对并不紧急也不需要重点处理,但这并非意味着这个问题就可以不予以解决,因为对于患者来说,每一个提出的主诉背后均掩藏有自己的期望和担忧,即便并不需要立即重点处理,也需要对患者予以安慰和解释,必要时予以一些对症的处理。比如一个老年女性长期便秘,目前并无肠梗阻的表现,因此可以认为这个便秘相比她难以控制的血糖而言既不重要也不紧急,但是对于患者而言,难以控制的血糖自己并无感受,而便秘带来的痛苦是她最难受的。因此,全科医生在处理重要和紧急情况——未控制的血糖的同时,还应适当地对患者的便秘予以处理,以改善患者的症状,提高患者就医的感受。

下面将从一例案例显示临床处理的轻重缓急,以及全科的临床思维方式。一例53岁女性,因反复腹胀1月余就诊于全科门诊,尽管腹胀并非一个典型的紧急需要处理的情况,但在问诊过程中发现腹胀多出现在劳累之后,且患者有糖尿病的基础,劳累后的腹胀不除外为红旗征象的一种,因此将患者收入病房进一步评估和处理。这里就体现了对重要而不紧急情况的处理。

入院后经过反复详细的问诊和体格检查,发现患者所谓的"腹胀",其实为胸闷、乏力的表现,患者本身的腹胀症状与劳累无关,而是与进食不当相关,可见详细的病史采集的重要性。进一步完善检查,发现患者存在陈旧性心肌梗死,二尖瓣腱索断裂、二尖瓣关闭不全,冠脉造影提示患者右冠状动脉完全闭塞,左回旋支70%以上的闭塞,因此患者存在明确的冠心病,有指征进一步处理冠脉,且由于患者同时合并存在瓣膜关闭不全,不宜采用经皮冠状动脉造影和支架置入术的处理,而需考虑行开胸冠状动脉搭桥术及二尖瓣修复术。此时,看上去患者存在重要且紧急的情况,需要立即行手术处理冠脉,但入院同时发现患者合并贫血,仔细询问病史,虽然患者有偏素食的行为,但是患者贫血的病史已经很久,反复血常规检查未见因偏食、缺铁导致的小细胞低色素性贫血的表现,且在住院期间患者贫血症状进行性加重,并出现血小板减低,因此进一步完善骨髓相关检查,最终诊断慢性小B细胞淋巴瘤白血病。结合患者长期贫血的病史、慢性小B细胞淋巴瘤白血病为一种慢性疾病,通常无须紧急处理,即为重要而不紧急的情况,但是由于患者短期内出现血红蛋白进行性下降,合并血小板下降,导致心脏手术的风险显著增加,慢性小B细胞淋巴瘤白血病转变为重要且紧急的情况。这时候,全科医生就需要评估两个重要且紧急的情况该如何处理,此时需要心内科、心外科、血液科等专科予以综合会诊,在专科的指导下作出决策:血象的异常使得手术风险显著增加,心脏的症状可以通过药物保守治疗稳定症状,血象的改变经过4个疗程的化疗后有望有所改善,因而最终评估慢性小B细胞淋巴瘤白血病为首要紧急情况,而心脏手术为次要紧急情况。因此给患者制定的方案为首先转诊至血液科予以利妥昔单抗治疗淋巴瘤,治疗4个疗程血象明显改善后,转诊至心外科进行手术。在这个过程中全科医生保持随诊,帮助监测血象的变化,控制血糖(见下文讨论),协助缓解患者内心的焦虑与恐惧,解答患者家属的疑问并缓解家属的焦虑。此外,入院后评估发现患者还同时存在其他三个问题:

控制不佳的血糖、结肠侧向生长腺瘤以及严重的功能性腹胀。这三个问题相比冠心病和血液疾病而言显得并不紧急，但是控制不佳的糖尿病是导致患者冠脉病变加重的核心，且血糖控制不佳将导致未来开胸手术后伤口愈合不佳、增加感染风险，因而血糖为重要而紧急问题，也需要予以积极管理；结肠侧向生长腺瘤看似为重要而不紧急的问题，需要择期处理，但考虑到患者的心脏、血液、血糖等诸多问题，可以看作不紧急且不重要的问题，暂不处理，但是需要在未来予以关注和处理。而功能性腹胀，虽然看似不重要且不紧急，但这是患者前来就诊以及在院期间的主要主诉，严重影响患者的生活质量和情绪，因此为不重要但是也需要紧急处理的问题，以改善患者的临床症状，提高患者的就医感受，保证后续治疗的顺利进行。在整个诊疗的过程中，需要与患者和家属保持反复的沟通，对于紧急处理的问题和暂时未能处理的问题，均需要一一解释，告知处理原因、后果、替代方案等，保持整个诊疗过程的流畅。

因此，全科医疗的决策具有艺术性和灵活性，需要时时评估患者当前的主要问题是什么，次要问题是什么，隐藏问题是什么，长远问题是什么，来制订每一次诊疗的计划和目标。在这个过程中需要全科医生的连续性随访，必要的专科医生的指导和辅助，以及医患之间良好的沟通和相互的信任。

（曾学军）

思考题：

1. 简述如何在全科医学实践中应用循证医学。
2. 简述全科诊疗与专科诊疗临床决策的异同。

第十章
全科医学中的医患沟通与伦理法律问题

第一节　全科医学中的医患沟通

【学习要点】

1. 医患沟通的基本原则。

2. 全科医疗中医患沟通的技巧。

一、医患沟通概述

有效的医患沟通是建立良好医患关系的先决条件,良好的医患关系则是确保医疗服务高质量的基础。在现有医疗环境中,提高社区全科医生沟通能力是建立和谐医患关系的突破口,是全科医生自身发展的需求,也是提高社区服务质量、促进社区和谐发展过程中需要重点解决的问题。

（一）相关概念

1. 沟通（communication）　沟通一词在西方是由拉丁文 communis 演变而来,原意是分享和建立共同的看法;在我国,沟通是指使两方能通连。虽然东西方对沟通的释义不尽相同,但其核心都是指双方之间信息传递、理解互动的过程。

2. 人际沟通（interpersonal communication）　人际沟通是指人们为实现一定的目的,通过一定渠道,将信息、思想和情感传送给对方,并期望得到对方作出反馈的过程。简单地说,人际沟通就是转移信息的过程,就是人与人之间信息的传递与互动。人际沟通包括面对面的(如交谈、讨论、演说等)和非面对面的(如电话、书信等)两种信息交流活动。

3. 医患沟通（doctor-patient communication）　医患沟通是指在医疗卫生和保健工作中,医患双方围绕疾病诊疗、预防、保健、康复及相关因素,以患者为本,以医生为主导,对各种信息进行全方位分析和多途径交流的过程,以达到维护健康、促进医学发展和社会进步的目的。

（二）主要功能

沟通主要有如下三个方面的功能。

1. 信息传递功能　由于认识者的个体差异,不同的人对同一信息的认识程度不同,认识视角也有差异,沟通可以有效地解决这一问题,实现沟通双方的信息共享。

2. 情感交流功能　在沟通的过程中,人们可以了解彼此的喜怒哀乐,对待事物的态度以及个人意愿等,为双方的互动作出铺垫。

3. 控制功能　通过沟通人们相互之间传递了信息,交流了情感,并根据这些信息和对情感的判断对实践作出一定的人为影响,使实践过程符合沟通双方的期待和愿望,防止了事情进展的自发性和任意性。

（三）沟通的要素

根据 1973 年 Hein 提出的理论,沟通的基本要素包括信息背景、信息发出者、信息、渠道、信息接收者、反馈六个要素。

1. **信息背景（information background）**　信息背景是指沟通发生的环境,包括场所,沟通的时间及沟通参与者的个人特征,包括知识水平、经历、文化背景及情绪和态度等。

2. **信息发出者（message sender）**　信息发出者也称为沟通的信息源,是指把自己的思想、情感、知识等信息传递出去的一方。

3. **信息（message）**　信息是沟通的具体内容,是个体思想、背景、态度、个性、知识、行为模式和价值观的表现形式,包括语言性信息和非语言性信息。

4. **渠道（route）**　渠道是指信息传递的手段、方式、途径或通道。一般来说,在沟通交流中信息发出者在传递信息时使用的途径越多,对方越能更好地理解这些信息。

5. **信息接收者（message receiver）**　信息接收者是指接收信息的一方。只有当信息接收者接收了信息发出者发出的信息,才能形成有效沟通。信息接收过程包括接收、解码和理解三个步骤。当信息发出者发出符号后,解释和行动的责任就落在了信息接收者的身上。接收者接收信息并加以分析,作出行动,这个过程称之为解码。

6. **反馈（feedback）**　反馈是指信息接收者接到信息后的反应和回馈,接收者会以另一种信息、一种行动、形体语言或者通过其他的沟通方法反馈给信息发送者。反馈是沟通的重要组成部分,通过反馈可以评价沟通的有效性。

（四）医患沟通的基本原则

一般来说,充分有效的沟通必须遵循沟通的基本原则。

1. **诚信**　诚信是医患沟通的基础和根本,只有讲诚信才能建立良好的医患关系。全科医生在工作中一定要抱着真诚的态度与对方沟通,有高度的责任心,实事求是,一旦承诺就要做到言必信、行必果,为再次良好而有效的沟通奠定基础。

2. **平等和尊重**　平等和尊重是医患双方沟通的前提。传统的医患关系是以医生为主导,患方会感觉到医方有一种凌驾其上的优越感,这是影响良好医患关系的重要原因之一。在全科诊疗沟通过程中,全科医生与社区居民地位和关系上是平等的,只是担任的角色不同,都需要得到同情、理解和尊重。相互尊重才能使双方产生共鸣,建立融洽的关系。全科医生在诊疗过程中要尊重居民对疾病的诊治的要求和意见。

3. **移情**　移情是指沟通双方设身处地站在对方的角度。全科医生应设身处地站在患者的角度,通过认真的倾听和提问,理解患者的感受,并以正确的方式把这种感受传达给患者。患者通过换位思考,可以更加理解全科医生在诊疗活动中付出的艰辛和努力。全科医生换位思考,可以更加理解患者在就诊时的焦虑、不安、苦闷、紧张的心理状态,在身体上承受疾病折磨的同时,还要背负巨大的心理压力和经济压力。通过这样的换位思考,在接触和交际过程中互相之间必将增添一份理解、宽容。

4. **理性**　理性是指沟通双方能够客观、理智地来了解、认识和分析沟通的内容,避免情绪化和非正常思维带来的干扰。全科医生要学会控制自己的情绪,清醒地思考问题,以便达到充分有效的沟通效果。

5. **隐私保护**　在诊疗过程中,患者会暴露很多有关个人隐私的信息,如既往病史、身体的隐私部位,这些信息是患者难以启齿和不愿提及的,是被迫讲述和展现的。全科医生在知悉这些信息时,有义务给予保护,注意不能泄露患者的隐私,更不能取笑、歧视患者,这样才能赢得患者的信赖。

6. **共同决策**　保持畅通的信息沟通渠道,是有效沟通的前提。全科医生在沟通过程中应认真倾听患者的意见,对患者的问题作出判断与解释,并告知对方诊断结果、处理问题的计划和干预措施,让对方共同参与决策,患者有不同的意见可以及时向全科医生提出反馈。全科医生可以根据患者的综合情况(疾病、家庭、社会经济等因素)设计多种诊疗方案,让患者积极参与治疗方案的选择。

（五）影响沟通的因素

影响沟通的因素既包括沟通方式、沟通地点、沟通环境等外在因素，又包括沟通者表达能力、理解能力、身体状况、心理特征、情绪状态及个人修养等内在因素。

1. 沟通方式 也就是沟通渠道，其形式多样，而且不同的沟通方式往往解决不同的问题。以全科医疗中医患沟通方式为例，其优缺点和适用范围表 10-1 所示。

表 10-1 全科医疗中常见的沟通方式、优缺点及适用范围

沟通方式	优点	缺点	适用范围
大众传媒（如电视、广播、报纸等）	覆盖面广易解决居民"知"的问题	缺少居民"信"和"行"的反馈	适合人群间共性健康问题的指导或解决
面对面交谈	可实现一对一交流，利于信息的传递，易达到完全互动	对沟通双方时间要求严格，效率低	适合所有全科医疗对象个性化健康问题的解决
电话沟通	可实现一对一交流，实现互动，方便快捷	不能传递眼神、表情等非语言信息	适合无听力障碍人群的个性化健康指导
健康讲座	易实现居民健康知识的宣教和普及	居民反馈少，难以解决个性化的健康问题	适合某特定区域有共同健康需求的人群
新媒体（如微信、微博等）	兼具大众传媒和个体沟通两种功能	对网络、智能手机等不熟悉的人群难以实行	适合人群间共性及个性健康问题的指导或解决

2. 沟通的地点与环境 在沟通时，不同的沟通地点往往会产生不同的沟通效果。沟通环境指沟通双方所处地点周围状况和情境，往往与沟通地点密切相关。它可能包含诸多方面，例如房间的空间大小、整洁度、光线状况、墙壁颜色等。不同的环境往往造成不同的沟通气氛，特定的环境更是能造就特定的沟通氛围。如医生办公室的整洁程度会给患者一定的影响，干净、整洁的办公桌会给人一种愉悦的感受，它会使患者感到该医生做事有条理，因此可以增进患者对医生的好感和信任度；如全科医生在诊室对居民进行问诊时，场合比较正式，空间相对封闭，有利于患者表述自己的真实感受及个体隐私；在社区街道，流动人群较多，周围环境嘈杂，不宜谈及过多私密话题。

3. 沟通双方的表达和理解能力 这一因素与沟通者的家庭环境、成长环境、受教育程度、社会接触及个人努力程度等密切相关。如表达能力不佳，词不达意或逻辑混乱，对方很难准确地理解和接受。具有较强的表达能力和理解能力，更容易获得良好的沟通效果。

4. 沟通双方的心理及情绪状态 沟通双方身心放松、情绪稳定，能够使所表达的内容更加系统、清晰和明确，有利于信息的有效交流。当双方处于兴奋、激动状态时，沟通意愿、沟通行为往往是积极的响应。反之则不愿沟通，思维处于抑制和混乱状态，即使有沟通行为也偏离了正常的轨道。沟通一方对另一方存在敌意，关系不友善等，都会影响沟通的进程。

5. 沟通者的个体修养和文化背景 是指基于个体心理特征基础上的人的综合素质的体现。一个人能力、气质、性格及品德修养对沟通效果起着举足轻重的作用。性格乐观、态度积极、心胸豁达的人往往能赢得更多的信任，也更容易与他人进行充分有效的沟通。文化背景潜在而深入地影响每一个人的沟通过程与沟通行为。由于人们的生活环境以及教育等的差异，造成了不同的文化背景，全科医生在沟通过程中应该考虑患者的文化程度，尽量避免专业术语。

二、全科医疗中医患沟通的技巧

全科医疗服务中，良好而有效的医患沟通可以科学地指引医生更好地为患者提供优质的医疗卫生和保健服务。由于医患之间特殊角色关系，什么样的沟通才是有效、高效的沟通，其中存在很多技巧性问题。全科医疗中的医患沟通技巧可分为语言沟通技巧和非语言沟通技巧。

（一）全科医疗中的语言沟通技巧

1. 运用得体的称呼语　得体的称呼会给人以良好的第一印象,全科医生恰如其分地使用称呼语会使患者得到心理上的满足,感觉到全科医生的亲近,为后续的沟通奠定相互尊重和信任的基础。要根据患者的身份、职业、年龄等具体情况的不同而使用不同的称谓,力求恰当。对年长者,可尊称为某叔叔、某阿姨等,拉近医患之间的距离,不宜以就诊号、床号取代称谓。

2. 主动倾听,积极反馈　倾听是全科医疗中医患沟通的一种重要手段,可以使患者感受到医生的尊重和理解。全科医生要全神贯注地倾听对方的表述,并在谈话时要善于收集患者的反馈信息,及时调整自己的谈话方式和言辞导向。在倾听的过程中,配合适当的身体语言(如身体前倾、点头等),始终保持目光接触,要注意对方面部表情及声调变化,一方面要善于采用认同和表扬的语言鼓励对方进行叙述;另一方面也要积极回应对方,如"我没有理解错的话,您需要……"或"您说得很好……"。根据需要重复对方所叙述的重要信息,避免信息的缺失及合作态度不主动。

3. 形象化表达医学术语　全科医生的语言要表达清楚、准确、简洁、条理清晰;措辞得当、重点突出地解释病情及治疗方案。因为医患双方存在着医学信息、理解能力、受教育程度等因素的差异,所以全科医生在与患者沟通的过程中,应该尽量使用通俗易懂的语言,少用专业术语,必要时可以采用比喻、类比等修辞手法给予形象化说明,使对方充分理解和接受所要表达的内容。在整个医疗过程中,全科医生要注意有技巧地使用安慰性、鼓励性、劝说性和指令性语言,多用赞美的语言,缓解患者得病后的消极心理,使其重新树立自我对社会及家庭的价值。

4. 同理心(empathy)　又叫作换位思考、共情,全科医生在医患沟通过程中,要站在他人角度思考和处理问题,体会他人情绪和心情,并把自己的理解反馈给患者,如"如果我是您也……""听起来好像您感到……"。对于全科医生来说,共情是一种专业的素养和真诚的态度。医生与患者一起痛苦,一起探索问题解决办法的"开放式共感"的表达方式非常重要。全科医生站在患者的立场来看待健康问题,探究影响患者健康的家庭、社会因素,从而从根本上采取有效的针对性措施加以解决。

5. "开放式"与"封闭式"提问相结合　问诊是了解患者发病原因、病情进展及协助诊断治疗的主要渠道,在问诊过程中要注意提问技巧,恰当地运用"开放式"和"封闭式"提问。开放式提问一般没有标准答案,给对方充分发挥的余地,如"您觉得您是哪里出了问题""你当时会怎样做呢"等。开放式的提问使医生可以引导患者说出更多信息,从更广泛的范围来考虑病情,更加准确地作出判断,使医患之间容易建立"抗病同盟"。封闭式提问往往会预设答案,不需要展开回答,往往没有发挥空间,甚至只能用简单的"是""不是""有""没有"来回答。封闭式提问容易把讨论局限,医生容易先入为主,从而影响沟通效果,导致患者有许多信息没有说出来,对诊断造成障碍,但当需要得出答案、想要确切结果时可以使用。一次好的医患沟通,应该既有开放式提问也有封闭式提问,沟通开始阶段用开放式,尽可能地了解更多的信息,然后再逐步锁定特定问题,增加封闭式提问。同时全科医生是交谈的主导者,在让患者充分表达自己的想法和要求的同时,也要注意引导交谈的方向,使交谈流畅有效。

6. 使用适宜的语气、语调和语速　语气有肯定、陈述、疑问、感叹等,能够体现交谈者情感和态度。全科医生的语气应该亲切自然,对患者充满关爱,适时地使用恰当的语气。语调即说话的腔调,就是声调高低、抑扬轻重的配合和变化。全科医生应根据实时实地的需要合理地运用语调。语速是指说话的速度。全科医生的语速不宜过快,以更好地吸引患者的注意力,使其更易接受和吸收全科医生所表达的信息。

（二）全科医疗中的非语言沟通技巧

在医患交流中,全科医生微小的行为变化,都会对患者的心理和情绪产生微妙的影响。因此,全科医生在诊疗过程中必须掌握一定的非语言沟通技巧。全科医疗中的非语言沟通技巧主要包括以下几个方面。

1. 衣着得体　医务人员要着装整齐、态度和蔼、举止端庄,创造人性化的就医环境,与患者首次接触时,要注意个人形象,给患者展现出良好的第一印象。

2. 正确理解和表达面部表情　面部表情可以反映出一个人的内心状态和习惯过程。全科医生应当善于表达与患者沟通的面部表情,将同情、温馨和关爱通过面部表情传递给患者,更要细心体察患者的面部表情,根据面部表情辅助观察患者的身心状况。微笑是最美好的语言,也是面部表情的重要组成部分。在医患沟通中,微笑具有丰富的内涵,是友好、善意的表达,能化解紧张气氛和尴尬局面,让患者敞开心扉,增加患者对医生的信任度和好感度,拉近医患间的距离。

3. 善于运用眼神传递信息　眼神是非语言沟通的重要渠道,正确理解患者眼神传递的信息并附以恰当眼神及时反馈,对医患沟通尤为重要。全科医生真诚的眼神是患者信任的基础,在医患沟通过程中,用目光的接触来与患者保持联系,眼神中流露出热情和尊重,以赢得患者的信任,真正叩开患者的心扉,使医患双方能够得到心灵的沟通。全科医生和患者交谈时,要用目光接触来确认自己表达的信息是否被患者所接受,从对方的视线、瞬间的目光接触等来判断对方的心理状态。与患者沟通时应以期待的目光注视患者的面部,避免长时间凝视患者眼睛,也要避免从头到脚打量或者面无表情地斜视患者。

4. 运用恰当的身体姿势　身体姿势能够反映双方的心理及情绪状态,也可以体现双方的态度和意愿。患者常常能从全科医生主动、善意的身体语言中感受到关爱和支持。医患沟通中,可借助手势动作辅助解释问题或描述病情,加深双方对病情以及诊疗活动的理解,恰当地运用身体的接触,例如握手或拍肩等动作可以增强医患沟通的效果。

5. 保持合适的交谈距离　全科医疗中,医患双方的交谈距离因医患关系及场合的不同而不同。全科医生要有意识地控制和患者的距离,一般间隔 0.5~1.0m,以维护自己和患者的个人空间。全科医生与患者应该成一定角度而坐,并避免面对面直视,从而便于双方目光自由接触和分离,而不致尴尬和压迫感。交往距离过短,可能会引起患者反感,但对于孤独自怜的患者、儿童和老年患者,适当打破这种社会习惯的约束,主动缩短交往距离,会使患者产生温暖亲切感,更有利于情感沟通。

6. 营造和谐的沟通环境　沟通环境能够影响全科医疗医患双方的心理及情绪状态,甚至决定沟通的成败。在医患沟通过程中,要做到沟通环境通风良好、光线柔和、整洁安静,并尽量做到一医一患,以更好地保护患者隐私,达到良好的沟通效果。

三、全科医疗中的伦理学问题

医学伦理学(medical ethics)是以医德为研究对象的一门学科,它运用伦理学的理论,研究医学领域中人与人、人与社会、人与自然关系的道德现象、道德问题及其规律,是伦理学的一个分支,也是医学的一个重要组成部分。伦理贯穿于每一项全科医疗服务及医疗服务的过程中。

（一）全科医疗中的健康伦理

健康不仅仅指没有疾病和衰弱,而是指一个人身体、心理、精神和社会适应的完好状态。在全科医疗中,全科医生应该倡导"健康为人人,人人为健康"的健康道德理念。同时应该做到:①利用医学知识和技术,积极帮助居民恢复和实现健康;②努力学习健康知识,树立科学的健康观念;③传播健康知识,践行健康行为;④督促居民改变不良生活和行为习惯,促进健康;⑤制止危害健康的言行,减少危害健康事件的发生;⑥促进居民为他人健康贡献力量等。

（二）全科医疗中的医患关系伦理

全科医疗中的人际关系包括全科医生与患者之间的"医患关系"、医生之间的"医际关系"及全科医生与社会的"医社关系",其中医患关系是全科医疗中最基本、最核心的关系。医患关系是指医务人员在向患者提供医疗服务过程中所形成的人际关系。全科医生在为患者提供诊治服务的同时,也要高度重视患者认知、情感及意志上的需求,运用伦理学原则与患者积极互动,平等对待患者,尊重患者的隐私,想患者之所想、急患者之所急,不断激发其意志,摆脱消极情绪的影响,使其早日恢复健康。同时,全科医生也要注意对患者的不当认识和想法加以引导,必要时要进行告知,使其正确、合理认识疾病的发生、发展、转归和预后，以便医患双方达成共识，有利于医疗活动的顺利进行。

（三）全科医疗中的诊断和治疗伦理

疾病诊断的伦理要求包括及时诊断和准确诊断。及时诊断能够尽早发现患者的疾病，利于采取有效措施及时治疗，比如高血压、糖尿病的早期诊断。准确诊断则要求全科医生树立严谨科学的工作态度，认真进行病史采集、体格检查，实施恰当的辅助检查，提高疾病诊断的准确度。不能明确诊断的疾病，要本着实事求是的态度，及时向患者或关系人说明情况，并建议其转往上级医院或专科医院进一步诊治，严禁主观臆断、敷衍了事的行为。全科医生在治疗过程中要严格遵循"安全、有效、价廉、择优和知情同意"的伦理准则。

（四）全科医疗中的临终关怀伦理

临终关怀（hospice care）是一种新兴的医疗、护理服务的外延项目，它是由医生、护士、家属、志愿者、社会工作者以及营养学和心理学工作者等多方面人员组成的团队，对临终患者及其关系人提供全面照护，以使临终患者尽可能舒适、安宁地度过人生的最后旅程。临终关怀的服务对象不仅是临终患者，也包括临终患者的家属。全科医生对社区提供临终关怀服务，应坚持：①发扬社会主义人道主义精神，以真诚、亲切、博爱的态度理解临终患者生理、心理及行为反应特点，理解其心理，最大限度满足他们的愿望；②保护临终患者的权利，维护其人格尊严；③不断安慰和鼓励临终患者，使其理解生命弥留之际的意义；④对临终患者家属进行关怀和照顾，帮助其减轻痛苦和哀伤。

（吴　浩）

第二节　全科医学中常见的法律问题

【学习要点】

1. 法律权利与法律义务。
2. 全科医学中常见的法律问题。

一、法律权利与法律义务

医患关系是一种合同或契约关系，属于民事法律关系范畴。医疗合同关系是医患关系的基本形态。医疗合同为诺成合同、双务有偿合同，其主要内容由医患双方彼此的权利和义务构成。需要指出的是由于医师职业的特殊性，其权利义务不仅是针对患者的权利义务，也可能是针对医疗机构、卫生行政部门或者国家和社会的权利义务。本节将根据《中华人民共和国民法典》《中华人民共和国基本医疗卫生与健康促进法》《中华人民共和国医师法》《医疗纠纷预防和处理条例》《医疗事故处理条例》《医疗机构管理条例》等主要法律法规的相关规定来对医患双方的权利和义务进行梳理，以更好地指导医学的实践活动。

法律权利（legal right）是指国家通过法律规定，对法律关系主体可以自主决定为或不为某种行为的许可和保障手段。

法律义务（legal obligations）是指法律关系主体依法承担的某种必须履行的责任。

（一）法律权利和法律义务的关系

1. 法律关系中的对应关系　是指法律权利都对应着相应的法律义务而存在，二者相互关联、对立统一。主要体现在：①在任何法律关系中，一方主体有法律权利，对方主体就必然承担相应的法律义务，反之亦然；②在特定的法律关系中，每一主体在享有权利之时都对应承担一定义务。

2. 社会生活中的对等关系　权利和义务的总量是对等的。主要表现在：①社会生活中权利总量大于义务总量，有些权利就形同虚设，反之，社会将产生特权；②在某种具体法律关系中，权利与义务总量也是对等的。

3. 功能发挥中的互动关系　法律功能常常通过它所设定的权利与义务得以表现出来。主要体现在:①法律义务的履行促进法律权利的实现;②法律权利的享有也有助于法律义务的履行。

4. 价值选择中的主从关系　由于国家本质和社会制度的不同,决定了有些国家的法律体系以权利为本位,有些国家的法律体系以义务为本位。我国由于市场经济模式的建立以及对人权的普遍关注,现代立法总体上讲是以权利为本位的。

（二）医师的权利与义务

《中华人民共和国医师法》第二十二和二十三条规定了医师在执业活动中享有的权利和履行的义务。

1. 医师的权利

（1）在注册的执业范围内,按照有关规范进行医学诊查、疾病调查、医学处置、出具相应的医学证明文件,选择合理的医疗、预防、保健方案。

（2）获取劳动报酬,享受国家规定的福利待遇,按照规定参加社会保险并享受相应待遇。

（3）获得符合国家规定标准的执业基本条件和职业防护装备。

（4）从事医学教育、研究、学术交流。

（5）参加专业培训,接受继续医学教育。

（6）对所在医疗卫生机构和卫生健康主管部门的工作提出意见和建议,依法参与所在机构的民主管理。

（7）法律、法规规定的其他权利。

2. 医师的义务

（1）树立敬业精神,恪守职业道德,履行医师职责,尽职尽责救治患者,执行疫情防控等公共卫生措施。

（2）遵循临床诊疗指南,遵守临床技术操作规范和医学伦理规范等。

（3）尊重、关心、爱护患者,依法保护患者隐私和个人信息。

（4）努力钻研业务,更新知识,提高医学专业技术能力和水平,提升医疗卫生服务质量。

（5）宣传推广与岗位相适应的健康科普知识,对患者及公众进行健康教育和健康指导。

（6）法律、法规规定的其他义务。

（三）患者的权利与义务

目前,我国还没有专门的法律来对患者的权利和义务进行规定,其权利和义务的内容大多体现在《中华人民共和国民法典》《中华人民共和国基本医疗卫生与健康促进法》《中华人民共和国医师法》《医疗纠纷预防和处理条例》《医疗事故处理条例》《医疗机构管理条例》等相关法律法规中。

1. 患者的权利

（1）生命权（right of life）:自然人的生命安全和生命尊严受法律保护。任何组织或者个人不得侵害他人的生命权。

（2）身体权（bodily right）:自然人的身体完整和行动自由受法律保护。任何组织或者个人不得侵害他人的身体权。自然人依法维护其身体完整,对其身体组织和器官具有支配权的具体人格权。身体权是以身体为客体,强调的是保持身体的完整性、完全性。身体权禁止医生擅自摘取尸体组织、器官;禁止医生非法保留、占有患者身体组织;禁止医生过度实施外科手术,侵害患者的身体。

（3）健康权（health right）:自然人的身心健康受法律保护。任何组织或者个人不得侵害他人的健康权。是指自然人以其器官乃至整体功能利益为内容的人格权,其客体是人体器官及各系统乃至身心整体的安全运行,以及功能的正常发挥。体现在医疗活动中,要求医务人员谨慎地开展医疗活动,最大限度避免医疗缺陷及不良医疗事件或医疗事故的发生。

（4）知情同意权（right of informed consent）:患者接受医疗卫生服务,对病情、诊疗方案、医疗风险、医疗费用等事项依法享有知情同意的权利。

需要实施手术、特殊检查、特殊治疗的,医务人员应当及时向患者说明医疗风险、替代医疗方案等情况,并取得其同意;不能或者不宜向患者说明的,应当向患者的近亲属说明,并取得其同意;开展药物、医疗器械临床试验和其他医学研究应当遵守医学伦理规范,依法通过伦理审查,取得知情同意。

（5）决定权（right of determination）:是指患者对自己的生命和健康相关利益具有自己决定的权利。在医疗活动中,患者享有充分了解自己所患疾病、诊疗方案、存在风险等信息以及按照自己意愿进行选择的权利。

患者自主决定权主要包括:①自主选择医疗机构、医疗服务方式和医务人员;②自主决定接受或不接受任何一项医疗服务,特殊情况如患者生命垂危、神志不清、不能自主表达意见等由患者的代理人决定;③拒绝非医疗性活动;④决定出院或转院;⑤根据自主原则自付费用与其指定的专家讨论病情;⑥拒绝或接受任何指定的药物、检查、处理或治疗;⑦自主决定其遗体或器官如何处置;⑧在遵守医院规章制度的基础之上,享受来访及与外界联系;⑨其他依法应当由患者自主决定的事项。

（6）隐私权（right of privacy）:任何组织或者个人不得以刺探、侵扰、泄露、公开等方式侵害他人的隐私权;隐私是自然人的私人生活安宁和不愿为他人知晓的私密空间、私密活动、私密信息。患者在诊疗过程中向医生公开的,不愿让他人知道的个人信息、空间和活动。

一般来讲,患者的隐私包括:①基本信息,如姓名、出生日期、身份证号码、生物识别信息、住址、电话号码、电子邮箱、健康信息、行踪信息等;②既往病史、家族史、婚姻史、生育史等;③隐私部位,如身体存在的生理缺陷、生殖系统信息等;④通过诊疗查明的精神和心理疾病;⑤乙型肝炎、丙型肝炎、血型、血液、精液等检查检验信息;⑥特殊经历或遭遇等其他信息。

（7）平等基本医疗权（right of the medical treatment）:是指患者不因男女、老幼、种族、贫富而有差别,具有一律平等地享有基本医疗的权利。

平等基本医疗权可以从实质上及形式上加以理解。实质上平等基本医疗权是指全体社会成员都具有平等享受基本医疗的权利,不因男女、党派、阶级、贫富等因素而区别对待。形式上平等基本医疗权是指相同个案的医疗处理应该采用相同医疗方案和医疗准则,不同个案则采用个体化方案。

2. 患者的义务

（1）积极配合诊疗:在诊疗过程中,患方应当充分尊重医务人员劳动,信任并积极配合医师,按照选定的方案积极治疗。

（2）如实提供信息:患方所提供的病史、症状、发病过程、诊疗经过等信息对医生的诊疗至关重要,所以患方应当全力配合医师,做到既不要夸大其词,也不加以隐瞒。

（3）尊重医务人员:医务人员在执业活动中享有人格尊严、人身安全不受侵犯的权利。如果患方对医务人员诊疗过程有异议,可以通过卫生行政部门或法院依法维护自身权益,不得阻碍医务人员依法执业,侮辱、诽谤、威胁、殴打或者侵犯医务人员人身自由、干扰医务人员正常工作和生活。

（4）遵守医院相关制度:医院的规章制度是医疗机构正常运行的基础,是切实保障患者权利、落实"以患者为本"理念的具体体现。患方应当自觉遵守医院的诊疗秩序和管理规定,以便更好地保障自身权益的实现和正常诊疗工作的顺利进行。

（5）支付诊疗费用:医方通过专业知识和技能为患者提供诊疗服务,付出了体力和脑力劳动,有获取正当劳动报酬的权利;患者通过接受诊疗服务而减轻痛苦、延长生命、恢复健康,具有为此支付费用的义务。

（6）配合医学教学和研究:卫生健康事业与每一名社会成员都息息相关。因此,患者应主动增强健康意识,自觉参加促进健康的事业,在不损害本人利益和健康的前提下,积极参与医学教学和研究,为人类社会尽责。

（7）特殊情况下接受强制医疗:有危害他人和社会安全的严重精神障碍或法定传染病患者,我国法律法规规定这样的患者必须按相关规定接受强制检查、强制隔离或治疗。

二、全科医学中常见的法律问题

全科医疗服务对象通常是针对固定区域的固定人群,工作内容涵盖疾病预防、治疗、保健、康复及健康教育等各个方面,医患之间沟通相对频繁,彼此了解相对深入,信任程度相对较高,所以医患关系总体上是和谐融洽的。但是,随着经济社会的发展,法治社会的不断完善,患方的权利意识逐步增强,对全科医生也提出了更高的要求。同时,一名合格的全科医生不仅要追求医德修养、技术水平、沟通能力等各项素质的提升,还要把法治思维融入自己的价值观与思维模式之中,自觉地学法、知法、遵法,尊重患者的权利,规范诊疗行为,用法律思维来正确看待医疗行为与医患关系。

（一）与诊断相关的法律问题

与诊断相关的法律问题主要包括误诊和出具诊断证明两个方面。

1. 误诊（misdiagnosis）　是指当确诊的客观条件具备,医者的诊断努力结束时,未能得出正确诊断。寻求全科医疗服务的患者,首次就诊通常是具有不典型症状和处于疾病未分化期,疾病的不确定性较大。澳大利亚一项针对全科医生的调查表明,97% 的全科医生认为自己会犯错误,诊断不清、误诊、漏诊在全科医疗中时常发生。

误诊的原因是多方面的,包括患者对病情的表述、个体差异、病情复杂程度、症状是否典型、医疗机构诊疗设备、医务人员诊疗经验和技术水平以及责任心等。如果因为责任心欠缺而导致误诊,或者因为医务人员明知会发生诊断错误,却未采取措施任由误诊发生时,那么医务人员将承担误诊法律责任。但发生无过失误诊时,医疗机构及其医务人员是免责的。《中华人民共和国民法典》医疗损害责任章第一千二百二十四条规定,有下列情形之一的,医疗机构不承担法律责任：①患者或者其近亲属不配合医疗机构进行符合诊疗规范的诊疗;②医务人员在抢救生命垂危的患者等紧急情况下已经尽到合理诊疗义务;③限于当时的医疗水平难以诊疗。

2. 诊断证明（diagnostic proof）　是医疗卫生机构出具给患者或其家属的具有法律效力的证明文件,包括出生证明、健康证明、疾病证明、伤残证明、功能鉴定书、医学死亡证明等证明文件。医学诊断证明可以作为司法鉴定、因病休假、办理病退、工伤认定、残疾鉴定、保险理赔、交通事故赔偿等重要依据。医生在注册的执业范围内出具相应的诊断证明文件是其法定权利,也是其应履行的法定义务。被诊断为某种疾病有时意味着可以免除或部分免除一定的社会职责,如休学、休假等。因此,全科医生要意识到自己所出具诊断的重要性。按照《中华人民共和国医师法》的规定："医师实施医疗、预防、保健措施,签署有关医学证明文件,必须亲自诊查、调查,并按照规定及时填写病历等医学文书,不得隐匿、伪造、篡改或者擅自销毁病历等医学文书及有关资料;医师不得出具虚假医学证明文件以及与自己执业范围无关或者与执业类别不相符的医学证明文件。"

针对以上问题,全科医生在出具诊断证明时需注意：①疾病诊断一定要根据患者的病情,本着实事求是的原则;②应优先排除急危重症疾病,如果不能排除,应建议患者及时转诊至上级医院进一步诊治;③出具诊断证明是医生应尽的义务,不得附加任何额外要求;④诊断证明仅记载疾病名称、住院时间、处置意见等内容,不得记录如诊疗费用等与诊断无关内容;⑤诊断书只能由经治医生出具,非经亲自诊查不得出具。

（二）与住院管理相关的法律问题

1. 患者民事行为能力的判断　住院管理是围绕患者在住院过程中,为使患者尽早康复,避免不利因素影响,保证医疗质量而制定的一系列管理制度。全科医生要对住院患者的民事行为能力作出正确判断。《中华人民共和国民法典》根据自然人不同情况,将自然人的民事行为能力分为三种：①十八周岁以上的自然人或以自己劳动收入为主要生活来源的十六周岁以上不满十八周岁的自然人,视为完全民事行为能力人;②八周岁以上的未成年人或不能完全辨认自己行为的成年人视为限制民事行为能力人;③不满八周岁的未成年人或不能辨认自己行为的成年人视为无民事行为能力人。无民事行为能力人、限制民事行为能力人的监护人是其法定代理人。因此,全科医生在进行告知病情,签署特殊治疗、特殊检查同意书,强调医疗护理注意事项等医疗活动时,应对完全民事行为能力患者(或其代理人)、限制民事行为能力、无民事行为能力患者的代理人进行如实、客观、全面的告知,并取得其明确同意。

2. 患者外出发生意外伤害 住院患者外出发生伤害事件的法律问题取决于外出情况、受伤害情况及与医务人员的责任关系。全科医生要重视对住院患者外出情况的管理,原则上住院患者尽量不要外出或减少外出。但全科医生管理的住院患者往往为社区居民,离家较近,对周边环境较熟悉,常常会发生外出的情况。此时,全科医生应当告知患者或其代理人患者目前的病情,是否适合外出,如外出需告知患者和其关系人注意事项,医务人员如果尽到告知义务,没有过失,不需要承担法律责任,反之,则要承担法律责任。

(三)与急救、转诊相关的法律问题

1. 急救与转诊相关的法律规定 社区医疗卫生服务机构与居民家庭距离近,全科医生与居民关系友好,所以居民在家中发生急症时,社区医疗卫生服务机构往往就是首选的就医机构。

《中华人民共和国民法典》医疗损害责任章规定:"因抢救生命垂危的患者等紧急情况,不能取得患者或者其近亲属意见的,经医疗机构负责人或者授权的负责人批准,可以立即实施相应的医疗措施。"《中华人民共和国医师法》规定:"对需要紧急救治的患者,医师应当采取紧急措施进行诊治,不得拒绝急救处置;因抢救生命垂危的患者等紧急情况,不能取得患者或者其近亲属意见的,经医疗机构负责人或者授权的负责人批准,可以立即实施相应的医疗措施;国家鼓励医师积极参与公共交通工具等公共场所急救服务;医师因自愿实施急救造成受助人损害的,不承担民事责任。"《医疗纠纷预防和处理条例》规定:"⋯⋯紧急情况下不能取得患者或者其近亲属意见的,经医疗机构负责人或者授权的负责人批准,可以立即实施相应的医疗措施。"《城市社区卫生服务机构管理办法(试行)》规定:"社区现场应急救护是社区卫生服务机构应提供的基本医疗服务内容之一"。全科医生在工作过程中,不得拒绝急诊者,尤其是生命垂危、需要立即给予抢救的患者,因故意拖延、推诿造成急诊患者损害的将承担相应的法律责任。

2. 急救与转诊的注意事项 ①在经治医生通过诊查、判断后,发现因本机构设备、技术条件限制不能诊治患者,应当及时转诊。《医疗机构管理条例》规定:"医疗机构对危重病人应当立即抢救。对限于设备或者技术条件不能诊治的病人,应当及时转诊"。②全科医生如果根据现有条件能够判断出患者病情可能在转诊过程中加重或死亡时,应就地对患者进行紧急处置,待病情相对稳定或度过危险期后,再行转诊。《中华人民共和国民法典》医疗损害责任章规定:"医务人员在诊疗活动中未尽到与当时的医疗水平相应的诊疗义务,造成患者损害的,医疗机构应当承担赔偿责任"。③急诊患者应当转诊而病情又允许的,全科医生应与拟转诊机构取得联系,通知有关人员做好相应准备,同时,协调患者关系人或120急救人员,对患者病情、途中注意事项、所需物品和药品、护理等做好交代和安排,如有病历,应将病历摘要、检查检验单据交给对方。④在决定患者是否需要转诊时,全科医生判断的原则主要基于"安全性"考虑,既要有利于患者的科学治疗,又要考虑拟转诊机构在距离、时间上的可及性。⑤在全科医生已经尽到告知义务,患者仍然拒绝转诊,或者患者病情不具备转诊条件,如病情危急,且路途遥远,转诊很容易发生危险,但患者或其关系人仍然坚持转诊而产生不良后果时,全科医生不承担法律责任。

(四)与健康档案相关的法律问题

1. 健康档案(health file) 健康档案是居民疾病防治、健康保护、健康促进等健康管理过程的规范、科学记录。健康档案以居民健康为核心,贯穿全生命过程,涵盖各种健康相关因素,实现多渠道信息动态收集,满足居民自我保健、健康管理和健康决策需要的信息资源。2009年,我国启动了国家基本公共卫生服务项目,将城乡居民健康档案建设作为服务项目之一,并提出到2020年,初步建立起覆盖城乡居民的、符合基层实际的、统一、科学、规范的健康档案建立、使用和管理制度。

2. 健康档案相关的问题 一方面,由于健康档案记录了居民的大量基本信息和健康记录,涉及

居民的隐私权,需要全科医生妥善保管,避免档案损坏、丢失,防止信息泄露。《中华人民共和国民法典》民事权利章规定:"自然人的个人信息受法律保护。任何组织或者个人需要获取他人个人信息的,应当依法取得并确保信息安全,不得非法收集、使用、加工、传输他人个人信息,不得非法买卖、提供或者公开他人个人信息。"《中华人民共和国民法典》医疗损害责任章规定:"医疗机构及其医务人员应当对患者的隐私和个人信息保密。泄露患者的隐私和个人信息,或者未经患者同意公开其病历资料的,应当承担侵权责任。"《中华人民共和国基本医疗卫生与健康促进法》规定:"国家保护公民个人健康信息,确保公民个人健康信息安全。任何组织或者个人不得非法收集、使用、加工、传输公民个人健康信息,不得非法买卖、提供或者公开公民个人健康信息。"另一方面,居民对个人健康信息具有知情权,当居民本人需要时,全科医生应当给予提供。所以,在全科医学实践中,全科医生应当注意对居民隐私权和知情权的维护,以避免造成侵权行为的发生。《中华人民共和国民法典》隐私权和个人信息保护章规定:"自然人可以依法向信息处理者查阅或者复制其个人信息;发现信息有错误的,有权提出异议并请求及时采取更正等必要措施。自然人发现信息处理者违反法律、行政法规的规定或者双方的约定处理其个人信息的,有权请求信息处理者及时删除。"

（五）与家庭医疗服务相关的法律问题

家庭医疗服务(home health care services)是社区医疗卫生服务的特色,具有缓解医院床位紧张、减轻经济压力、方便患者家属陪护、保持患者心情舒畅、避免医院内感染等优势,经济和社会效益显著。2006年,国家卫生部印发的《城市社区卫生服务机构管理办法(试行)》规定:"家庭出诊、家庭护理、家庭病床等家庭医疗服务是社区卫生服务机构基本医疗服务内容。"家庭医疗服务在为居民提供便利的同时,也不可避免地增加了基层医疗卫生机构的法律风险,需要引起全科医生的高度重视。一般情况,家庭医疗卫生服务存在的法律问题包括以下三个方面。

1. 疾病的医源性传播及医疗废物处理 《中华人民共和国传染病防治法》规定,医疗机构必须严格执行相关管理制度、操作规范,防止传染病的医源性感染;《消毒管理办法》规定,医务人员应当接受消毒技术培训、掌握消毒知识,并按规定严格执行消毒隔离制度;《医疗废物管理条例》规定,医疗机构应当及时收集产生的医疗废物,并按照类别分置于防渗漏、防锐器穿透的专用包装物或者密闭的容器内。由于家庭诊疗环境特殊,空间和布局受限,所以全科医生在提供家庭医疗服务时,一定要严格执行感染防控、消毒隔离制度,处理好废弃物,避免家庭成员、医务人员和社区人群受到服务对象的感染和交叉感染。

2. 家庭医疗服务的规范化管理 社区医疗卫生机构在提供家庭医疗服务之前,一定要细化相应的管理规定,包括家庭病床建立标准、医护准入资质要求、医师查房制度、值班交接班制度、病历书写制度等,以保证管理科学化,工作制度化,操作规范化。

3. 医疗纠纷的防范 家庭病床因为相对简单,不具备独立的治疗、护理单元,缺乏抢救药品、设备等问题,必然会存在着医疗安全隐患和风险。此外,《中华人民共和国民法典》侵权责任中的一般规定:"……依照法律规定推定行为人有过错,其不能证明自己没有过错的,应当承担侵权责任。"此项规定无疑对医务人员提出了更高的要求。所以,社区医疗卫生服务机构要定期加强承担家庭医疗服务人员的法律法规、医德医风、患者权利与义务、诊疗护理规范常规等方面培训与教育,切实规范医务人员的行为,提高医务人员的法律意识。

（六）与药品、医疗器械相关的法律问题

药品和医疗器械是全科医生为居民提供医疗卫生服务的重要手段和方式。我国对药品和医疗器械的管理已进入法治化轨道,对药品和医疗器械的研制、生产、经营和使用进行了明确规定,出台了包括《中华人民共和国药品管理法》《中华人民共和国产品质量法》《中华人民共和国药品管理法实施条例》《麻醉药品和精神药品管理条例》《药品临床试验质量管理规范》《医疗器械生产企业监督管理办法》《医疗器械监督管理条例》等多部法律法规和管理规范。《中华人民共和国民法典》医疗损害责任章规定:"因药品、消毒产品、医疗器械的缺陷,或者输入不合格的血液造成患者损害的,患者可以向药品上市许可持有人、生产者、血液提供机构请求赔偿,也可以向医疗机构请求赔偿。患者向医疗机构请求赔偿的,医疗机构赔偿后,有权向负有责任的药品上市许可持有人、生产者、血液提供机构追偿。"《医疗纠纷预防和处理条例》规定:"疑似输液、输血、注射、用药等引起不良后果的,医患双方应当共同对现场实物进行封存、启封,封存的现场实物由医疗机构保管。需要检验的,应当由双方共同委托依法具有检验资格的检验机构进行检验;双方无法共同委托的,由医疗机构所在地县级人民政府卫生主管部门指定;疑似输血引起不良后果,需要对血液进行封存保留的,医疗机构应当通知提供该血液的血站派员到场。"《中华人民共和国民法典》医疗损害责任章规定:"医疗机构及其医务人员不得违反诊疗规范实施不必要的检查。"《中华人民共和国基本医疗卫生与健康促进法》规定:"医疗卫生人员应当遵循医学科学规律,遵守有关临床诊疗技术规范和各项操作规范以及医学伦理规范,使用适宜技术和药物,合理诊疗,因病施治,不得对患者实施过度医疗。"《中华人民共和国医师法》规定:"医师不得利用职务之便,索要、非法收受财物或者牟取其他不正当利益;不得对患者实施不必要的检查、治疗。"因此,全科医生在使用药品和医疗器械进行诊治过程中需注意:①药品及医疗器械的生产和经营企业必须取得符合国家规定的资质,按照法律、法规和有关规章制度要求进入医疗机构;②严格按照药品和医疗器械的说明书进行使用;③严格把握药品和医疗器械的适应证,禁止扩大使用范围;④不得过度检查与治疗;⑤切实履行对患者或其近亲属的告知义务;⑥本着"谨慎注意义务"原则,严密观察患者使用过程中和使用后的反应,发生不良反应或不良事件及时处置和报告。

（王永晨）

思考题:

1. 全科医疗中建立良好医患关系的有效途径包括哪些内容?
2. 全科医疗中医患沟通的语言性技巧和非语言技巧的内涵是什么?
3. 如何理解法律中权利与义务之间的关系?
4. 全科医学中常见的法律问题有哪些? 我们该如何应对?

下篇
全科医学临床实践

第十一章
全科常见未分化疾病的识别与处理

第一节　头晕和眩晕

扫码获取
数字内容

【学习要点】

1. 头晕和眩晕的定义及常见病因。

2. 头晕与眩晕的区别与联系。

3. 头晕与眩晕的治疗及转诊原则。

头晕及眩晕是内科、神经科,甚至耳鼻喉科常见病症,在综合医院全科门诊和社区卫生服务中心也十分常见。本节从两个案例开始,阐述头晕和眩晕的定义、病因、临床思维、综合治疗、管理模式、转诊指征及科研拓展等内容。

【案例一】

患者,男,55岁。因"步态不稳伴视物旋转2天"就诊。患者发病前劳累、睡眠不佳,近2天出现步态不稳,伴持续性视物旋转感,右侧卧位明显,平卧位减轻。伴恶心呕吐3次,呕吐物为胃内容物,无头痛,无心悸,无耳鸣耳聋,就诊于当地社区医院。体格检查:体温36.5℃,脉搏75次/min,呼吸20次/min,血压120/80mmHg。神志清楚,双侧眼球各方向活动正常,有眼球震颤,无复视。双侧听力正常,双侧气导>骨导,Weber试验居中。四肢肌张力、肌力正常,双侧指鼻试验、轮替试验正常,双侧跟-膝-胫试验正常,Romberg征不配合。深浅感觉正常,双侧深浅反射对称,病理征阴性,脑膜刺激征阴性。

【案例二】

患者,女,65岁。因"间断性头晕2周"就诊。患者2周前头晕,无肢体麻木,无乏力,无视物旋转,无耳鸣耳聋,无恶心呕吐,无意识丧失。既往高血压病史20年,长期服用降压药,血压控制在130/80mmHg左右。近1个月血压控制不佳,波动在170/100mmHg左右。体格检查:体温36.6℃,脉搏80次/min,呼吸20次/min,血压:178/110mmHg。余查体无殊。

一、定义

头晕(dizziness)是指空间定向能力受损或障碍的感觉,没有运动的虚假或扭曲的感觉,即无或非旋转性的感觉。

眩晕(vertigo)是一种内在的眩晕,是指在没有运动时产生自身运动感觉,或在正常头部运动时产生扭曲的自身运动感觉。

头晕的定义不包括眩晕性感觉,眩晕和头晕术语是明确区分的。在患者描述的症状中,一些症状可以共存或依次出现,如眩晕合并头晕。一个症状的存在并不排斥同时合并存在其他的症状(如患者存在眩晕的症状,不排斥患者还可并存非眩晕性头晕)。因此,需要指出,任何"晕"的症状都不完全具有特异性定位诊断或病因分类的作用,临床上应避免仅根据"晕"的类型孤立片面地进行病因学诊断。

二、病因

(一)前庭中枢性头晕/眩晕

1. 颅内血管性疾病　椎基底动脉供血不足、脑血管瘤、锁骨下动脉盗血综合征、延髓外侧综合征、脑动脉粥样硬化、高血压脑病和小脑出血等。

2. 颅内占位性病变　脑干肿瘤、听神经瘤、第四脑室肿瘤和其他部位肿瘤等。

3. 颅内感染性疾病　颅后窝蛛网膜炎、小脑脓肿、脑炎、脑寄生虫等。

4. 颅内脱髓鞘疾病及变性疾病　多发性硬化、延髓空洞症等。

5. 癫痫　部分性癫痫发作。

(二)前庭周围性头晕/眩晕

1. 膜迷路积水　梅尼埃病、迟发性膜迷路积水等。

2. 迷路炎　化脓性迷路炎、浆液性迷路炎、迷路漏管、病毒性迷路炎等。

3. 内耳损伤　内耳药物中毒性眩晕、自身免疫性内耳病等。

4. 良性阵发性位置性眩晕

5. 前庭神经元炎

6. 晕动病

(三)非前庭系统性头晕/眩晕

1. 血管性疾病　高血压、低血压、直立性低血压、颈动脉窦综合征、病态窦房结综合征、心肌缺血等。

2. 血液病　白血病、贫血、原发性或继发性红细胞增多症等。

3. 中毒性疾病　急性发热性疾病、尿毒症、严重肝病等。

4. 眼源性疾病　眼肌麻痹、屈光不正等。

5. 颈椎功能障碍　颈椎病、颈部脊椎损伤等。

6. 代谢性疾病　甲状腺功能减退症、低血糖、过度通气综合征、2 型糖尿病等。

7. 精神心理异常　慢性焦虑、急性焦虑、恐惧性/姿势性眩晕等。

三、临床思维

(一)问诊

1. 问诊模式　采用 RICE 问诊式,即 R:reason(原因),患者今天因为头晕/眩晕而来;I:ideas(想法),患者认为头晕/眩晕是出了什么问题;C:concerns(关注),关注患者担心什么;E:expectations(期望),患者期望医生可以帮助他做些什么。

2. 问诊内容　详细全面的病史问诊能够为头晕/眩晕的诊断提供重要依据。针对"晕"的症状问诊应包括以下方面内容:起病形式及发作频率、表现形式(晕的性质)、持续时间、诱发因素、伴随症状,此外还需询问既往史、用药史、家族史及个人史(职业、文化程度、吸烟饮酒情况等)等,同时注意了解心理及社会背景、注意人文关怀(表 11-1)。

表 11-1　头晕/眩晕问诊过程的初步评估

问诊要点	特点	有关疾病
起病形式、发作频率	急性单次持续性	常见于前庭神经炎、伴眩晕的突发性聋、后循环卒中等
	反复发作性	包括良性阵发性位置性眩晕、前庭性偏头痛、梅尼埃病、前庭阵发症、短暂性脑缺血发作、惊恐发作、癫痫发作、发作性共济失调Ⅱ型等
	慢性持续性	慢性进行性加重常见于颅内占位性疾病(如脑干、小脑肿瘤)、中枢神经系统退行性疾病和副肿瘤性亚急性小脑变性等,慢性稳定性常见于精神心理性头晕,如持续性姿势知觉性头晕、双侧前庭神经病、慢性中毒等

续表

问诊要点	特点	有关疾病
表现形式、晕的性质	晕厥前状态	大脑血液供应普遍下降后出现快失去意识知觉、即将晕倒的感觉。晕厥前状态常伴头昏、胸闷、心悸、乏力等症状
	头昏	概念相对含糊,常指头重脚轻、身体漂浮、眼花等。与眩晕最主要的区别是患者无自身或外界环境的运动错觉
	前庭-视觉症状	由于前庭病变或视觉-前庭相互作用产生的视觉症状,包括运动的虚假感觉、视景的倾斜及因前庭功能(而非视力)丧失相关的视觉变形(模糊),可表现为振动幻视、视觉延迟、视觉倾斜或运动引发的视物模糊
	姿势性症状	指发生在直立体位(如站位)时,与维持姿势稳定相关的平衡症状,可表现为不稳感和摔倒感
持续时间	数秒钟	良性阵发性位置性眩晕、前庭性偏头痛、梅尼埃病晚期、前庭阵发症、外淋巴瘘、上半规管裂综合征、心律失常等
	数分钟	常见于短暂性脑缺血发作、前庭性偏头痛、惊恐发作等
	数十分钟~数小时	常见于梅尼埃病、前庭性偏头痛、短暂性脑缺血发作等
	数天	见于前庭神经炎、迷路炎、伴眩晕的突发性聋、前庭性偏头痛、脑血管病或脱髓鞘病等
	数月~数年	常见于精神心理性头晕、双侧前庭病、慢性中毒、中枢神经系统退行性疾病等
诱发因素	体位	良性阵发性位置性眩晕常与头位或体位变化有关,如起床、翻身、低头、仰头时出现;前庭性偏头痛发作期也可出现与头位或体位变化有关头晕;直立性低血压、严重椎基底动脉狭窄可在站立体位时诱发
	情绪、睡眠	常见于合并或并发精神心理性头晕,如持续性姿势知觉性头晕(PPPD)
	其他	长期嗜烟酒史为动脉粥样硬化疾病的危险因素;月经前期或月经期出现,伴随偏头痛,常见于前庭性偏头痛;Valsalva动作(排便、屏气)、强声(刺激)诱发的眩晕可见于外淋巴瘘、上半规管裂综合征等
伴随症状	自主神经症状	恶心、呕吐、心动过缓、血压变化、肠蠕动亢进、便意频繁,因前庭迷走神经反射功能亢进所致,常见于前庭周围性眩晕和部分前庭中枢性眩晕疾病
	耳部症状	耳鸣、耳闷胀感、听力下降或听觉过敏可见于梅尼埃病;眩晕伴听力下降及耳或乳突疼痛可见于突发性聋、迷路炎、中耳炎,偶可见于小脑前下动脉供血区梗死等
	中枢神经系统症状	复视、构音障碍、面部及肢体感觉、运动障碍或共济失调提示脑干小脑病变。上述症状急性发作并持续存在提示可能后循环梗死或出血;缓慢出现持续存在的面部及肢体感觉运动障碍或共济失调提示颅颈交界区畸形、遗传性或获得性小脑性共济失调;急性枕部疼痛持续存在需警惕椎基底动脉夹层
	心血管症状	心悸、胸闷、胸痛、面色苍白、晕厥提示心脏病变可能,如急性冠脉综合征或心律失常、肺栓塞
	精神情绪症状	紧张、担心、坐立不安、情绪低落、恐惧、睡眠障碍(入睡困难、易醒、早醒)提示可能合并或并发焦虑抑郁状态,或PPPD
	眼部症状	双眼复视提示脑干、眼动神经、眼外肌或神经肌肉接头病变;单眼复视、单眼黑矇、单眼视力下降、斜视等提示眼球、眼内肌或视神经病变
	颈部症状	颈肩痛、与颈部活动相关的头晕/眩晕、上肢或手指麻木,可能提示颈椎关节不稳、颈椎病、颅颈部发育异常
既往史、用药史及家族史	心脑血管病史	既往高血压、糖尿病、高脂血症、吸烟、饮酒、心脑血管病史的急性头晕/眩晕患者需先鉴别脑血管病
	耳部疾病史	慢性中耳炎的患者,后期易并发迷路炎、瘘管形成等
	手术外伤史	颞骨骨折、外淋巴瘘常有外伤手术史
	药物使用史	老年人中药物不良反应可引起头晕,近期新增加药物也可能是导致患者头晕不适的原因。容易导致头晕不适的药物有抗癫痫药物如卡马西平,镇静药如氯硝西泮,抗高血压药物如普萘洛尔,利尿剂如呋塞米等

续表

问诊要点	特点	有关疾病
既往史、用药史及家族史	晕车晕船史	晕动病患者常有晕车晕船史；前庭性偏头痛患者常有头痛、眩晕家族史或晕车史
	家族史	前庭性偏头痛、梅尼埃病、遗传性小脑性共济失调患者可有家族史

（二）体格检查

对心血管系统、神经系统、听力及前庭功能进行全面的检查。需要优先除外脑干及小脑病变所致恶性中枢性眩晕疾病，因此需要注意提示中枢病变的体征，如意识障碍、肢体无力或肌张力异常、构音障碍、吞咽困难、饮水呛咳、视野缺损、共济失调等。当出现神经系统阳性体征时转诊神经科就诊。对于急性发作的头晕/眩晕患者，为了快速识别恶性眩晕，应注意重点查体，尤其是检查听力，如发现急性听力下降，请耳鼻喉科会诊。除提示中枢病变的典型体征外，还应注意神经-眼科专项检查，如眼球位置、眼球运动、眼球震颤的检查。对于慢性持续性姿势性头晕或平衡障碍的患者需要进行系统的头晕/眩晕查体，关注卧立位血压、眼球运动、眼球震颤、共济运动、姿势步态、深感觉、平衡功能的检查，以除外慢性双侧前庭病变，各种原因所致的小脑性或感觉性共济失调等。

问诊及查体时须高度警惕的一些诊断陷阱：无常规神经科体格检查阳性发现（如偏瘫、言语障碍等）的眩晕不一定就是周围性眩晕，伴有听力损害的眩晕也不一定是周围性眩晕。

（三）辅助检查

1. 实验室检查　血常规、肝肾功能、血糖、血脂、电解质筛查有无贫血或电解质代谢紊乱，必要时甲状腺功能、免疫学指标检查筛查甲状腺功能亢进、甲状腺功能减退及免疫功能异常，心肌酶学检查除外心肌梗死等。临床上大多数出现眩晕的患者不需要实验室检查。患有慢性疾病（如糖尿病、高血压）的患者可能需要监测血压，检测血糖和电解质等。

2. 特殊检查　怀疑前庭功能障碍的患者，除进行前庭功能检查外还应进行听力检测。对所有眩晕患者，尤其伴随耳鸣、听力下降或耳闷胀等症状，均应进行纯音测听检查，单侧听力下降者更应予以重视，根据纯音测听图，可以很好地区分传导性聋和感觉神经性耳聋。对于急性眩晕起病，迅速出现意识障碍的患者，当高度怀疑为小脑出血时，应首选头颅 CT 检查。怀疑听神经瘤压迫或动脉供血区脑卒中导致中枢损害可能时，体格检查发现任何中枢损害体征，如听神经瘤压迫小脑和脑干出现共济失调、头晕、走路不稳等症状，应立即转诊至综合医院或上级医疗机构进行头颅 MRI 检查，转运过程中尽量减少患者身体及头部的晃动，保持呼吸道通畅，就近转运，避免长途运送。怀疑晕厥或晕厥前的患者应进行心电图、超声心电图、动态心电图监测等心脏相关检查，怀疑癫痫性眩晕时可行脑电图检查。

3. 精神心理评估　精神心理评估有助于识别慢性持续性头晕患者的心理因素。

四、诊断及鉴别诊断

（一）前庭性头晕/眩晕

临床常以脑干前庭神经核为界，将前庭系统划分为前庭周围系统和前庭中枢系统，对应不同的临床表现，分别称为前庭周围性头晕/眩晕和前庭中枢性头晕/眩晕。其中周围性头晕/眩晕，占50%~70%，预后较好；中枢性头晕/眩晕，占 20%~30%，但预后常常较差，严重时会危及生命。

【案例一分析】

根据采集病史和体格检查可以初步诊断该患者为眩晕。查体发现患者存在眼球震颤，无听力减退，无共济失调、脑膜刺激征及病理征。进一步完善头颅 MRI 检查、电测听检查，结果显示头颅MRI 正常、听力正常，内耳迷路 MRI 检查提示迷路积水。根据以上检查可以明确诊断为前庭周围性眩晕。

(二) 非前庭性头晕/眩晕

非前庭系统性头晕/眩晕主要由于各种原因损伤维持平衡的其他系统,如眼部和颈部本体感觉系统,患者多表现为头晕和姿势性症状。

【案例二分析】

根据症状及病史,患者头晕 2 周,无肢体麻木,无乏力,无视物旋转,无耳鸣耳聋,无恶心呕吐,无意识丧失,既往高血压控制良好,近 1 个月血压控制不佳,转诊至心内科就诊,排除其他相关疾病,予调整降压药物后头晕症状明显改善(图 11-1)。

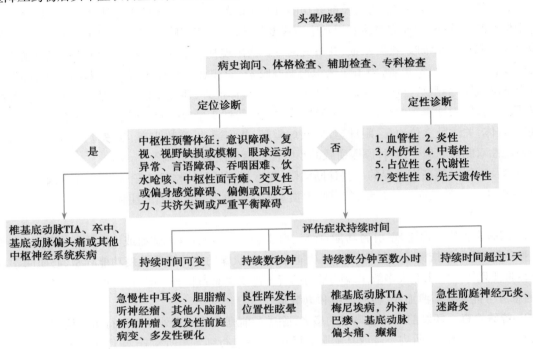

图 11-1　头晕/眩晕的诊断流程

五、治疗原则

(一) 一般治疗

1. 防止摔倒、跌伤。

2. 安静卧床休息,选择最适体位,避免头部活动和声光刺激。

3. 清淡饮食,减少水盐摄入,减轻内耳迷路和前庭核水肿。

4. 低流量吸氧。

(二) 药物治疗

急性期或发作期治疗:如基层医院暂时无法转诊患者,眩晕发作期可使用药物治疗(表 11-2)。

1. 前庭抑制剂　如抗组胺类、苯二氮䓬类、抗胆碱能类,可有效控制眩晕急性发作,原则上使用不超过 72 小时。急性期的症状控制后应及时停药,否则会抑制中枢代偿机制的建立。

2. 糖皮质激素　前庭神经炎急性期、突发性聋急性期或梅尼埃病急性期眩晕症状严重或听力下降明显者,可酌情口服或静脉给予糖皮质激素。

3. 改善微循环药物　突发性聋伴眩晕急性发作期、梅尼埃病发作期可给予银杏叶制剂、倍他司汀、天麻素制剂等药物。

4. 对症支持治疗　眩晕急性发作持续时间较长且伴有严重恶心呕吐者,应予止吐剂等药物,如甲氧氯普胺、多潘立酮及补液支持治疗。

表 11-2 常用眩晕治疗药物使用方法及不良反应

药物类型	药物名称	常见不良反应	禁忌证与注意事项
抗组胺+抗胆碱能	苯海拉明	嗜睡、头晕、头痛、口干、恶心、呕吐、食欲缺乏、倦乏、共济失调、肌张力障碍	新生儿、早产儿禁用;重症肌无力、闭角型青光眼、前列腺肥大者禁用
	茶苯海明	嗜睡、头晕、药疹,长期使用可引起造血系统的疾病	新生儿及早产儿禁用;用药期间不宜驾驶车辆及从事有危险机器操作;孕妇禁用
苯二氮䓬类	地西泮	嗜睡、头昏、乏力等,大剂量可有共济失调、震颤	孕妇、妊娠期妇女、新生儿禁用;严重肝功能、呼吸功能肺功能不全、睡眠呼吸暂停综合征、重症肌无力、急性闭角型青光眼等患者慎用
	劳拉西泮	镇静、眩晕、乏力、步态不稳、疲劳、嗜睡、遗忘、精神错乱、定向力障碍、抑郁	急性闭角型青光眼禁用
吩噻嗪类	异丙嗪	嗜睡、反应迟钝、低血压;视物模糊或色盲;口干、心率加快或减慢、白细胞计数减少;增加皮肤的光敏性	早产儿、新生儿禁用;老年人、闭角型青光眼及前列腺肥大者慎用
D_2受体拮抗剂	甲氧氯普胺	昏睡、烦躁不安、倦怠、无力;注射给药可引起直立性低血压;乳腺肿痛、恶心、便秘、皮疹、腹泻、睡眠障碍、眩晕、口渴、头痛、易激动、肌张力障碍,长期用会引发帕金森综合征和迟发性运动障碍	癫痫患者、胃肠道出血、机械性肠梗阻或穿孔、嗜铬细胞瘤、进行放疗或化疗的乳腺癌患者、抗精神病药致迟发性运动障碍者

（三）手术治疗

根据引起眩晕的不同疾病选择相应符合适应证的手术治疗,建议转上级医院治疗。

（四）前庭康复训练

不同种类的前庭康复训练可作为各种眩晕类疾病的重要或辅助治疗方式,可作为良性阵发性位置性眩晕耳石复位无效以及复位后仍有头晕或平衡障碍患者的辅助治疗。如果患者拒绝或不耐受复位治疗,则前庭康复训练可以作为替代治疗。也可用于前庭神经炎、梅尼埃病稳定期、突发性聋伴眩晕患者的辅助治疗。对于各种原因造成的前庭功能低下的慢性眩晕/头晕患者,前庭康复训练均可能使其受益。

六、生物-心理-社会管理模式

头晕/眩晕是门急诊最常见的临床症状之一,可发生于各年龄阶段。头晕/眩晕是一大类常见症状,其病因复杂,不仅包括中枢神经系统疾病、前庭周围性疾病、全身性疾病等,也包括焦虑和抑郁等心理问题,部分患者缺乏社会性支持。许多患者因患有难治性疾病而感到恐惧,如脑肿瘤、多发性硬化。对于此类患者,心理安慰是非常有效的方法。在接诊这类患者时需运用生物-心理-社会管理模式,除了分析评估可能的病因,还应评估患者的心理状态,积极倾听患者对疾病的理解及其关心的问题,让患者参与治疗方案的制定,建立长期随访照顾的关系,以构建和谐的医患关系,及时转诊或请心理科、耳鼻喉科、神经内科专科会诊。在诊断和治疗过程中,开展和构建多学科协同诊疗模式,有利于整合资源,减少误诊,以提高诊疗方案的科学性和合理性,达到规范化和个性化治疗的目的。

七、转诊指征

（一）出现意识障碍或合并严重中枢神经系统受累的体征。

（二）怀疑有器质性疾病,需要较为复杂的专业检查设备或诊断评估。

（三）各种检查显示有手术治疗指征,如脑干出血、小脑出血、听神经瘤等。

（四）急性发作的头晕/眩晕伴新发头痛或听力下降。

（五）反复发作的头晕/眩晕,已有检查手段初筛无法明确病因,或病情迁延,初步经验性治疗效果欠佳。

（六）合并严重精神或有自杀倾向的异常心理,应及时转入精神科进行专科治疗。

八、科研方向

眩晕可以分为前庭性眩晕和非前庭性眩晕,前庭性眩晕占眩晕主诉的四分之一,其患病率随年龄的增长而上升,且女性患病率约为男性的2~3倍。前庭性眩晕患者常伴有焦虑和抑郁状态,眩晕与焦虑、抑郁相互影响促进,形成恶性循环,对患者的治疗和生活产生严重影响。因此,对前庭性眩晕患者的焦虑、抑郁状态进行研究,可以指导临床更好地治疗。

【科研拓展】

发表在 *Journal of Neurology,Neurosurgery& Psychiatry* 的文章 "Psychiatric comorbidity and psychosocial impairment among patients with vertigo and dizziness" 指出,头晕和眩晕通常不能完全归咎于器质性疾病,部分与精神障碍有关。该项研究共纳入 547 名头晕/眩晕患者。诊断评估包括标准化神经系统检查、主要精神障碍结构化临床访谈（SCID-I）以及关于头晕、抑郁、焦虑和生活质量的调查问卷。

经评估,器质性和非器质性头晕/眩晕分别占总体的80.8%和19.2%。48.8%的患者诊断为精神障碍,最常见的是焦虑症、抑郁症、躯体和情感障碍。在器质性头晕/眩晕组中,特别是前庭性发作或前庭性偏头痛患者,42.5%患有精神疾病。与未罹患精神疾病的患者相比,罹患精神疾病的患者具有更严重的眩晕、抑郁、焦虑症状,且其生活质量更低。研究的结论是,近50%的头晕/眩晕患者合并有精神障碍,与没有精神障碍的患者相比,表现出更严重的社会心理障碍。因此,在疾病早期诊断和治疗时,应考虑评估患者的精神状态,早期识别是否存在精神障碍并适时干预。

（江　华）

第二节　头　痛

扫码获取
数字内容

【学习要点】

1. 头痛的定义及常见病因。

2. 偏头痛及紧张性头痛的鉴别。

3. 头痛的诊疗思路。

头痛是全科门诊常见的一种临床症状。本节从一个案例出发来详细阐述头痛的定义、病因、分类、临床思维、诊断及鉴别诊断、综合治疗、生物-心理-社会管理模式、转诊指征和科研方向等内容。

【案例】

患者,女,33 岁,全职妈妈。因"反复头部左侧痛 6 年,再发 5 小时"就诊。6 年前患者劳累后出现头部左侧痛,以颞部搏动性跳痛为主,疼痛程度较重,每次头痛发作前无闪光、亮点亮线等先兆症状,常伴有恶心、呕吐,活动后头痛程度加重,每次发作持续 5 小时左右,口服对乙酰氨基酚片后可缓解,近两年每月平均发作 3~4 次。5 小时前患者左侧头痛再次发作,休息后头痛症状无明显好转,遂至社区卫生服务中心就诊。既往无特殊疾病史,无烟酒史,否认过敏史,无头痛家族史,已婚,育有一子一女,家人体健。体格检查:体温 36.8℃,脉搏 72 次/min,呼吸 20 次/min,血压 120/80mmHg。神志清楚,自主体位,查体合作。心肺听诊无异常。腹平软,肝脾肋下未扪及,移动性浊音(－),肠鸣音正常。双下肢无凹陷性浮肿。余体征(－)。

一、定义

头痛（headache）是临床常见的症状，通常指局限于头颅上半部，包括眉弓、耳轮上缘和枕外隆突连线以上部位的疼痛。头痛大致可分为原发性和继发性两类。前者不能归因于某一确切病因，也可称为特发性头痛，常见的如偏头痛、紧张性头痛；后者由某些疾病诱发，病因可涉及各种颅内病变，如脑血管疾病、颅内感染、颅脑外伤，全身性疾病如发热、内环境紊乱以及滥用精神活性药物等。

二、病因

头痛的病因包括颅脑病变、颅外病变、全身性疾病及精神心理问题。

（一）颅脑病变

1. 感染　如脑膜炎、脑膜脑炎、脑炎、脑脓肿等。

2. 血管病变　如蛛网膜下腔出血、脑出血、脑血栓形成、脑梗死、高血压脑病、脑供血不足、脑血管畸形、风湿性脑脉管炎和血栓闭塞性脑脉管炎等。

3. 占位性病变　如脑肿瘤、颅内转移瘤、颅内囊虫病或棘球蚴病等。

4. 颅脑外伤　如脑震荡、脑挫伤、硬膜下血肿、颅内血肿、脑外伤后遗症等。

5. 其他　如偏头痛、丛集性头痛、肌收缩性头痛、头痛型癫痫、腰椎穿刺后及腰椎麻醉后头痛等。

（二）颅外病变

1. 颅骨疾病　如颅骨肿瘤等。

2. 颈部疾病　如颈椎病及其他颈部疾病。

3. 神经痛　如三叉神经、舌咽神经及枕神经痛等。

4. 病毒感染　如头、面部带状疱疹等。

5. 其他　如眼、耳、鼻和齿等疾病所致的头痛。

（三）全身性疾病

1. 急性感染　如流感、伤寒、肺炎等感染性疾病。

2. 心血管疾病　如高血压、心力衰竭等。

3. 中毒　如铅、酒精、一氧化碳、有机磷、药物（如颠茄、水杨酸类）等中毒。

4. 其他　尿毒症、低血糖、贫血、肺性脑病、系统性红斑狼疮、月经期或绝经期头痛、中暑等。

（四）精神心理疾病

如睡眠障碍、抑郁症等。

三、头痛的分类

国际头痛协会（International Headache Society，IHS）于 1988 年制定了头痛的分类和诊断标准，成为头痛分类和诊断的国际规范。2018 年，IHS 推出了国际头痛疾病分类第 3 版（the International Classification of Headache Disorders 3rd edition，ICHD-3）（表 11-3）。

表 11-3　头痛疾患的国际分类

1	**原发性头痛**
	1.1　偏头痛
	1.2　紧张性头痛
	1.3　三叉神经自主神经性头痛
	1.4　其他原发性头痛
2	**继发性头痛**
	2.1　缘于头颈部创伤的头痛

续表

2.2	缘于头颈部血管性疾病的头痛
2.3	缘于颅内非血管性疾病的头痛
2.4	缘于某种物质的或物质戒断性头痛
2.5	缘于感染的头痛
2.6	缘于内环境紊乱的头痛
2.7	缘于头颅、颈部、眼、耳、鼻、鼻窦、牙、口腔或其他面部或颈部构造疾病的头痛或面痛
2.8	缘于精神障碍的头痛
2.9	痛性颅神经病变和其他面痛
3	**其他类型头痛**

四、临床思维

(一) 问诊

详细的病史能为头痛的诊断提供第一手资料。在病史采集中应重点询问头痛的起病方式、发作频率、发作时间、持续时间、头痛的部位、性质、疼痛程度及伴随症状;注意询问头痛诱发因素、前驱症状、头痛加重和减轻的因素。另外还应全面了解患者年龄与性别、睡眠和职业状况、既往病史和伴随疾病、外伤史、服药史、中毒史和家族史等。重点问诊内容见表 11-4。

表 11-4　头痛的问诊临床思路

问题	考虑
直系亲属中有人患有偏头痛吗?	偏头痛
描述头痛起病情况	爆裂样头痛,应考虑蛛网膜下腔出血
当你开始经历头痛,是在什么时候?	头痛症状存在的时间越长,该症状越有可能是良性的。偏头痛和紧张性头痛经常在青春期出现
这种头痛症状与你之前所患的头痛症状相同吗? 头痛症状在哪些方面不同?	问题在于是陈旧性头痛还是新发头痛。陈旧性头痛通常是良性的
你为什么选择今天来就医?	确定患者首次就诊日程及最可能相关的特征
在你头痛开始前,是否注意到预警症状?	反复发作的头痛,有特征性先兆症状存在,可确诊为偏头痛
起病	
请告诉我最有代表性的一次头痛的起病情况	
● 头痛突然发生且剧烈	蛛网膜下腔出血
● 在 5~10 分钟迅速发展扩散	丛集性头痛
● 发作开始后约 1 小时症状会加重	紧张性头痛
	偏头痛
持续时间	
头痛症状持续多久?	请注意,每种常见的原发性头痛都有其特异的持续时间
● 4~72 小时	偏头痛
● 30 分钟到 1 周	紧张性头痛
● 15 分钟到 3 小时	丛集性头痛
频率	
如果你有反复发作的头痛,多长时间发作一次?	在以下列出的典型频率可能会发生显著变化
● 每月 1~2 次	偏头痛
● 每周 1~2 次	紧张性头痛
● 每天 1~4 次	丛集性头痛

续表

问题	考虑
头痛经常在一天中的哪个时间段发生	
凌晨 2:00 到 3:00	丛集性头痛
早晨起床时	脑瘤
	阻塞性睡眠呼吸暂停综合征
	颞下颌功能障碍
中午	紧张性头痛
周末	偏头痛
	咖啡戒断性头痛
疼痛特点	
头痛症状是什么样的	
• 如心脏搏动般的搏动性头痛	偏头痛
	巨细胞动脉炎
• 头部周围有"紧箍"感或压力感	紧张性头痛
	颈源性头痛
	颞下颌功能障碍
• 刺痛或针扎样疼痛,就像电击的感觉	丛集性头痛
	三叉神经痛
头痛严重程度	
• 严重到无法工作	偏头痛
	蛛网膜下腔出血
• 轻度	紧张性头痛
	巨细胞动脉炎
	脑瘤(该类头痛症状开始时轻微,不会对人的生活工作造成严重影响;但经过几周到几个月后,疼痛会逐渐加重)
疼痛部位	
疼痛位于头部的哪个位置	
• 只在一侧发生头痛,但头痛在头两侧转换	偏头痛
	巨细胞动脉炎
• 总是在同一侧发生头痛症状	丛集性头痛
	脑瘤
	脑动静脉畸形
	巨细胞动脉炎
	三叉神经痛
头部两侧均有头痛症状	紧张型性头痛
	巨细胞动脉炎
眼部周围	丛集性头痛
	三叉神经痛
	急性闭角型青光眼
	鼻窦炎
前额部	紧张性头痛
	颈源性头痛
	鼻窦炎
颞处	紧张性头痛
	巨细胞动脉炎
	丛集性头痛
	偏头痛

NOTES

续表

问题	考虑
头部后部	颈源性头痛
	颅后窝肿块
头顶部	蝶窦炎和颈椎性头痛

包括先兆在内的相关特点

头痛之前,有任何预警症状吗?	头痛一旦开始,这些症状可能会持续(但不会超过1小时)
• 在双眼的一侧有之字形的闪光,持续约20分钟	偏头痛典型视觉先兆
• 说话没有逻辑	在所有的偏头痛先兆症状中,失语症患病率为11%,但是当这些症状第一次发生或持续时间超过1小时,一般考虑畸形血管事件的可能,如颈动脉夹层或脑卒中
• 在面部或手部的一侧具有麻木感或刺痛感	在所有的偏头痛先兆中,单侧感觉异常的发生率为20%
• 身体一侧无力	偏头痛先兆症状中,偏瘫的发生率为4%,但是可能也表现出脑卒中或颅内肿块占位病变的症状,因此需要进行紧急评估,除非随着时间的推移该症状不会加重
当你头痛的时候,有其他伴随症状吗?	对于丛集性头痛,相关症状只发生一侧,头痛也发生相同侧
• 红眼	急性闭角型青光眼
	丛集性头痛
• 流泪	丛集性头痛
• 流鼻涕或鼻塞	丛集性头痛
• 额或面部出汗	丛集性头痛
• 上睑下垂	丛集性头痛
• 瞳孔缩小	丛集性头痛
• 恶心	偏头痛
	脑瘤
• 畏光	偏头痛
	脑膜炎
• 畏声	偏头痛

加重或缓解因素(头痛的触发因素)

你发现哪些因素引起了头痛?	
• 特定食物(尤其是巧克力和奶酪)	偏头痛
• 乙醇	偏头痛
	丛集性头痛
• 经期	偏头痛(往往发生在经期之前或刚开始的几天内)
• 咖啡因戒断	偏头痛
• Valsalva 试验	脑瘤
	偏头痛
• 身体活动,如上楼梯和身体屈曲	偏头痛
	脑瘤
• 头部和颈部转动	颈椎性头痛
• 触摸头皮	巨细胞动脉炎

续表

问题	考虑
随着时间的推移,症状的频率或性质发生改变	
头痛的性质发生改变了吗?	
● 头痛发生改变了吗? 例如,搏动性变为非搏动性,或从颞部转移到枕部	新原因导致头痛发生变化
● 在几周到几个月的时间内,症状变得更加严重	脑瘤

（二）体格检查

体格检查即利用温度计、血压计和诊断的基本工具,包括检眼镜和听诊器等进行查体。应检查头、颞动脉和眼睛。触诊部位包括颞动脉区、面部和颈部肌肉、颈椎和鼻窦、牙齿和颞下颌关节,并查看有无脑膜刺激征和视盘水肿的迹象。

精神状态的检查是很重要的,包括发现意识改变或对认知和情绪的评估、焦虑、紧张、抑郁症等任何精神的改变。神经系统的检查包括视野和视敏度、瞳孔反射和眼球的活动度,还要检查患者面部和肢体的感觉和活动能力,以及各种反射,包括跖反射。

（三）辅助检查

1. 实验室检查　血常规、肝肾功能及电解质检查、内分泌激素水平、风湿免疫指标、肿瘤标志物、炎症指标（CRP 等）、凝血功能等。

2. 特殊检查　头颅 CT 检测有无脑肿瘤、脑血管意外或蛛网膜下腔出血;鼻窦 X 线可以协助诊断鼻窦炎;颈椎 X 线可以协助诊断颈椎疾患引起的头痛;磁共振成像可以更好地显示脑内的结构,检测颅内颞动脉炎,诊断脑梗死;腰椎穿刺可用于脑膜炎诊断和怀疑蛛网膜下腔出血时的检查;放射性同位素扫描（^{99m} 锝）可以定位特定的肿瘤及血肿。

3. 心理评估　对存在可疑精神心理症状的患者进行心理评估。可采用焦虑自评量表（Self-Rating Anxiety Scale,SAS）,抑郁自评量表（Self-Rating Depression Scale,SDS）。

五、诊断及鉴别诊断

在头痛的诊断过程中,应首先区分原发性头痛和继发性头痛。

（一）原发性头痛

原发性头痛包括偏头痛、紧张性头痛、丛集性头痛。

【案例分析】

患者为青年女性,因"反复头部左侧痛 6 年,再发 5 小时"来诊。每次劳累后出现以颞部搏动性跳痛为主的单侧头痛,无先兆症状,常伴有恶心、呕吐,日常活动可加重头痛程度,每次发作时间持续 5 小时左右。

在进行评估时,运用 Murtagh 安全诊断策略:可能的诊断是什么? 不能忽视的严重疾病有哪些? 有哪些常被遗忘的疾病? 要注意哪些假象? 患者试图告诉我什么?

该患者反复出现单侧搏动样头痛,头痛时长约 5 小时,伴有恶心、呕吐,是否为偏头痛? 能否排除脑肿瘤等严重疾病? 患者育龄期女性,头痛是否可能与月经相关? 患者为二胎全职母亲,是否过度劳累? 是否存在潜在心因性障碍?

患者的体格检查无视觉、听觉障碍,鼻甲无异常,鼻窦区无压痛,胸腹查体无殊。神经系统检查无感觉和运动异常,无病理征及脑膜刺激征。眼底镜检查未见异常。

诊断考虑:偏头痛

处理:向患者解释偏头痛是良性疾病,予以非甾体抗炎药口服治疗。饮食上注意避免导致头痛的食物和饮料,摄取低胺类食物,培养健康的生活方式、放松,适当注意休息,增强家庭成员的支持,避免烦躁及过度劳累。

原发性头痛的鉴别见表 11-5。

表 11-5　原发性头痛的鉴别

项目	偏头痛	紧张性头痛	丛集性头痛
好发年龄	20~40 岁	各年龄段,尤其是在中年以后	30~40 岁
性别	女性多见	男女发病比例相近	男性多见
诱因	劳累,进食巧克力、酒类、柑橘等,睡眠不足或过多,情绪因素和月经等	劳累、紧张、情绪障碍、头颈部肌肉紧张、口腭部功能异常等	饮酒、摄入巧克力或牛奶、服用硝酸甘油等血管扩张剂、体温升高等
头部疼痛	多单侧	多双侧或全头部	多单侧
头痛性质	呈搏动性跳痛	压迫感或紧缩感(非搏动性)	刀剜样或锥刺样,可呈搏动性
头痛程度	中~重度	轻~中度	重~极重度
持续时间	4~72 小时	30 分钟~7 天	15~180 分钟,每日 1 次到数次
伴随症状/加重因素	恶心和/或呕吐,畏光及畏声,可伴先兆症状,可因步行、上下楼等日常活动加重	可有畏光及畏声,或伴食欲减退,不因步行、上下楼等日常活动加重	同侧结膜充血、流泪、流涕、眼睑水肿、额面部出汗、瞳孔缩小或眼睑下垂、烦躁不安

(二) 继发性头痛

有些引起继发性头痛的疾病可能很严重,甚至危及生命。因此全科医生需要熟悉有助于识别继发性头痛的一些临床状况,准确判断哪些头痛是属于急、危重的,以便及时处理。美国头痛协会推荐使用 "SSNOOP" 识别可能有继发性头痛的患者。

系统性症状 (systemic symptoms),如发热、体重减轻。

系统性疾病 (systemic disease),如 HIV 感染、恶性肿瘤。

神经系统症状或体征 (neurologic symptoms or signs)。

突然起病 (onset sudden)。

40 岁之后起病 (onset after age 40 years)。

既往病史 (previous headache history),如初发头痛、疼痛加重或是与以往症状不同的头痛。

继发性头痛多由器质性疾病引起,如鼻窦炎、脑膜炎、脑肿瘤、蛛网膜下腔出血等;也可由感染、心血管疾病、精神疾病等引起,如上呼吸道感染、高血压病、焦虑、抑郁症。具体见表 11-6。

表 11-6　继发性头痛的识别

疾病种类	代表性疾病	临床特点
颅脑外伤		发生于颅脑创伤后,呈局部或弥漫性的胀痛、跳痛,可伴意识障碍及颅内压增高征象
脑血管病变	脑出血、脑梗死	起病急,多伴不同程度的意识障碍和脑局灶损害定位体征,如偏瘫、偏身感觉障碍、失语等
	蛛网膜下腔出血	蛛网膜下腔出血时头痛剧烈,持续时间长,脑膜刺激征(+)
脑肿瘤		头痛缓慢发生并呈进行性加重,可伴恶心、呕吐、视盘水肿等颅内压增高症,也可出现癫痫发作、肢体瘫痪等脑局灶损害表现
颅内感染	脑膜炎、脑炎、脑脓肿	起病较急,表现弥漫的全头部痛,程度较剧烈,常伴发热、恶心、呕吐,脑膜炎患者脑膜刺激征阳性,脑炎可出现感觉或运动障碍、意识障碍、癫痫发作、精神异常等
五官疾病	急性青光眼	头痛剧烈,伴有眼痛、结膜充血、视力障碍和眼压增高

续表

疾病种类	代表性疾病	临床特点
五官疾病	鼻窦炎	头痛位于近病窦处,可伴鼻塞、脓血涕或局部压痛,额窦炎的疼痛以晨起重,午后渐轻,上颌窦炎反之,鼻腔检查可见鼻黏膜充血肿胀、鼻甲肥大或鼻道脓性分泌物
精神疾病	抑郁症、神经衰弱、焦虑	头痛漫长迁延,程度轻至中度,可伴有头晕、心悸、气短、耳鸣、失眠、腰背痛等躯体不适,无神经系统阳性体征,精神检查可发现患者存在精神问题
头面部神经痛	三叉神经痛	呈电击样或火烙样剧痛,每次持续数秒至数十秒,有原发性和继发性之分

六、综合治疗

(一)原发性头痛

1. 偏头痛

(1)发作期的治疗:临床治疗偏头痛通常应在症状起始时立即服药。治疗药物包括非特异性镇痛药如非甾体抗炎药(NSAID)和阿片类药物,特异性药物如麦角类制剂和曲普坦类药物。药物选择应根据头痛程度、伴随症状、既往用药情况等综合考虑,可采用阶梯法、分层选药,进行个体化治疗。

轻-中度头痛:单用 NSAID 如阿司匹林、萘普生、布洛芬、双氯芬酸等可有效,如无效再用偏头痛特异性治疗药物。

中-重度头痛:严重发作可直接选用偏头痛特异性治疗药物以尽快改善症状,部分患者虽有严重头痛但以往发作对 NSAID 反应良好者,仍可选用 NSAID。麦角类和曲普坦类药物不良反应包括恶心、呕吐、心悸、烦躁、焦虑、周围血管收缩,大量长期应用可引起高血压和肢体缺血性坏死。因具有强力的血管收缩作用,严重高血压、心脏病和孕妇患者均为禁忌。另外,麦角类和曲普坦类药物应用过频,则会引起药物过量使用性头痛,建议每周用药不超过 2~3 天。

伴随症状:恶心、呕吐者合用止吐剂(如甲氧氯普胺)是必要的,严重呕吐者可给予小剂量奋乃静、氯丙嗪。烦躁者可给予苯二氮䓬类药物以促使患者镇静或入睡。

(2)预防性治疗:适用于:①频繁发作,尤其是每周发作 1 次以上严重影响日常生活和工作的患者;②急性期治疗无效,或因不良反应和禁忌证无法进行急性期治疗者;③可能导致永久性神经功能缺损的特殊变异型偏头痛,如偏瘫性偏头痛、基底型偏头痛或偏头痛性梗死等。药物治疗应小剂量单药开始,缓慢加量至合适剂量,同时注意不良反应。偏头痛发作频率降低 50% 以上可认为预防性治疗有效,有效的预防性治疗需要持续约 6 个月,之后可缓慢减量或停药。临床用于偏头痛预防的药物有 β 受体拮抗剂(如普萘洛尔、美托洛尔)、钙通道阻滞剂(如氟桂利嗪、维拉帕米)、抗癫痫药(如丙戊酸、托吡酯、加巴喷丁)、抗抑郁药(如阿米替林)和 5-HT 受体拮抗剂(如苯噻啶)等。

2. 紧张性头痛

(1)药物治疗:本病的许多治疗药物与偏头痛用药相同。急性发作期用对乙酰氨基酚、阿司匹林等非甾体抗炎药,麦角胺或双氢麦角碱等亦有效。对于频发性和慢性紧张性头痛,应采用预防性治疗,可选用三环类抗抑郁药如阿米替林、多塞平,或选择性 5-羟色胺再摄取抑制药如舍曲林或氟西汀等,或肌肉松弛剂如盐酸乙哌立松、巴氯芬等。伴失眠者可给予苯二氮䓬类药如地西泮等。

(2)非药物疗法:包括松弛治疗、物理治疗、生物反馈和针灸治疗等也可改善部分病例的临床症状。

3. 丛集性头痛

(1)急性期的治疗:吸氧疗法为头痛发作时首选的治疗措施,给予吸入纯氧,流速 7~10L/min,

10~20 分钟,可有效阻断头痛发作。舒马普坦皮下注射或经喷鼻吸入,佐米曲普坦经喷鼻吸入,双氢麦角碱静脉注射,可迅速缓解头痛,心脑血管疾病和高血压是禁忌证。4%~10% 利多卡因 1ml 经患侧鼻孔滴入,可使 1/3 的患者头痛获得缓解。

（2）预防性治疗:丛集性头痛发作历时较短,但疼痛程度剧烈,预防性药物包括维拉帕米、锂制剂和糖皮质激素等。维拉帕米可有效预防丛集性头痛发作,可在用药 2~3 周内发挥最大疗效。锂制剂起效较维拉帕米缓慢,治疗窗窄,仅适用于其他药物无效或有禁忌证者。其他用于丛集性头痛的预防药物还包括托吡酯、丙戊酸、苯噻啶、吲哚美辛和褪黑激素等。

（二）继发性头痛

对于病因明确的继发性头痛应尽早去除病因,如颅内感染应抗感染治疗,颅内高压者宜脱水降颅内压,颅内肿瘤需手术切除等。对于病因不能立即纠正的继发性头痛,可给予镇痛等对症治疗以终止或减轻头痛症状,同时应对头痛伴随症状予以对症治疗。

七、生物-心理-社会管理模式

头痛是一种可以反映隐藏疾病的症状,患者可能是抑郁(隐性或显性)或焦虑状态。患者可能存在精神压力大、焦虑和抑郁等心理问题,这些问题可能会导致头痛的发生,同时头痛的发作也可能加重这些心理问题。因此在接诊头痛患者时需运用生物-心理-社会管理模式,在排除器质性疾病的情况下,观察患者的心理状态,如有紧张、焦虑、抑郁倾向,可通过 SAS、广泛性焦虑量表（GAD-7）、汉密尔顿焦虑量表（HAMA）、SDS、简单自测抑郁量表（PHQ-9）、汉密尔顿抑郁量表（HAMD）等评估患者的心理状态,积极倾听以确定患者对头痛症状的理解及担忧,调节患者认知,加强家庭支持,必要时联系心理专科会诊、转诊及多学科协同治疗。

八、转诊指征

（一）经社区诊治,仍不能明确诊断,或治疗效果欠佳者。

（二）怀疑有颅内感染、颅内占位、颅脑外伤或脑血管病变等急危重病变者。

（三）伴有严重的全身情况,如心肺功能不全、尿毒症、气体或金属中毒等。

九、科研方向

头痛是很常见的症状,85% 的人在 1 年内有过头痛,38% 的成人 2 周内有过头痛,40% 的 7 岁孩子和 75% 的 15 岁以上的孩子会经历不止 1 次头痛。而原发性头痛的发生机制目前尚不明确,治疗手段较单一。为了更好地认识头痛,提升诊疗水平,更有效的预防头痛的发生,科学研究是必不可少的。

【科研拓展】

2021 年 8 月,发表在 *The Journal of Headache and Pain* 的文章 "Regional cerebral blood flow as predictor of response to occipital nerve block in cluster headache" 中提出:丛集性头痛是一种难以治愈的疾病,枕大神经阻滞可以暂时抑制约 50% 的患者的发作,然而其作用机制尚不明确,并且没有可靠的疗效预测指标。为了解决这个问题,我们研究了枕大神经阻滞对局部脑血流（rCBF）的影响,并且对比了治疗有效患者与治疗无效患者间的差异。最后我们将患者的基线灌注图与健康对照组做比较。

方法:21 名未接受过治疗的男性患者在丛集性头痛发作时被招募。在无痛期间,患者接受了伪连续动脉自旋标记的 MRI 评估来提供 rCBF 的定量指标。MRI 在治疗前和治疗后 7~21 天进行。

结果:治疗后,患者在后颞回、小脑和尾状核表现出相关的 rCBF 降低,在枕叶皮层表现出 rCBF 的增加。与治疗无效的患者相比,治疗有效的患者内侧前额叶皮层和外侧枕叶皮层的基线 rCBF 较高,而扣带回和中颞叶皮质的 rCBF 较低。与健康对照组相比,丛集性头痛患者小脑和海马的 rCBF 较高,眶额皮质、岛叶和颞中回的 rCBF 较低。

结论：本研究提供了关于丛集性头痛的病因、枕大神经阻滞作用机制以及潜在疗效预测指标的新观点。未来的研究应关注本试验的结果是否可重复，并拓展到其他头痛类型中。

（江　华）

第三节　心　　悸

11章03节

扫码获取
数字内容

【学习要点】

1. 心悸的定义及常见原因。

2. 心悸的临床思维及诊断。

3. 心悸的处理原则。

　　心悸是一种常见的未分化疾病，在急诊、心内科、全科门诊及社区卫生服务中心常见。本节以临床案例来阐述心悸的定义、病因、临床思维、诊断及鉴别诊断、综合治疗、管理模式、转诊指征及科研拓展等内容。

【案例】

　　患者，女，48岁。因"心悸半年"就诊。患者半年前无明显诱因出现心悸，伴呼吸困难，无胸闷、胸痛、出汗、发绀、黑矇、晕厥等，持续数分钟后可自行缓解。此后，患者多次出现阵发性心悸，症状与前相似，呈突发突止的特征。在外院查常规心电图、血常规、甲状腺功能、腹部大血管超声等未见明显异常。

　　既往史：20年前曾行宫外孕手术。否认高血压、冠心病、糖尿病等疾病史，否认家族史，否认吸烟、饮酒史。

　　查体：体温36.1℃，脉搏78次/min，呼吸20次/min，血压127/79mmHg，神清，精神可，自主体位，查体合作。全身皮肤巩膜无黄染，扁桃体无肿大，气管居中，甲状腺未触及肿大。双肺呼吸音清，未闻及啰音。心界不大，心音清，心率78次/min，律齐，各瓣膜区未闻及病理性杂音。腹平软，未闻及血管杂音，无压痛、反跳痛，肝脾肋下未及，肾区无叩痛，移动性浊音阴性，双下肢不肿。

一、定义

　　心悸（palpitation）是一种自觉心脏强有力、快速或不规则跳动的不适感或心慌感。心悸反复发作严重影响患者的生活质量及精神状况，导致住院及其他不良事件增加。

二、病因

（一）心脏搏动增强

1. 生理性　健康人在精神过度紧张或剧烈运动时，喝咖啡、浓茶或酒后，或用药后如肾上腺素、麻黄碱、咖啡因、阿托品、甲状腺片等引起心脏搏动增强时会感觉心悸。妊娠时也会有心悸。

2. 病理性　心室肥大（高血压心脏病、主动脉瓣关闭不全、二尖瓣关闭不全、动脉导管未闭、室间隔缺损等致心室肥大）、甲状腺功能亢进症、贫血、发热、低血糖症、嗜铬细胞瘤等。

（二）心律失常

1. 心动过速　窦性心动过速、房性心动过速、阵发性室上性或室性心动过速。

2. 心动过缓　高度房室传导阻滞、窦性心动过缓或病态窦房结综合征。

3. 其他心律失常　期前收缩、心房扑动或颤动等。

（三）其他

1. 心力衰竭。

NOTES

2. 心脏神经症。

3. **β受体亢进综合征**　β受体亢进综合征是指机体内源性儿茶酚胺分泌正常而β受体对其刺激过度敏感致使心率增快、心缩力增强和心排血量增多等心功能亢进状态的一组临床综合征,β受体拮抗剂治疗效果良好。

4. 更年期综合征。

5. 胸腔大量积液、高原病、胆心综合征。

三、临床思维

(一) 问诊

1. 问诊模式　采用 RICE 问诊式。

2. 问诊内容　在问诊过程中,主要包括起病情况与患病的时间、可能的原因或诱因;主要症状的特点及其发展变化情况;伴随症状;发病以来诊治经过及结果记录,发病以来一般情况;既往疾病史、个人史、婚育史、家族史等,对育龄期妇女,要特别询问月经史,排除妊娠。同时注意了解患者的心理及社会背景、注意人文关怀,并根据问诊采集的病史进行整体分析。

(二) 体征

应进行全面的体格检查,包括体温、脉搏、呼吸、血压等生命体征,重点进行心脏的体格检查,有无心前区搏动,心界大小,心率快慢,心律是否整齐,心音是否正常,有无心脏杂音等,注意有无贫血貌(结膜有无苍白)、甲状腺有无异常,外周血管有无杂音等。注意对皮肤、黏膜、全身浅表淋巴结等的检查,并完善肺和腹部等的常规体格检查,注意肝脾有无肿大。

(三) 辅助检查

1. 常规检查　血常规、尿常规、粪便常规、肝肾功能电解质、血脂、血糖、甲状腺功能、心电图、心脏超声等,必要时可完善风湿免疫相关检查,排除结缔组织病。

2. 特殊检查　24 小时动态心电图、运动试验、食管心电生理检查、心腔内电生理检查、三维心脏电生理标测及导航系统和基因检测等。

3. 心理评估　对存在可疑精神心理症状的患者进行心理评估。可采用 SAS 和 SDS。

四、诊断及鉴别诊断

根据患者的症状、体征、辅助检查结果对患者病情进行评估,对于可能与心律失常相关、房颤或房扑等高血栓风险相关、严重血流动力学障碍、严重影响生活质量的不明原因心悸患者,一定要进一步检查以明确诊断。心悸患者的诊断策略模型见表 11-7。

表 11-7　心悸患者的诊断策略模型

心悸	疾病诊断
可能的诊断	焦虑 期前收缩(异位性) 窦性心动过速 药物(如兴奋剂)
不能忽视的严重疾病	心肌梗死或心绞痛 心律失常(室性心动过速、心动过缓、病态窦房结综合征、尖端扭转型心动过速、预激综合征等) 电解质紊乱(低血钾、低血镁、低血糖)
常被遗漏的疾病	发热或感染 妊娠 绝经期 药物(如咖啡因、可卡因、氨茶碱、抗心律失常药物等)

续表

心悸	疾病诊断
常被遗漏的疾病	二尖瓣疾病
	主动脉瓣关闭不全
	组织缺氧或高碳酸血症
罕见疾病	蜂蜇伤
	嗜铬细胞瘤
七种假象	抑郁
	糖尿病
	药物
	贫血
	甲状腺疾病
	脊髓功能失调
	感染
患者是否有话没说	很有可能,考虑心脏神经症、焦虑等

【案例分析】

患者为中年女性,因"心悸半年"就诊。患者心悸症状呈突发突止的特点,反复发作,每次持续数分钟,可自行缓解,并有呼吸困难等伴随症状。既往史无特殊,体格检查、血常规、肝肾功能电解质、甲状腺功能、腹部大血管超声、心电图等无异常。

在进行评估时,运用 Murtagh 安全诊断策略:具有这种症状的常见疾病有哪些? 哪些严重的疾病一定不能漏诊? 有哪些容易被遗漏的病因? 患者是否具有常被掩盖的疾病? 患者是不是还有话没说?

患者的心悸是原发性还是继发性心悸? 患者的心悸呈突发突止的特点,是否为阵发性心律失常,阵发性室上性心动过速? 阵发性房颤、房扑? 患者心悸发作时伴有呼吸困难的症状,患者是否有心肌缺血、结构性心脏病? 患者是否在服用某些特殊药物? 患者生活中是否存在较大的心理压力,是否有焦虑、抑郁?

通过进一步检查发现患者常规心电图无异常,24 小时动态心电图:①窦性心律,最慢心率是 52 次/min,发生于 04:15;最快心率是 131 次/min,发生于 23:09;平均心率 68 次/min;②偶发房性期前收缩有 7 个/全程;③偶发室性期前收缩有 3 个/全程,成对室性期前收缩 1 次;④监测中可见快频率时侧壁、下壁 ST 段异常改变,患者全天未记录不适症状。患者心脏超声示左室收缩功能稍减低(EF 值 53%),左房增大(3.8cm),室间隔基底段增厚(1.2cm)。食管内心电生理检查:①左侧隐匿性旁道;②顺向型房室折返性心动过速。

诊断考虑:阵发性室上性心动过速(顺向型房室折返性心动过速)。

处理:行室上性心动过速(房室折返性心动过速)射频消融术,术后注意休息,避免劳累,勿喝咖啡、浓茶及酒等刺激性饮料。

五、综合治疗

(一)应鉴别心悸的机制,获得心悸症状发作时的心电图记录,明确病因,评价基础心脏病。

(二)对病因明确的心悸患者,应针对病因(心律失常、结构性心脏病、心理疾病或系统性疾病)进行治疗,如病态窦房结综合征,应接受起搏器治疗;阵发性室上性心动过速,可行射频消融治疗;对于系统性或药物致心律失常,应针对实际情况进行治疗;对于病因不明,并且有严重心血管事件风险的患者,应尽快转至上级医院就诊。

(三)加强对心悸患者的一级预防,减少心血管危险因素,如戒烟限酒,控制血压、血糖、血脂,避免劳累,保持适度运动等。

六、生物-心理-社会管理模式

接诊心悸患者,既要考虑到患者自身的生物学特征(如育龄期女性是否处于妊娠期,50 岁左右女性是否有更年期综合征),还要充分考虑到有关的心理因素(如最近是否工作压力过大,生活是否遭遇变故)及社会环境(如全球范围的疫情、经济低迷、失业率上升、物价上涨等)的影响,运用生物-心理-社会管理模式,常规评估患者身体和心理健康状况,倾听患者的想法,引导其对疾病的正确认识,让患者参与选择制定诊疗方案,建立长期良好的医患关系。必要时联系精神科、心内科会诊、转诊及多学科协作诊疗,以提高心悸的诊疗效果,改善心悸患者的生活质量。

七、转诊指征

(一) 怀疑或确定有严重的器质性心脏病。

(二) 怀疑或确定有原发性心脏疾病。

(三) 猝死家族史。

(四) 需要进行电生理检查,侵入性检查或在院心电监护。

八、科研方向

心悸是综合医院全科门诊以及社区卫生服务中心最常见的疾病之一,恶性心律失常所致的心悸严重威胁人民生命健康。因此,提高临床医师对心悸的诊疗水平至关重要,科学研究必不可少。

【科研拓展】

2021 年 8 月发表在《欧洲急诊医学杂志》上的一篇名为"一个单中心的队列研究:智能手机关联的移动心电图仪在急诊心悸患者中的临床应用经验"的文章指出:心悸是急诊科最常见的就诊原因之一,它的诊断依赖于发病时捕获的心电图。对于心电图正常的心悸患者,诊断难度及医疗费用相对较大。而无线单导联移动心电图仪可以安全有效的连接在智能手机 APP 上,并参与晕厥前的门诊医疗管理。

这是一个单中心的队列研究,回顾分析了一年中使用这个设备的患者心律失常诊断数量以及平均诊断费用。它纳入了 290 名因心悸而连续一年在英国某家医院急诊科就诊的患者,所有人年龄均大于 16 岁并且心电图正常。238(81.7%)位患者配备有这个智能设备,220(75.9%)位患者使用全套心电监护。17/237(7.2%)的心脏病患者被诊断(12 位房颤/房扑,5 位室上性心动过速,1 位房性心动过速)。

文章结论:这个智能设备诊断出 17 位心脏病患者。使用该智能设备诊断心律失常平均诊断费用低于使用全套心电监护诊断心律失常的费用。一个能连接智能手机的无线单导联移动心电图仪应该被用于急诊心悸患者。

(张存泰)

第四节　胸　　痛

扫码获取
数字内容

【学习要点】

1. 胸痛的分类、病因及发生机制。

2. 胸痛的临床诊断流程。

3. 胸痛的诊断及鉴别诊断。

4. 致命性胸痛的紧急处理、治疗和转诊。

胸痛是一种临床上常见的症状,在综合医院急诊、全科门诊及社区卫生服务中心常见。本节以案为例,阐述胸痛的定义、分类、病因及发生机制、临床表现及辅助检查、诊断及鉴别诊断、紧急处理及治疗、转诊等内容。

【案例】

患者,女,54 岁。因"间断胸痛 20 天"入院。患者 20 天前无明显诱因出现间断剑突下闷痛,休息后可自行缓解;每次持续数分钟至半小时不等,每天发作 1~2 次;伴恶心、呕吐,无反酸、嗳气,无腹痛、腹泻,无咳嗽、咳痰、发热、呼吸困难,无大汗、压榨性濒死感,无黑矇、晕厥等。10 天前当地诊所就诊,给予抑酸护胃治疗后症状未缓解,疼痛持续时间及发作频次均较前增加。既往史:高血压病史 3 年,血压最高达 180/100mmHg,长期服用(硝苯地平控释片每天一次,每次 30mg,美托洛尔每天一次,每次 47.5mg)药物治疗,未规律监测血压;2 型糖尿病史 2 年,规律使用(二甲双胍每天两次,每次 500mg,门冬胰岛素 4U 三餐前皮下注射)药物治疗,血糖控制不详。体格检查:体温 36.2℃、呼吸 20 次/min、心率 75 次/min、血压 168/91mmHg,心肺及腹部查体未见明显异常。

一、定义

胸痛(chest pain)是指胸前区的疼痛和不适感,患者常主诉闷痛、紧缩感、烧灼感、针刺样痛、压榨感、撕裂样痛、刀割样痛等,以及一些难以描述的症状。胸痛的部位一般指从颈部到胸廓下端的范围内,有时可放射至颌面部、牙齿和咽喉部、肩背部、双上肢或上腹部。其程度因个体痛阈的差异而不同,与疾病病情轻重程度不完全一致。

二、分类、常见病因及发生机制

(一)胸痛的分类及常见病因

根据胸痛的风险程度可将胸痛分为致命性胸痛和非致命性胸痛。胸痛的分类及常见病因见表 11-8。

表 11-8　胸痛的分类及常见病因

分类	常见病因
致命性胸痛	
心源性	急性冠脉综合征(ACS)、主动脉夹层、心脏压塞、心脏挤压伤(冲击伤)
非心源性	张力性气胸、急性肺栓塞
非致命性胸痛	
心血管系统疾病	稳定型心绞痛、急性心包炎、心肌炎、梗阻性肥厚型心肌病、应激性心肌病、主动脉狭窄、主动脉瓣疾病、二尖瓣脱垂等
胸壁疾病	急性皮炎、皮下蜂窝织炎、带状疱疹、肋间神经炎、肋软骨炎、流行性肌炎、肋骨骨折等
呼吸系统疾病	胸膜炎、胸膜肿瘤、自发性气胸、血胸、肺炎、气管支气管炎、支气管肺癌、肺动脉高压等
消化系统疾病	反流性食管炎、食管痉挛、食管癌、食管裂孔疝、急性胰腺炎、胆囊炎、消化性溃疡及穿孔、膈下脓肿、肝脓肿等
纵隔疾病	纵隔炎、纵隔气肿、纵隔肿瘤等
心理精神源性	神经症、抑郁症、焦虑症、惊恐障碍等
其他	通气过度综合征、交感神经型颈椎病、脾梗死、多发性骨髓瘤、急性白血病等

(二)胸痛的发生机制

各种化学、物理因素及刺激因子均可刺激胸部的感觉神经纤维产生痛觉冲动,并传至大脑皮层的痛觉中枢引起胸痛。胸痛感觉神经纤维有:肋间神经感觉纤维;支配主动脉的交感神经纤维;支配气管与支气管的迷走神经纤维;膈神经的感觉纤维。除患病器官的局部疼痛外,还可见远离该器官某部体表或深部组织疼痛,称为放射痛,其原因是内脏病变与相应区域体表的传入神经进入脊髓同一节段并在后角发生联系,故来自内脏的感觉冲动可直接激发脊髓体表感觉神经元,引起相应体表区域的痛感,如心绞痛出现心前区、胸骨后疼痛外,也可放射至左肩、左臂内侧或左颈面颊部。

三、临床表现

(一)症状

1. 发病年龄　青壮年胸痛多考虑结核性胸膜炎、自发性气胸、心肌炎、心肌病、风湿性心瓣膜病等,而40岁以上患者胸痛则需注意急性冠脉综合征和支气管肺癌等。

2. 胸痛部位　大部分疾病引起的胸痛常有一定部位。例如胸壁疾病所致的胸痛常固定在病变部位,且局部有压痛,若为胸壁皮肤的炎症性病变,局部可有红、肿、热、痛表现;带状疱疹所致胸痛,可见成簇的水疱沿一侧肋间神经分布伴剧痛,且疱疹不超过体表中线;肋软骨炎引起胸痛,常在第一、二肋软骨处见单个或多个隆起,局部有压痛但无红肿表现;心绞痛及心肌梗死的疼痛多在胸骨后方和心前区或剑突下,可向左肩和左臂内侧放射,甚至达无名指与小指,也可放射于左颈或面颊部,误认为牙痛;夹层动脉瘤引起疼痛多位于胸背部,向下放射至下腹、腰部与两侧腹股沟和下肢;胸膜炎引起的疼痛多在侧胸部;食管及纵隔病引起的多在胸骨后;肝胆疾病及膈下脓肿引起的胸痛多在右下胸,侵犯膈肌中心部时疼痛放射至右肩部;肺尖部肺癌引起疼痛多以肩部、腋下为主,向上肢内侧放射。

3. 胸痛性质　胸痛的程度可呈剧烈、轻微和隐痛;胸痛的性质可有多种多样。例如带状疱疹呈刀割样或灼热样剧痛;食管炎多呈烧灼痛;肋间神经痛为阵发性灼痛或刺痛;心绞痛呈绞榨样痛并有重压迫感;心肌梗死则疼痛更为剧烈并有恐惧、濒死感;气胸在发病初期有撕裂样疼痛;胸膜炎常呈隐痛、刺痛;夹层动脉瘤常呈突然发生胸背部撕裂样剧痛或锥痛;肺梗死可突然发生胸部剧痛或绞痛。

4. 疼痛持续时间　平滑肌痉挛或血管狭窄缺血所致的疼痛为阵发性;炎症、肿瘤、栓塞或梗死所致疼痛呈持续性。如心绞痛发作时间短暂(持续数分钟),而心肌梗死疼痛持续时间很长(数小时或更长)且不易缓解。

5. 影响疼痛因素　主要为疼痛发生的诱因、加重与缓解的因素。例如心绞痛发作可在劳力或精神紧张时诱发,休息后或含服硝酸甘油或硝酸异山梨酯后于数分钟内缓解,而对心肌梗死所致疼痛则服上述药物效果较差。食管疾病所致的疼痛多在进食时发作或加剧,服用抗酸剂和促动力药物可减轻或消失。胸膜炎及心包炎的胸痛可因咳嗽或用力呼吸而加剧。

6. 伴随症状　伴有咳嗽、咳痰和/或发热常见于气管、支气管和肺部疾病。伴呼吸困难常提示病变累及范围较大,如大叶性肺炎、自发性气胸、渗出性胸膜炎和肺栓塞等。伴咯血主要见于肺栓塞、支气管肺癌。伴面色苍白、大汗、血压下降或休克多见于心肌梗死、夹层动脉瘤、主动脉窦瘤破裂或大面积肺栓塞。伴吞咽困难多提示食管疾病,如食管癌等。

(二)体征

应首先快速查看生命体征,包括体温、脉搏、血压、心率、血氧饱和度等。进一步行全面体格检查,重点完善心脏、肺脏及腹部体检。

体格检查要点包括:

1. 生命体征　包括血压、脉搏、呼吸、体温;血压、脉搏不对称或周围动脉搏动消失提示主动脉夹层;呼吸困难、低血氧提示肺栓塞或气胸。

2. 皮肤　皮肤苍白、湿冷提示休克,皮下气肿提示气胸。

3. 血管　颈静脉充盈或异常搏动提示肺栓塞,腹部血管杂音提示主动脉夹层。

4. 心肺　急性心肌梗死可无阳性体征,如出现心脏奔马律、新发杂音常提示急性心肌梗死合并左心衰竭或心脏破裂等;新出现的胸骨左缘收缩期杂音要高度警惕室间隔穿孔;新发主动脉关闭不全杂音要考虑主动脉夹层可能;气管偏移、单侧胸廓饱满、肋间隙增宽、叩诊鼓音、呼吸音减低或消失提示气胸;心动过速、呼吸急促提示肺栓塞。

5. 腹部　腹部是否有异常包块、压痛、反跳痛,鉴别诊断消化系统疾病。

6. 下肢　下肢单侧肿胀提示下肢深静脉血栓诱发的肺栓塞。

四、辅助检查

(一) 心电图

心电图的优点是简便、无创,是早期识别心源性胸痛尤其是心肌梗死的重要工具,所有胸痛患者均需行心电图检查。首份心电图应在接诊患者 10 分钟内完成,并采用标准 12 导联心电图;怀疑右室及后壁心肌梗死患者,应行 18 导联心电图。初始心电图正常不能除外 ACS,如胸痛持续不缓解,需每间隔 5~10 分钟复查心电图。

(二) 胸部 X 线片

适用于排查呼吸系统源性胸痛患者,可发现的疾病包括肺炎、纵隔与肺部肿瘤、肺脓肿、气胸、胸椎与肋骨骨折等。纵隔显著增宽可提示患者主动脉夹层、心包积液等疾病,但缺乏特异性。

(三) 心肌损伤标志物(cTn、CK-MB)

cTn 是 ACS 诊断与分型的主要标志物,其具有良好的敏感性及特异性,高敏 cTn 阴性可排除绝大多数心肌梗死,但 cTn 不是心肌梗死特有的标志物,cTn 水平升高仅提示心肌损伤,可以导致心肌细胞受损的缺血与非缺血性因素均可引起 cTn 升高。cTn 在心肌梗死后 2~4 小时释放入血,10~24 小时达到峰值,持续升高 7~14 天。无法早期确诊的胸痛患者如首次 cTn 阴性,需 4~6h 小时后复查以除外心肌梗死。CK-MB 在心肌梗死后 4 小时内增高,16~24 小时达高峰,3~4 天恢复正常,其不如 cTn 敏感,但对早期急性心肌梗死(<4 小时)的诊断有较重要价值。

(四) D-二聚体

D-二聚体是交联纤维蛋白在纤溶系统作用下产生的可溶性降解产物,为特异性的纤溶过程标志物,可作为急性肺栓塞的筛查指标。肺栓塞低危者 D-二聚体阴性,可基本除外急性肺血栓栓塞症。

(五) 动脉血气分析

部分呼吸系统源性胸痛患者可能出现动脉血气分析异常,大面积肺栓塞患者血气分析中 PaO_2 下降。

(六) 超声心动图

超声心动图也是诊断胸痛的重要无创检查,如果发现新发的室壁矛盾运动、主动脉内游离内膜瓣、右心扩大等,有助于急性心肌梗死、主动脉夹层及急性肺栓塞的诊断。对于其他非致命性胸痛,如应激性心肌病、心包积液等,超声心动图也具有重要的诊断价值。

(七) 心脏负荷试验

心脏负荷试验包括平板运动试验、负荷超声心动图、负荷心肌核素灌注显像、负荷核磁共振成像等。各类负荷试验均有助于排查缺血性胸痛,但高危的不稳定型心绞痛、急性心肌梗死、存在血流动力学障碍的心律失常、急性主动脉夹层、急性肺栓塞或肺梗死、未控制的高血压、严重的主动脉瓣狭窄、梗阻性肥厚型心肌病等情况为心脏负荷试验禁忌证。对有左束支传导阻滞或预激综合征的患者,心脏负荷心电图无助于判断心肌缺血。

(八) CT

普通胸腹部 CT 对于大部分胸腹腔疾病可提供直观的诊断依据。选择性 CT 血管成像是主动脉夹层、急性肺栓塞等胸痛疾病的首选确诊检查,也成为筛查冠心病的重要手段。

(九) 冠状动脉造影

冠状动脉造影目前是临床诊断冠心病的"金标准"。对于 ACS 的患者,如无禁忌应尽早行冠脉造影检查。需注意某些冠心病患者造影可能没有严重的冠状动脉狭窄,而存在微血管病变。

(十) 核素通气/灌注扫描

肺通气灌注扫描是诊断肺栓塞的重要无创诊断方法,对亚段以下肺栓塞有一定诊断价值,但结果缺乏特异性。

（十一）肺动脉造影

肺动脉造影是诊断肺栓塞的"金标准"，但不作为首选，仅在 CT 肺动脉造影（CTPA）检查难以确诊或排除诊断时，或者患者同时需要血流动力学监测时应用。

五、诊断及鉴别诊断

不同病因的胸痛表现多样复杂，风险各不相同，处理也因病而异，若处理不当会延误治疗导致严重后果。因此，基层医生需迅速辨别胸痛性质、准确评估风险，以确保高危胸痛患者得到及时有效的治疗。

（一）胸痛临床诊断流程

1. 评估生命体征。

2. 对于生命体征稳定的胸痛患者，优先排查致命性胸痛（ACS、主动脉夹层、肺栓塞、张力性气胸、心脏压塞）。

3. 排除致命性胸痛后，根据患者主诉、病史、体格检查和辅助检查结果进行进一步诊断和鉴别诊断。

4. 暂时无法明确病因的急性胸痛患者，需密切临床观察 8 小时。

（二）评估生命体征

遇到胸痛患者最重要的是快速查看生命体征，患者如出现以下征象提示为高危胸痛，需马上紧急处理：①神志模糊或意识丧失；②面色苍白；③大汗及四肢厥冷；④低血压（血压<90/60mmHg）；⑤呼吸急促或困难；⑥低氧血症（血氧饱和度<90%）。在抢救的同时，积极明确病因，并在条件允许的情况下迅速转诊。对于无上述高危临床特征的胸痛患者，需警惕可能潜在的危险性。

（三）致命性胸痛的诊断

1. 急性冠脉综合征（acute coronary syndrome，ACS）　ACS 包括不稳定型心绞痛（unstable angina，UA）、非 ST 段抬高型心肌梗死（non-ST segment elevation myocardial infarction，NSTEMI）和 ST 段抬高型心肌梗死（ST segment elevation myocardial infarction，STEMI）。典型心绞痛症状主要位于胸骨后和心前区，可横贯前胸，也可放射至颈部、颌面部、肩背部、双上肢或上腹部；呈憋闷感、紧缩感、烧灼感或压榨感等；一般持续数分钟；诱发因素包括体力劳动、情绪激动、运动、饱食、寒冷等；休息或含服硝酸甘油后 3~5 分钟内可缓解。需注意高龄、糖尿病等患者症状可不典型，还有一部分心肌梗死患者以消化道症状为主要表现，尤其多见于下壁心肌梗死。急性冠脉综合征可根据典型心绞痛症状、典型缺血性心电图改变以及心肌损伤标志物测定作出诊断，其分类及诊断见表 11-9。

表 11-9　急性冠脉综合征的分类及诊断

类别	UA	NSTEMI	STEMI
症状	与典型心绞痛相似，但胸痛持续时间更长、程度更重、发作更频繁，或在静息时发作	与典型心绞痛相似，但程度更重，持续时间常大于 30 分钟；可伴有出汗、恶心、呕吐、心悸等；硝酸甘油治疗效果不佳	与典型心绞痛相似，但程度更重，持续时间常大于 30 分钟；可伴有烦躁不安、恐惧、濒死感、恶心、呕吐、大汗、呼吸困难等；硝酸甘油治疗效果不佳
体征		严重患者可出现低血压、奔马律、肺部啰音、休克等	严重患者可出现低血压、奔马律、肺部啰音、休克等
心肌损伤标志物	心肌损伤标志物正常	心肌损伤标志物升高	心肌损伤标志物升高
心电图表现	一过性 ST 段压低或 T 波低平、倒置	ST 段压低≥0.1mV 或 T 波倒置≥0.2mV；心电图改变持续12 小时以上	ST 段弓背向上型抬高，病理性 Q 波，T 波倒置；心电图动态变化；严重者可见心律失常

续表

类别	UA	NSTEMI	STEMI
超声心动图表现		节段性室壁运动异常	节段性室壁运动异常
冠状动脉造影	血栓性病变	血栓性病变	血栓性病变

2. 肺栓塞（pulmonary embolism）　肺栓塞包括肺血栓栓塞症（pulmonary thromboembolism, PTE）、脂肪栓塞、羊水栓塞、空气栓塞等。PTE 为肺栓塞最常见类型，深静脉血栓形成（DVT）是引起 PTE 的主要血栓来源；常见危险因素有手术、创伤或骨折、恶性肿瘤、长期口服避孕药、妊娠、长期卧床、长期航空或乘车旅行、抗磷脂抗体综合征、抗凝血酶缺乏、蛋白 S 和蛋白 C 缺乏等。肺栓塞的临床症状缺乏特异性，呼吸困难及气促是肺栓塞患者最常见的症状，还可表现为胸痛、咯血、烦躁不安，甚至有濒死感等，或伴有单侧或双侧不对称性下肢肿胀、疼痛，晕厥或意识丧失也可以是肺栓塞的首发或唯一症状。呼吸急促是最常见的体征，也可有心动过速、血压变化、肺动脉瓣区第二心音（P2）亢进或分裂、颈静脉充盈或异常搏动、三尖瓣收缩期杂音等，大面积肺栓塞可出现低血压和休克。

诊断 PTE 分为疑诊、确诊、求因三个步骤：①存在上述危险因素、症状、体征，应进行 D-二聚体、动脉血气分析、心电图、胸部 X 线片、超声心动图、下肢静脉超声等检查；②初步检查提示 PTE 情况下，应行 CT 肺动脉造影、放射性核素肺通气/血流灌注、磁共振肺动脉造影，4 项中有 1 项阳性即可明确诊断；③寻找有无 DVT，寻找 DVT 和 PTE 的诱发因素。

由于 PTE 可发生猝死等严重并发症，所采取的急救措施也不同。临床上常需对 PTE 进行危险度分层，分为高危、中危和低危 PTE，分层依据为：血流动力学是否稳定？是否存在右心室功能不全？心肌标记物是否升高？如果患者存在血流动力学不稳定即为高危 PTE；血流动力学稳定，但存在右心功能不全或心肌标记物升高为中危 PTE；无上述指标改变者为低危 PTE。

3. 主动脉夹层　患者常以骤然发生的剧烈前胸或背部痛为主诉，疼痛多为撕裂样或刀割样难以忍受的持续性锐痛；胸痛的部位与夹层的起源部位密切相关；可伴有烦躁、面色苍白、大汗、四肢厥冷等休克表现。大多数患者合并高血压，双上肢或上下肢血压相差大；严重时也可出现低血压和休克。夹层累及主动脉根部，可导致主动脉瓣关闭不全和心力衰竭；夹层累及冠状动脉开口可表现为典型 ACS；夹层破入心包则引起心脏压塞；夹层累及颈动脉、无名动脉可导致神经系统缺血症状；夹层累及腹主动脉或髂动脉可表现为急性下肢缺血；夹层累及肾动脉可表现为肾功能损害；夹层累及肠系膜上动脉可表现为肠坏死；夹层累及肝动脉可表现为肝功能异常、黄疸。有上述临床表现患者应行主动脉 CTA、MRA 或主动脉 DSA 明确诊断。

4. 急性气胸　急性气胸的特点为起病急，突然发生的一侧针刺样或刀割样胸痛，持续时间短暂，继而出现胸闷和呼吸困难，伴刺激性咳嗽。张力性气胸时可伴有烦躁不安、发绀、出冷汗、脉速、虚脱、心律失常，甚至意识不清、呼吸衰竭等。典型体征为患侧胸廓饱满，呼吸运动减弱，叩诊鼓音，呼吸音减弱或消失，气管向健侧移位。胸部 X 线片是诊断气胸的重要方法，可显示肺受压程度、肺内病变情况以及有无胸膜粘连、胸腔积液和纵隔移位等。X 线或 CT 显示气胸线为确诊依据。

5. 心脏压塞　感染、外伤、肿瘤、右心衰竭、急性心肌梗死等原因导致心包腔内液体大量或快速增加，使心包腔压力迅速上升，压迫心脏，称为心脏压塞。轻者可无症状，积液量大时，可出现心前区疼痛或闷痛、咳嗽、恶心、呼吸困难等症状，严重者可出现血压下降、心率增快、面色苍白、大汗淋漓、烦躁不安、昏迷等。通过视诊和触诊，可判断患者是否存在颈静脉压力升高；血压可表现为低血压、脉压减小；心脏听诊会发现心动过速、心音遥远。心电图可发现电交替，低电压现象。胸部 X 线可以发现心脏的影像明显增大。心脏超声检查能够明确是否有心包积液，必要时还能对心包积液进行定位，协助临床医生选择合适的穿刺点进行心包穿刺。

（四）非致命性胸痛的鉴别要点（表 11-10）

表 11-10　非致命性胸痛特点

疾病类别	疾病	特点及鉴别方法
心血管系统疾病	稳定型心绞痛、急性心包炎、心肌炎、梗阻性肥厚型心肌病、应激性心肌病、主动脉狭窄、主动脉瓣疾病、二尖瓣脱垂等	多位于胸骨后或心前区，常因体力活动诱发或加重；心电图、超声心动图有助于鉴别诊断
胸壁疾病	急性皮炎、皮下蜂窝织炎、带状疱疹、肋间神经炎、肋软骨炎、流行性肌炎、肋骨骨折等	多有局部固定压痛，胸廓活动可使疼痛加重
呼吸系统疾病	胸膜炎、胸膜肿瘤、自发性气胸、血胸、肺炎、气管支气管炎、支气管肺癌、肺动脉高压等	多为单侧胸痛，常伴有咳嗽咳痰，咳嗽、深吸气可使胸痛加重，胸壁局部无压痛；胸部 X 线片、胸部 CT 有助于鉴别诊断
消化系统疾病	反流性食管炎、食管痉挛、食管癌、食管裂孔疝、急性胰腺炎、胆囊炎、消化性溃疡及穿孔、膈下脓肿、肝脓肿等	多位于胸骨后，为持续性隐痛或钻痛；吞咽、进食可使疼痛加剧，可伴有吞咽困难、反酸嗳气等；腹部超声、腹部 CT/MRI、胃肠镜检查有助于鉴别诊断
纵隔疾病	纵隔炎、纵隔气肿、纵隔肿瘤等	多局限于胸骨后，胸腹部 CT/MRI 有助于鉴别诊断
心理精神源性	神经症、抑郁症、焦虑症、惊恐障碍等	迁延性或一过性、短暂的疼痛，与疲劳、情绪紧张有关，有明确的焦虑和/或抑郁，并可排除器质性病因

六、治疗

（一）紧急处理

紧急处理包括保持气道通畅，心电监护，吸氧，建立静脉通道，维持呼吸与循环稳定，止痛等对症处理和药物治疗。如病因不明，应重点对症支持处理，保持生命体征平稳；如病因明确，应尽早治疗原发病。

（二）急性冠脉综合征治疗方案

1. 监护和一般治疗　卧床休息，密切监测心率、血压、心律、心电图、心功能、呼吸等，吸氧，建立静脉通道。

2. 药物治疗　①解除疼痛：吗啡或哌替啶、硝酸酯类、β 受体拮抗剂、钙通道阻滞剂；②抗血小板治疗；③抗凝治疗；④调脂治疗；⑤ ACEI 或 ARB。

3. 冠状动脉血运重建　经皮冠状动脉介入治疗、冠状动脉旁路移植术、溶栓治疗。

4. 其他对症支持治疗　如抗心律失常、抗休克、抗心力衰竭等治疗。ACS 治疗流程见图 11-2。

（三）肺栓塞治疗方案

1. 一般处理　严密监测呼吸、心率、血压、心电图及血气变化；卧床休息，保持大便通畅，避免用力，以免深静脉血栓脱落；可适当使用镇静、止痛、镇咳等相应的对症治疗；吸氧以纠正低氧血症。

2. 抗凝治疗　临床疑诊 PTE 时，如无禁忌证，即应开始抗凝治疗。抗凝治疗的持续时间因人而异。一般疗程至少为 3 个月；部分病例的危险因素短期可以消除，例如服用雌激素或临时制动，疗程 3 个月即可；对于栓子来源不明的首发病例，需至少给予 6 个月的抗凝；对复发性 VTE 或危险因素长期存在者，抗凝治疗的时间应更为延长，达 12 个月或以上，甚至终身抗凝。抗凝治疗的主要并发症是出血，临床应用中需要注意监测凝血功能。

3. 溶栓治疗　主要适用于高危 PTE（有明显呼吸困难、胸痛、低氧血症等）。

4. 放置腔静脉滤器

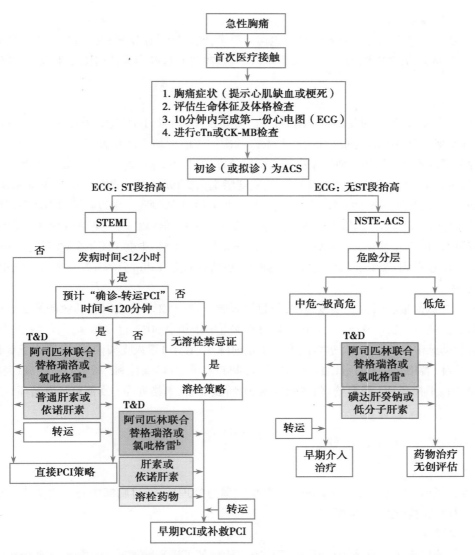

T&D—抗血小板药物、抗凝药物及溶栓药物均应准确记录timing（用药时间，记录至分钟）及dose（剂量）。

[a]P2Y$_{12}$受体拮抗剂首选替格瑞洛，当存在替格瑞洛禁忌证或无法获得时，使用氯吡格雷。

[b]<75岁溶栓患者选择替格瑞洛或氯吡格雷，≥75岁溶栓患者建议使用氯吡格雷。

图 11-2　ACS 治疗流程

（四）主动脉夹层治疗方案

紧急处理：严密监测生命体征及血流动力学指标，包括血压、心率、心律及出入量等；绝对卧床休息，强效镇静与镇痛，必要时静脉注射较大剂量吗啡或冬眠治疗。主动脉夹层的治疗原则：

1. 急性期患者无论是否采取介入或手术治疗，均应首先给予强化的内科药物治疗，包括降压、控制心率及镇痛药物。

2. 升主动脉夹层特别是波及主动脉瓣或心包内有渗液者宜急诊外科手术。

3. 降主动脉夹层急性期病情进展迅速，病变局部血管直径≥5cm 或有血管并发症者应争取介入治疗置入支架。

（五）张力性气胸治疗方案

张力性气胸需立即胸腔穿刺排气，紧急情况无抽气设备时可用粗针头在锁骨中线第二肋间插入胸膜腔以达到暂时减压目的，然后再采用胸腔闭式引流排气。

（六）心脏压塞治疗方案

心脏压塞需紧急心包穿刺或者外科心包切开手术，同时针对原发病积极治疗。心包穿刺抽液是心脏压塞最重要的治疗方式，通过将引流管植入心包腔，将心包腔内液体引流出来，从而缓解心包腔压力。

【案例分析】

患者中年女性，表现为间断剑突下闷痛，每次持续数分钟至半小时，每天发作 1~2 次，抑酸护胃治疗后疼痛无缓解。近 10 天疼痛持续时间及发作频次均较前增加。既往有高血压、2 型糖尿病史，血压、血糖控制情况不详。查体示血压偏高。入院后急查 cTnI 716.9pg/ml↑，NT-proBNP 1 956pg/ml↑；总胆固醇 4.25mmol/L，甘油三酯 3.34mmol/L↑，低密度脂蛋白 2.19mmol/L；随机血糖 15.39mmol/L，糖化血红蛋白 8.6%↑。心电图示窦性心律，下壁、前侧壁可见 q 波、T 波倒置。床边心脏超声示左室肥厚并左室收缩功能减低（左室 4.8cm，室间隔 1.3cm，左室后壁 1.1cm，EF 值：48%）；左室节段性室壁运动异常（左室心尖、前间隔、下壁、下侧壁）；左房增大（左房 3.8cm）；主动脉瓣轻-中度关闭不全；少量心包积液。

诊断为：1. 冠心病 急性非 ST 段抬高心肌梗死 心功能 I 级（Killip 分级）；2. 高血压 3 级很高危组；3. 2 型糖尿病。

处理：给予负荷量双联抗血小板药物，行急诊冠脉造影 +PCI 术示左冠状动脉前降支近段至中段长节段性病变，最重处狭窄 95%；左冠状动脉回旋支近中段狭窄 50%，远段闭塞，高位钝缘支（OM）次全闭；右冠状动脉中段狭窄 50%，远段闭塞。于左前降支（LAD）置入支架两枚，术后给予双联抗血小板（拜阿司匹林、替格瑞洛）、调脂（瑞舒伐他汀）、抑制心室重塑（培哚普利）、减轻心肌耗氧（美托洛尔）、降血压（硝苯地平控释片）、降血糖（门冬胰岛素、地特胰岛素、卡格列净）、改善冠脉微循环（尼可地尔）等治疗。

七、基层医疗机构转诊建议

（一）紧急转诊

应重点识别致命性胸痛，这部分胸痛患者应在紧急处理后，通过胸痛中心医联体与上级医院联系，经绿色通道及时转运至上级医院。

（二）普通转诊

非致命性胸痛患者需要病因诊断、择期检查或治疗等可进行普通转诊。如消化系统疾病需要进行胃镜检查，神经痛或心理精神性疾病需要转至专科治疗等。

（张存泰）

第五节 咳 嗽

扫码获取
数字内容

【学习要点】

1. 咳嗽的分类与常见病因。

2. 咳嗽的诊疗临床思维。

3. 常见疾病引起咳嗽的综合治疗及转诊指征。

咳嗽是全科医生临床实践中最常遇到的症状之一。咳嗽本身是一种保护性反射，可以清除呼吸道分泌物及气道内异物。本节从案例开始，阐述咳嗽的定义、病因、临床思维、综合治疗、管理模式、转诊指征及科研拓展等内容。

【案例】

患者，女，47 岁，职员。因"反复咳嗽 2 年"就诊。患者 2 年来常于季节交替时出现干咳，多夜间

NOTES

咳嗽,伴咽痒、喷嚏、流清涕、胸部不适感,冷空气、香烟、油烟刺激时咳嗽加重。无发热、盗汗、乏力、心悸等不适。就诊多家医院应用抗生素、止咳药等,效果欠佳,间断口服抗过敏药后症状部分缓解。否认烟酒史;3 年前饲养一只宠物猫;无职业性粉尘接触史。体格检查:体温 36.8℃,脉搏 72 次/min,呼吸 19 次/min,血压 120/82mmHg。鼻黏膜苍白,咽部充血,扁桃体不大。肺部听诊呼吸音清,无干湿啰音,心脏查体无异常,腹部、四肢未见异常。

一、定义

咳嗽(cough)是为了排除呼吸道分泌物或异物而发生的一种身体防御反射动作。一般咳嗽多先有短促的深吸气,继而声门迅速关闭,同时呼气,肋间肌、膈肌剧烈收缩,使胸内压力升高,最后声门突然开启,肺内被压空气和分泌液随之咳出。临床上咳嗽按持续时间分为:急性咳嗽、亚急性咳嗽和慢性咳嗽。急性咳嗽<3 周,亚急性咳嗽为 3~8 周,慢性咳嗽>8 周。咳嗽时,如果同时有气管、支气管分泌物咳出,为咳痰,又称湿咳;不伴咳痰的咳嗽称为干咳。

二、病因

咳嗽反射中枢在延髓。当耳、鼻、咽、喉、肺等脏器遇到炎症、淤血、物理、化学或过敏等因素刺激时,分布于这些器官的迷走神经分支传达至延髓咳嗽中枢,引起咳嗽反射。该中枢再将冲动传向运动神经,即喉下神经、膈神经和脊髓神经,分别引起咽肌、膈肌和其他呼吸肌的运动来完成咳嗽动作。急性咳嗽、亚急性咳嗽和慢性咳嗽的病因有所不同。

(一)急性咳嗽的病因

急性咳嗽的病因相对简单,普通感冒、急性支气管炎是引起急性咳嗽最常见的疾病。

1. 普通感冒 鼻、咽部的卡他性炎症,临床表现为鼻部相关症状,如流涕、打喷嚏、鼻塞和鼻后滴流感、咽喉刺激感或不适,伴或不伴发热。普通感冒的咳嗽常与鼻后滴流有关。

2. 急性支气管炎 由于生物性或非生物性因素引起的气管支气管黏膜的急性炎症。病毒感染是最常见的病因,但常继发细菌感染,冷空气、粉尘及刺激性气体也可引起此病。炎症刺激是急性支气管炎伴发咳嗽的最主要原因。起病初期临床上常有上呼吸道感染症状,随后咳嗽可逐渐加剧,伴或不伴咳痰,伴细菌感染者常咳黄脓痰。急性支气管炎常呈自限性,全身症状可在数天内消失,但咳嗽、咳痰一般持续 2~3 周。

(二)亚急性咳嗽的病因

亚急性咳嗽最常见的原因是感染后咳嗽,鼻、咽以及呼吸道感染的恢复期,由于炎症反应的持续存在和刺激,可导致亚急性咳嗽,常呈自限性,可自行缓解。临床上表现为呼吸道感染的急性期症状消失后,咳嗽仍迁延不愈,感染后咳嗽多表现为刺激性干咳或咳少量白色黏液痰。因此,在处理亚急性咳嗽时,首先要明确咳嗽是否继发于先前的呼吸道感染。

(三)慢性咳嗽的病因

慢性咳嗽疾病的分类见表 11-11。

表 11-11 慢性咳嗽疾病的分类

分类	疾病
慢性鼻、咽、喉疾病	上气道咳嗽综合征,慢性咽炎,慢性喉炎,咽结核与喉结核,喉癌
慢性支气管疾病	慢性支气管炎,淤血性支气管炎,嗜酸性粒细胞性支气管炎,弥漫性泛细支气管炎,哮喘,咳嗽变异性哮喘,百日咳,支气管扩张,支气管结核,真菌性支气管炎,纤维素性支气管炎
慢性肺部疾病	原发性支气管肺癌(肺癌),肺结核,慢性肺脓肿,肺真菌病,肺孢子菌肺炎,肺吸虫病,肺包虫病,肺囊肿,特发性肺纤维化,原发性呼吸道淀粉样变性,硅沉着病及其他尘肺

续表

分类	疾病
系统性疾病	原发性多血管炎,其他风湿性疾病,尿毒症肺,热带嗜酸性粒细胞增多症
其他	胃食管反流,药物性咳嗽,腹膜透析,阿诺德神经反射性咳嗽综合征,精神性咳嗽,不明原因咳嗽

慢性咳嗽的病因相对比较复杂,常见病因包括上气道咳嗽综合征、咳嗽变异性哮喘、嗜酸性粒细胞性支气管炎和胃食管反流性咳嗽,这些病因可占到门诊慢性咳嗽病因的 70%~95%。其他病因较少见,但涉及面广,不仅与呼吸系统疾病有关,还与其他系统的疾病有关。

1. 上气道咳嗽综合征　上气道咳嗽综合征指由鼻及鼻窦病变引起的以咳嗽为主要症状的综合征,是引起慢性咳嗽最常见的病因之一。除了鼻部疾病外,还常与咽喉部的疾病有关,如变应性或非变应性咽炎、喉炎、咽喉部新生物、慢性扁桃体炎等。临床表现除咳嗽咳痰外,还伴有鼻、咽和喉部症状,如鼻塞、鼻腔分泌物增多、频繁清嗓、咽后黏液附着、后鼻滴涕感。变应性鼻炎表现为鼻痒、打喷嚏、流水样涕、眼痒等。鼻窦炎表现为黏液脓性或脓性涕,可有疼痛(面部痛、牙痛、头痛)、嗅觉障碍等。变应性咽炎以咽痒、阵发性刺激性咳嗽为主要特征。非变应性咽炎常有咽痛、咽部异物感或烧灼感。喉部炎症、新生物通常伴有声音嘶哑等。

2. 咳嗽变异性哮喘　咳嗽变异性哮喘是一种特殊类型的哮喘,咳嗽是其唯一或主要临床表现,无明显喘息、气促等症状或体征,有气道高反应性。临床主要表现为刺激性干咳,发作频繁、剧烈,下半夜咳嗽是其特征,感冒、冷空气、灰尘、油烟等容易诱发或加重咳嗽。

3. 嗜酸性粒细胞性支气管炎　嗜酸性粒细胞性支气管炎是一种以气道嗜酸性粒细胞浸润为特征的非哮喘性支气管炎,痰液嗜酸性细胞增高,但肺功能正常,无气道高反应表现,对糖皮质激素治疗敏感。临床主要表现为慢性刺激性咳嗽,常是唯一的临床症状,干咳或咳少许白色黏液痰,可在白天或夜间咳嗽。部分患者对油烟、灰尘、异味或冷空气比较敏感,常为咳嗽的诱发因素。患者无气喘、呼吸困难等症状。

4. 胃食管反流性咳嗽　胃食管反流是引起不明原因慢性咳嗽的主要病因之一,胃酸和其他胃内容物反流进入食管,导致以咳嗽为突出表现的临床综合征,属于胃食管反流的一种特殊类型。发病机制涉及微量误吸、食管-支气管反射、食管运动功能失调、自主神经功能失调与气道神经源性炎症等,目前认为食管-支气管反射引起的气道神经源性炎症及中枢咳嗽高敏感性起着主要作用。除咳嗽外,40%~68% 的胃食管反流患者可伴反酸、胸骨后烧灼感及嗳气等典型症状,但也有不少患者以咳嗽为唯一症状。进食酸性、油腻食物容易诱发或加重咳嗽。

5. 其他　其他可引起慢性咳嗽的疾病还包括变应性咳嗽、慢性支气管炎、支气管扩张、气管-支气管结核、药物相关性慢性咳嗽(如血管紧张素受体阻滞剂)、支气管肺癌和心理性咳嗽等。

三、临床思维

(一) 问诊

1. 问诊模式　采用 RICE 问诊式。

2. 问诊内容　咳嗽的性质可能会提供重要的诊断线索,但是伴随症状会提供最有用的诊断价值,病史采集的要点如下:

(1)询问咳嗽/咳痰发生的急缓、病程、性质、强度、持续或间断,与体位、运动、寒冷及吸入冷空气的关系,加重及缓解因素。

(2)咳嗽时伴随症状,尤其是伴发热、胸痛、呼吸困难、咳痰及咯血等。

(3)若有咳痰,应详细了解痰的性质、痰量、颜色,有无血液、特殊臭味,黏稠度,是否易咳出。

（4）重点收集异物吸入气管的病史；收集与感染、肿瘤、自身免疫及变态反应性疾病的相关资料。

（5）收集既往有无急慢性心肺疾病、消化系统病史（尤其是导致食管反流的疾病），有无 ACEI 类药使用情况及药物过敏史，有无慢性咽炎、鼻炎及鼻窦炎病史等。

（6）收集吸烟史、职业史，粉尘或过敏原接触史及有无过敏性疾病的家族遗传病史等。

（二）体格检查

细致的体格检查对 60% 病例有诊断价值。观察生命体征及一般情况，尤其是体重、营养状况及有无呼吸困难等症状。寻找特殊征象，如有颈部或腋窝淋巴结增大，可能提示支气管肺癌，如 Horner 综合征（瞳孔缩小、上睑下垂）；双肺弥漫性吸气性湿啰音见于肺水肿或肺纤维化；呼气性哮鸣音见于哮喘或慢性阻塞性肺疾病；散在的湿啰音咳嗽后改变或消失者见于支气管炎；固定的局限性湿啰音见于支气管扩张；肺尖部局限性小湿啰音常提示浸润性肺结核；局限性上肺野大、中湿啰音常提示空洞性肺结核。慢性咳嗽伴杵状指须注意支气管扩张、慢性肺脓肿、慢性肺性骨关节病、特发性肺纤维化。

（三）辅助检查

1. 血常规检查、感染指标及血沉。

2. 痰涂片、痰培养、痰找结核菌及肿瘤细胞。

3. 胸部 X 线检查，应当做正位及侧位胸部 X 线片。

4. 必要时做 CT 或磁共振（MRI）检查。

5. 必要时做喉镜检查。

6. 必要时做肺功能检查 + 激发试验。

7. 必要时做纤维支气管镜检查，并做活组织检查。

四、诊断及鉴别诊断

咳嗽的重要特点可能提示其所患的疾病见表 11-12。

表 11-12　咳嗽的诊断及鉴别诊断

特征	提示所患疾病
咳嗽的特点	刺耳性咳嗽→气管炎和支气管炎（主支气管） 犬吠样咳嗽→喉部疾病（例如喉炎） 假膜性（伴有哮鸣）→喉疾病（如喉炎、假膜性喉炎） 沉闷性咳嗽（无声性）→声带麻痹（喉返神经损伤） 阵发性咳嗽→百日咳 痛苦的→气管炎、左心衰竭
发作时间	夜间咳嗽 ● 哮喘 ● 左心衰竭 ● 涕倒流 ● 慢性支气管炎 ● 百日咳 晨起咳嗽 ● 支气管扩张 ● 慢性支气管炎 ● 胃食管反流
伴随症状	与改变姿势有关 ● 支气管扩张 ● 肺脓肿 与进食有关

续表

特征	提示所患疾病
伴随症状	● 食管裂孔疝(可能) ● 食管憩室 ● 气管食管瘘 哮鸣音 ● 哮喘 呼吸困难 ● 哮喘 ● 左心衰竭 ● 慢性阻塞性肺疾病
咳痰	清洁的白色(黏液)→正常或非感染性支气管炎 黄色或绿色(化脓性)→细胞物质(中性粒细胞或嗜酸性粒细胞) -感染(不一定是细菌感染) -哮喘导致嗜酸性粒细胞增加 -支气管扩张 铁锈样→大叶性肺炎(肺炎链球菌) 黏稠→哮喘 丰富,湿润的→肺泡细胞癌 薄,黏液→病毒性感染 果酱样→支气管癌 大量浓臭痰→支气管扩张、肺脓肿 浓稠的堵塞物(像脱落物一样)→变应性支气管肺曲霉病、支气管癌 粉红色泡沫痰→肺水肿
咯血	无论是痰中带血丝还是大量咯血,都需要进行密切检查。始终考虑恶性肿瘤或肺结核的可能性。咯血需与鼻咽部出血、鼻窦炎引起的唾液中带血和呕血相鉴别。急性支气管炎导致的咯血多呈痰中带血丝

五、综合治疗

(一)急性咳嗽的治疗

原则上以对症治疗为主,若合并细菌感染,可适当应用抗感染药物,控制感染;可应用鼻减充血剂(如盐酸伪麻黄碱),减少炎性分泌物对气道的刺激;咳嗽剧烈者可适当应用镇咳剂,痰多而不易咳出者可应用祛痰药物。

(二)亚急性咳嗽的治疗

感染后咳嗽为自限性,多能自行缓解,通常不必使用抗感染药物,但对肺炎支原体、肺炎衣原体和百日咳杆菌引起的感染后咳嗽,使用大环内酯类抗生素治疗有效。对部分咳嗽症状明显的患者可以短期应用镇咳药、抗组胺药并加用鼻减充血剂等。

(三)慢性咳嗽的治疗

慢性咳嗽的治疗包括对因治疗和对症治疗。

1. 对因治疗

(1)上气道咳嗽综合征:明确鼻、咽、喉部的病变,对因治疗是关键。如合并变应性鼻炎,可给予抗组胺药(如氯苯那敏)联合鼻减充血剂(如伪麻黄碱)和/或白三烯受体调节剂等药物治疗,配合局部糖皮质激素吸入可能有效,并应尽量避免与变应原接触。如合并细菌性鼻窦炎应正规进行抗感染治疗,必要时需行鼻内镜手术治疗。

(2)咳嗽变异性哮喘:大多数患者吸入小剂量糖皮质激素联合支气管舒张剂(β_2 受体激动剂或氨茶碱等)即可,或用两者的复方制剂如布地奈德福莫特罗、氟替卡松/沙美特罗,必要时可短期口服小剂量糖皮质激素治疗。治疗时间不少于 8 周。

（3）嗜酸性粒细胞性支气管炎：通常采用吸入糖皮质激素治疗，丙酸倍氯米松或等效剂量的其他糖皮质激素，每天 2 次，持续应用 4 周以上。初始治疗可联合应用泼尼松口服，持续 3~5 天。

（4）胃食管反流性咳嗽：内科治疗包括调整生活方式、应用抑酸药（包括质子泵受体拮抗剂或 H_2 受体拮抗剂等）、促胃动力药（如多潘立酮）。单用抑酸剂效果不佳者，可加用促胃动力药。内科治疗时间要求 3 个月以上，一般需 2~4 周方显疗效。少数内科治疗失败的严重反流患者，抗反流手术治疗可能有效。

2. 对症治疗　慢性咳嗽的对症治疗包括镇咳和祛痰。轻度咳嗽不需进行镇咳治疗；但严重的咳嗽，如剧烈干咳或频繁咳嗽影响休息和睡眠时，则可适当给予镇咳治疗。需要注意的是，痰多患者禁用强力镇咳治疗。

【案例分析】

患者为中年女性，因"反复咳嗽 2 年"来诊，总结患者咳嗽的特点为干咳，有夜间咳嗽，抗生素止咳治疗无效；有过敏性鼻炎史，有鼻后滴流症状；气道呈高反应状态，对刺激气味敏感；家中饲养宠物。除外药物性咳嗽。体格检查仅在鼻咽部发现稍有异常，余查体均未见异常。肺 CT 检查结果显示右肺上叶后段见斑块样钙化灶，无浸润病变。肺功能提示肺通气功能正常，小气道功能轻度降低。支气管激发试验阳性。血清过敏原检测结果：猫狗皮毛（+），总 IgE 升高，外周血嗜酸细胞增高（9.8%）。痰涂片查结核阴性。

诊断考虑：过敏性鼻炎合并咳嗽变异性哮喘。

处理：①脱离过敏原：放弃饲养宠物的习惯；②过敏性鼻炎和咳嗽变异性哮喘联合治疗：布地奈德/福莫特罗吸入剂每日 2 次吸入，指导吸药方法，吸药后漱口；孟鲁司特每日 1 次口服；生活上注意休息，避免情绪激动、烦躁及过度劳累。

六、生物-心理-社会管理模式

临床常见上感后患者存在气道高反应，即咳嗽，有些患者存在工作紧张、压力大等表现，因此在接诊咳嗽患者时需运用生物-心理-社会管理模式，常规评估患者健康相关的生活质量及与各系统症状相关的功能损害，比如有反流性食管炎导致慢性咳嗽的患者，通过询问病史可有重要提示；积极倾听以确定患者对疾病的理解及其关心的问题，解除患者的担忧，让患者参与治疗方案的制订。必要时联系心理专科会诊、转诊及多学科协同治疗，以提高咳嗽诊疗效果，改善患者的生活质量。

七、转诊指征

（一）诊断不明或对症治疗效果不佳的严重咳嗽。

（二）慢性咳嗽怀疑为结核者。

（三）慢性咳嗽胸部 X 线片发现肺内占位性病变，需进一步检查者。

（四）拟诊为上气道咳嗽综合征、胃食管反流、咳嗽变异性哮喘、嗜酸性粒细胞支气管炎等，需要进一步检查和专科治疗的疾病。

八、科研方向

无论在呼吸专科还是社区门诊，咳嗽均是最常见的就诊症状。在社区人群中慢性咳嗽患病率约 10%，可占国内呼吸专科门诊量三分之一甚至更高。为不断加深临床医生对咳嗽的认识，提升咳嗽的诊疗技能，科学研究必不可少。

【科研拓展】

2021 年 1 月，发表在 *Allergology International* 的文章"Cough persistence in adults with chronic cough: A 4-year retrospective cohort study"指出：关于慢性咳嗽的长期预后的证据非常有限，通过观察慢性咳

嗽患者的纵向发展,探索咳嗽持续性的预测因素很有意义。

本研究为一项回顾性队列研究,在 418 名候选人中,有 323 人参加了后续研究:慢性持续咳嗽患者（n=64;19.8%）和可缓解咳嗽患者（n=193;59.8%）。与可缓解咳嗽组相比,慢性持续咳嗽组有较多的慢性咳嗽家族史（17.2% vs. 4.7%,P=0.001）和冷空气敏感咳嗽史（62.5% vs. 44.6%,P=0.013）。Hull 气道反流问卷（Hull Airway Reflux Questionnaire,HARQ）总分没有差别,然而,慢性持续性咳嗽有两项（吃东西咳嗽和吃某些食物咳嗽）得分明显更高。在多变量分析中,慢性咳嗽家族史（aOR=4.27,95% CI:1.35~9.89）、冷空气敏感咳嗽（aOR=2.01,95% CI:1.09~3.73）和进食咳嗽（aOR=1.22,95% CI:1.02~1.45）与 4 年的慢性持续咳嗽有关。

文章结论:经过系统评估和治疗 4 年后,约 20% 的患者持续咳嗽。一些咳嗽特征,如家族史、冷空气敏感性或反流咳嗽,可能与咳嗽持续性有关。需要进行更大的队列研究,以进一步了解长期预后,并确认慢性咳嗽患者持续存在的预测因素。

（江　华）

11章06节

扫码获取
数字内容

第六节　呼　吸　困　难

【学习要点】

1. 呼吸困难的定义及常见病因。

2. 呼吸困难的诊断流程。

3. 呼吸困难的治疗原则。

呼吸困难是一种异常不舒服的呼吸感觉,是一种示警症状,在综合医院全科门诊和社区卫生服务中心也很常见。本节从两个案例开始,阐述呼吸困难的定义、病因、临床思维、综合治疗、管理模式、转诊指征及科研拓展等内容。

【案例一】

患者,男,60 岁。因"咳嗽、咳痰 3 天伴气促 2 天"就诊。3 天前受凉后出现咳嗽、咳少量白痰,无发热。2 天前出现活动后气促,上二楼即有喘憋,服用"感冒药"效果欠佳。昨夜因气促无法平躺,需高枕卧位方可入睡。既往糖尿病、高血压病史多年,不规律服药,血压、血糖控制欠佳。体格检查:体温 36.5℃,脉搏 105 次/min,呼吸 30 次/min,血压 165/95mmHg。神志清楚,自主体位,查体合作。心率 105 次/min,律齐,心尖冲动位于左锁骨中线外 1.0cm,心尖部可闻及 2/6 收缩期杂音。双肺呼吸音粗,双下肺可闻及小水泡音。腹平软,无压痛、反跳痛,肝脾肋下未及,移动性浊音阴性。双下肢无凹陷性浮肿。余体征（-）。

【案例二】

患者,女,50 岁。因"突发呼吸困难半小时"就诊。半小时前无明显诱因突然出现呼吸困难,剧烈喘息,伴口唇青紫、大汗淋漓,不能平卧,自服"速效救心丸"后无效而呼叫 120 来院。发病后无意识丧失,无胸痛及肩背痛,无恶心、呕吐,未服用其他药物和异常食物,无与毒物接触史。既往有冠心病及高血压病史。体格检查:体温 36.3℃,脉搏 115 次/min,呼吸 40 次/min,血压 150/80mmHg。神志清楚,端坐体位,查体合作。口唇发绀,无颈静脉怒张,心率 115 次/min,律不齐,各瓣膜听诊区未闻及病理性杂音。双肺呼吸音粗,双肺布满哮鸣音,双肺底可闻及湿啰音。腹平软,无压痛、反跳痛,肝脾肋下未及,移动性浊音阴性。双下肢无凹陷性浮肿。余体征（-）。

一、定义

呼吸困难（dyspnea）是指患者主观上感到空气不足、呼吸费力,客观上表现为呼吸费力,严重时可出

NOTES

现张口呼吸、鼻翼扇动、端坐呼吸,甚至发绀、呼吸肌参与呼吸运动,并可有呼吸频率、深度与节律的改变。

二、病因

根据发病机制及临床特点,归纳为以下五大类。

(一) 肺源性呼吸困难

呼吸系统疾病引起呼吸功能严重受损时均可发生呼吸困难。

1. 气道病变　慢性阻塞性肺疾病(COPD)、哮喘、上呼吸道(喉炎,喉头水肿、肿瘤等)或大气道阻塞(肿瘤、气管软骨软化等)、阻塞性肺不张(痰液、血块、异物、肿瘤等)、支气管扩张、弥漫性泛细支气管炎等。

2. 肺实质和间质病变　各种原因(细菌、病毒、真菌、支原体、衣原体、寄生虫等)所致肺炎、肺脓肿、肺结核、肺水肿、急性呼吸窘迫综合征(ARDS)、弥漫性间质性肺病(特发性间质性肺炎、过敏性肺炎、尘肺等)等。

3. 肺血管病变　肺动脉栓塞、肺动脉高压、动静脉瘘、羊水栓塞、脂肪栓塞等。

4. 胸膜病变　胸腔积液、胸膜肥厚、气胸等。

5. 胸廓和肌肉病变　脊柱畸形、佝偻病后遗症、重症肌无力、膈肌瘫痪、肌肉松弛药或氨基糖苷类药致呼吸肌无力等。

6. 呼吸中枢病变　脑血管意外、肥胖低通气综合征等。

(二) 心源性呼吸困难

1. 各种病因所致的左心或右心衰竭　冠心病、心脏瓣膜病、心肌病等。

2. 先天性心脏病　室间隔缺损、动脉导管未闭、法洛四联症等。

(三) 血液病性呼吸困难

各种原因所致贫血。

(四) 中毒性呼吸困难

使用肌肉松弛药、吗啡类、巴比妥类药物中毒、有机磷农药中毒、一氧化碳、亚硝酸盐中毒、代谢性酸中毒(尿毒症、糖尿病酮症酸中毒)等。

(五) 神经精神性呼吸困难

神经性呼吸困难临床常见于脑出血、脑炎、脑膜炎、脑脓肿、脑外伤及脑肿瘤。精神性呼吸困难常见于焦虑症、癔症等。

三、临床思维

呼吸困难病因构成复杂,需要详细地询问呼吸困难发生的急缓、呼吸困难的临床特征、伴随症状等,有助于呼吸困难的病因诊断。

(一) 问诊

1. 问诊模式　从评估患者的呼吸系统和循环系统开始。如果患者无法在不停下来进行深呼吸的情况下叙述整句话,请迅速采取使患者呼吸平稳,待患者感觉好转后再继续问诊。一般先提开放式问题,然后再提问更具针对性的问题。

2. 问诊内容　主要包括性别和年龄、起病急缓、严重程度、持续时间、加重和缓解因素、伴随症状,既往病史(有无慢性心肺疾病、高血压、糖尿病、贫血、肝肾疾病等)及粉尘接触史、过敏史、吸烟史、家族史等。同时注意了解心理及社会背景、注意人文关怀。

(1) 针对呼吸困难本身的问诊

1) 呼吸困难的诱因:劳力性呼吸困难强烈提示器质性病变,多见于不同病因所致的心力衰竭、呼吸衰竭或贫血等。休息时呼吸困难明显者几乎都属于功能性呼吸困难,如高通气综合征、焦虑症等神经症。接触过敏原、异味或冷空气后出现的呼吸困难常见于哮喘。

2) 呼吸困难起病的急缓(表 11-13):瞬时(突然发病)出现的呼吸困难常见于气胸、肺栓塞、声带功能异常(声门痉挛);迅速(数小时内发病)发生的呼吸困难多见于急性左心衰竭、支气管哮喘、喉水肿、高通气综合征等;数天或数周以上起病的呼吸困难多见于充血性心力衰竭、胸腔积液、支气管或气管肿瘤等;缓慢进展的呼吸困难常见于慢性充血性心力衰竭,慢性阻塞性肺疾病、各种原因所致慢性肺病、贫血等。

3)呼吸困难发生的时相:吸气性呼吸困难见于大气道狭窄患者如声带功能异常、喉炎(喉水肿)、气管内肿瘤;呼气性呼吸困难常见于哮喘、慢性阻塞性肺疾病,但是严重的哮喘和慢性阻塞性肺疾病患者也可出现吸气性呼吸困难。

4)呼吸困难发生的时间:夜间出现的呼吸困难常见于左心衰竭和哮喘;冬春季呼吸困难加重多见于慢性阻塞性肺疾病;某些季节相关的呼吸困难多见于哮喘。

（2）伴随症状、体征

1)呼吸困难伴发热:多见于感染性疾病,如肺炎、肺脓肿、胸膜炎等。

2)呼吸困难伴干咳:见于胸膜炎、肺纤维化等。

3)呼吸困难伴咯血:常见于肺栓塞、心力衰竭、肺癌、肺血管炎等。

4)哮鸣音:双肺有哮鸣音见于哮喘、慢性喘息性支气管炎;某一部位持续存在的局限性哮鸣音见于气道狭窄,如气道内肿物。

5)杵状指:常见于肺癌、睡眠呼吸暂停综合征,也可见于支气管扩张、肺间质纤维化、慢性化脓性肺部疾病如肺脓肿等。

表 11-13　发病时间相关性呼吸困难的疾病分类

发病时间	疾病
发病突然	吸入异物 自发性气胸 心律不齐 过敏反应 心肌梗死 肺栓塞
发病迅速(数小时)	哮喘 过度换气 COPD 急性加重期 肺炎 糖尿病酮症酸中毒 外源性变应性肺泡炎 高海拔 左心衰竭(急性肺水肿) 心脏压塞 毒物
数天或数周以上	充血性心力衰竭 胸腔积液 支气管或气管肿瘤
数月或数年以上	COPD 肺结核 纤维性肺泡炎 尘肺
非呼吸原因	贫血 甲状腺功能亢进症 肥胖

（二）体格检查

应进行全面体格检查,包括体温、脉搏、血压、心率,血氧饱和度等生命体征,观察患者意识、体位、呼吸,心肺(视、触、叩、听)等常规体格检查。

关注皮肤颜色(苍白/发绀)、温度、湿度(冷湿/热干)、皮疹(感染)、瘀点(出血性疾病、血管炎、感染);颈部是否对称,有无红肿、团块等造成气道梗阻,有无颈静脉怒张;腹部有无膨隆,有无矛盾呼吸,有无肝大和肝-颈静脉回流征;四肢有无发绀、水肿(对称不对称)、杵状指、静脉扩张和周围血管病改变,肌肉收缩是否有力等见表 11-14。

表 11-14　各种肺病体格检查体征的比较

体征	气管	胸壁运动度	叩诊音	呼吸音	语音震颤	附加音
正常	居中	正常,两侧对称	清音	清晰	正常	无或极少数有基底部啰音
哮喘	居中	下降,两侧对称	清音到过清音	吸气时持续小水泡音到呼气	正常或下降	呼气时喘鸣
肺气肿	居中	下降,两侧对称	过清音	呼吸减低	下降	无或有小水泡音或慢性支气管炎性喘鸣
实变,如大叶性肺炎	居中	累及的一侧下降	受累的一侧浊音	支气管音	增强	吸气末的细湿啰音
主支气管塌陷	偏向受累的一侧	受累的一侧下降	浊音	消失或下降	无或下降	无
外周支气管塌陷	偏向受累的一侧	受累的一侧下降	浊音	支气管音	增强	粗湿啰音
大量胸腔积液	偏向对侧	患侧下降	实音	消失或下降	无或下降	无
大面积气胸	偏向对侧	患侧下降	鼓音或过清音	消失或下降	无或下降	无
广泛纤维化	居中	双侧下降	正常	细湿啰音	增强	细湿啰音
支气管扩张	居中	轻度下降	清音到浊音	支气管音	正常或下降	粗湿啰音,或有局限性喘鸣

（三）辅助检查

检查多样,要由简单到复杂,由无创到有创。

1. 胸部影像学和心电图　胸部 X 线检查具有无创、经济的应用优势,通过观察患者胸部 X 线片,能够初步了解患者的胸部病变情况,明确是否有心室肥大和心包疾患。胸部 CT 检查获得的影像学资料,分辨率高,能够观察到患者心、肺的具体状况,为患者疾病的临床诊断提供具有高度客观性的参考依据。心电图可以显示心肌缺血、心包炎、心肌病和心律失常,并作为肺栓塞的辅助诊断手段。老年、糖尿病患者的心绞痛可能只表现为呼吸困难,需要做心电图,呼吸困难合并胸痛时,也需要做心电图。

2. 血气分析　呼吸困难无法解释,患者出现神志改变、酸中毒以及呼吸困难较严重时,需要进行血气分析检查,可检出低氧、高碳酸血症和酸碱失衡。

3. 其他　急诊需要进行的血液检查包括白细胞计数、血红蛋白、心肌酶、脑钠肽、D-二聚体、血糖和电解质等。

4. 进一步检查　还包括肺动脉 CT 造影、超声心动图、肺功能、运动心肺功能等。

5. 有创检查　当无创检查不能明确诊断时可考虑心导管、支气管镜等检查。

四、诊断及鉴别诊断

诊断呼吸困难的思路为询问患者的病史、分析呼吸困难的特点、观察呼吸困难患者的体征及合并症状、进行辅助检查和实验室检查(图 11-3)。

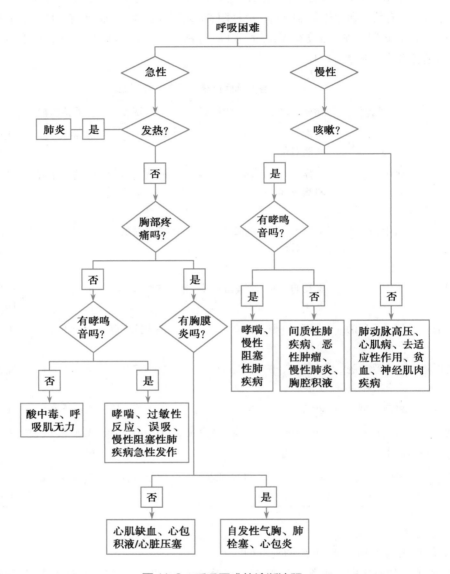

图 11-3　呼吸困难的诊断流程

【案例一分析】

患者此次呼吸困难主要表现为劳力性呼吸困难和夜间不能平卧。符合这些特点的临床疾病最常见的为充血性心力衰竭、慢性气道病变急性加重(如慢阻肺、哮喘)等。结合患者既往疾病为高血压、糖尿病,首先考虑其病因为心力衰竭。患者在呼吸困难出现前曾有咳嗽、咳痰等呼吸道症状,提示患者可能存在呼吸道感染,是心力衰竭的常见诱因之一。医生对患者进行体格检查:脉搏 105 次/min,血压 165/95mmHg,双下肺可闻及小水泡音,心尖冲动位于左锁骨中线外 1.0cm,心尖部可闻及 2/6 收缩期杂音。行胸部 X 线检查示心脏扩大呈靴形心(提示左心室扩大),可见肺淤血征象。心力衰竭诊断基本明确,考虑与高血压所致心脏疾病有关。

【案例二分析】

患者为中年女性,急性起病,病程短。半小时前无明显诱因突然出现呼吸困难,剧烈喘息,伴口唇青紫、大汗淋漓,不能平卧。既往有冠心病及高血压病史。体格检查:呼吸 40 次/min,血压 150/80mmHg。神志清楚,端坐体位,口唇发绀,心率 115 次/min,律不齐,双肺呼吸音粗,双肺布满哮鸣音,双肺底可闻及湿啰音。

本例患者最突出的特征是剧烈呼吸困难,那么就需要分析它的原因。在进行评估时,运用 Murtagh 安全诊断策略:可能的诊断是什么? 哪些严重的疾病一定不能漏诊? 哪些病因会被经常遗漏?

该患者有冠心病及高血压病史,是否为冠心病,急性左心衰竭导致呼吸困难? 或者为高血压,脑出血导致的呼吸困难? 突然出现呼吸困难,剧烈喘息,伴口唇青紫、大汗淋漓,不能平卧是否有肺栓塞或者气胸存在? 患者发病前是否使用某些药物可能引起过敏? 等等。

发病后无意识丧失,无恶心、呕吐,血压 150/80mmHg,心率 115 次/min,排除高血压并脑出血的诊断,未服用其他药物和异常食物,无与毒物接触史,排除变应原性呼吸困难,无胸痛及肩背痛等排除肺栓塞诊断。通过患者查体:呼吸 40 次/min,血压 150/80mmHg,神志清楚,呼吸急促,端坐体位,口唇发绀,无颈静脉怒张,心率 115 次/min,双肺布满哮鸣音,双肺底可闻及湿啰音,最大的特点"双肺布满哮鸣音"故诊断为支气管哮喘。有时支气管哮喘是一个极其凶险的疾病,它发作突然,病情进展快,如未采取有效措施,患者可以在极短的时间内发生猝死。发病后强烈的支气管痉挛造成严重缺氧,这就是患者发生剧烈呼吸困难、端坐呼吸和发绀的合理解释。

五、综合治疗

呼吸困难的处理通常分为一般性处理、紧急处理和对症处理、病因处理或特殊处理等。由于引起呼吸困难的病因不同,很难有适用于所有呼吸困难的共同的处理模式。对任何原因引起的呼吸困难,最根本的处理措施为针对患者原发病的治疗即病因治疗。

(一)氧疗

应根据患者的具体情况,采用不同的氧疗措施,对于血气分析只表现为低氧血症或Ⅰ型呼吸衰竭的患者,可调整吸氧浓度或面罩吸氧,直到 SpO_2 达到 90% 以上;对于Ⅱ型呼吸衰竭(伴有二氧化碳潴留)的患者,可采用持续低流量吸氧(氧流量 1~3L/min),维持 SpO_2 在 90% 以上。

(二)急救处理

对病因明确的急性呼吸困难者,如急性左心衰竭时,应采取坐位、双下肢下垂、吸氧,并根据病因采用利尿、扩血管等治疗;哮喘和慢阻肺等急性发作或加重的情况,则吸氧、吸入支气管舒张剂、尽快口服或静脉应用糖皮质激素;张力性气胸应于患侧第二肋间采用粗大针头穿刺排气;严重喉水肿应进行环甲膜穿刺等。经急救处理后尽快转诊。

对所有急性呼吸困难者,首先应迅速对其气道、呼吸和循环状况进行评估判断,同时进行相关病史收集和重点查体。根据初步检查和生命体征判断结果以决定患者是否需要住院诊治。急性呼吸困难者中,症状紧急、生命体征不平稳时,应立即监测生命体征、建立静脉通路并吸氧,同时针对可能病因进行初步治疗后联系上级医院进行转诊;对症状缓和、生命体征平稳者,可于门诊进行诊治,详细采集病史和体检,进行药物治疗与调整,如患者症状或生命体征恶化,则应收入院诊治。

(三)病因治疗

呼吸困难的诊疗取决于导致呼吸困难的原发病性质:如肿瘤、脏器病变引起的呼吸困难,医生多选择采用外科手术治疗;感染性疾病、心力衰竭引起的呼吸困难以抗感染、抗心衰治疗为主;精神系统或血液系统病变引起的呼吸困难,多采用相应的药物开展治疗。

六、生物-心理-社会管理模式

呼吸困难患者不仅要承受疾病本身带来的身体不适,还可能存在精神压力大、焦虑和抑郁等心理问题,部分患者缺乏家庭及社会性支持。因此在接诊呼吸困难患者时不仅要重视呼吸困难症状,还要重视患者的主观感受、重视患者的生活质量。积极倾听患者对疾病的理解及其关心的问题,让患者积极参与到治疗中,建立长期随访照顾的关系。必要时联系心理专科会诊、转诊及多学科协同治疗。

七、转诊指征

(一)病因未明者。

(二)呼吸困难不能缓解。

(三)急性喉炎、重症哮喘、急性心肌梗死、严重心律失常、大面积气胸及胸腔积液、COPD 并发严重并发症、中枢性呼吸困难、急性肺栓塞。

(四)严重精神心理疾病,自杀风险较高者,应及时将其转入精神科进行专科治疗。

八、科研方向

呼吸困难是一种常见的临床表现。国外文献报道,9%~13% 社区成人有轻至中度的呼吸困难症状,美国每年因呼吸困难急诊就诊达 300 万~400 万人次。呼吸困难是一种重要的临床表现,目前对呼吸困难的定义、发病机制、性质描述、严重程度的评估、鉴别诊断及治疗等方面的研究仍需深入完善。我国地域广阔,文化、经济发展很不平衡,不同地域和文化背景的患者及医生对呼吸困难的表述和理解存在明显差异。应结合我国国情,开展国内不同地域、民族、文化水平、经济水平的人群对呼吸困难的感知和表述情况的研究,这将有助于明确呼吸困难发病机制,从而大大提高呼吸困难的诊断与治疗的准确性。其次,还需开展针对呼吸困难病因构成的国内大样本临床研究,以进一步明确呼吸困难的病因谱,将有助于提高呼吸困难病因治疗的有效性。此外,应进一步研究建立科学可行的呼吸困难病因诊疗流程,从而进一步提高呼吸困难的诊治水平。

【科研拓展】

2020 年 4 月,发表在 *JAMA* 的文章 "Management of COVID-19 respiratory distress" 提出:急性呼吸窘迫综合征(ARDS)可以起源于肺泡的气体侧或血管侧。尽管新型冠状病毒经过呼吸道传播,并且在胸部 X 线或 CT 中也通常以肺泡内的渗出为常见表现,但呼吸窘迫的原因可能也包括血管损伤,这种血管损伤可能需要采取与常规 ARDS 处理方法不同的治疗方法。

COVID-19 是一种以损伤血管内皮为主的全身性疾病。如果在对患者进行专业和个性化的治疗时忽视了血管损伤这一特征,即使是中青年或既往体健的 COVID-19 ARDS 患者(COVID-19 patient with ARDS,CARDS)也可能最终发展为多器官功能衰竭。COVID-19 引起呼吸窘迫后不久,尽管氧合非常差,患者病程早期仍保持相对良好的肺顺应性,通常具有每分通气量很高的特征。浸润的程度通常有限,最初通常以 CT 上的玻璃样图案为特征,表明是间质性水肿而非肺泡水肿,许多患者没有出现明显的呼吸困难。在简化的模型中,可以将这些患者称为 "L 型",其特征是低肺弹性(高顺应性)和对吸气末正压(positive end expiratory pressure,PEEP)的反应低。许多患者的病情可能稳定在此阶段而不会继续恶化,而其他患者由于疾病严重或宿主反应或管理欠佳,可能会转变为更具典型 ARDS 特征的类型。这些患者可以被定义为 "H 型",特征是高肺弹性(低顺应性),在 CT 上表现为广泛的实变,对 PEEP 反应好。显然,L 型和 H 型是两个极端,之间还包括中间阶段,同时具有 L 及 H 的特点。另一个特征是高度激活的凝血级联反应,在肺部和其他器官中普遍存在微血栓和大血栓;极高的血清 D-二聚体水平与不良预后相关。这些观察性研究结果表明,内皮损伤导致肺血管调节受损、通气血流比例失调(病程早期低氧血症的主要原因)、促进血栓形成。此外,如果不加以干预,呼吸驱动力显著增加,患者呼吸运动可能给极其脆弱的组织带来的更大的潮气压力和能量负荷,即所谓的患者自行诱发的肺损伤(patient self-induced lung injury,P-SILI)。

文章结论:COVID-19 会导致独特的肺损伤。将患者分类为具有 L 型或 H 型表型可能会有所帮助。采取不同的通气方法,具体取决于患者的基础生理状况。

(江 华)

第七节　发　　热

【学习要点】

1. 发热的定义及常见病因。

2. 发热的分度、热型及常见伴随症状。

3. 发热的诊断及综合治疗。

发热是一种常见的病理生理现象,在综合医院全科门诊和社区卫生服务中心常见。本节从两个案例开始,阐述发热的定义、病因、临床思维、综合治疗、转诊指征及科研拓展等内容。

【案例一】

患者,女,32 岁。因"发热伴尿频、尿急、尿痛 2 天"就诊。患者近来工作强度较大,2 天前出现发热,腋温波动于 37.4~38.2℃之间,伴尿频、尿急、尿痛,无其他伴随症状,胃纳正常,大便正常。既往无糖尿病、泌尿系结石、免疫功能减退等疾病史。查体:腋温 37.6℃,心率 85 次/min,呼吸 20 次/min,血压 128/78mmHg。神志清楚,自主体位,心肺听诊无异常。腹部平软,肝脾肋下未扪及,移动性浊音(-),肠鸣音正常。双下肢无凹陷性浮肿。余体征(-)。社区卫生服务中心就诊,完善辅助检查,其中血常规结果:白细胞 10.8×10^9/L↑,中性粒细胞百分比 78.6%↑,中性粒细胞绝对数 7.8×10^9/L↑,尿常规结果:镜检白细胞 +++,镜检红细胞 ++,尿隐血微量,尿蛋白定性实验阴性,尿白细胞酯酶 ++。

【案例二】

患者,男,37 岁。因"右侧颈部淋巴结肿大 1 个月,间断性发热 2 周"就诊,否认结核病史。1 个月前患者扪及右侧颈部淋巴结肿大,无压痛,无皮肤破溃,无牙周及口面部炎症,未重视诊治。2 周前,出现发热,腋温多于午后上升,晨起下降,波动于 37.5~38.3℃,无咳嗽、咳痰、恶心、呕吐、腹痛、腹泻、尿频、尿急。自发病以来,睡眠可,小便如常,胃纳有减退,近 1 个月体重下降 3kg。体格检查:腋温 37.7℃,心率 102 次/min,呼吸 18 次/min,血压 136/85mmHg,右颈部可及淋巴结,质韧,可推动,无触痛,直径约 2cm,心肺未见明显异常体征,腹软,脾脏左侧肋下 2cm。辅助检查:PPD 试验(-)。B 超:右侧颈部,腹膜后、双侧腹股沟淋巴结肿大,脾脏增大。

一、定义

发热(fever)是指感染性或非感染性因素导致的机体体温调节中枢出现功能障碍而使体温超出正常范围。临床上常用腋温(正常范围:36~37℃)、口温(正常范围:36.3~37.2℃)和肛温(正常范围:36.5~37.7℃)来反映机体温度。临床上常以口温为标准,将发热分为:低热(37.3~38℃)、中等度热(38.1~39℃)、高热(39.1~41℃)、超高热(41℃以上)。正常体温在个体之间略有差异,且受机体内外因素的影响而波动,但波动范围一般不超过 1℃。发热是人体对致病因子的一种病理生理反应,是机体神经系统与免疫系统协同对炎症介质损害的以调节性体温升高为特点的一种适应性反应。

二、病因

1. 感染性发热　各种病原体如病毒、细菌、真菌、寄生虫、支原体、螺旋体等引起的感染,不论是急性、亚急性或慢性,局灶或全身性,均可出现发热。

2. 非感染性发热

(1)结缔组织疾病:系统性红斑狼疮、皮肌炎等。

(2)变态反应性疾病:药物热、溶血反应、风湿热等。

(3)恶性肿瘤:血液系统肿瘤(恶性淋巴瘤、急性白血病等)、实体肿瘤(肺癌、肝癌等)。

(4)组织坏死与吸收:手术后组织损伤、烧伤、血管栓塞引起重要脏器梗死。

（5）内分泌代谢性疾病：甲状腺危象、亚急性甲状腺炎、痛风。

（6）中枢性发热：高温中暑、安眠药中毒、颅内出血。

（7）自主神经功能紊乱：功能性低热。

三、临床思维

1. **问诊**　在问诊过程中，主要包括起病情况（如诱因、起病缓急、病程、热峰高低、热型等）、伴随症状（如畏寒、寒战、盗汗及多系统症状等）、诊治经过（如使用的药物种类、剂量等）、一般情况（如精神状态、食欲、体重改变等）、合并基础疾病、既往史、手术外伤史、家族史及个人史（职业、文化程度、吸烟饮酒情况等）等，同时注意了解心理及社会背景、注意人文关怀，并根据问诊采集的病史进行整体相关分析（表 11-15）。

表 11-15　发热问诊过程的初步评估

问诊要点		有关疾病
发热的诱因	最近做过手术或看过牙科吗？	脓肿、伤口感染和恶性高热
	最近使用过新药吗？	药物热
	最近使用过抗精神药物吗？	神经阻滞剂恶性综合征
	最近住过院吗？	脓肿、伤口感染、恶性高热、导管性尿路感染、菌血症或药物热
	最近出国旅游过吗？	登革热、西尼罗热、埃及血吸虫、疟疾、斑点热
	较长时间处于久坐或久卧状态吗？	肺动脉栓塞或深静脉血栓
	喝过未处理的水或使用过未处理的日用品吗？	沙门氏菌病、志贺菌病、肝炎、阿米巴病和布鲁氏菌病
	吃过未熟透的食物吗？	肠道感染、绦虫病和旋毛虫病
	有过蚊虫叮咬吗？	疟疾、登革热、立克次体病、兔热病、非洲锥虫病、莱姆病
	最近有过输血或用过不洁静脉注射器吗？	急性 HIV 感染、乙型肝炎、丙型肝炎、梅毒、淋病或心内膜炎
	发热过程中环境温度及是否运动？	中暑
	做过心脏瓣膜手术吗？	心内膜炎
发热程度	发热时，体温有多高？>41℃	中枢神经系统感染、中暑和神经阻滞剂恶性综合征
发热病程	发热症状持续多久？>3 周，至少 2 次发热且温度>38.2℃，门诊经过 1 周评估，仍找不到原因	不明原因发热
发热特征	是哪种类型的发热？持续发热（波动<0.5℃）	中枢神经系统疾病或革兰氏阴性杆菌菌血症
	午后发热（规律的体温升降，发生于 16:00 和午夜）	缺乏昼夜变化提示非感染性原因
	间日疟（以 48 小时为周期）	间日疟原虫或卵形疟原虫引起的疟疾
	三日疟（以 72 小时为周期）	三日疟原虫引起的疟疾
	有干咳、鼻塞或咽喉痛的症状吗？	上呼吸道感染或急性咽炎
	皮肤有发红吗？	蜂窝织炎、静脉炎、真菌感染和药物反应
	有咳痰或气短的症状吗？	肺炎、支气管炎、结核病
	痰中有血吗？	肺炎、支气管炎、结核病、肺动脉栓塞、肺癌
	有胸痛的症状吗？	肺动脉栓塞、肺炎、心包炎和细菌性心内膜炎
	排尿过程中有灼烧感吗？	尿路感染、肾盂肾炎、肾细胞癌、尿道炎和前列腺炎
	尿中有血吗？	尿路感染、肾盂肾炎、肾细胞癌、韦氏肉芽肿病、系统性红斑狼疮、肾血管疾病

续表

问诊要点		有关疾病
发热特征	有恶心呕吐症状吗?	胃肠道疾病、胆囊炎、胆管炎、肾盂肾炎、肝炎和胰腺炎
	有腹泻症状吗?	胃肠道疾病、感染性结肠炎、寄生虫感染和炎性肠病
	有腹痛症状吗?	胃肠道疾病、胆囊炎、胆管炎、肾盂肾病、肝炎、胰腺癌、胰腺炎、肝癌转移、结节性多动脉炎和炎性肠病
伴随症状	有皮肤变黄吗?	胆囊炎、肝炎、肝脓肿、肝恶性肿瘤
	有过寒战吗?	菌血症和心内膜炎
	有盗汗、体重减轻或全身乏力症状吗?	霍奇金病、非霍奇金淋巴瘤和肾细胞癌
	有关节强直或关节疼痛吗?	脓毒性关节炎、系统性红斑狼疮、风湿热、巨细胞动脉炎、韦氏肉芽肿病、风湿性关节炎、结核性多发性动脉炎和炎性肠病
	有头痛症状吗?	巨细胞动脉炎、脑膜炎、脑炎、鼻窦炎
	有咀嚼疼痛吗?	巨细胞动脉炎
	有易擦伤或牙龈出血症状吗?	白血病或淋巴瘤
	有说话困难、复视、上肢或下肢无力和癫痫发作吗?	脑膜炎、脑炎、脑出血和心内膜炎伴中枢神经系统栓塞
	有过意识障碍吗?	脑膜炎、脑炎、感染性休克
基础疾病	各系统临床表现	

2. 伴随症状及体征 应进行全面体格检查,首先关注发热热型,见表 11-16。其次也要关注脉搏、血压、心率等生命体征。完善心肺听诊、腹部触诊等常规体格检查,注意皮肤、黏膜有无皮疹、出血点,淋巴结、肝脾有无肿大,局部有无压痛等。有些体征在疾病初期并无显现,会随着病程进展而变化,因此要反复多次体检,以进一步明确病因。

表 11-16 不同热型的特点

热型	特点	常见疾病
稽留热	体温恒定地维持在 39~40℃以上,达数天或数周,24 小时内体温波动范围不超过 1℃	大叶性肺炎、流行性脑脊髓膜炎及伤寒高热期
弛张热	体温在 39℃以上,波动幅度大,24 小时内波动范围超过 2℃,但都在正常水平以上	败血症、风湿热、全身炎症反应综合征、肝脓肿、严重肺结核
间歇热	体温骤升达高峰后持续数小时,然后迅速降至正常水平,无热期(间歇期)可持续 1 天至数天,如此高热期与无热期反复交替出现	疟疾、急性肾盂肾炎、淋巴瘤、周期热
波状热	体温逐渐上升达 39℃或以上,数天后又逐渐下降至正常水平,持续数天后又逐渐升高,如此反复似波浪,可连续达数月之久	布鲁氏菌病、登革热
回归热	体温急剧上升至 39℃或以上,持续数天后又骤降至正常水平。高热期与无热期各持续若干天后规律性交替 1 次	回归热、霍奇金淋巴瘤
不规则热	体温曲线无一定规律,热度高低不等,呈不规则波动	流行性感冒、结核病、风湿热、癌性发热

(1)寒战:见于大叶性肺炎、疟疾、败血症、急性胆囊炎、急性肾盂肾炎、流行性脑脊髓膜炎、钩端螺旋体病、药物热、急性溶血或输血反应等。

(2)头痛:见于颅内感染、颅内出血等。

(3)意识障碍:先发热后意识障碍见于流行性乙型脑炎、斑疹伤寒、流行性脑脊髓膜炎、中毒性菌痢、中暑等;先意识障碍后发热者见于脑出血、巴比妥类中毒等。

(4)结膜充血:见于麻疹、流行性出血热、斑疹伤寒、钩端螺旋体病等。

（5）口唇单纯疱疹：见于急性感染性疾病，如大叶性肺炎、流行性脑脊髓膜炎、间日疟、流行性感冒等。

（6）皮疹：见于麻疹、猩红热、风疹、水痘、斑疹伤寒、结缔组织病、药物热等。

（7）皮肤黏膜出血：见于重症感染及某些急性传染病，如流行性出血热、病毒性肝炎、斑疹伤寒、败血症等，也可见于急性白血病、重型再生障碍性贫血、恶性组织细胞病等。

（8）淋巴结肿大：见于传染性单核细胞增多症、病毒性肝炎、风疹、淋巴结结核、局灶性化脓性感染、丝虫病、白血病、淋巴瘤、转移癌等。

（9）肝脾肿大：见于传染性单核细胞增多症、病毒性肝炎、肝及胆道感染、布鲁氏菌病、疟疾、结缔组织病、白血病、淋巴瘤及黑热病、急性血吸虫病等。

（10）关节肿痛：见于败血症、猩红热、布鲁氏菌病、风湿热、结缔组织病、痛风等。

（11）胸骨下压痛：见于白血病等。

（12）右上腹压痛：见于肝脓肿、胆道炎症等。

（13）季肋点压痛或肾区叩击痛：见于上尿路感染等。

（14）恶病质状态：见于严重结核、恶性肿瘤等。

3. 辅助检查

（1）白细胞总数及中性粒细胞百分比明显增高，需要考虑各种原因引起的化脓性感染。

（2）白细胞总数不升高甚至减少，需要考虑病毒感染。

（3）白细胞分类检查中发现幼稚细胞，需要考虑可能为白血病。

（4）红细胞、血红蛋白、血小板均降低，提示可能为某些严重感染或恶性肿瘤。

（5）尿常规镜检红细胞、白细胞较多，尿蛋白增加，提示为泌尿系感染或肾炎、肾结核及肿瘤。

（6）血肥达反应阳性，提示可能为伤寒病。

（7）外斐反应阳性，提示可能为斑疹伤寒。

（8）血培养及脑脊液培养如培养出致病菌，将有非常重要的临床意义。

（9）影像学检查，如胸部 X 线检查可发现肺部炎症及肿瘤性病变，腹部 B 超检查可发现腹部脏器肿瘤、脓肿等，超声心动图可发现感染性心内膜炎、心脏瓣膜疾病。

（10）侵入性检查，如骨髓活检可发现血液系统恶性肿瘤。

四、诊断及鉴别诊断

对于发热患者，应该进行病因诊断。遵循定性、定位、定因三大步骤。

（一）定性

确定疾病的性质，判断发热的病因属于感染性还是非感染性疾病，是器质性发热还是功能性发热。要结合患者的症状、体征、实验室检查及影像学资料综合分析。

（二）定位

判断引起发热的疾病属于哪个系统或器官，累及的部位是单个还是多个，局部还是全身。要结合患者的症状、体征、实验室检查及影像学资料综合分析。

（三）定因

是发热性疾病诊断的根本，明确引起发热的具体病因。需通过详细地询问病史、细致的体格检查、针对性的辅助检查来分析。当进行正确的定性、定位后，大部分发热性疾病的诊断可基本明确，仍有少数诊断不明的可以通过动态实验室检查及影像学检查来辅助最终明确诊断。

（四）Murtagh 安全诊断策略

可能的诊断是什么？哪些严重的疾病一定不能漏诊？哪些病因会被经常遗漏？启发患者回忆是否用药引起药源性发热？患者是否还有话说？

1. 感染性发热　感染性发热一般起病比较急，实验室检查常伴有炎性指标明显升高。

【案例一分析】

患者为青年女性,因"发热伴尿频、尿急、尿痛 2 天"就诊。患者劳累后出现发热伴尿频、尿急、尿痛,无其他不适,查体无特殊。血常规结果显示白细胞和中性粒细胞升高,提示细菌感染;尿常规结果显示白细胞计数升高,结合患者尿频、尿急、尿痛等泌尿系统症状,考虑为泌尿系统感染引起的发热,初步诊断为:尿路感染。

2. 非感染性发热　非感染性发热一般病程长,实验室检查或影像学检查常伴有特异性改变。

【案例二分析】

患者青年男性,因"右侧颈部淋巴结肿大 1 个月,间断性发热 2 周"就诊。1 个月前扪及右侧颈部淋巴结肿大,2 周前出现发热,体温呈波状热。自发病以来,睡眠可,小便如常,胃纳有减退,近 1 个月体重下降 3kg。体格检查:腋温 37.7℃,心率 102 次/min,呼吸 18 次/min,血压 136/85mmHg,右颈部可及淋巴结,质韧,可推动,无触痛,直径约 2cm,心肺未见明显异常体征,腹软,脾脏左侧肋下 2cm。辅助检查:PPD 试验(-)。B 超:右侧颈部,腹膜后、双侧腹股沟淋巴结肿大,脾脏增大。结合病史、体征、辅助检查,初步诊断:发热、淋巴结肿大、脾大原因待查(淋巴瘤可能),有待进一步病理检查明确分型。

五、综合治疗

发热的处理原则为针对病因治疗,必要时给予退热治疗,同时加强支持治疗。首先应明确是功能性发热还是器质性发热,如果是器质性发热,则应进一步明确是感染性发热还是非感染性发热。

（一）感染性发热

1. 如果是传染病　需要尽早隔离并转诊至传染科。

2. 如果是普通感染　首先支持治疗,因为患者发热时处于高代谢状态,注意补充水、蛋白质、热量及维生素,多休息,避免劳累,同时抗感染治疗,其是治疗感染性发热的核心环节,要在明确病原体的基础上进行有针对性的抗感染治疗。

3. 疑似感染性发热且病情严重的急性高热患者　可给予经验性抗菌治疗。

4. 退热治疗　对于高热患者,如体温持续不退,可考虑退热治疗。退热治疗包括物理降温(如酒精擦浴、冰袋降温等)和药物降温(如对乙酰氨基酚缓释片、吲哚美辛栓剂、复方氨基比林注射液等)。对于高龄患者或不耐受患者首先考虑物理降温治疗,同时注意水、电解质平衡。

【案例一处理】

患者为青年女性,因"发热伴尿频、尿急、尿痛 2 天"就诊,否认药物过敏史。诊断:下尿路感染。处理:予以左氧氟沙星 0.2g 2 次/d 口服治疗,连用 3 天治疗,一周后复查尿常规。嘱患者注意休息,多饮水,注意补充足够的热量和营养。如治疗后体温不降或尿路症状加重,随时就诊。

（二）非感染性发热

【案例二处理】

患者青年男性,因"右侧颈部淋巴结肿大 1 个月,间断性发热 2 周"就诊。生命体征平稳,辅助检查:PPD 试验(-),电解质检查未见异常。B 超:右侧颈部,腹膜后、双侧腹股沟淋巴结肿大,脾脏增大。结合病史、体征、辅助检查,初步诊断:发热、淋巴结肿大、脾大原因待查(淋巴瘤可能)。考虑需进一步淋巴结穿刺确诊病理分型及制定诊疗方案。建议转诊至专科进行进一步诊疗。

（三）不明原因发热的治疗原则

对于体温≤39℃的发热,建议维持水、电解质的平衡而无须处理发热。对于体温在 39~40℃的发热,应积极使用物理降温及退热药物使核心体温降至 39℃以下,同时维持水电解质的平衡;不推荐在体温调控机制正常时单独使用物理降温。对于体温>40℃的发热,或可能有脑组织损伤或感染性休克风险的患者,可在退热药物的基础上,用冷水或冰水擦拭皮肤或擦拭皮肤后使用风扇、冰毯和冰袋增加水分的蒸发。诊断性治疗应局限于疟疾、结核感染等可凭借疗效作出临床诊断的特定疾病,不应作为常规治疗手段。抗感染药物的应用不应作为常规诊断性治疗的手段。原则上不建议在病因未明的发热患者中使用激素,尤其不应作为退热药物使用,激素滥用可能会改变临床表现,使诊断发生困难。

六、生物-心理-社会管理模式

发热是临床上最常见的症状之一,在接诊发热患者过程中既要结合症状、体征、实验室检查,也需运用生物-心理-社会管理模式,常规评估患者健康相关的生活质量、与各系统症状相关的功能损害;积极倾听以确定患者对疾病的理解及其关心的问题,让患者参与治疗的选择,提高诊疗依从性,构建和谐的治疗关系。

【案例三】

患者,男,17 岁,高中生。因"间断发热 5 月余"就诊,患者最高体温 39.7℃,多次住院治疗效果不佳。查体生命体征平稳,神清语利,病理征阴性。就诊后首次测腋温 37.5℃,口温 36.9℃,间隔 1 小时后复测腋温 36.7℃,口温 36.9℃。辅助检查:血常规、血沉、免疫学筛查、肝肾功能等均正常,初步诊断为发热待查。通过与患者父母沟通得知,患者性格内向,平素学习成绩优异,患者发热常出现在考试前,且一般温度高于其他皮温。通过与患者沟通得知,其父母时常表达望子成龙的期盼,自诉能够理解父母,但时常担心自己成绩下滑辜负了父母的期待。

结合以上信息,考虑患者是青春期男性,因学业压力大产生逃避心理,出现伪装热。与患者父母进行交流,告知不要明显表现出对患者成绩的过度关注,要时常与患者交流,共同分担学习压力,引导患者回忆上学时的愉快时刻。与患者沟通,告知有压力可以通过找好友交谈、唱歌等方式进行宣泄,也可以主动与父母交流,表达自己的想法。2 周后随访,患者父母表示与患者沟通后患者 2 周内未再出现发热。

七、转诊指征

(一)传染性发热疾病者。
(二)长期不明原因发热者。
(三)感染性发热经抗感染治疗效果不佳,症状无改善者。
(四)非感染性发热,需进一步进行诊断和治疗者。

八、科研方向

发热在综合医院全科门诊和基层社区卫生服务中心是比较常见的急症,就诊时往往处于疾病未分化阶段,精确评估、分诊和处理至关重要。全科医生应该能够根据病史、体格检查,采用恰当的实验室检查等对发热患者病情进行评估,甄别严重疾病或特殊疾病,传染性疾病及高危患者应及时转诊。在诊疗过程中,应合理应用抗生素及降温措施。全科医生应该不断更新相关知识,提高合理用药意识,以药物安全性和有效性评价为核心,规范自己的诊疗行为。对于一般情况良好的低危患者,可留在基层诊治或观察,但应告知患者病情可能的演变情况及如何观察病情,安排随访时间,及时有效处理原发病或相关并发症。为不断加深临床医生对发热的认识,提升对发热患者的诊疗技能,科学研究必不可少。

【科研拓展】

2020 年 1 月,发表在 *Annals of Translational Medicine* 的文章 "Retrospective analysis of 1 641 cases of classic fever of unknown origin" 强调:不明原因发热(fever of unknown origin,FUO)是一组易误诊或延迟诊断的疾病。这是一种特殊的发热类型,也是内科常见病。但由于其病因复杂,缺乏特征性临床表现,实验室检查指标不足,常常困扰临床医生诊断。

为此,该研究收集 2011 年 1 月 1 日至 2017 年 12 月 31 日四川大学华西医院收治的 1 641 例经典 FUO 患者,分析经典 FUO 的病因。特别对与感染性疾病相关的实验室指标进行了探索和筛选,并将上述数据与难以诊断的肺结核和淋巴瘤的临床特征进行了比较。结果:1 641 例患者中,1 504 例最终通过各种检查或诊断方法确诊,诊断率为 91.65%。在 1 641 例 FUO 的病因中,48.69%(799 例)为感染性疾病,其中结核病最为常见,占 19.50%(320 例)。结缔组织疾病占 19.26%(316 例),其中成人 Still 病(AOSD)最常见,占 5.42%(89 例)。肿瘤性疾病占 16.94%(278 例),其中淋巴瘤占 8.71%(143 例)为最常见的恶性肿瘤。6.76%(111 例)为其他疾病。8.35%(137 例)病因不明。结论:感染性疾病是导致经典 FUO 的主要原因,其中结核病占很大比例。引起 FUO 的非感染性疾病主要是结缔组织疾病和恶性肿瘤。在常见的 FUO 病因中,结核和淋巴瘤较难诊断。在大多数情况下,经典的 FUO 的原因可以确定。发热患者的病因与性别也有一定关系(图 11-4)。

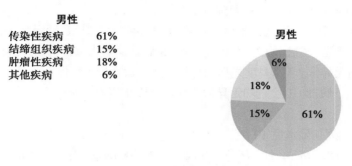

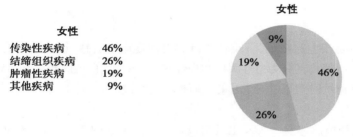

图 11-4　发热患者的病因分布与性别的关系

（江　华）

第八节　腹　痛

扫码获取
数字内容

【学习要点】

1. 不同部位腹痛的可能病因。

2. 腹痛的全科诊疗思维。

3. 腹痛的转诊指征。

【案例一】

患者,男性,56 岁,公务员。因"间断下腹痛 1 个月,加重 10 天"就诊。

现病史:患者 1 个月前无明显诱因出现下腹痛,以左下腹为重,疼痛性质不明确,与进食、活动均无关,疼痛上午减轻,下午及夜间加重,影响睡眠,疼痛持续时间约 10 分钟,可自行缓解,伴腹胀、尿频、尿不尽感,无恶心、呕吐、腹泻、发热,3 周前于当地医院行上腹部超声及右下腹、左下腹局部超声检查均未见异常,泌尿系超声提示前列腺增生,胃镜提示慢性非萎缩性胃炎伴局灶性萎缩,按"前列腺增生"口服坦索罗辛治疗,效果欠佳。10 天前下腹痛加重,并放射至腰背部,伴腹胀,排便后减轻。

NOTES

近 1 个月体重无明显变化。

既往史:体健,无外伤史及手术史,吸烟 23 年,平均 1 包/d。

查体:体温 36.6℃,脉搏 82 次/min,呼吸 16 次/min,血压 120/80mmHg。身高 176cm,体重 68kg,BMI 21.95kg/m²。颈部浅表淋巴结未触及,心肺查体未见异常;腹部无膨隆,肠鸣音 4 次/min,叩诊鼓音,无腹肌紧张,左下腹有局限压痛,无反跳痛,未触及明确包块,余(−)。

【案例二】

患者,男性,31 岁,自由职业者。因“间断腹痛 6 个月”就诊。

现病史:腹痛每于夜间睡眠中出现,每次持续 10~30 分钟,为痉挛痛,可自行缓解,白天饮食、大小便均正常,夜间休息差。无恶心、呕吐、腹泻、便秘等不适,先后就诊消化内科、普通外科及疼痛科,门诊血尿粪常规、肝肾功能均无异常。4 个月前先后两次行胃肠镜检查均提示慢性非萎缩性胃炎。3 个月前上腹部超声及上腹部、下腹部 CT 检查均无异常。间断口服止痛及胃肠解痉药等,腹痛有时可缓解,但仍反复发作。

既往史:因“腹腔镜下阑尾切除术后 10 年”。

查体:体温 36.7℃,脉搏 88 次/min,呼吸 16 次/min,血压 120/80mmHg。身高 178cm,体重 63kg,BMI 19.88kg/m²。心肺查体未见常;腹部无膨隆,肠鸣音 4 次/min,叩诊鼓音,无腹肌紧张,无压痛,余(−)。

一、概述

(一)定义

腹痛(abdominal pain)是指上起横膈,下至骨盆范围内的疼痛不适感,是临床常见的一种症状。根据发病缓急和病程长短,一般将其分为急性腹痛和慢性腹痛,急性和慢性腹痛没有明确的时间分界线,临床实践中一般将疼痛持续时间超过 6 个月的腹痛视为慢性腹痛。

(二)发病机制

疼痛是一种主观感觉和情感体验。其发生机制包含了相互关联的 3 个单元:感觉传入单元、中枢调节单元(情感和认知)和动机单元(对疼痛的行为反应)。腹腔脏器的痛觉信号由交感神经传入脊髓,导致内脏性腹痛,特点为疼痛部位不确切,性质为痉挛痛、钝痛,伴有出汗、恶心等;腹壁及腹膜壁层的痛觉信号,经体神经传至脊神经根,导致躯体性腹痛,特点是定位准确,局部腹肌强直,疼痛程度剧烈而持续,可因咳嗽、体位变化而加重。内脏性腹痛牵涉到身体体表部位,即内脏痛觉信号传至相应脊髓节段,引起该节段支配的体表部位疼痛,称为牵涉痛(表 11-17),特点是定位明确,程度剧烈,有压痛、肌紧张及感觉过敏等。

表 11-17　内脏的神经分布与体表感应部位

内脏	传入神经	相应的脊髓节段	体表感应部位
胃	内脏大神经	胸髓节 6~10	上腹部
小肠	内脏大神经	胸髓节 7~10	脐部
升结肠	腰交感神经链与主动脉前神经丛	胸髓节 12 与腰髓节 1	下腹部与耻骨上区
乙状结肠与直肠	骨盆神经及其神经丛	骶髓节 1~4	会阴部与肛门区
肝与胆囊	内脏大神经	胸髓节 7~10	右上腹及右肩胛
肾与输尿管	内脏最下神经及肾神经丛	胸髓节 12,腰髓节 1、2	腰部与腹股沟部
膀胱底	上腹下神经丛	胸髓节 11、12,腰髓节 1	耻骨上区及下背部
膀胱颈	骨盆神经及其神经丛	骶髓节 2~4	会阴部及阴茎
子宫底	上腹下神经丛	胸髓节 11、12,腰髓节 1	耻骨上区与下背部
子宫颈	骨盆神经及其神经丛	骶髓节 2~4	会阴部

二、病因

（一）急性腹痛

1. 腹内相关疾病　①急性炎症,如急性胃炎、急性肠炎、急性胆管炎、急性胰腺炎、急性出血性坏死性肠炎、急性胆囊炎、急性阑尾炎、急性肠系膜淋巴结炎等;②空腔脏器阻塞或扩张,如肠梗阻、肠套叠、胆道结石、胆道蛔虫症、泌尿系结石梗阻等;③脏器扭转或破裂,如肠扭转、肠绞窄、肠系膜或大网膜扭转、卵巢扭转、肝破裂、脾破裂、异位妊娠破裂等;④腹膜炎症,如胃肠穿孔、自发性腹膜炎;⑤腹腔内血管闭塞或扩张破裂,如脾梗死、急性出血坏死性肠炎、肠系膜动脉栓塞、肠系膜静脉血栓形成、腹主动脉瘤、夹层动脉瘤等。

2. 腹外相关疾病　肺炎、肺梗死、心绞痛、心肌梗死、急性心包炎、胸膜炎、食管裂孔疝、脊柱病变（脊髓结核、椎间盘突出症、胸腰椎压缩性骨折等）、腹型过敏性紫癜、铅或铊中毒、尿毒症、酸中毒及急性血卟啉病等,癫痫、心理疾病也可伴有腹痛。

（二）慢性腹痛

1. 器质性疾病　①慢性炎症,如慢性胃炎、消化性溃疡、慢性胆囊炎、胆结石、慢性病毒性肝炎、原发性肝癌、脂肪肝、慢性胰腺炎、慢性结肠炎、慢性阑尾炎、克罗恩病、肠结核、肠系膜淋巴结炎、结核性腹膜炎、慢性细菌性痢疾、慢性阿米巴痢疾、慢性膀胱炎、肾盂肾炎等;②其他,如食管裂孔疝、食管癌、原虫病、蠕虫病、胰腺癌、腹型恶性淋巴瘤、腹型肺吸虫病等。

2. 非器质性疾病　主要指肠易激综合征（irritable bowel syndrome,IBS）,功能性消化不良（functional dyspepsia,FD）,中枢介导的腹痛综合征（centrally mediated abdominal pain syndrome,CAPS）。焦虑、抑郁、创伤后应激障碍、躯体化障碍等心理疾病也可以腹痛为主要症状。

三、临床思维

（一）问诊

1. 问诊模式　采用 RICE 问诊方式,结合 BATHE 问诊,即 B:背景（background）,了解患者腹痛相关的躯体、心理和社会背景;A:情感（affect）,了解患者因腹痛引起的情绪状态;T:烦恼（trouble）,了解腹痛对患者的影响程度;H:处理（handling）,了解患者的腹痛自我管理能力;E:共情（empathy）,对患者腹痛等不幸表示理解/感受支持。

2. 问诊内容　腹痛起病方式尤为重要,腹痛出现的部位、诱因、时间、伴随症状/体征、间断还是持续发作,能否自行缓解及缓解因素,既往史、手术外伤史、家族史及个人史（职业、文化程度、吸烟饮酒情况）等,同时注意了解心理及社会背景、注意人文关怀,并根据问诊采集的病史进行整体分析。

（二）体格检查

1. 一般查体　血压、脉搏、呼吸和体温,注意观察患者步态、体位,完善心、肺基本查体。

2. 腹部查体　通过言语交流及采取合适体位,消除患者紧张情绪及焦虑状态,使患者能够积极配合,同时避免加重腹痛不适。为了避免触诊引起肠蠕动增加,使肠鸣音发生变化,腹部检查的顺序为视、听、叩、触,但记录时为了统一格式仍按视、触、叩、听的顺序。

（1）视诊:应注意腹部外形是否对称,有无全腹或局部的隆起或凹陷,有腹腔积液或腹部肿块,还应测量腹围大小。

（2）触诊:腹部触诊可采用浅部触诊法和深部触诊法,一般从左下腹开始,逆时针方向进行触诊,最后检查病灶所在部位。检查患者腹壁紧张度,是否存在压痛和反跳痛。

（3）叩诊:腹部叩诊的主要作用在于明确某些脏器的大小和叩痛,胃肠道充气情况,腹腔内有无积气、积液和包块等。

（4）听诊:听诊的主要内容有肠鸣音、血管杂音、摩擦音和搔刮试验等。妊娠 5 个月以上的妇女可在脐下听诊胎心音（130~160 次/min）。

（三）辅助检查

1. 实验室检查　血常规中白细胞及中性粒细胞计数增高提示炎症改变，尿常规中出现大量红细胞提示泌尿系结石、肿瘤或外伤，白细胞计数明显增多则提示泌尿系感染。脓血便提示肠道感染，血便提示绞窄性肠梗阻、肠系膜血栓栓塞、出血性肠炎等。血淀粉酶增高提示胰腺炎。

2. 特殊检查　影像学检查方法各有特征，依据不同需要进行选择（表 11-18 ）。

表 11-18　不同影像学检查方法意义比较

检查方法	观察内容	优势
X 线检查	常规拍摄腹部立位 X 线片，可明确膈肌位置及运动，发现膈下游离气体、小肠积气、液气平面、结肠内积气、阳性结石	及时发现膈下游离气体、肠道积气积液，经济
B 超检查	腹腔实质性脏器，如肝、胆、胰、脾、肾的损伤、破裂、占位病变等	简单易行，可床旁进行，便于动态观察，对诊断腹腔积血、实质性脏器损伤和心脏压塞准确性高
CT 检查	对腹腔实质性脏器及周围组织异常均有很高诊断价值，且不受肠管气体干扰，对实质性脏器破裂出血、腹腔脏器占位、急性胰腺炎的液体积聚、出血坏死等的诊断优于超声检查	易于发现早期病变，如少量渗出、出血及占位，实质性脏器损伤可以定性，对诊断颅脑、胸腹创伤的意义较大
MRI 胰胆管成像（MRCP）	肝、胆、胰等脏器的病变（占位、梗阻、胆胰管扩张等）	多角度、多层面成像，软组织分辨率极高，主要用于脊髓病变，无辐射
内镜检查	明确诊断胃肠道腔内病变	可直观病灶，并取病理组织检查

（四）心理评估

通过开放性提问，鼓励患者自主表达，有利于全面了解病史，对存在可疑精神心理症状的患者进行心理评估。可采用焦虑与抑郁相关量表进行评分。

四、诊断及鉴别诊断

（一）急性腹痛

急性腹痛因病情急，可依据部位、疼痛性质，初步考虑诊断，再结合症状、体征、实验室检查进一步明确诊断（表 11-19 ）。

表 11-19　急性腹痛常见病因及定位

部位	腹内相关疾病	腹外相关疾病
右上腹	肝脏：肝脓肿破裂、肝癌破裂等 胆囊与胆管：胆道蛔虫病、急性胆囊炎、急性胆管炎等 结肠右曲：结肠肿瘤并梗阻	右膈胸膜炎、右肋间神经痛 急性心肌梗死、右心衰肝淤血
左上腹	脾：脾梗死、脾破裂 结肠左曲：结肠肿瘤并梗阻、结肠左曲缺血	左侧胸膜炎、左肋间神经痛
右下腹	阑尾：急性阑尾炎 回肠：末端回肠炎、回肠憩室 卵巢、输尿管：右侧卵巢囊肿蒂扭转、右输尿管结石等	脊柱病变（脊髓结核、椎间盘突出症、胸腰椎压缩性骨折等）、右侧骶髂关节脓肿、带状疱疹等
左下腹	结肠：急性乙状结肠憩室炎、左侧嵌顿性腹股沟疝或股疝、溃疡性结肠炎 输尿管：左输尿管结石	左侧骶髂关节脓肿、带状疱疹等

续表

部位	腹内相关疾病	腹外相关疾病
上中腹	胃十二指肠：急性胃肠炎、急性胃扩张、急性胃扭转、消化性溃疡急性穿孔 胰腺：急性胰腺炎、胰腺脓肿 小肠：急性出血性坏死性肠炎 肠系膜：肠系膜动脉栓塞、肠系膜静脉血栓形成、急性肠系膜淋巴结炎 腹主动脉和门静脉：腹主动脉瘤、夹层动脉瘤	急性心肌梗死、急性心包炎、腹型过敏性紫癜、食管裂孔疝
下腹部	急性膀胱炎、急性盆腔炎、异位妊娠破裂、结肠肿瘤	
弥漫性或部位不确定	腹膜：急性原发性或继发性腹膜炎 肠：急性肠穿孔、急性机械性肠梗阻、肠系膜动脉栓塞 大网膜：大网膜扭转	铅或铊中毒、尿毒症、酸中毒、急性血卟啉病、糖尿病酮症酸中毒、腹型癫痫、精神心理障碍等

【案例一分析】

该患者为中年男性，下腹痛 1 个月就诊，问诊模式：患者对下腹痛的担忧有哪些？最需要医生给予什么样的帮助？问诊内容：腹痛的部位为下腹痛，诱因不固定，持续时间约 10 分钟，近 10 天加重，进行性腹胀，便后减轻，无发热，既往体健，无手术外伤史，有吸烟史；局部查体重点在下腹部触诊，有无触及包块？有无深压痛？系统查体全身浅表淋巴结有无触及肿大？外院上腹部、右下腹、左下腹超声无明显异常，排除腹腔脏器穿孔、阑尾炎等。考虑是否存在结肠内病变？患者心理评估如何？检验是否应包括肿瘤相关筛查指标？检验结果：癌胚抗原增高 12 倍，检查结果：下腹部 CT 提示"乙状结肠壁增厚，下腹部腹膜结节状增厚，考虑受侵可能；前列腺增大、强化欠均匀"。次日肠镜检查提示结肠肿瘤；心理评估：焦虑抑郁评分提示中度焦虑抑郁状态。最终诊断：结肠肿瘤，分期 $T_4N_1M_0$。治疗：①转专科治疗；②口服药物治疗焦虑抑郁状态，告知家属患者病情，从心理、家庭、经济等全方位共同参与管理患者。

（二）慢性腹痛

1. 器质性疾病　慢性腹痛相关器质性疾病见表 11-20。

表 11-20　慢性腹痛相关器质性疾病

部位	疾病
食管疾病	食管裂孔疝、食管癌等
胃、十二指肠疾病	慢性胃炎、消化性溃疡等
胰腺疾病	慢性胰腺炎、胰腺癌等
小肠疾病	肠结核、肠易激综合征等
大肠疾病	慢性结肠炎、慢性阑尾炎、克罗恩病等
肠系膜、腹膜、网膜疾病	肠系膜淋巴结炎、结核性腹膜炎等
胃肠道寄生虫病	原虫病、蠕虫病等
胃肠道传染病	慢性细菌性痢疾、慢性阿米巴痢疾等
肝脏疾病	慢性病毒性肝炎、原发性肝癌、脂肪肝等
胆系疾病	慢性胆囊炎、胆结石等
泌尿生殖系统疾病	慢性膀胱炎、肾盂肾炎等
其他	腹型恶性淋巴瘤、腹型肺吸虫病等、癫痫

2. 非器质性疾病　如肠易激综合征、功能性消化不良、中枢介导的腹痛综合征等。

（1）肠易激综合征：既有精神心理因素，又有肠道功能紊乱及临床表现。女性成人多见。诊断依据：大都伴有排便习惯的异常，便秘或大便次数增多，大便秘结成块，或不成形，甚至水样，有便急或排不尽感，排便后腹痛或腹部不适消失。

（2）功能性消化不良：指具有上腹痛、上腹胀、早饱、嗳气、食欲缺乏、恶心、呕吐等上腹不适症状，并排除了腹腔脏器质性疾病的一组临床综合征，症状可持续或反复发作，症状发作时间每年超过 1 个月。上胃肠道动力障碍是主要的病理生理学基础，精神心理因素和应激因素也一直被认为与其发病有密切关系。

（3）中枢介导的腹痛综合征：腹痛症状出现至少 6 个月，且近 3 个月符合以下所有标准：①疼痛持续或近乎持续；②疼痛与生理行为（进食排便、月经等）无关，或仅偶尔有关；③疼痛造成日常活动受限（包括工作、社交、娱乐、家庭生活照顾自己或他人、性生活等）；④疼痛不是伪装的；⑤疼痛不能用其他疾病来解释。腹痛是中枢介导的腹痛综合征的核心症状，与功能性消化不良和肠易激综合征的鉴别点在于中枢介导的腹痛综合征的疼痛与进食和排便无关，也可与这两种疾病重叠。中枢介导的腹痛综合征合并心理疾患如焦虑、抑郁的比例较高，原因可能与患者对症状适应不良有关。心理疾患可加重中枢介导的腹痛综合征对患者的不良影响，但并非诊断中枢介导的腹痛综合征所必需。

（4）其他：焦虑、抑郁、创伤后应激障碍、躯体化障碍等心理疾病也可以腹痛为主要症状。

【案例二分析】

该患者为青年男性，间断腹痛 6 个月，为慢性腹痛，既往阑尾切除手术史。存在多科室、多次就诊经历。问诊模式：患者反复就诊，自己的担忧是什么？有何自身想法？期望医生给予哪些帮助？因患者病史相对较长，就诊时可能存在情绪波动，接诊医师应当具备"同理心"，抓住细微之处，取得患者理解与配合，便于迅速病情诊断。问诊内容：腹痛发作时间均在夜间，与运动、进食无关，可自行缓解，无腹胀、腹泻，白天饮食、大小便均无异常，患者已有的检验检查均无明确器质性疾病，考虑非器质性疾病所致慢性腹痛。无腹泻等大便性状异常，无腹胀、嗳气等，不考虑肠易激综合征及功能性消化不良。患者进行生物-心理-社会评估，追问病史，患者近半年来工作压力较大，行焦虑抑郁量表测定，考虑诊断：焦虑抑郁状态。治疗：给予口服舍曲林及劳拉西泮，1 个月后复诊，腹痛明显缓解，3 个月后复诊，腹痛完全消失。

五、综合治疗

（一）确定生命体征

对于腹痛患者，首先获取血压、脉搏、呼吸（指脉氧饱和度）、体温等生命体征参数，危及生命者采取急救措施后依据病情立即转诊。

（二）确定转诊指征

1. 普通转诊　①怀疑有器质性疾病，且需要较为复杂的诊断评估；②对初步经验性治疗反应不佳；③需要影像、内镜等复杂检查来辅助诊断；④患者需要接受心理评估或干预。

2. 紧急转诊　①生命体征不稳定，或需要手术干预等，如急性冠脉综合征、急性腹膜炎体征等；慢性腹痛者伴有进行性吞咽困难、腹部包块、体重减轻、贫血等。②腹痛经一般对症治疗 6 小时无缓解者。③合并严重的心理或精神异常，有自残、自杀风险者。

（三）病因及对症治疗

1. 病因治疗　应积极诊断腹痛病因，病因未明时应慎用止痛剂。病因明确且可以保守治疗者，可以给予药物治疗缓解腹痛。

2. 药物治疗

（1）解痉药：常用的有阿托品、东莨菪碱、山莨菪碱、亚硫酸氢钠甲萘醌、匹维溴铵等。

（2）抑酸剂：包括 H_2 受体拮抗剂、质子泵抑制剂等。

（3）镇痛药：应用这类药物须遵循 WHO 的疼痛阶梯治疗原则：Ⅰ类用药首选非甾体抗炎药或对乙酰氨基酚，后者不良反应较非甾体抗炎药更少；Ⅱ类用药可选择弱阿片类物，如曲马多；Ⅲ类用药可考虑强阿片类药物，如哌替啶和吗啡，但应控制剂量，注意不良反应并避免成瘾。

（4）CAPS 治疗用药：目前对 CAPS 的首选药物是三环类抗抑郁药和 5-羟色胺、去甲肾上腺素再摄取抑制剂。

六、生物-心理-社会管理模式

腹痛患者可能存在精神压力大、焦虑和抑郁等心理问题，尤其慢性腹痛患者，生理疾病往往是与社会心理事件相关的，因此对症状的描述应涵盖包括疾病的发生和发展的疾病史和社会史，了解病史的同时确定患者对疾病的理解及其关心的问题，评估患者健康相关的生活质量及家庭、社会对其的关心与支持状况；让患者参与治疗的选择，安慰患者，承认患者对慢性疾病的适应，加强健康行为，给予精神药理学相关的治疗是极其重要的。

七、科研方向

CAPS 代替了既往的"功能性腹痛综合征"（functional abdominal pain syndrome，FAPS），以强调其症状不能用结构或代谢异常来解释，进一步研究发现，功能性疾病导致的慢性腹痛往往有很强的中枢因素参与，腹痛与脑边缘系统和疼痛下行调节障碍密切相关，因此，2016 年发表的《罗马Ⅳ：功能性胃肠病》将 FAPS 更名为 CAPS，反映出对发病机制新的理解。至今，临床仍存在病因不明的慢性腹痛，需要进一步研究。

【科研拓展】

中枢阿片受体激动剂，如吗啡，是重要的止痛药之一，因成瘾性等受到严格限制。外周 κ 阿片受体（KOR）作用的开发日益受到重视。向日葵（helianthus annuus）的功效有活血止痛，无中枢抑制作用，Muratspahić E 等将不同的 dynorphin A 序列片段整合到环状向日葵肽结构中，开发了新型稳定的 KOR 配体（称为 helianorphins），其中 helianorphin-19 选择性地结合并充分激活 KOR。重要的是，helianorphin-19 在慢性内脏疼痛小鼠模型中，表现出强烈的 KOR 特异性外周镇痛活性，而不会产生不必要的中枢镇静效应。此研究进展是否会扩展以后慢性腹痛的治疗，值得进一步研究。

（赵晓静）

第九节　恶心与呕吐

扫码获取
数字内容

【学习要点】

1. 恶心与呕吐的全面评估分析。

2. 中枢性呕吐、反射性呕吐、前庭障碍性呕吐的病因识别。

3. 恶心与呕吐的转诊指征。

【案例一】

患者，男性，29 岁，公司职员。因"恶心、呕吐、头痛 3 天"就诊。

现病史：3 天前在外进食 1 小时后出现恶心，呕吐，呕吐物为胃内容物，休息后有所缓解，伴有轻度头痛，无腹痛、腹泻，无头晕、耳鸣，无发热，未予重视。3 天来仍间断恶心、呕吐，头痛进行性加重，伴四肢无力。

既往史：体健。

查体：体温 36.8℃，脉搏 92 次/min，呼吸 22 次/min，血压 120/80mmHg。身高 174cm，体重 83kg，

BMI 27.41kg/m²。神志清,精神差,双肺(-),心率:92 次/min,各瓣膜听诊区未闻及病理性杂音;腹(-),脑膜刺激征(-),四肢肌力对称,Ⅳ级,双下肢病理征(-)。

【案例二】

患者,女性,28 岁,公司会计。因"突发恶心、呕吐 2 小时"就诊。

现病史:患者 2 小时前晨起进食时自发恶心,进而呕吐,呕吐物为胃内容物,休息后缓解,可进食,无发热、腹痛、腹泻。无头晕、头痛、心慌及耳鸣。

既往史:体健。

查体:体温 36.9℃,脉搏 82 次/min,呼吸 18 次/min,血压 120/80mmHg。身高 160cm,体重 56kg,BMI 21.88kg/m²。心肺腹(-);神经系统查体(-)。

一、定义

恶心和呕吐是临床常见症状。恶心(nausea)为上腹部不适和紧迫欲吐的感觉,可伴有迷走神经兴奋的症状,如皮肤苍白、出汗、流涎、血压降低及心动过缓等,常为呕吐前奏;呕吐(vomiting)是通过胃的强烈收缩迫使胃或部分小肠内容物经食管、口腔而排出体外的现象。两者均为复杂的反射动作,可由多种原因引起。

二、病因

按照发生机制,病因分类如下。

(一)反射性呕吐

反射性呕吐包括鼻咽部炎症至咽部受到刺激,胃、十二指肠疾病、肝胆胰、腹膜及肠系膜疾病,泌尿系、盆腔疾病,以及腹腔外器官,如急性心肌梗死早期、心力衰竭、青光眼、屈光不正等亦可出现恶心、呕吐。

(二)中枢性呕吐

中枢性呕吐包括神经系统疾病,如颅内感染、脑血管疾病、颅脑损伤及癫痫等;全身性疾病如尿毒症、糖尿病酮症酸中毒、甲状腺危象等内分泌系统疾病;药物、中毒、精神因素等。

(三)前庭障碍性呕吐

凡呕吐伴有听力障碍、眩晕等症状者,需考虑前庭障碍性呕吐。常见疾病有迷路炎,为化脓性中耳炎的常见并发症;梅尼埃病,为突发性的旋转性眩晕伴恶心呕吐;良性阵发性位置性眩晕(benign paroxysmal positional vertigo,BPPV)(耳石症),当头部迅速运动到某一特定位置时可诱发短暂的眩晕,并伴有眼震和自主神经症状等,间歇期可无任何不适。

三、临床思维

(一)问诊

1. **问诊模式** 采用 RICE 问诊模式,结合 BATHE 问诊,了解患者恶心与呕吐相关的躯体、心理和社会背景、目前情绪状态及患者的自我管理能力等,同时,表现出对患者恶心与呕吐表示理解/感受支持。

2. **内容及分析** 以"恶心与呕吐"就诊的患者,病因可能涉及全身多个器官系统,因此,全科问诊内容仍应以经典的住院患者全面问诊为范本而展开,从起病方式、病情特点及伴随症状等方面进行评估,同时了解患者的心理及社会背景、注意人文关怀。

(二)全面评估分析

1. **应确定是否为呕吐** 发生呕吐后首先须与胃食管反流病相鉴别。后者发生于进食后一段时间,而无恶心的先兆。

2. **起病方式** 发病时间、患者状态、发病诱因、过程及周围环境等(如乘车、口服药物、嘈杂环境等)。恶心、呕吐常于头部转动、体位变化时出现,而无明显上腹不适,多见于前庭障碍性疾病。

3. 病情特点 患者年龄,呕吐物状况,既往病史均有助于诊断。年轻女性结合月经史排除早孕反应。呕吐物的性质、颜色、呕吐量、呕吐与进食的关系等对疾病的评估至关重要。呕吐物量大、呕吐呈周期性发作,于进食后出现,呈喷射状,注射山莨菪碱或阿托品后缓解,胃排空障碍缓解,呕吐也停止,见于溃疡活动期或慢性胃炎急性发作。如呕吐发生在餐后 6~12 小时,多呈喷射状呕吐,甚至有隔夜宿食,多见于幽门梗阻。胃切除后伴有周期性大量胆汁性呕吐物,提示部分空肠输出祥功能性梗阻。

4. 是否有伴随症状 呕吐伴腹痛可考虑腹腔脏器炎症、梗阻等,如胃炎、十二指肠溃疡、胃肠梗阻、胃肠穿孔以及阑尾炎。呕吐伴腹泻多见于急性胃肠炎或细菌性食物中毒。呕吐伴黄疸、右上腹痛、发热、寒战,应考虑胆囊炎、胆石症。呕吐伴视物旋转、耳鸣考虑前庭障碍性疾病。

5. 心理评估 对存在可疑精神心理症状的患者进行心理评估。可采用相关量表进行评分。

四、诊断及鉴别诊断

（一）临床症状

1. 呕吐的时间 晨起呕吐常见于育龄妇女早期妊娠、尿毒症、慢性酒精中毒或功能性消化不良;鼻窦炎患者因起床后脓液经鼻后孔流出刺激咽部,亦可致晨起恶心、干呕。夜间呕吐常见于幽门梗阻。

2. 呕吐与进食的关系 进食过程中或餐后即刻呕吐,可能为幽门管溃疡或精神性呕吐;餐后 1 小时呕吐称延迟性呕吐,提示胃张力下降或胃排空延迟;餐后较久或数餐后呕吐,见于幽门梗阻,呕吐物可有隔夜宿食;餐后近期呕吐,特别是集体发病者,多由食物中毒所致。

3. 呕吐的特点 进食后立即呕吐,轻度恶心可忍受,吐后又可进食,长期反复发作而营养状态不受影响,多为神经官能性呕吐。喷射性呕吐多为颅内高压所致。

4. 呕吐物的性质 带发酵、腐败气味提示胃潴留;带粪臭味提示低位小肠梗阻,不含胆汁说明梗阻平面多在十二指肠乳头以上,含多量胆汁则提示在此平面以下;含有大量酸性液体者多有胃泌素瘤或十二肠溃疡,无酸味者可能为贲门狭窄或贲门失弛缓症所致。上消化道出血常呈咖啡色样呕吐物。

5. 呕吐伴有听力障碍、眩晕等症状 需考虑前庭障碍性呕吐。

（二）体格检查

1. 一般检查 一般检查是对患者全身性的概括性观察,主要注重患者的生命体征,包括血压、脉搏、呼吸和体温。神经系统查体,包括意识状态、眼球运动及震颤、定位体征、脑膜刺激征等均有助于排除中枢性呕吐与前庭障碍性呕吐。

2. 腹部检查 临床医生需要记住,对于有消化道不适主诉的患者需要进行系统的体格检查,而不仅仅是腹部的体格检查。因腹部体格检查(如果有体征,包括盆腔)可引起患者的剧痛、焦虑和尴尬,良好的沟通与熟练的物理查体有利于保证患者舒适放松及全面配合,为诊断提供真实准确的依据。婴儿、儿童和孕妇在腹部体格检查时需要额外注意。

（1）视诊:很多情况下可以通过直视发现病因,如肠梗阻的腹部膨隆和胃肠型;急性出血坏死性胰腺炎可出现左侧腰背部皮肤呈蓝色的 Grey Turner 征;宫外孕破裂可出现脐周或下腹壁皮肤发蓝的 Cullen 征。

（2）触诊:腹部的压痛要依靠腹部触诊来发现,不同部位的压痛提示相应部位病变。如剑突下压痛考虑胃部疾病;右上腹压痛考虑有无胆囊炎,有时可触及肿大的胆囊;脐上部压痛进一步排除急性胰腺炎等;右下腹麦氏点压痛考虑阑尾炎或嵌顿疝等;左下腹压痛并可触及包块需排除结肠肿瘤或长期便秘致肠梗阻等;全腹压痛、反跳痛并肠鸣音消失需排除腹部空腔脏器穿孔等。

（3）叩诊:正常情况下腹部大部分区域为含有气体的胃肠道,叩诊时为鼓音。肝脾等实质性器官叩诊为浊音。当有麻痹性肠梗阻、胃肠高度胀气和胃肠穿孔致气腹时,则可在肝浊音界内听见鼓音。

（4）听诊：正常情况下，肠鸣音 4~5 次/min。肠蠕动增强时，肠鸣音达每分钟 10 次以上，但音调不是特别高亢，称肠鸣音活跃，见于急性胃肠炎。如次数多且肠鸣音响亮高亢，甚至呈金属音，称肠鸣音亢进，见于机械性肠梗阻。数分钟才听到一次，称肠鸣音减弱，见于腹膜炎、低钾血症等。

（三）辅助检查

1. 实验室检查　根据病情选择做血、尿常规，肝肾功能，血清淀粉酶，血糖，电解质，血 pH，尿妊娠试验，脑脊液常规，呕吐物毒理学分析等。

2. 特殊检查　腹部超声，腹部 X 线片，胃肠道钡剂造影，胃镜、肠镜，颅脑 CT、MRI，心电图，眼底检查，喉镜等。

（四）鉴别诊断

1. 中枢性呕吐识别　中枢性呕吐的识别见表 11-21。

表 11-21　中枢性呕吐的识别

疾病		特征
中枢神经系统疾病	脑血管病变	急性中至大量脑出血，大面积脑梗死时，出现脑水肿与颅内压升高，出现剧烈呕吐
	中枢神经系统感染	颅内感染时由于炎性渗出，可导致颅内压升高而可出现头痛及恶心呕吐等症状
	颅内占位性病变	颅内占位性病变可出现呕吐、头痛、视力障碍。还常伴有不同程度脑神经损害
	头外伤	脑震荡后可导致呕吐中枢受到刺激而引起头痛伴呕吐，并非脑器质性损害。持续剧烈头痛伴喷射性呕吐与意识障碍者应考虑颅内血肿
药物毒性作用		吗啡、洋地黄、环磷酰胺等药物可兴奋化学感受器触发带而引起恶心呕吐

【案例一分析】

患者为年轻男性，恶心、呕吐及头痛，问诊模式：患者目前不适最担忧的是什么？有无烦躁情绪？希望医生给予哪些帮助？患者除恶心、呕吐外，对进行性加重头痛比较关切。问诊内容：恶心、呕吐时间？是否与头部转动有关？头痛时间？与恶心、呕吐关系？发病诱因？伴随症状？患者发病诱因为在外进食，无腹痛、腹泻，无头晕、耳鸣，无发热，上述症状持续 3 天且头痛加重。查体包括了生命体征、心肺腹查体及神经系统查体。因恶心、呕吐与头部运动无明确关系，无头晕、耳鸣，可以排除前庭障碍性呕吐。虽然最初呕吐发生于进食后，但无腹痛、腹泻，腹部器质性疾病暂不考虑。脑膜刺激征阴性排除颅内感染性疾病。因头痛进行性加重，需要排除脑血管疾病及颅内占位性病变。患者合并对称性四肢无力，是否存在电解质异常？考虑诊断：①中枢性呕吐可能；②电解质紊乱可疑。处理：①生命体征监测，心电图，血气分析；②常规生化检查，颅脑 CT。心电图：各导联 T 波低平，颅脑 CT："右侧额叶占位病变"，血气分析：pH 7.46，PCO_2 45mmHg，PO_2 76mmHg，HCO_3^- 29mmol/L，K^+ 2.9mmol/L，Na^+ 101mmol/L。最终诊断：①颅内肿瘤；②低钾血症；③代谢性碱中毒完全代偿。治疗：积极纠正低钾血症，同时转诊神经外科。

2. 反射性呕吐识别　反射性呕吐识别见表 11-22。

表 11-22　反射性呕吐的识别

疾病		特征
胃十二指肠疾病	急性胃炎	有不洁食物接触史，起病较急，中上腹不适、疼痛，甚至腹部绞痛。因常伴有肠炎而有腹泻，大便呈水样
	幽门梗阻	喷射性呕吐，蠕动波，振水音，消化道手术史
	肠系膜上动脉综合征	进食后数小时发作，采取俯卧位可使症状缓解

续表

疾病		特征
胃十二指肠疾病	输出袢综合征	胃切除术后,周期性大量胆汁性呕吐
	十二指肠梗阻	呕吐伴腹痛,多位于上腹正中或偏右,可为间歇性隐痛乃至阵发性剧痛
消化系统其他部位	急性腹膜炎	早期常有脐周痛或中上腹痛,伴恶心呕吐
	急性病毒性肝炎	黄疸前数日至一周可有食欲缺乏,恶心、呕吐、腹痛,伴有或不伴有发热,黄疸出现后自觉症状减轻
	肠梗阻	呕吐、肠绞痛与排便排气停止
其他	早孕反应、精神心理疾病、药物不良反应等	适龄女性;工作压力、情绪异常;应用药物中出现症状

3. 前庭障碍性呕吐的识别　　前庭障碍性呕吐的识别见表 11-23。

表 11-23　前庭障碍性呕吐的识别

疾病	特征
迷路炎	本病是急性与慢性化脓性中耳炎的常见并发症,主要临床表现为发作性眩晕、恶心呕吐、眼球震颤等,诊断主要靠病史和耳科检查
梅尼埃病	本病以男性居多,多在中年,表现为突发的旋转性眩晕(多为水平性),耳聋与耳鸣,眩晕发作时意识清醒,常伴有面色苍白、出冷汗、恶心呕吐、血压下降等反射性迷走神经刺激,症状发作历时数分钟,也可数小时以上,间歇期长短也各有不同
良性阵发性位置性眩晕(耳石症)	指头部迅速运动至某一特定头位时出现的短暂阵发性发作的眩晕和眼震。多发于中年人,女性略多,发病突然,症状的发生常与某种头位或体位变化有关。眩晕可周期性加重或缓解,间歇期可无任何不适
晕动病	发生在乘飞机、乘船、乘汽车或火车时,以苍白出汗、流涎、恶心呕吐等为主要表现

【案例二分析】

患者年轻女性,突发恶心、呕吐,无发热、腹痛、腹泻,无头晕、头痛、心慌及耳鸣,无手术史,体格检查无特殊,暂不考虑中枢性呕吐与前庭障碍性呕吐,需要进一步排除反射性呕吐相关疾病。月经史询问非常重要,需要排除早孕反应,必要时行相关专科检查。

五、综合治疗

(一) 确定生命体征

对于恶心呕吐患者,首先获取血压、脉搏、呼吸和体温等生命体征参数,危及生命者采取急救措施后依据病情立即转诊。对于严重呕吐者,应该注意体位,避免呕吐物阻塞气道,导致气道梗阻;同时对于呕吐者,应注意是否合并有呕血。

(二) 确定转诊指征

1. 普通转诊　　①需要进一步检查明确病因者;②患者需要接受心理评估或干预。

2. 紧急转诊　　①生命体征不稳定,或需要手术干预等,如呕吐物为咖啡色物,考虑消化道出血,脱水征象、酸碱平衡紊乱等;②颅内高压所致中枢性呕吐需要进一步明确病因者。

(三) 病因及对症治疗

积极寻找病因,对因治疗是根本。在未明确病因前,可行对症治疗,但不应盲目应用镇吐药物。维持生命体征稳定,纠正呕吐引起的水电解质紊乱和酸碱平衡失调。避免刺激性的食物,避免过量饮酒,避免过度劳累。注意环境和个人饮食卫生。注意保暖,避免着凉。常用对症药物选择见表 11-24。

表 11-24　抑制恶心和预防呕吐的药物

类别	药物	注意事项
多巴胺受体拮抗剂	甲氧氯普胺	大剂量或长期应用导致锥体外系反应,静脉应用可致直立性低血压
抗胆碱药	山莨菪碱 东莨菪碱	颅内压增高、脑出血急性期患者、青光眼患者、前列腺肥大者禁用,有心率增快等不良反应,心功能不全者慎用
抗组胺药	苯海拉明	支气管哮喘患者口服苯海拉明后可能使痰液黏稠,不易咳出而加重呼吸困难
	异丙嗪	嗜睡,儿童易发生锥体外系反应
苯酰胺类	多潘立酮	情绪障碍,迟发性运动障碍,睡眠中断
吩噻嗪	氯丙嗪	锥体外系不良反应,迟发性运动障碍,Q-T 间期延长
5-HT 受体拮抗剂	昂丹司琼 格拉司琼	头痛,疲劳 便秘
苯二氮䓬类	劳拉西泮 阿普唑仑	共济失调,认知功能障碍,抑郁,头晕,嗜睡,构音障碍 疲劳,易怒,记忆障碍,镇静

六、生物-心理-社会管理模式

恶心与呕吐患者如不能短时间内明确病因,反复呕吐均会影响患者生理健康状况,甚至产生心理疾患,因此在接诊该类患者时需运用生物-心理-社会管理模式,常规评估患者目前的各系统指标及心理状况,评估家庭及社会对患者目前心理状况的影响,以及对已有的心理疾病的支持理解状况,积极倾听以确定患者对疾病的理解及其关心的问题,让患者参与治疗的选择,以取得患者的积极配合及共同决策诊疗方案。必要时联系心理专科会诊、转诊及多学科协同治疗。

七、科研方向

周期性呕吐综合征(cyclic vomiting syndrome,CVS)是一种以偶发性恶心和呕吐为特征的慢性功能性胃肠疾病。在儿科人群中这是一种众所周知的诊断,在成人人群中也越来越被认可。确切的发病机制尚不清楚,但已经提出了几种理论。偏头痛和 CVS 有相似的病理生理学。一些潜在的病理生理因素已经被提出,包括偏头痛相关机制、线粒体 DNA 突变、下丘脑-垂体-肾上腺轴过度激活和自主神经功能障碍。

【科研拓展】

2020 年 11 月发表在 *Cureus* 的文章 "Cyclic vomiting syndrome:a case report and mini literature review" 对非器质性恶心呕吐病因——CVS 的诊断与治疗进行了总结。首先报道了一例 27 岁男性,因 7 年来反复恶心、呕吐、腹痛就诊急诊。经常于晨起发作,伴有剧烈腹痛、嗜睡和恶心,数小时内呕吐 10 次。每次发作可能会持续 5~6 天,每 2~3 个月复发一次。患者在两次发作之间无任何不适,多次急诊就诊并住院治疗,常规检验检查均无异常,对患者评估了其可能的胃肠病学,免疫学,神经、代谢和精神障碍,依照《罗马Ⅳ:功能性胃肠病》中 CVS 诊断标准。最终考虑了 CVS,患者开始服用阿米替林 25mg(0.5mg/kg),至文章发表时已控制 5 个月未再发作。

(赵晓静)

第十节　腰　背　痛

【学习要点】

1. 腰背痛的定义及常见病因。

2. 腰背痛的鉴别诊断。

3. 腰背痛的转诊指征。

腰背痛(low back pain,LBP)是指从肋缘至臀皱褶下缘及两侧腋中线之间区域的疼痛、肌紧张或僵硬,伴或不伴腿部疼痛。严重可引起患者运动功能障碍,使其生活质量下降。它是临床常见症状之一。腰背痛多呈良性过程,但少数可演变为慢性疾病,甚至是严重疾病的表现症状,并且给家庭和社会带来沉重的负担,并且一旦延误治疗,后果严重。

【案例】

患者,女性,72岁,因"间断性腰背痛10余年呈间断性,加重3个月"就诊。

现病史:患者10余年前开始出现腰背部疼痛,活动及劳累时加重。2年前跌倒后,腰背部疼痛加重,在外院行胸、腰椎X线检查,提示:第12胸椎新发压缩性骨折。此后间断服用碳酸钙、骨化三醇、阿仑膦酸钠,以及行鲑鱼降钙素肌内注射等治疗。2年前骨折后曾使用一次唑来膦酸输注治疗。但患者仍时有腰背痛发作,3个月前再次加重,又予唑来膦酸输注一次,腰背痛缓解不明显。患者5年来身高变矮4cm。

既往史:高血压病史8年。慢性胆囊炎病史2年。45岁因子宫肌瘤行子宫全切术。

查体:体温36.3℃,脉搏82次/min,呼吸16次/min,血压120/80mmHg。身高166cm,体重48kg,BMI 17.42kg/m^2。胸查体未见异常,脊柱外形正常,胸、腰段脊椎有压痛。四肢肌力、肌张力正常,腱反射正常,病理征未引出。双下肢无水肿。

辅助检查:血尿常规及肝肾功能均正常。血钙2.15mmol/L,血磷1.18mmol/L,碱性磷酸酶(ALP)48U/L↓,骨特异性碱性磷酸酶(BAP)5.36μg/ml↓,骨钙素(BGP)4.459ng/ml↓,抗酒石酸酸性磷酸酶(TRAP)2.287U/L↓,25羟维生素D[25(OH)D]29.7nmol/L↓。

骨密度(DXA):第1~4腰椎0.445g/cm^2,T值:-4.5;股骨颈0.429g/cm^2,T值:-3.5;全髋0.315g/cm^2,T值:-4.0。胸、腰椎X线示第12胸椎和第1腰椎呈楔形变。

一、病因

(一)腰背部的解剖结构

腰背部的解剖结构主要是脊柱,具体包括皮肤、皮下组织筋膜肌肉、韧带、椎骨及椎间盘、硬膜、脊髓、神经、下腔静脉、主动脉、腹膜后组织(肾脏、肾上腺、胰腺、淋巴结)及腹腔、盆腔脏器。

(二)产生腰背痛的病理生理机制

腰背痛的产生是所在区域或邻近组织、器官的神经、肌肉、骨骼、内脏等受牵拉、压迫或炎症的刺激所致,与致痛物质如H$^+$、K$^+$、组胺、前列腺素、缓激肽以及渗透压等参与有关,也可能与精神因素有关。

(三)腰背痛的病因

1. 急性和慢性损伤　急性损伤,如脊柱骨折,韧带、肌肉、关节囊的撕裂,急性椎间盘突出症等;慢性损伤,如韧带炎、肌肉劳损、脊柱骨关节的增生和退行性变、脊柱滑脱等。

2. 炎性病变　分为细菌性炎症和非细菌性炎症两种。细菌性炎症可分为化脓性和特异性感染,如脊柱结核。化脓性感染多见于椎间隙感染、硬膜外脓肿、椎体骨髓炎。非细菌性炎症,如风湿性肌纤维织炎、类风湿关节炎、第三腰椎横突综合征、强直性脊柱炎等。

3. 脊柱的退行性改变　包括椎间盘退变、小关节退变性骨关节炎、继发性椎管狭窄症、老年性骨质疏松症、假性滑脱及脊柱不稳定等。

4. 骨的发育异常　包括脊柱侧凸畸形、半椎体、狭部不连性腰椎滑脱、驼背、脊柱裂及钩状棘突、水平骶骨、下肢不等长、扁平足。

5. 姿势不良　如长期伏案工作或弯腰工作、妊娠、肥胖等所致的大腹便便。

6. 肿瘤　如骨与软组织肿瘤、骨髓或神经肿瘤等。

7. 内脏疾病引起的牵涉性痛　包括妇科盆腔疾病、前列腺疾病等可引起下腰痛,肾脏疾病如结石、肾下垂、肾盂肾炎及腹膜后疾病如脓肿、血肿等可引起腰背痛,肝脏和心脏疾病可引起背部疼痛。

8. 精神因素　随着社会进展及生活节奏的加快,此类疾病逐渐增多,如慢性疲劳综合征、神经衰弱、抑郁症。

二、诊断策略

针对该患者,首先运用全科医学理念及以人为中心的系统论方法进行病史采集,了解腰背痛的临床特点及相关影响因素。全科医生应特别注意具有全科医疗特色的问诊模式、问诊要点、临床思维、整体评估;特别注意腰背痛的躯体问题、既往情况、心理因素、家庭背景及社会背景等进行全面评估。

腰背痛的问诊

1. 问诊模式　采用 RICE 问诊式和 BATHE 问诊方法。

2. 问诊内容　作为全科医生,在问诊过程中,主要问诊包括性别和年龄、出现时间、起病形式,腰背痛性质和程度、腰背痛的持续时间,伴随症状、体征、腰背痛的经过,腰背痛的诱因和/或加重及缓解因素、有无基础疾病、既往史、月经史、家族史及个人嗜好,同时问诊时注意了解心理及社会背景、注意人文关怀,并根据问诊采集的病史进行整体相关分析。

3. 体征　应进行全面而有针对性的查体,以便定位及协助病因诊断。重点是运动系统、神经系统的视诊、触诊、叩诊及腰骶椎特殊试验。

（1）一般查体:生命体征(体温、脉搏、呼吸、血压)、意识状态、体型、皮肤、浅表淋巴结及心肺腹常规体格检查。

（2）运动系统查体:视诊检查姿势、步态、脊柱生理曲度、活动度、肌肉分布;触诊检查椎旁肌肉对称性,有无触痛、肌肉痉挛和肿块;叩诊检查脊柱及椎体棘突是否有叩痛。压痛点:着重检查棘突间或棘旁、骶棘肌处、骶骨后骶棘肌止点处、腰椎横突部有无压痛。

（3）神经系统查体:对于伴有下肢症状、怀疑神经根和脊髓受累患者,需进行神经系统的感觉、肌力和反射三方面检查。

1）感觉检查:进行温度觉、触觉、痛觉、振动觉、本体感觉检查,来判断脊髓损伤平面。

2）肌力检查:进行随意活动各关节,观察活动的速度、幅度和耐久度,并施以阻力与其对抗,测试肌力大小。

3）关节检查:进行屈髋、伸膝、伸踝、伸趾、屈踝功能检查。

4）反射检查:进行腹壁反射、跟腱反射、巴宾斯基征检查。

（4）腰骶椎特殊试验

1）摇摆试验:受试者平卧,屈膝、屈髋,双手抱膝。检查者扶患者双膝,左右摇摆,如出现腰部疼痛即为阳性,多见于腰骶部病变。

2）拾物试验:将物品置于地上,嘱受试者拾起。如受试者以一手扶膝蹲下,用手接近物品时腰部挺直,即为拾物试验阳性。

3）直腿抬高试验(Lasegue 征):受试者仰卧,双下肢伸直,检查者一手握患者踝关节,一手置于大腿伸侧,分别做双侧直腿抬高动作,腰与大腿抬高不足 70°,且伴下肢后侧放射性疼痛,即为阳性。见于腰椎间盘突出症和单纯性坐骨神经痛。

4）屈颈试验(Linder 征):受试者取仰卧位、坐位或直立位均可,检查者一手放于胸前,另一手放于枕后,上抬头部,使颈前屈,如出现下肢放射痛,即为阳性。见于腰椎间盘突出症"根肩型"。

5)股神经牵拉试验:受试者俯卧,髋、膝关节伸直,检查者将一侧下肢抬起使髋关节过伸,如出现大腿前方放射痛,即为阳性。见于高位腰椎间盘突出症。

6)骶髂关节分离试验(4字试验):仰卧位,健侧下肢伸直,患侧下肢屈膝屈髋,并将外踝置于健侧膝上呈"4"字状,一手扶住健侧髂嵴部,另一手于患肢膝部向下按压,观察是否出现疼痛及活动受限。剧烈疼痛提示有髋关节疾病、髂腰肌痉挛或骶髂关节疾患。剧烈疼痛提示有髋关节疾病、髂腰肌痉挛或骶髂关节疾患。

4. 辅助检查

(1)血常规:慢性疾病如结核、肿瘤常伴有贫血;白细胞升高考虑感染。

(2)血沉:血沉升高程度和持续时间有助于诊断和随访病情,如类风湿关节炎、脊柱结核等血沉可明显升高。

(3)血清学检查:炎症性疾病 C 反应蛋白明显升高;抗核抗体、可提取性核抗原抗体谱、抗双链 DNA 抗体、HLA-B27 等自身抗体有助风湿性疾病的诊断。

(4)骨转换标志物:主要有血清碱性磷酸酶、骨钙素、血清 I 型原胶原 C-端前肽(P1CP)、血清 I 型原胶原 N-端前肽(P1NP)、空腹 2 小时尿钙/肌酐比值(UCa/Cr)、血清 I 型胶原 C-末端肽交联(S-CTX)等。

(5)X 线片检查:脊柱各段前后位和侧位摄片,根据需要拍摄左、右斜位片。一般软组织损伤性腰痛患者不需常规拍摄 X 线片。

(6)CT 或 MRI 检查:腰椎间盘突出症、腰椎管狭窄症、肿瘤可考虑。

(7)肌电图:考虑神经、肌肉损伤时可进行该检查。

(8)骨密度:双能 X 射线吸收法(dual-energy X-ray absorptiometry,DEXA),考虑骨退行性疾病、骨质疏松症时可进行该检查。

(9)心理评估:对腰背痛患者进行心理评估,包括焦虑及抑郁评估,可采用焦虑自评量表(SAS)、抑郁自评量表(SOS)。

三、诊断与鉴别诊断

(一)按照年龄及性别分类

在全科诊疗中,要注意就诊患者的背景,同样的症状患者的性别和年龄不同可能有不同的病因。作为全科医生不能仅关注患者的生物学因素,也要在诊治疾病时注意患者的背景。如一个从事重体力劳动的年轻男患者的腰背痛,有可能与他的日常工作有关;一个老年男性近期突然出现的腰背痛,要注意肿瘤或骨折的原因;而一个 60 岁左右的女性经常腰背痛,则要筛查骨质疏松的可能。

(二)按病因分类

机械性腰背痛为机械性因素引起的腰背痛,机械性因素包括外伤、肿瘤等破坏性疾病所致的压迫或骨折等,以及内脏疾病引起的腰背部牵涉痛。

(三)按解剖部位分类

进行定位诊断,包括脊椎病变(腰椎间盘突出、脊椎肿瘤、退行性脊柱炎等),脊柱旁软组织病变(腰肌劳损、腰肌纤维组织炎等),脊神经根病变(脊髓压迫症、蛛网膜下腔出血、腰骶神经根炎等),内脏疾病(泌尿系统疾病、盆腔器官疾病、消化系统疾病等)。

(四)按症状持续时间分类

可分为急性腰背痛、亚急性腰背痛和慢性腰背痛。急性腰背痛症状持续时间小于 6 周,亚急性腰背痛症状持续时间在 6~12 周之间,慢性腰背痛持续时间大于 12 周。

【案例分析】

患者,女性,72 岁,因"间断腰背痛 10 余年,加重 3 个月"就诊。

现病史:患者10余年前开始出现腰背部疼痛,活动及劳累时加重。5年前跌倒后腰背部疼痛加重,在外院行胸、腰椎X线检查,提示第12胸椎新发压缩性骨折。此后间断服用碳酸钙、骨化醇、阿仑膦酸钠,肌内注射鲑鱼降钙素等治疗。2年前曾使用一次唑来膦酸输注治疗。但患者仍时有腰背痛发作,3个月前再次加重,又予唑来膦酸输注一次,腰背痛缓解不明显。患者5年来身高变矮4cm。

运用Murtagh安全诊断策略:可能的诊断是什么? 哪些严重的疾病一定不能漏诊? 哪些病因会被经常遗漏? 患者是否患有临床上症状多变的"伪装性疾病"? 患者是否试图要告诉我们别的东西?

在全科诊疗中,对于以症状(问题)为就诊原因的患者,要重视全面问诊、体格检查,运用Murtagh安全诊断策略,从以下几方面进行评估:

1. 首先考虑患者腰背痛最可能的诊断:年龄为70岁以上的绝经女性,患者10余年前开始出现腰背部疼痛,活动及劳累时加重。5年前跌倒后发生压缩性骨折,间断服用碳酸钙、骨化醇、阿仑膦酸钠,肌内注射鲑鱼降钙素等治疗。2年前曾使用唑来膦酸输注治疗。患者5年来身高变矮4cm。结合血清生化及骨密度检查,从以上临床特点考虑为老年性骨质疏松症所致慢性腰背痛,第12胸椎术后改变,胸、腰椎骨质疏松及退行性病变,但要除外继发性骨质疏松的病因。

2. 是否有其他可能漏诊的急危重的腰背痛? 即关注红旗征。

(1)有下述病史的患者出现腰背痛,需警惕:①暴力外伤;②转移癌、多发性骨髓瘤、胰腺癌等肿瘤;③全身性应用糖皮质激素;④滥用药物;⑤艾滋病;⑥脊柱旁组织脏器严重疾病(主动脉瘤破裂、消化道穿孔等);⑦严重脊椎脊髓疾病;⑧严重感染。

(2)有以下症状需警惕:①进行性加重的非机械性腰背痛;②有神经系统症状;③全身不适;④消瘦;⑤合并胸痛。

(3)需引起注意的体征:①腰椎畸形;②腰椎活动度受限持续加重;③神经系统阳性体征。

3. 有哪些容易被遗漏的腰背痛疾病? 除了最可能的诊断和急重症外,也要注意一些表现比较隐匿、容易被忽略的疾病。

(1)胃肠道疾病:十二指肠溃疡穿孔、溃疡性结肠炎、克罗恩病等,但此类疾病在出现腰背痛前可能已有消化道不适症状。

(2)皮肤疾病:带状疱疹可引起沿神经分布的持续、烧灼样疼痛,疼痛经常先于皮疹出现,容易漏诊。

(3)跛行:最常见原因为疼痛,主要由血管源性、神经源性、脊髓源性所致。

(4)泌尿系统疾病:如前列腺炎,可引起腰骶部酸痛,注意有无排尿改变。

(5)妇科疾病:子宫内膜异位症、慢性盆腔炎等。

4. 是否患有其他易混淆疾病或"伪装性疾病"?

(1)糖尿病引起的继发性的骨质疏松。

(2)甲状旁腺功能亢进症早期骨痛,尤其是腰背痛,长期高钙血症导致肾小管浓缩功能障碍,出现口渴、结石及肾绞痛。血清碱性磷酸酶、高钙血症、低磷血症是诊断主要线索。X线检查提示骨质疏松。

(3)脊柱痛风、痛风性关节炎最易累及第一跖趾关节,严重可累及脊柱等。

(4)抑郁症可出现躯体症状如腰背痛,但对于有躯体症状患者必须排除器质性疾病,方可考虑,且此诊断需专业心理医生诊断。

(5)白血病、骨髓瘤、恶性肿瘤、贫血或者服用糖皮质激素类药物。

5. 患者是否试图告诉我们别的东西如是否存在异常应激等情况,应注意开放性问诊及耐心倾听等,以获取更多的信息。

四、治疗原则

腰背痛的治疗原则:应积极预防和治疗各种引起腰背痛的原发病。重点是进行病因干预、对症治疗、预防复发、进行干预管理及心理疏导,同时掌握腰背痛的危急症处理方法。

（一）治疗原则：积极预防和治疗各种原发病

无论是急性还是慢性腰背痛，其治疗目标是缓解疼痛、改善躯体功能，预防复发及残疾，维持工作能力。治疗方法有药物治疗、物理/康复治疗、认知行为疗法等。

1. 调整生活方式 保持健康的生活方式，包括加强营养，均衡膳食；规律运动，防止跌倒；充足日照；戒烟、限酒；避免过量饮用咖啡及碳酸饮料；尽量避免或少用影响骨代谢的药物。

2. 骨健康基本补充剂 补充钙和维生素 D 为骨质疏松症预防和治疗的基本措施。

（1）钙剂：任何类型骨质疏松均应补充适量钙剂，使元素钙的总摄入量达 800~1 200mg/d。充足的钙摄入对获得理想骨峰值、减缓骨丢失、改善骨矿化和维护骨骼健康有益。高钙血症和高钙尿症时应避免使用钙剂。常用碳酸钙 D_3 片，每片含碳酸钙 1.5g（相当于钙 600mg）/维生素 D_3 125U，口服，每次 1 片、1~2 次/d。

（2）维生素 D：推荐成人维生素 D 摄入量为 400IU（10μg）/d；65 岁及以上老年人推荐摄入量为 600IU（15μg）/d；维生素 D 用于骨质疏松症防治时，剂量可为 800~1 200IU/d。如维生素 D 滴剂（胶囊型）口服，每次 1 粒、1~2 次/d。应用时应注意个体差异和安全性，定期监测血钙和尿钙浓度，防止发生高钙血症和高磷血症。

3. 药物治疗

（1）非甾体抗炎药具有抗炎、镇痛作用，是腰背痛常用药物。因此类药物可能对胃肠道和心血管系统有损害，故使用前需进行风险评估。

（2）肌肉松弛药包括苯二氮䓬类和非苯二氮䓬类药物，临床常用非苯二氮䓬类药物。

（3）阿片类药物包括弱阿片类和强阿片类药物，其他方法无效时使用。

（4）抗抑郁药治疗腰背痛的辅助用药，常用三环类抗抑郁药。

（5）抗骨质疏松药物按作用机制可分为骨吸收抑制剂、骨形成促进剂及其他机制类药物。骨吸收抑制剂：常用的有双膦酸盐、降钙素、雌激素等。骨形成促进剂：特立帕肽是甲状旁腺激素类似物。其他机制类药物：有活性维生素 D 及其类似物、维生素 K_2 类、锶盐等。

4. 康复治疗

（1）运动疗法：运动疗法简单实用，不仅可增强肌力与肌耐力，改善平衡、协调性与步行能力，还可改善骨密度、维持骨结构，降低跌倒与脆性骨折风险等。运动疗法需遵循个体化、循序渐进、长期坚持的原则。对骨质疏松症有治疗效果的运动方式有：①有氧运动，如慢跑、游泳等；②肌力训练，以较轻承重为主的渐进抗阻运动（适于无骨折的骨质疏松症患者），如负重练习；③冲击性运动如体操、跳绳等；④平衡和灵活性训练，如太极拳、舞蹈等；⑤振动运动，如全身性振动训练。运动锻炼要注意少做躯干屈曲、旋转动作。

（2）物理因子疗法：脉冲电磁场、体外冲击波、全身振动、紫外线等物理因子治疗可增加骨量；超短波、微波、经皮神经电刺激、中频脉冲等治疗可减轻疼痛；对骨质疏松性骨折或者骨折延迟愈合可选择低强度脉冲超声波、体外冲击波等治疗以促进骨折愈合。

（3）作业疗法：作业疗法以针对骨质疏松症患者的康复宣教为主，包括指导患者正确的姿势，改变不良生活习惯，提高安全性。

（4）康复工程：行动不便者可选用拐杖、助行架等辅助器具，以减少跌倒发生。此外，可进行适当的环境改造，如将楼梯改为坡道、浴室增加扶手等，以增加安全性。

5. 有创治疗 包括封闭注射、脊柱融合术等。

6. 心理治疗 主要基于认知行为疗法，焦虑者可酌情加用镇静剂，抑郁者可酌情加用抗抑郁药物。

7. 危急重症的处理 全科医师作为首诊医师，要先关注其是否为危急重症，是否需要转诊，在转诊前注意监测生命体征和对症处理。

（二）转诊指征

以下情况需转诊至专科医生：

1. 诊断不明确或手术指征明确者。

2. 经治疗效果欠佳者。

3. 合并重要脏器疾病。

4. 生命体征不稳定者。

5. 首次发现骨质疏松症,病因和分类未明者,或疑似继发性骨质疏松症者。

6. 骨质疏松症伴有严重并发症者,新发骨折。

【案例治疗分析】

结合案例最可能的诊断为第 12 胸椎术后改变,胸、腰椎骨质疏松,胸、腰椎退行性病变。具体方案如下:①保持健康的生活方式,包括加强营养、均衡膳食以及规律运动,对于老年人来说,规律运动的益处是预防跌倒以及改善身体功能,减少跌倒相关伤害的发生率。运动要量力而行,可根据个人情况选择合适的运动,多种形式的运动锻炼方式,如负重训练及肌肉功能锻炼,可有效防止年龄相关的骨量流失,改善身体灵活度,增加肌肉力量及身体平衡情况,从而增加骨强度并降低跌倒及骨折风险。对于身体基本条件差、骨质疏松、骨折高风险及不能耐受较高强度运动的老年人,可以选择较低冲击性训练,如太极拳,慢走,平衡及步态训练等,保持充足日照。②补充钙和维生素 D。③非甾体抗炎药抗炎、镇痛,有活动性消化道溃疡/出血,或既往有复发性消化道溃疡/出血病史为非甾体抗炎药绝对使用禁忌。因老年人多合并多种慢性病,在使用非甾体抗炎药镇痛时要注意评估心血管事件的发生风险,合并心肌梗死、心功能不全者避免使用。非甾体抗炎药使用过程中需监测肾功能,慢性肾脏病患者不建议使用。④抗骨质疏松药物治疗。⑤促进康复:行动不便可选用拐杖、助行架等辅助器具,以减少跌倒发生。此外,可进行适当的环境改造,以增加安全性。全科医师作为居民健康守门人,需要掌握腰背痛的临床特点,识别患者引起腰背痛的疾病,予以及时处理和治疗。

（三）腰背痛的预防

作为全科医师管理腰背痛时应重心前移,积极预防,主要方法为:

1. 尽量去除腰背痛危险因素,如吸烟、肥胖、久坐;加强营养,均衡膳食;规律运动,防止跌倒;充足日照;避免过量饮用咖啡及碳酸饮料;尽量避免或少用影响骨代谢的药物;增加钙的足够摄入;戒烟、限酒等。

2. 保持正确的站姿、坐姿、卧姿,科学健身,进行适应不同年龄段的负重运动,有发作性关节疼痛的应避免负重活动,适当等长肌肉收缩训练,维持肌肉状态。尽量避免长时间站立、步行等膝关节负重活动。培养活跃的生活方式,如增加日常身体活动、打破久坐行为、减少静坐时间,将有益的体育运动融入日常生活中。

（吴　彬）

第十一节　消　瘦

【学习要点】

1. 消瘦的定义及常见病因。

2. 消瘦与营养不良的区别与联系。

3. 常见疾病引起消瘦的营养支持治疗。

消瘦是一种常见的未分化疾病,在综合医院全科门诊和社区卫生服务中心常见。本节从两个案例开始,阐述消瘦的定义、病因、临床思维、综合治疗、管理模式、转诊指征及科研拓展等内容。

【案例一】

患者,男,21 岁,在校大学生。因"自幼体重过轻"就诊。患者自幼偏瘦,胃纳正常,大小便正常,无恶心、呕吐、腹痛、腹泻、便秘等不适,近期体重无明显变化,既往无特殊疾病史。查体:消瘦,身高181cm,体重58kg,体重指数17.7kg/m²,体温36.6℃,心率85次/min,血压128/78mmHg,心肺(-)。腹平坦,未见胃肠型及蠕动波,腹部柔软,无压痛及反跳痛,肝脾肋下未触及,墨菲征阴性,移动性浊音(-),肠鸣音3次/min,双下肢无水肿,神经系统(-)。

【案例二】

患者,女,36岁,银行职员。因"体重下降1年余"就诊。患者1年余前无明显诱因出现体重下降约15kg,进食量较前增加,约为原来的1.5倍,活动量无明显异常增减,伴有怕热、多汗,易烦躁,偶有乏力,大便1~2次/d,偶有不成形,无心慌胸闷、口干、多饮多尿等其他不适。2个月前就诊于当地医院,行血常规、肝肾功能及电解质检查未见明显异常。发病以来,睡眠尚可。有慢性胃炎病史。无吸烟、饮酒史。否认食物、药物过敏史。无肿瘤家族病史。查体:消瘦,身高165cm,体重49kg,体重指数18.0kg/m²,体温36.4℃,心率98次/min,血压122/80mmHg,甲状腺Ⅱ度肿大,心肺(-)。腹平坦,未见胃肠型及蠕动波,腹部柔软,无压痛及反跳痛,肝脾肋下未触及,墨菲征阴性,移动性浊音(-),肠鸣音3次/min,双下肢无水肿,神经系统(-)。

一、定义

消瘦(emaciation)是指体重与身高的比例过低。目前,国际上应用体重指数(body mass index,BMI)来判定消瘦,当BMI<18.5kg/m²时认为存在消瘦。

二、病因

(一)营养物质摄入不足

1. 吞咽困难 ①口咽疾病:如溃疡性口腔炎、咽喉炎、舌癌、咽肿瘤等;②食管、贲门疾病:如食管炎、食管溃疡、食管肿瘤、贲门肿瘤等;③甲状腺等肿大压迫食管;④神经肌肉疾病:迷走神经麻痹,重症肌无力、多发性肌炎、皮肌炎等;⑤全身性疾病:如破伤风、狂犬病、肉毒毒素中毒、酒精中毒、缺铁性吞咽困难等;⑥精神因素:如癔症等。

2. 进食减少 ①神经精神疾病:如神经性厌食症、抑郁症、反应性精神病等;②消化系统疾病:如慢性胃炎、胆囊炎、胰腺炎、肝硬化及糖尿病引起的胃轻瘫;③呼吸系统疾病:哮喘、慢性阻塞性肺疾病、呼吸衰竭等;④循环系统疾病:心肌病、心包积液、心力衰竭等;⑤肾脏疾病:急性肾功能衰竭、慢性肾功能衰竭等;⑥慢性感染性疾病:结核、感染性心内膜炎、人类免疫缺陷病毒(human immunodeficiency virus,HIV)感染、寄生虫感染等;⑦减肥。

(二)营养物质消化、吸收障碍

1. 胃源性 萎缩性胃炎、重症消化性溃疡、胃切除术后、胃泌素瘤、皮革样胃等。

2. 肠源性 各种肠道炎症、肿瘤、乳糖酶缺乏、短肠综合征等。

3. 肝源性 肝炎、肝硬化、肝癌等。

4. 胰源性 胰腺炎、胰腺癌、胰腺大部切除术后等。

5. 胆源性 胆囊炎、胆囊结石、胆囊癌、胆囊切除术后、胆管炎等。

(三)营养物质消耗增加

1. 内分泌代谢性疾病 甲状腺功能亢进症、1型糖尿病等。

2. 慢性消耗性疾病 结核等慢性感染、肿瘤等。

3. 大面积烧伤 大量血浆从创面渗出,导致负氮平衡。

4. 高热 机体代谢率增加。

5. 减肥 加大运动量。

(四)体质性消瘦

少部分人生来即消瘦,无任何疾病征象,可有家族史。

(五) 心理因素

如精神神经性厌食或称神经性厌食症,是指患者有意通过节制饮食、过度运动、催吐、导泻等方式导致体重明显低于正常标准的一种进食障碍。其心理特征是对自身体形和体重过分追求,盲目追求苗条身材。

三、临床思维

(一) 问诊

1. 问诊模式　采用 RICE 问诊式。

2. 问诊内容　在问诊过程中,主要包括患者年龄及性别、起病缓急,消瘦程度、消瘦持续时间,以及职业、文化程度、吸烟饮酒情况等,同时注意了解患者心理及社会背景、注意人文关怀,并根据问诊采集的病史进行整体相关分析。

消瘦患者问诊前的重点知识复习见表 11-25。

表 11-25　消瘦患者问诊前的重点知识复习

问诊要点	特点	有关疾病
年龄及性别	婴幼儿	喂养不当、慢性腹泻等
	年轻女性	甲状腺疾病、神经性厌食症、结缔组织病等
	青壮年	炎性肠病、1 型糖尿病、肾上腺皮质功能减退等
	中老年	慢性疾病如 2 型糖尿病、脑卒中、冠心病等,恶性肿瘤、牙齿脱落、痴呆等
消瘦的诱因	食欲改变	神经性厌食症、焦虑、抑郁、应激反应等
	长期饮酒	酒精依赖
	特殊用药史(二甲双胍、苯丙胺、5-羟色胺再摄取抑制剂、利尿剂、抗生素、左旋多巴等)	药物作用或副作用
	有计划控制饮食、增加运动量	减肥
	输血史、静脉毒品注射史	获得性免疫缺陷综合征(AIDS)
消瘦时间	急性	手术、外伤、重大精神创伤、恶性肿瘤、严重感染性疾病、减肥等
	慢性	慢性疾病、长期饥饿等
	吞咽困难	口腔、咽喉及食管疾病
	上腹部不适、疼痛者	胃炎、溃疡病、胃癌及胆囊、胰腺等疾病
	下腹部不适、疼痛者	慢性肠炎、慢性痢疾、肠结核及肿瘤等
	上腹痛、呕血、黑便	溃疡病、胃癌等
	黄疸	肝、胆、胰等疾病
	腹泻	慢性肠炎、慢性痢疾、肠结核、短肠综合征、倾倒综合征及乳糖酶缺乏等
	便血	炎性肠病、肝硬化、胃癌等
	咯血	肺结核、肺癌等
	发热	慢性感染、结核及肿瘤等
伴随症状	多尿、多饮、多食	糖尿病
	怕热多汗、心悸、震颤多动、突眼、大便次数增多	甲状腺功能亢进症
	皮肤黏膜色素沉着、低血压	原发性肾上腺皮质功能减退症
	情绪低落、自卑、食欲减退	抑郁症
	新发皮疹、关节疼痛	结缔组织病
	心悸、胸闷、气喘、咳嗽等	慢性心功能不全、慢性阻塞性肺疾病、肺癌
基础疾病	各系统临床表现	感染性疾病、心肺功能不全、消化系统疾病、内分泌系统疾病、恶性肿瘤、精神性疾病如抑郁症和焦虑症等

续表

问诊要点	特点	有关疾病
用药史	正在用药情况	治疗肥胖、抑郁症、心力衰竭、糖尿病等药物
家族史	家族疾病史情况	体质性消瘦、糖尿病
心理状况	心理问题	心理精神性疾病

（二）体征

应对患者进行全面体格检查，包括体温、脉搏、血压、心率等生命体征，现场测量患者身高、体重，条件允许可以测量患者握力及步行速度等。还应进行皮肤、黏膜、全身浅表淋巴结、甲状腺等检查，并完善心肺听诊、腹部触诊等常规体格检查。

（三）辅助检查

1. 实验室检查 血常规、尿常规、粪便常规、粪便隐血试验、肝肾功能及电解质检查、内分泌激素水平、免疫指标、肿瘤标志物、炎症指标（CRP 等）、凝血功能等。

2. 特殊检查 心脏彩超检查可以评估心功能、胸部 CT 检查可以协助诊断肺炎或者肺部恶性肿瘤等，胃肠镜检查可以协助诊断食管炎、胃肠炎、胃肠溃疡及胃肠道恶性肿瘤等，腹部 B 超或 CT 或 MRI 可协助诊断胰腺炎、胆囊炎、胆囊结石、肝硬化及肝癌等。

3. 心理评估 对存在可疑精神心理症状的患者进行心理评估，如焦虑自评量表（SAS）、抑郁自评量表（SDS）。

（四）营养状况评估

消瘦是一种体重与身高的比例过低的状态，除了要积极寻找消瘦的病因，还需要借助科学的手段进行完善的营养评估，明确患者有无营养不良。

根据世界卫生组织最新的定义，营养不良是指营养素摄入不足或过剩、基本营养素不平衡或营养素利用受损。营养不良包括营养不足、超重及肥胖，以及与饮食有关的非传染性疾病。根据 2018 年营养不良全球（诊断）共识 GLIM（Global Leadership Initiative on Malnutrition criteria），即：表现型指标（非自主性体重下降、BMI 低下、肌肉含量低下 3 个参数）和病因学指标（摄入/吸收减少、炎症或疾病负担 2 个参数）至少各有 1 项阳性者可诊断为营养不良。

营养不足型营养不良表现为四种广泛的形式：非自主性体重下降、发育不良、消瘦和微量营养素缺乏。营养不足型营养不良强调因炎症、疾病负担或外部原因等发生摄入/同化减少或消耗增加，机体营养物质满足不了自身代谢的需求，从而出现体重下降，包括 BMI<18.5kg/m^2 和体重短时间内非自主下降：6 个月内体重下降>5%，或 6 个月以上下降>10%，达到或未达到 BMI<18.5kg/m^2。

单纯体重与身高的比例过低（BMI<18.5kg/m^2），不伴随摄入/同化减少，不存在炎症或者疾病负担，考虑为体质性消瘦，不属于营养不良范畴。

消瘦与营养不良的区别与联系见图 11-5。

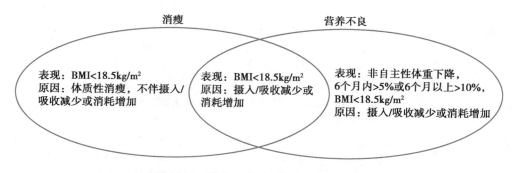

图 11-5 消瘦与营养不良的区别与联系

四、诊断及鉴别诊断

(一)非病理性消瘦

主要包括体质性消瘦,体质性消瘦是指生来即消瘦,无任何疾病征象,常有家族史。

【案例一分析】

患者为青年男性,自幼偏瘦,胃纳及二便正常,无任何不适,查体无特殊,初步考虑体质性消瘦。患者自幼消瘦,近期体重未减轻,那患者为什么来就诊?是不是担心自己有器质性疾病?还是希望获取增重的途径?或者患者生活中有什么变故产生了心理上的变化?

结合患者情况予以完善相关检查,排除器质性疾病后嘱患者合理安排饮食、适当的锻炼增加肌肉含量。如果患者有担心,耐心开导患者,帮助其调整心态。

(二)病理性消瘦

1. 外源性消瘦 指受饮食、生活习惯等因素影响所致的消瘦,如水土不服导致食欲下降、腹泻等。

2. 继发性消瘦 与器质性病变或精神类疾病有关。器质性病变可引起摄入/吸收减少或者消耗增加,精神类疾病可能引起摄入减少。病理性消瘦需要积极寻找和治疗原发病。继发性消瘦的常见疾病及临床特点见表 11-26。

表 11-26　继发性消瘦的常见疾病及临床特点

疾病种类	常见疾病	临床特点
消化系统疾病	口腔炎、慢性萎缩性胃炎、胰腺炎、胆囊炎、肝硬化等	一般均有食欲不佳、恶心呕吐、腹胀、腹痛、腹泻等症状
心血管系统疾病	慢性心力衰竭	有胸闷、心悸、气促、下肢水肿等表现
呼吸系统疾病	慢性阻塞性肺疾病	咳嗽、咳痰、喘息、气短、胸闷
神经系统疾病	神经性厌食症、延髓性麻痹和重症肌无力	表现厌食、吞咽困难、恶心呕吐等
	甲状腺功能亢进	可伴有怕热多汗、性情急躁、震颤多动、心悸、突眼和甲状腺肿大
内分泌代谢疾病	1 型糖尿病	可有多尿、多饮、多食和消瘦
	原发性肾上腺皮质功能减退症	可伴有皮肤黏膜色素沉着、乏力、低血压及厌食、腹泻等
	希恩综合征	见于生育期妇女,有产后大出血病史,可有消瘦、性功能减退、闭经、厌食、恶心呕吐和毛发脱落等
风湿免疫系统疾病	系统性红斑狼疮、白塞病、系统性硬化症	症状多,消瘦是其中一种表现
精神性疾病	抑郁症	情绪低落、自卑、无自信心、思维缓慢、睡眠障碍、食欲差等
药物性消瘦	二甲双胍、苯丙胺、泻药、氨茶碱、对氨基水杨酸钠、雌激素、抗生素、甲状腺制剂、左旋多巴、NSAIDS	嗜睡、口干、痛性痉挛、消化不良、味觉改变、上腹部不适、焦虑等
恶性疾病	胃癌、肝癌、胰腺癌、结肠癌、恶性淋巴瘤和骨髓瘤	体重减轻可能是主要症状,也可有其特有的症状和体征
感染性疾病	败血症、结核、感染性心内膜炎、HIV 感染、寄生虫感染、骨髓炎	可伴有低热、盗汗、乏力、咯血等;病情进展缓慢,出现全身虚弱、体重减轻和发热等;根据感染病菌种类和部位不同,可伴有其特异性症状和体征

续表

疾病种类	常见疾病	临床特点
其他	创伤、大手术后、口腔溃疡、牙病、下颌关节炎、半乳糖代谢缺陷、苯丙酮尿症	创伤、大手术后、口腔溃疡、牙病等不能进食导致营养物质缺乏;遗传性疾病如半乳糖代谢缺陷、苯丙酮尿症有生长发育迟缓、精神亢奋、皮肤干燥等

【案例二分析】

患者为青年女性,近 1 年体重下降约 15kg,伴有怕热、多汗,饭量增加,易烦躁,偶有乏力,大便 1~2 次/d,偶有不成形等症状,否认其他不适。血常规、肝肾功能电解质检查未见明显异常。查体存在消瘦,心率 98 次/min,甲状腺Ⅱ度肿大。

在进行评估时,运用 Murtagh 安全诊断策略:可能的诊断是什么?哪些严重的疾病一定不能漏诊?哪些病因会经常被遗漏?启发患者回忆是否用药引起药源性消瘦?患者是否还有话说?

该患者存在慢性胃炎病史,是否为消化功能下降所致体重下降?或者胃肠道恶性肿瘤的慢性消耗所致?患者存在怕热、多汗、饭量增加、易烦躁,是否内分泌系统出现了问题?患者发病前是否使用某些药物可能引起药源性消瘦?患者为什么容易烦躁,是工作生活压力大?还是其他原因?

通过患者的体格检查发现患者存在甲状腺Ⅱ度肿大,甲状腺无血管杂音,无突眼,无双手震颤,腹部平软,无压痛及反跳痛,肝脾肋下未触及,移动性浊音(-),肠鸣音 3 次/min,双下肢无水肿;实验室检查提示:促甲状腺素(TSH)水平降低,三碘甲状腺原氨酸(T_3)、甲状腺素(T_4)水平升高,肿瘤标志物、空腹血糖及糖化血红蛋白、血常规及肝肾功能等指标未见明显异常;完善甲状腺 B 超提示:甲状腺弥漫性病变伴血供丰富;胃镜检查提示:慢性非萎缩性胃炎,幽门螺杆菌检测阴性。

诊断考虑:Graves 病、慢性非萎缩性胃炎。

处理:予以甲巯咪唑片口服治疗,监测心率,定期复查血常规、肝功能、甲状腺功能等,必要时调整用药。戒烟限酒,饮食上注意低碘饮食,注意补充足够的热量和营养,包括蛋白质、B 族维生素等。避免喝浓茶、咖啡等刺激性饮料。生活上适当休息,避免情绪激动、烦躁及过度劳累。

五、综合治疗

(一)非病理性消瘦

如体质性消瘦,主要进行健康宣教,帮助患者理解出现消瘦可能的原因,在保证正常生活所需能量摄入的基础上予以个性化的营养调整,如:均衡摄入谷薯类,蔬菜水果类,肉、禽、鱼、乳、蛋、豆类,油脂类四大类食品,适当补充微量营养素如维生素、钙、铁等。生活上注意减少熬夜,改善睡眠,放松心情,减轻压力,保持规律的身体锻炼等。

(二)病理性消瘦

1. 外源性消瘦 受饮食、生活习惯等因素影响,一般经过休息、恢复正常饮食等调整后体重可改善。

2. 继发性消瘦 需要积极寻找病因,可按上文提到的评估方法及常见继发性消瘦疾病分类寻找患者的原发疾病,根据原发病进行相应的治疗,如:甲状腺功能亢进患者可以服用抗甲状腺药物、进行 [131]I 放射治疗或接受手术治疗等;糖尿病患者可以服用降糖药物或者使用胰岛素等调节血糖;感染性疾病患者需要积极进行抗感染治疗等。

在治疗原发病的同时也需要予以科学合理的营养支持。

营养支持治疗主要分为:口服营养支持或口服营养补充(oral nutrition support or oral nutrition supplement,ONS)、肠内营养(enteral nutrition,EN)和肠外营养(parenteral nutrition,PN)。ONS 为膳食补充剂,又称营养补充剂,是饮食的一种辅助手段;EN 是指经消化道管饲较全面的营养素;PN 即经静脉输注氨基酸、脂肪和糖三大营养素、维生素及矿物质。

继发性消瘦常见疾病的营养支持治疗见表 11-27。

表 11-27　继发性消瘦的营养支持治疗

病因	营养不良原因	营养支持	临床意义
肿瘤	宿主厌食、机体代谢异常、肿瘤因子的作用、肿瘤治疗	能量:需要考虑总能量消耗(total energy expenditure,TEE),如果无法进行个体测量,推荐肿瘤患者 TEE 与健康人群相似,约 25~30kcal/(kg·d)	维持患者营养和功能状况,耐受各种抗肿瘤治疗的打击,预防和延缓癌性恶病质的发生
炎性肠病	肠道炎症影响消化和吸收	推荐以氨基酸单体为氮源的 EN 制剂、以短肽或整蛋白为氮源的 EN 制剂以及全肠内营养	纠正患者营养不良或降低营养风险,对克罗恩病患者还可以诱导缓解
肝病	肝脏是人体最重要的代谢器官,各种急慢性肝病会导致碳水化合物、蛋白质、脂肪、微量元素等营养物质利用障碍	慢性肝病患者建议采用经口摄入营养补充剂,鼻饲对大多数急性肝衰竭患者也是可行的	改善患者营养状况和肝功能,延长存活时间
胰腺炎	各种促炎细胞因子增加基础代谢率、肠道免疫损伤及菌群移位引发胃肠功能紊乱	对 5~7 天可以恢复正常饮食的轻症患者,EN 是非必要的,可以应用 PN 为机体提供必要的营养素,对已经存在重度营养不良和 5~7 天不能恢复饮食的重症患者推荐早期应用 EN	早期 EN 有益于维持肠道黏膜屏障,减少细菌移位,减少细菌异位及内毒素吸收,降低感染、脓毒血症的发生,缩短住院时间
糖尿病	胰岛素不足或组织对胰岛素的生物反应性减低,可引起碳水化合物、脂肪、蛋白质、水与电解质代谢紊乱	均衡饮食;限制脂肪摄入量;放宽对主食类食物的限制,减少或避免单糖及双糖食物	保证机体正常生长发育和正常生活的前提下,纠正已发生的代谢紊乱,减轻胰岛 β 细胞负荷,改善临床结局
呼吸衰竭	肺顺应性增加、气道阻力增加、呼吸耗能增加;摄入减少:进食可能会加重呼吸困难,长期用药刺激胃黏膜降低食欲;炎症及细胞因子作用影响代谢	急性应激期营养支持的能量目标为每天 20~30kcal/kg,应激与代谢状态稳定后适当增加至每天 30~35kcal/kg	改善营养状况,抑制肺部炎症反应,保证高分解代谢的能量需求,改善临床结局
神经疾病	吞咽障碍、认知障碍、意识障碍等导致无法正常进食	鼻胃管、鼻肠管喂养或经皮内镜下胃造口,床头持续抬高 30°,喂养量从少到多,喂养速度从慢到快,喂养液持续匀速泵注	提供生命活动所需营养物质,延长生存期
肌肉量减少	营养相关性肌肉量减少主要是由于蛋白质-能量摄入不足或吸收障碍	增加蛋白质摄入:国际上推荐按身体质量摄入 1.0~1.5g/(kg·d),乳清蛋白优于酪蛋白,酪蛋白优于豆蛋白;身体锻炼:身体锻炼的基础上合理饮食要比单纯只进行身体锻炼或者只给予充足营养摄入更能增加肌量和肌力	增加肌肉含量,增强肌肉功能,改善生活质量
肾功能衰竭	肾衰竭常常与炎症、感染、中毒等有关,基础代谢旺盛,分解代谢增加,同时由于毒物的蓄积导致胃肠道不适明显,影响进食	低蛋白膳食是治疗的核心,当患者出现严重的恶心、呕吐等胃肠功能障碍时应考虑 EN	保证能量摄入充足的同时,减少多余的蛋白质摄入,减轻肾脏排泄负担和代谢产物的蓄积,延缓肾脏功能损伤

续表

病因	营养不良原因	营养支持	临床意义
心力衰竭	心慌等症状影响进食;水钠潴留等影响消化吸收	对于有较高营养风险、营养不良甚至恶病质的心衰患者,每天摄入至少 1.1g/kg 的蛋白质是合理的;对于肠道功能正常者首选 EN,采用高能量密度(1.5kcal/ml)的 EN 配方;对于不能利用肠道的患者可选择 PN	提高患者生存质量,缩短住院时间及费用,降低死亡率

六、生物-心理-社会管理模式

消瘦患者可能存在精神压力大、焦虑和抑郁等心理问题,部分患者缺乏社会性支持。因此在接诊消瘦患者时需运用生物-心理-社会管理模式,常规评估患者健康相关的生活质量、早期生活逆境以及与各系统症状相关的功能损害。积极倾听以确定患者对疾病的理解及其关心的问题,让患者参与治疗的选择,建立长期随访照顾的关系,以构建和谐的治疗关系。必要时联系心理专科会诊、转诊及多学科协同治疗,以提高消瘦诊疗效果,改善消瘦患者的生活质量。

七、转诊指征

(一)严重消瘦且病因未明者。
(二)确诊或疑有严重器质性疾病者。
(三)营养状况差,需要特殊对症支持治疗者。
(四)严重精神心理疾病,自杀风险较高者,应及时将其转入精神科进行专科治疗。
(五)短期内体重迅速下降的急危重症患者,如严重感染、恶性肿瘤等。

八、科研方向

消瘦在综合医院全科门诊和社区卫生服务中心并不罕见,国外研究显示,成年人因消瘦问题就诊的比例达到 8%,而在老年人中更为常见,数据显示 15%~20% 的 65 岁以上老年人会出现消瘦,且在社区居住的老年人及养老院居住人群中消瘦患者比例更高,分别为 27% 和 50%~60%。为不断加深临床医生对消瘦的认识,提升消瘦的诊疗技能,科学研究必不可少。

【科研拓展】

2021 年 1 月,发表在 *Family Medicine and Community Health* 的文章 "Upper arm length along with mid-upper arm circumference to enhance wasting prevalence estimation and diagnosis:sensitivity and specificity in 6-59-months-old children" 提出:消瘦是中低收入家庭的主要公共卫生问题之一,体重-身高 Z 值(weight-for-height Z-score,WHZ)低于 −2 的儿童可以诊断为消瘦,其死亡风险往往高于非消瘦儿童。诊断为消瘦的儿童可以居家接受治疗,以及时改善其营养状况,且早期诊断可以缩短其治疗时间。

然而,WHZ 中的测量项目需要重型设备和训练有素的工作人员,仍然难以在社区层面常规实施。因此,世界卫生组织建议将中上臂围(mid-upper arm circumference,MUAC)作为诊断消瘦的首选诊断方式,MUAC<115mm 为严重消瘦,MUAC<125mm 为消瘦。但既往研究显示,MUAC 在诊断消瘦和估算患病率方面存在一定局限。

本研究为一项两阶段随机抽样的横断面调查,纳入 2015 年在毛里塔尼亚进行的全国 SMART 调查所收集的数据,调查使用全国 5 岁以下儿童的代表性样本,收集儿童上臂长度(upper arm length,UAL)和其他常规人体测量数据,将 UAL 分为≤150mm、151~180mm 和≥181mm 三组,以 WHZ 作为参考标准,比较了所有诊断方法的消瘦发病率、敏感性和特异性。

文章结论:联合测量上臂长度和中上臂围较单纯测量中上臂围识别消瘦的准确率更高,可作为紧急情况下快速调查的潜在替代方法,见图 11-6。

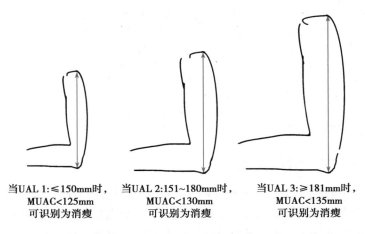

当 UAL 1:≤150mm时,
MUAC<125mm
可识别为消瘦

当 UAL 2:151~180mm时,
MUAC<130mm
可识别为消瘦

当 UAL 3:≥181mm时,
MUAC<135mm
可识别为消瘦

图 11-6　联合测量上臂长度(UAL)和中上臂围(MUAC)识别消瘦

（任菁菁）

第十二节　水　　肿

扫码获取
数字内容

【学习要点】

1. 水肿的定义及表现形式。

2. 引起水肿的常见病因。

3. 常见疾病引起水肿的综合治疗。

　　水肿是一种常见的临床症状,在综合医院全科门诊和社区卫生服务中心常见。水肿不是一种临床诊断,许多疾病均可引起水肿,故水肿的治疗应采取病因治疗的策略。仔细的病史询问和认真的体格检查对于水肿的诊断非常重要。本节通过两个案例阐述水肿的定义、病因、临床思维、综合治疗、管理模式、转诊指征及科研拓展等内容。

【案例一】

　　患者,女,38 岁,小学教师。因"颜面部水肿 3 个月"就诊。患者 3 个月前无明显诱因出现颜面部水肿,无其他不适症状。饮食睡眠可,二便如常,至社区卫生服务中心就诊。既往史:患者 5 年前体检行甲状腺彩超示:双侧甲状腺弥漫性病变。甲状腺功能检查提示:游离三碘甲状腺原氨酸(FT$_3$)3.9pmol/L,游离甲状腺素(FT$_4$)19.1pmol/L,TSH 4.8mIU/L,甲状腺球蛋白抗体(TgAb)328.4IU/mL,甲状腺过氧化物酶抗体(TPO)186.2IU/ml,诊断为桥本甲状腺炎,未予药物治疗,嘱其定期随访。无烟酒嗜好。10 年前自然分娩一子。夫和一子健康。

　　体格检查:体温 36.8℃,脉搏 62 次/min,呼吸 18 次/min,血压 112/70mmHg。面部及眼睑轻度水肿,皮肤巩膜无黄染,无贫血貌。颈软,双侧甲状腺Ⅱ度肿大,质韧,未触及肿块,未闻及杂音。双肺呼吸音清,未闻及干湿啰音。心界不大,心率 62 次/min,律齐,各瓣膜区未闻及病理性杂音。腹软,肝脾肋下未触及,移动性浊音阴性,双下肢轻度水肿。

　　辅助检查:肝功能、肾功能、血常规、尿常规正常。甲状腺功能检查提示:FT$_3$ 2.1pmol/L,FT$_4$ 3.4pmol/L,sTSH 85.9mIU/L,TgAb 547.5IU/mL,TPO 322.1IU/mL。甲状腺彩超提示:甲状腺内部回声不均匀,考虑甲状腺弥漫性病变。

NOTES

【案例二】

患者,男,70 岁,高中学历,退休。因"间断胸闷、气短 5 年,加重伴双下肢水肿 1 周"就诊。5 年前开始出现胸闷、气短,多于行走 1 000m 以上或上楼梯后出现,休息后可缓解。此后上述症状逐渐加重,并出现双下肢水肿,间断服用"氢氯噻嗪 25mg,每日 1 次"后水肿可消退。近 1 周患者胸闷、气短加重,静息时无缓解,夜间阵发性发作,端坐入睡,伴双下肢重度水肿。尿量减少,夜尿 2~3 次,每日尿量约为 700ml。今日来社区医院就诊。近期患者心情抑郁,睡眠差,食欲差。既往史:高血压病史 12 年,血压最高达 180/100mmHg,现服用"硝苯地平缓释片 20mg,每日 1 次"治疗,血压控制在 130/80mmHg 左右。父母已故,母亲生前患有糖尿病,父亲患有冠心病。个人史:吸烟 30 年,1 包/d,不饮酒,生活规律,口味偏咸。婚育史:已婚,育有 1 儿 1 女,家庭经济条件好,夫妻关系和睦。老伴 67 岁,身体健康。

体格检查:体温 36.9℃,血压 130/72mmHg,身高 158cm,体重 55kg,腰围 74cm。急性病容,呼吸音减弱,未闻及干湿啰音。心率 98 次/min,心律齐,心音有力,心尖搏动位于左锁骨中线第六肋间,距离前正中线 12cm;肝脏右肋下 2cm,肝-颈静脉回流征阳性,脾脏未触及,双下肢凹陷性水肿。

辅助检查:血常规正常;总胆固醇 4.7mmol/L,低密度脂蛋白胆固醇 2.65mmol/L,甘油三酯 1.56mmol/L,高密度脂蛋白胆固醇 1.04mmol/L,尿素氮 7.5mmol/L,肌酐 106μmol/L;胸部 X 线检查提示心脏扩大。心电图:窦性心律,左室高电压,可见 ST-T 缺血性改变。

一、定义

水肿(edema)是指人体组织间隙内过量液体积聚,引起组织肿胀的一种病理现象。按照水肿范围,分为全身性和局限性。全身性水肿是指液体在体内组织间隙呈弥漫性分布,常表现为全身多部位水肿,皮肤受压后长时间下陷,为凹陷性水肿;局限性水肿是指液体积聚在局部组织间隙。还有一种是水肿的特有形式,过多液体聚集在体腔内,如胸膜腔、心包腔、腹膜腔,分别称为胸腔积液、心包积液和腹腔积液。水肿可由全身多种疾病引起,也可由机体局部疾病引起。一般来讲,内脏器官局部的水肿如肺水肿、脑水肿等不属于本节水肿的范畴。

二、病因

(一)全身性水肿

1. 心源性水肿　主要见于右心衰竭。发生机制为有效循环血量减少,肾脏血流减少,继发性醛固酮增多引起水钠潴留以及静脉淤血,毛细血管静水压增高,组织液回流减少。心力衰竭的严重程度不同,可引起不同程度的水肿,轻者仅有踝部水肿,重者可出现全身性水肿。心源性水肿的特点是首先出现于身体低垂部位,与毛细血管静水压高有关。水肿为对称性、可凹陷性。常伴有颈静脉怒张、肝大、静脉压升高,严重者可出现胸腔积液、腹腔积液等表现。心源性水肿还见于其他心脏相关疾病,如缩窄性心包炎、心包积液或积血等。

2. 肝源性水肿　最常见的原因是肝硬化,腹腔积液是最主要的临床表现。发生机制与门静脉高压、低蛋白血症、肝淋巴回流障碍、继发醛固酮增多等因素相关。

3. 肾源性水肿　可见于各种类型的肾炎和肾病。水钠潴留是基本机制,肾小球滤过率下降、肾小管对水钠重吸收增加、血浆胶体渗透压降低等因素均参与了水肿的形成。肾源性水肿的特点是晨起时颜面部及眼睑水肿,逐渐发展为全身性水肿。

4. 营养不良性水肿　主要见于低蛋白血症或维生素 B_1 缺乏等情况。长期营养缺乏或胃肠道疾病、严重烧伤等导致蛋白丢失的疾病均可引起营养不良性水肿。水肿发生前常有体重下降,水肿常从足部开始蔓延至全身。

5. 内分泌代谢性疾病引起的水肿

(1)甲状腺功能减退症:由于甲状腺激素缺乏导致过多的胶体物质存在于组织间隙引起的一种

特殊类型水肿,即黏液性水肿。该水肿特点为非凹陷性,水肿部位皮肤增厚、粗糙、苍白、温度减低。该水肿不受体位影响。

（2）甲状腺功能亢进症:部分甲状腺功能亢进症患者可出现蛋白分解加速导致凹陷性水肿;亦可出现黏多糖和黏蛋白沉积于组织间隙导致局限黏液性水肿。

（3）腺垂体功能减退症:该疾病患者可出现颜面部及上肢黏液性水肿。

（4）库欣综合征:由于肾上腺皮质激素分泌过多,导致水钠潴留引起水肿。

（5）原发性醛固酮增多症:主要原因在于醛固酮分泌过多,导致水钠潴留。

6. 经前期综合征　育龄期妇女在月经来潮前 7~14 天出现眼睑或下肢水肿,可能与体内激素水平改变有关。

7. 妊娠性水肿　多数妇女在妊娠后期可出现不同程度的水肿,待分娩后可自行消退,这属于生理性水肿。部分妊娠女性的水肿为病理性,可能与低蛋白血症、妊娠期高血压疾病、贫血等因素相关。

8. 特发性水肿　绝大多数见于女性,原因不明,可能与内分泌功能失调有关。水肿多发生于身体低垂部位。

9. 药物性水肿　临床上应用某些药物可引起水肿,主要与体液平衡紊乱,体液潴留于组织间隙有关。针对不同的原因,可分为以下 3 种:

（1）药物过敏反应:常见于解热镇痛药、磺胺类和某些抗生素等。

（2）药物引起肾损伤:某些抗生素、别嘌醇、雷公藤等。

（3）药物引起内分泌系统紊乱:肾上腺皮质激素、性激素、胰岛素、甘草制剂及钙通道阻滞剂等,引起水肿的原因主要为水钠潴留。

10. 功能性水肿　患者无引起水肿相关的器质性疾病,而是在环境、体质、体位等因素影响下,体液循环功能发生改变而引起水肿,称为功能性水肿。该类型水肿主要包括高温环境下水肿、肥胖性水肿、老年性水肿、旅行者水肿、久坐者水肿等。

（二）局限性水肿

1. 炎性水肿　多见于蜂窝织炎、疖、痈、丹毒、高温及化学灼伤等。

2. 淋巴回流障碍性水肿　常见于非特异性淋巴管炎、淋巴结切除术后、丝虫病等。

3. 静脉回流障碍性水肿　多见于静脉曲张、静脉血栓和血栓性静脉炎、上腔静脉阻塞综合征和下腔静脉阻塞综合征等。

4. 血管神经性水肿　多发生于组织疏松处,为急性局限性水肿,与遗传因素、药物或食物过敏等有关,与荨麻疹发病机制相似,可伴有瘙痒、烧灼感等不适。

5. 神经源性水肿　该类水肿为局部发作的皮肤或黏膜水肿,表现为无疼痛、瘙痒和皮肤颜色变化。目前认为本病的发病机制是自主神经功能不稳定,常因食物或药物过敏引起的急性局限性水肿。

6. 局部黏液性水肿　甲状腺疾病的早期可出现局部黏液性水肿,甲状腺功能减退症患者多见,少数甲状腺功能亢进症患者早期亦可出现局部黏液性水肿。

三、临床思维

（一）问诊

1. 问诊模式　采用 RICE 问诊式。

2. 问诊内容　对水肿的患者进行问诊,内容主要包括年龄、性别、起病缓急、水肿程度、水肿持续时间、伴随症状/体征、水肿的诱因、合并的基础疾病、既往史、手术外伤史、用药史、家族史及个人史（职业、文化程度、吸烟、饮酒情况）等,同时应注意和了解心理及社会背景,重视人文关怀,并根据问诊采集的病史进行整体分析（表 11-28,表 11-29）。

表 11-28　全身性水肿的常见病因及特点

水肿原因	常见疾病	水肿特点	伴随症状
心源性水肿	右心衰竭 全心衰竭 缩窄性心包炎	首先出现身体下垂部位水肿,逐渐向上发展至全身凹陷性水肿	黏膜发绀、心脏增大、肝大、肝-颈静脉回流征阳性
肾源性水肿	肾炎 肾病综合征	首先出现眼睑及颜面水肿,逐渐发展至下肢及全身凹陷性水肿	高血压及血尿
肝源性水肿	肝硬化失代偿期	首先出现腹腔积液,腹压增大后下肢静脉回流受阻,引起踝部水肿并逐渐向上发展凹陷性水肿	肝功能减退及门静脉高压
营养不良性水肿	低蛋白血症 维生素 B_1 缺乏	首先从足部开始逐渐发展至全身	
黏液性水肿	甲状腺功能减退症 甲状腺炎 垂体功能减退症	好发于下肢胫骨前区,亦可发生于眼眶周围 非凹陷性水肿	
妊娠性水肿	妊娠期高血压疾病	双下肢水肿,休息无好转,进行性加重	
经前期综合征		月经前 1~2 周出现眼睑或踝部水肿	
药物性水肿	肾上腺皮质激素及甘草制剂	用药后发生,停药后水肿消失	
结缔组织疾病导致水肿	系统性红斑狼疮	非凹陷性水肿	
血清病所致水肿	Ⅲ型变态反应性疾病	水肿突然发生,对症治疗后迅速消退	
特发性水肿		水肿呈周期性,多见于身体下垂部位,体重昼夜变化大	

表 11-29　局限性水肿的常见病因

水肿原因	常见疾病
局部炎症所致水肿	疖、痈、蜂窝织炎等
静脉回流受阻所致水肿	肢体静脉血栓形成 血栓性静脉炎 下肢静脉曲张 上/下腔静脉阻塞综合征
淋巴回流受阻所致水肿	丝虫病,局部淋巴结切除后
变态反应疾病所致水肿	血管神经性水肿
甲状腺疾病所致水肿	甲状腺功能减退症

（二）体征

1. 水肿局部检查　水肿程度及部位,按压之后是否出现凹陷,有无压痛,皮温、皮疹及静脉曲张、色素沉着等情况。

2. 全身检查　包括体温、脉搏、血压、心率等生命体征,现场测量患者腹围、体重,注意面容、皮肤、黏膜、全身浅表淋巴结、甲状腺等检查,并完善心、肺、腹部位查体,重视神经系统、直肠指诊及眼底等相关检查。

(三)辅助检查

1. 实验室检查　血常规、尿常规、粪便常规及粪便潜血试验、肝功能、肾功能及电解质检查、甲状腺功能及内分泌激素水平、风湿免疫指标、肿瘤标志物、炎症指标(如 CRP 等)、凝血功能、D-二聚体、纤维蛋白降解产物(FDP)及 24 小时尿蛋白定量等。

2. 特殊检查　X 线检查可提示心脏大小,心脏彩超检查可以评估心脏结构和功能,腹部影像学检查(B 超、CT 或 MRI)可协助诊断肝硬化、肾炎等。甲状腺彩超可以协助诊断甲状腺疾病,下肢血管彩超可以协助诊断静脉和淋巴回流情况。胃肠镜检查可以协助诊断消化系统炎症、溃疡及恶性肿瘤等疾病。

四、诊断及鉴别诊断

水肿可由多种疾病导致,对于水肿患者的诊断需要结合水肿特点、体格检查和辅助检查结果全面分析,进行鉴别诊断。

(一)全身性水肿

【案例一】

该患者为青年女性,因"颜面部水肿 3 个月"就诊,无其他不适。水肿与月经周期无关,查体发现甲状腺Ⅱ度肿大。结合甲状腺炎病史,初步考虑甲状腺疾病引起水肿,进一步完善甲状腺功能和甲状腺彩超检查。甲状腺功能检查结果提示:FT_3 2.1pmol/L,FT_4 3.4pmol/L,sTSH 85.9mIU/L,TgAb 547.5IU/ml,TPO 322.1IU/ml。彩超提示:甲状腺内部回声不均匀,考虑甲状腺弥漫性病变。

诊断:甲状腺功能减退症、桥本甲状腺炎。

处理:1. 生活方式干预,限制碘的摄入。

2. 药物治疗,需要及时补充甲状腺素。

左甲状腺素(L-T_4)是本病的主要替代治疗药物,一般需要终身服药治疗。该患者需要口服优甲乐,每日 1 次,空腹服用。初治 4~8 周后复查甲状腺功能,根据血清 TSH 水平来调整药物的剂量,直至达到治疗目标。治疗目标达标后,可每 6~12 个月随访一次甲状腺激素水平。

【案例二】

该患者为老年男性,高血压病史明确,冠心病史 5 年,近期胸闷、气短加重,伴双下肢重度水肿,尿少。查体示心界增大,肝脏肿大,肝-颈静脉回流征阳性,双下肢凹陷性水肿,考虑心源性水肿。进一步完善胸部 X 线片提示心脏扩大,心电图:窦性心律,ST-T 缺血性改变。之后行心彩超提示全心增大,左房 40mm×45mm,左室舒末径 63mm,右房 43mm×41mm,右室 32mm×35mm,射血分数(EF)为 53%。

诊断:慢性心力衰竭急性加重期、冠状动脉粥样硬化性心脏病、不稳定型心绞痛、心功能Ⅳ级、高血压 3 级(很高危组)。

处理:1. 非药物治疗,包括限制饮水量、低钠饮食、休息、吸氧。

2. 药物治疗,包括急性期的药物治疗和长期应用的药物治疗。

急性期的药物,首先是利尿剂的应用,可以减轻全身容量负荷,应警惕电解质紊乱及血压变化情况。可长期应用的控制心衰、改善预后的药物包括:β 受体拮抗剂、ACEI 或 ARB、醛固酮受体拮抗剂、脑啡肽酶抑制剂、钠-葡萄糖耦联转运体抑制剂(SGLT2 抑制剂)等,应用上述药物时需要密切监测心率、血压、体重、尿量变化,定期复查心电图、心脏彩超。

(二)局限性水肿

局限性水肿常常由于身体局部的炎症、静脉或淋巴回流障碍、药物或食物过敏等因素引起,通过询问病史,包括既往史、用药史、过敏史等,结合查体及相关的辅助检查可明确诊断。

（三）水肿诊断流程图（图11-7）

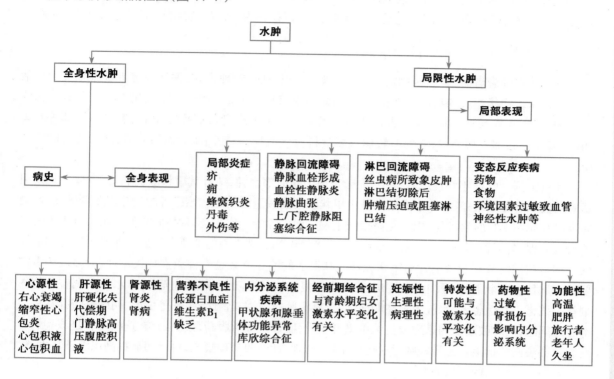

图 11-7　水肿诊断流程图

五、综合治疗

水肿只是一个临床表现，不是一种诊断。许多疾病均可引起水肿，故水肿的治疗应采取病因治疗的策略。

经过仔细的病史采集和详细的体格检查，首先对水肿的原因作出初步判断，同时评估病情的严重程度，确定是否需要立即转诊或者转至专科治疗。

对于病情稳定的水肿患者，给予非药物治疗和药物治疗。

非药物治疗：低盐清淡饮食、适当控制液体摄入。适量休息、生活规律，避免劳累、感染，监测体重。

健康指导：如小儿有反复发作的急性化脓性扁桃体炎，建议行扁桃体切除术，避免诱发肾炎。高龄妊娠妇女应加强孕期检查，若有妊娠高血压表现，应及早转至专科治疗。如从事长时间站立工作或长时间乘坐飞机、火车的人群，避免长时间制动，可定时活动或走动，预防下肢水肿。水肿出现后，保护水肿部位皮肤，防止皮肤受损。

病因治疗：对原发病进行积极治疗，避免或祛除感染、劳累等因素，针对原发病给予利尿、改善心肝肾等脏器功能。

对症治疗：针对水肿症状，依据患者的病情、年龄、职业及妊娠哺乳等特殊情况给予个体化的对症治疗。利尿剂包括噻嗪类利尿剂、袢利尿剂、皮质集合管保钾利尿剂、渗透性利尿剂等，适用于心肺功能明显受累、明显腹腔积液或明显水肿、不能接受严格限盐者；肾源性水肿者需要根据肾小球滤过率来选择利尿剂；肝源性水肿首选螺内酯。利尿过程宜缓慢，同时需要密切监测血压和电解质情况。

白蛋白的使用：营养不良性水肿和肝源性水肿可适当地补充白蛋白，而对于心源性水肿、肾源性水肿、内分泌疾病等引起的水肿，应用白蛋白时需慎重。

中药治疗:在中医学中,水肿按照症状和临床表现分为阳水和阴水。在治疗时,阳水以祛邪为主,以发汗利水,配合清热解毒、理气化湿。治疗阴水时,以扶正为主,以健脾益肾,配合利水养阴、活血。

六、生物-心理-社会管理模式

在接诊水肿患者时,全科医师需要运用生物-心理-社会管理模式,评估与患者健康相关的生活事件与各系统症状相关的功能损害;耐心倾听患者对疾病的理解,确定其关心的问题,让他参与治疗方案的选择,建立长期随访,以构建和谐的医患关系。水肿患者可能存在担心、焦虑和抑郁等心理问题,需联系心理专科会诊,必要时转诊及多学科协作治疗,以提高水肿诊治效果,改善患者的生活质量。

针对案例一的青年女性患者,主要临床表现为颜面部水肿,结合其甲状腺炎病史、查体所见及甲状腺功能和彩超结果,考虑该患者的水肿由甲状腺功能减退症引起。该患者的治疗需要低碘饮食,同时及时补充左甲状腺素,以上内容是该疾病生物层面的诊治。作为全科医师,我们要耐心倾听患者对该疾病的理解,解答其关心的问题,同时关注患者情绪和心理方面的变化。该患者非常关注药物治疗的疗程。我们向其解释目前针对甲状腺功能减退症的治疗方案是一种激素替代治疗,大多数患者需要终身服用左甲状腺素,服用该药物后需要定期复查甲状腺功能,根据血清 TSH 水平来调整药物的剂量。该青年女性患者,水肿出现在颜面部,全科医师应关注其情绪、睡眠等情况,明确是否存在焦虑等心理问题,同时鼓励她的家庭成员给予患者关爱,监督其按时服药,按时随访,这些内容是该疾病心理和社会层面的诊治。全科医师通过运用生物-心理-社会的管理模式,可以明显提高患者依从性,建立长期随访及和谐的医患关系。

七、转诊指征

(一)诊断不清或因条件限制无法进一步诊治的患者。

(二)严重的心力衰竭,治疗后呼吸困难或水肿无明显改善的患者。

(三)肝硬化水肿伴严重并发症,如大量腹腔积液、肝肾综合征、肝性脑病、消化道出血、自发性腹膜炎等。

(四)肾源性水肿出现呼吸困难、心力衰竭、严重电解质紊乱、感染或肾衰竭等。

(五)明确诊断为黏液性水肿、内分泌疾病所致水肿或妊娠期高血压疾病的患者。

(六)血栓形成、静脉阻塞、肿瘤等原因引起的水肿。

八、科研方向

在综合医院全科门诊和基层社区卫生服务中心,水肿是常见的症状和健康问题,特别是在老年人群中,水肿的发生率更高。据国外文献报道,在能够独立行走的老年人中,下肢水肿发生率为 24.1%;在需要辅助工具行走的老年人中,下肢水肿的发生率为 62%。为不断加深临床医生对水肿的认识,提升水肿的诊疗能力,科学研究必不可少。

【科研拓展】

2020 年 8 月,发表在 *Japan Journal of Nursing Science* 的文章 "Influences of lower limb edema on daily lives of elderly individuals in an elderly day care center" 提出:老年人同时罹患多种疾病、营养不良和衰老引起的毛细血管通透性增高,常常出现肢体水肿。由于重力作用和肢体活动能力下降,下肢水肿更为常见。然而,对于双下肢水肿的老人,医护人员和家庭照顾者目前尚未给予足够重视。

本研究来自日本一家老人日托中心,他们选择能够独立行走或者需要辅助工具行走的老年人,通过调查问卷、评估水肿和问卷分析的方法,研究双下肢水肿对老年人日常生活的影响。

对于能够行走的老年人,双下肢水肿对其日常生活造成了困难,尤其是功能方面的影响最明显,如行走和穿鞋。这也凸显了对水肿症状管理的重要性。作为医护人员,我们要采取积极措施改善水肿症状,以提高老年人日常生活质量。

（王春艳）

第十三节　乏　　力

扫码获取
数字内容

【学习要点】

1. 乏力的定义及常见病因。

2. 慢性疲劳综合征的诊断标准。

3. 常见疾病引起乏力的治疗。

　　乏力是一种全科门诊和社区卫生服务中心常见的临床症状,难以描述和诊断。乏力的诊断需要详细询问病史,结合辅助检查明确病因。本节从两个案例开始,阐述乏力的定义、病因、临床思维、综合治疗、管理模式、转诊指征及科研拓展等内容。

【案例一】

　　患者,女,36岁,家庭主妇。因"乏力6个月"就诊。6个月前患者出现乏力,自觉体力下降、易疲劳,休息及睡眠后乏力无改善,伴有情绪低落,自我评价降低,常有无助和绝望感,兴趣减退,言语活动减少,注意力不集中,食欲减退,入睡困难,易醒。无明显怕冷及体重增加。时有手、肩和膝关节疼痛,无晨僵、肿胀及活动受限,无发热、脱发、口腔溃疡,不规律服用非甾体抗炎药。既往体健。G_3P_0,病前一周第三次流产,妊娠11周,既往妊娠10周左右两次自然流产。无特殊用药史。患者辗转多家医院,进行多种检查无明显发现。查体:体温36.2℃,脉搏68次/min,呼吸16次/min,血压120/78mmHg,身高162cm,体重50kg。皮肤色素正常,无干燥或潮湿,无皮疹,睑结膜、甲床无苍白,全身浅表淋巴结无肿大,甲状腺无肿大,无压痛、震颤、血管杂音。心脏、肺部、腹部体格检查未见明确异常。四肢肌力、肌张力正常,无病理征,双下肢无水肿。

【案例二】

　　患者,女,55岁,公司职员。因健康咨询就诊。主述近1年有乏力、畏寒,逐渐加重,但可继续工作,无心悸、手抖,无发热、寒战,无夜间盗汗,无记忆力减退,无肢体麻木感,无胸闷、气短,与饮食、睡眠无明显关联。每天睡眠13~14小时,近1个月体重增加4kg。低体力运动,情绪稳定,无生活应激事件发生。发病前无发热,无呼吸道感染病史。发现骨质疏松症6个月,规律服用阿仑膦酸钠。否认手术、甲亢 [131]I 治疗史、甲状腺疾病家族史。查体:体温36℃,脉搏55次/min,呼吸18次/min,血压110/66mmHg,身高158cm,体重72kg,BMI 28.8kg/m²。皮肤色素正常,无干燥或潮湿,睑结膜、甲床无苍白,眼睑轻度水肿,全身浅表淋巴结无肿大,甲状腺弥漫性Ⅱ度肿大,无压痛、震颤、血管杂音。心脏、肺部、腹部体格检查未见明确异常。四肢肌力、肌张力正常,无病理征,双下肢无水肿。

一、定义

　　乏力(fatigue)是临床上最常见的主诉症状之一,属非特异性疲惫感觉。表现为自觉疲劳、肢体软弱无力。生理状态下,乏力在休息或进食后可缓解,而病理性乏力则不能恢复正常。病程在3个月内为亚急性疲劳,6个月以上为慢性疲劳。

二、病因

（一）心因性/非器质性

1. 生活方式　如职业倦怠、缺乏运动或久坐、饮食不当、肥胖、缺乏睡眠。询问病史时需详细了解生活方式、工作性质、饮食和睡眠情况。

2. 精神疾病 如焦虑症、抑郁症、情绪障碍症、躯体形式障碍等。焦虑症患者除易疲劳、乏力外，还可伴有不可控制的过度担忧、易激惹、肌紧张、睡眠障碍、坐立不安等症状。感觉疲倦或没有活力是抑郁症最常见的症状之一，还常伴有情绪低落、自我评价降低、思维迟缓、意志活动减退等。精神疾病可行焦虑、抑郁等量表辅助诊断，但诊断此类疾病需除外器质性疾病。

（二）器质性

1. 恶性肿瘤 乏力被认为是癌症患者最普遍的症状，60%~99%的患者有乏力。癌症治疗，如化疗和放疗，是患者乏力的主要原因。然而，与癌症相关的乏力是多方面的，如心理问题（如压力、抑郁）、共病症状（如慢性疼痛、睡眠障碍）、其他医疗情况（如贫血、感染、代谢综合征和肥胖），以及癌症本身及其治疗的直接影响。对于许多患者而言，在完成癌症治疗后，乏力仍会持续数年。

2. 内脏疾病 多有相关疾病病史，有原发病的相应临床表现。呼吸循环系统疾病如慢性阻塞性肺疾病、哮喘、心力衰竭，有慢性咳嗽、活动后气短等症状，查体可发现桶状胸、心界增大、颈静脉怒张、水肿等体征，进一步行肺功能检查、超声心动图等可以鉴别。消化系统疾病如慢性肝衰竭、慢性肝炎、肝硬化，可有厌食、咯血、黑便、黄疸等症状，体格检查可发现肝大、腹壁静脉曲张、肝掌、蜘蛛痣等提示，化验可见肝功能异常，进一步行腹部超声等可鉴别。泌尿系统疾病如慢性肾炎、肾衰竭，可有泡沫尿、水肿等症状，化验可见肾功能异常。

3. 内分泌/代谢性疾病 常见甲状腺功能亢进或减退症、甲状旁腺功能亢进症、肾上腺疾病（Cushing 综合征、Addison 病）、糖尿病、电解质紊乱等。多有相关病史。甲状腺功能减退症有畏寒、乏力、手足肿胀感、体重增加、便秘、女性月经紊乱等症状，体格检查可有表情呆滞、反应迟钝、甲状腺肿大、胫前黏液性水肿、皮肤干燥或潮湿等相应特点，化验可见甲状腺功能异常、甲状旁腺功能异常，电解质紊乱。

4. 血液系统疾病 如贫血、白血病。贫血常有乏力、食欲缺失、怕冷等表现，体格检查可有贫血貌。贫血要警惕消化道溃疡、恶性肿瘤、溶血性疾病。进一步行血常规、铁代谢、叶酸、维生素 B_{12}、胃肠镜、骨穿等检查可鉴别。

5. 感染性疾病 如单核细胞增多性综合征、感染后疲劳综合征、结核病、莱姆病、艾滋病等，多有发热，体格检查可发现咽部红肿、淋巴结肿大等表现，注意结合流行病学史进行排查。

6. 神经肌肉疾病 如多发性硬化、重症肌无力、帕金森病。据报道，85%的多发性硬化患者有乏力症状，对于多发性硬化患者，乏力多持续存在。

7. 药物和其他物质 许多药物可引起乏力症状，如酒精、镇痛药、抗生素、抗惊厥药、精神类药物（如抗抑郁药、抗焦虑药、镇静催眠药）、降压药、血脂调节剂（如贝特类、HMG-CoA 抑制剂）、抗组胺药、皮质类固醇药物、地高辛、麦角生物碱类药、激素（如口服避孕药）、非甾体抗炎药等。问诊时详细询问用药史可明确。药物戒断，尤其是使用违禁药物如苯丙胺、大麻、可卡因和海洛因，这些情况都要考虑到。

8. 其他 自身免疫性疾病、睡眠相关性障碍、食物不耐受、围绝经期综合征、妊娠等。许多妊娠期女性也容易出现乏力。在妊娠早期，没有明确的停经史或单身女性隐瞒病史时，往往容易被忽略。

（三）原因不明

1. 纤维肌痛 主要症状是全身广泛性慢性疼痛。乏力、疲劳是伴随症状之一，还可出现睡眠障碍、认知障碍、抑郁焦虑、晨僵、头痛、寒冷不耐受、心悸、胸痛等。

2. 慢性疲劳综合征（chronic fatigue syndrome，CFS） 通常有以下几种表现且持续 6 个月以上：找不到原因的非运动引起的持续性疲劳；记忆力或专注力下降，醒来时感觉疲劳（包括长时间睡眠后仍然觉得乏力）；不伴有肿胀的肌痛或关节痛；持续头痛、咽喉疼痛或淋巴结疼痛，持续时间较长；颈部或腋下淋巴结轻度肿大，有压痛等。

三、临床思维

(一) 问诊

乏力是一个常见却缺乏特异性的症状,病因很多,在采集病史过程中通过 RICE 问诊方法。 注意采用开放式提问,了解患者就诊的原因、想法、忧虑和对结果的期望。明确患者乏力的具体描述,积极寻找诱因,同时注意伴随症状和程度。并通过对既往病史、家族史及社会心理因素的详细问诊,探求乏力对日常生活和工作的影响,进一步明确病因。

1. 年龄及性别　儿童乏力要考虑到生理因素,如运动过度、睡眠不足、饮食不当,细菌、病毒或其他感染都可能与乏力有关,这种影响在儿童中更为显著。结缔组织病、甲状腺疾病在年轻女性中更为常见。心力衰竭、慢性阻塞性肺疾病、恶性肿瘤的发病率随年龄增长,在老年人中更常见。

2. 起病情况及诱因　起病突然还是隐匿,持续时间,缓解和加重因素,是否与休息、活动、饮食有关。生活方式、饮食特点、睡眠情况、用药史、流行病学史、精神状态、心理情况均要仔细询问。如案例一有反复流产史,可能造成精神打击。

3. 伴随症状　应考虑患者年龄、基础疾病等进行系统性回顾。询问是否伴有发热、盗汗、咽痛、淋巴结肿大、心悸、气短、关节痛、腹痛、腹泻、便血。体重是否有增减,睡眠习惯是否有变化。在新型冠状病毒感染的临床特征中,最常见的症状伴随是发热(入院时 43.8% 有发热,住院期间 88.7% 有发热)和咳嗽(67.8%),乏力占 38.1%。要关注是否有持续心悸、出汗、惊恐等提示焦虑的表现,是否有情绪低落、兴趣减退、反应迟钝等提示抑郁的表现,可行健康问卷抑郁量表(PHQ-9)评估。

4. 基础疾病　应详细询问排除,如有无甲状腺疾病史、癌症、放化疗、手术史,有无高血压、糖尿病、高脂血症、冠心病、心律失常病史,有无焦虑、抑郁病史,有无定期癌症筛查。女性需明确月经史和月经量。

5. 用药史及家族史　完整询问目前服药及饮酒情况,特别是利尿剂、β 受体拮抗剂和精神药尤应关注。包括是否使用违禁药物如大麻、可卡因等。家族史也很重要,如心肌病、运动神经元病家族史等。

(二) 体征

常规体检是必要的,应根据每个患者不同的情况,做详细、具体的检查。尤其是记录生命体征的变化。检查腹部脏器,应注意患者是否有肝大、脾大和淋巴结肿大。慢性疲劳综合征患者常有肌肉压痛、轻度咽喉炎、颈部淋巴结轻度肿大的表现。当潜在性疾病患者出现乏力症状时,通常会在体格检查时发现具有提示意义的信息(如多发性硬化患者巴宾斯基征阳性;Addison 病患者会有直立性低血压;房间隔缺损患者出现右心室肥大)。需评估患者的精神状态。

(三) 辅助检查

应根据患者的病情特点选择合适的检查。

1. 实验室检查　血常规(血红蛋白)、尿常规、红细胞沉降率(ESR)、C 反应蛋白(CRP)、甲状腺功能、肝功能、肾功能、血清电解质(包括 Ca^{2+} 和 Mg^{2+})、血糖、血浆或 24 小时尿游离皮质醇、血清铁、铁蛋白、转铁蛋白饱和度、肿瘤标志物、有关自身免疫性疾病的检查(抗核抗体、类风湿因子)、HIV 筛查,还包括慢性感染筛查(待排):甲、乙、丙、丁、戊型肝炎病毒,巨细胞病毒,EB 病毒,罗斯河病毒,莱姆病,布鲁氏菌病,Q 热,肺结核,疟疾,感染性心内膜炎,弓形虫病等。

2. 特殊检查　神经肌肉疾病早期:激酶检测、肌电图、睡眠呼吸监测、心电图和动态心电图监测、胸部 X 线检查和肺功能检查。

四、诊断及鉴别诊断

乏力是很多疾病的症状,病因不易明确,要结合患者临床表现、既往病史、体格检查、化验及检查结果综合判断。急性乏力多与急性疾病或心理压力相关,并注意排除中毒因素;亚急性乏力可见于多种系统的疾病;长期乏力需考虑慢性疲劳综合征的可能。慢性疲劳综合征的诊断标准已颁布,该标准强调临床症状的长期性（>6 个月），另外还需要通过询问病史、体格检查和相关的辅助检查排除其他疾病。

慢性疲劳综合征诊断标准：

（一）主要标准

必须具备下列 2 项：①新出现的严重的虚弱感觉，持续至少 6 个月；②没有发现引起疲劳的内科或精神科疾病，如恶性肿瘤、自身免疫性疾病、感染性疾病、神经肌肉疾病、药物成瘾、中毒等。

（二）次要标准

要求至少有以下症状中的 8 种症状：广泛的头痛，肌肉痛，关节痛，发热，咽喉痛，颈部或腋窝淋巴结疼痛，肌肉无力，轻度劳动后持续 24 小时以上的倦怠感，精神、神经症状（如易激惹、健忘、注意力不集中、思维困难、抑郁等），睡眠障碍，突发的疲劳等。

（三）客观标准

至少具有以下症状、体征中的 2 项：①低热（口腔温度 37.6~38.0℃或肛门温度 37.9~38.8℃）；②非渗出性咽喉炎、咽喉部疼痛，持续时间较长；③颈部或腋下淋巴结轻度肿大，有压痛。

详查报警症状对鉴别诊断意义重大，乏力伴发热、盗汗提示感染、淋巴瘤、隐匿性肿瘤等；乏力伴体重下降提示感染、恶性肿瘤、吸收不良、甲状腺疾病、抑郁症等；乏力伴淋巴结肿大提示 HIV、传染性单核细胞增多症、淋巴瘤、梅毒、病毒性疾病等；乏力伴关节痛提示风湿性关节炎、莱姆病等。

【案例一分析】

该患者初步考虑抑郁症。根据国际疾病与分类第 10 版（ICD-10），抑郁症的症状学标准里包括 3 条核心症状及 7 条其他症状，核心症状：①心境低落；②兴趣和愉快感丧失；③疲劳感、活力减退或丧失。其他症状：①集中注意和注意力降低；②自我评价和自信降低；③自罪观念和无价值感；④认为前途暗淡悲观；⑤自伤或自杀的观念或行为；⑥睡眠障碍；⑦食欲下降。当同时存在至少 2 条核心症状和 2 条其他症状时，才符合抑郁症的症状学标准。如果符合抑郁症的症状学标准，还需同时满足 2 周以上的病程标准，并存在对工作、社交有影响的严重程度标准，同时还应排除精神分裂症，双相情感障碍等重性精神疾病和器质性精神障碍以及躯体疾病所致的抑郁症状群，方可诊断抑郁症。

【案例二分析】

该患者初步考虑甲状腺功能减退症。乏力是其常见症状，积极运动但是体重仍增加。需进一步检查血清促甲状腺激素（thyoid-stimulating homrmone，TSH）、总甲状腺素（TT_4），游离甲状腺素（FT_4）明确诊断。

五、综合治疗

（一）判断生命体征是否平稳，是否存在严重情绪问题甚至自杀倾向，判断是否需要紧急转诊。

（二）结合病史、临床表现、体格检查、辅助检查明确可能的病因，转诊至相对应的专科医师进一步诊治。明确诊断为其他系统疾病引起的乏力，针对病因行相关治疗，对慢性疾病行长期随诊、管理。

（三）未明确病因的乏力，可给予运动锻炼、心理干预、营养支持、改善睡眠等非药物干预措施，缓解患者的症状。提倡患者自我管理，建立随访计划，确保乏力患者能够及时得到合理处置。

（四）慢性疲劳综合征的治疗。慢性疲劳综合征患者临床症状会持续约 2.5 年，应进行长期随访。治疗方法包括：

1. **识别及解释病情**　识别慢性疲劳综合征，向患者说明这种疾病病因未明，检查结果可能是正常的。向患者说明这种疾病通常具有自限性，无远期并发症，疾病进展缓慢，且大多数患者能恢复健康。

2. **给予患者长期的心理辅导**　如果有严重抑郁表现，考虑使用抗抑郁药。必要时将患者转诊到心理科。

3. **对症治疗及运动**　可用非甾体抗炎药（NSAID）缓解疼痛。减少相关的应激因素，避免长途旅行。让患者进行规律的、循序渐进的训练,鼓励患者记录每天的运动、压力和症状的变化情况。

4. 定期复查　重新评估病情和修正诊断(至少每 4 个月复查 1 次)。

六、生物-心理-社会管理模式

乏力患者可能存在精神压力大、焦虑和抑郁等心理问题,部分患者缺乏社会性支持。因此,在接诊乏力患者时需运用生物-心理-社会管理模式,常规评估患者健康相关的生活质量、早期生活逆境以及与各系统症状相关的功能损害;积极倾听以确定患者对疾病的理解及其关心的问题,让患者参与治疗的选择,建立长期随访照顾的关系,以构建和谐的治疗关系。必要时联系心理专科会诊、转诊及多学科协同治疗,以提高乏力诊疗效果,改善乏力患者的生活质量。

七、转诊指征

乏力涉及的相关疾病诊断较繁杂,有时不可能确诊,所以定期随访尤为重要。但出现以下情况应立即转诊:

(一)体格检查发现有生命体征不平稳,肌力、肌张力异常等神经系统阳性体征。

(二)怀疑其他严重疾病引起的乏力,如急性心肌缺血、慢性阻塞性肺疾病、甲状腺功能减退症、恶性肿瘤等。

(三)情绪不稳定,影响日常生活,有轻生念头。

(四)经治疗后症状无好转或症状加重。

八、科研方向

慢性疲劳综合征在全科门诊和基层社区卫生服务中心并不罕见,其病因及发病机制尚不明确,有研究表明病毒感染是慢性疲劳综合征的可能原因。

【科研拓展】

2021 年 1 月,发表在 Clinical Infectious Diseases 的文章 "Studying College Students for the Development of Infectious Mononucleosis and Myalgic Encephalomyelitis/Chronic Fatigue Syndrome"。文章分析了一项跟踪研究 4 501 名大学生的研究。在诊断为传染性单核细胞增多症(infectious mononucleosis,IM)的 6 个月后,对发生 IM 的患者进行 CFS/ME 的评估。研究对象在未发生 IM 时、发生 IM 时和 IM 开始后 6 个月 3 个时间点完成了 8 份行为和心理问卷。CFS/ME 被归类为 CFS/ME 与严重 CFS/ME。CFS/ME 一般只符合 CFS/ME 的福田标准,而严重的 CFS/ME 符合福田标准加上加拿大或医学研究所的标准。

文章结论:明确风险因素有助于制定有效的 CFS/ME 预防和治疗策略。与无症状的 IM 康复患者相比,发生严重 ME/CFS 的患者在未发生 IM 时疲劳得分明显更高。这一发现提示 IM 是 ME/CFS 的触发因素,而不是直接病因。未来的研究还应该考虑增加对某些遗传成分的评估。

(王春艳)

思考题:

1. 什么是头晕? 什么是眩晕? 简述二者的区别和联系。

2. 头晕/眩晕的常见病因有哪些? 如何鉴别诊断?

3. 头晕/眩晕在社区处理重点是分出轻重缓急,什么是社区可以观察处理的? 如何转诊?

4. 什么是头痛？原发性头痛的鉴别诊断有哪些？

5. 哪些头痛提示是继发性头痛？

6. 什么是心悸？心悸的常见原因有哪些？

7. 心悸患者的转诊指征有哪些？

8. 胸痛的常见原因有哪些？

9. 胸痛临床诊断流程及致命性胸痛的识别。

10. 咳嗽的常见原因有哪些？

11. 咳嗽的鉴别诊断有哪些？

12. 什么是呼吸困难？

13. 呼吸困难的常见病因有哪些？

14. 发热的定义是什么？

15. 发热的常见症状有哪些？

16. 发热的常见病因有哪些？

17. 急性腹痛病因中容易忽略哪些疾病？

18. 恶心与呕吐的问诊要点。

19. 简述中枢性呕吐、反射性呕吐、前庭障碍性呕吐主要临床特征。

20. 试述慢性腹痛的生物-心理-社会干预模式。

21. 腰背痛的病因与分类有哪些？全科医生在整体评估中应关注哪些方面？

22. 腰背痛的转诊指征有哪些？

23. 什么是消瘦？简述消瘦和营养不良的区别和联系。

24. 消瘦的常见病因有哪些？

25. 什么是水肿？简述水肿的常见形式。

26. 引起水肿的常见病因有哪些？

27. 乏力常见的病因有哪些？

28. 慢性疲劳综合征的诊断标准。

第十二章
全科常见慢性疾病管理

第一节　心脑血管疾病

扫码获取
数字内容

【学习要点】

1. 原发性高血压的诊断、评估与治疗。
2. 原发性高血压的转诊与基层管理。
3. 冠心病的诊断与治疗。
4. 冠心病的社区管理流程、转诊及社区心脏康复管理。
5. 缺血性卒中与出血性卒中的诊断、分型与治疗。
6. 缺血性卒中与出血性卒中的基层管理。

一、原发性高血压

（一）定义

原发性高血压（essential hypertension）通常简称为高血压病，是以体循环动脉压升高为主要临床表现的心血管综合征。高血压可损伤机体心、脑、肾等重要脏器的结构和功能，并与其他心脑血管疾病危险因素并存，是心脑血管疾病发病和死亡的主要危险因素。

（二）流行病学和危险因素

据世界卫生组织统计，在过去 30 年中，30~79 岁高血压成年人人数从 6.5 亿人增加到 12.8 亿人，其中近一半人不知道自己患有高血压。2015 年中国高血压调查数据显示，2012—2015 年我国 18 岁及以上居民高血压患病率为 27.9%，高血压的知晓率、治疗率和控制率分别为 51.6%、45.8% 和 16.8%。《中国心血管健康与疾病报告 2019》显示，我国高血压患病人数已达 2.45 亿。包括脑卒中、冠心病、心力衰竭、肾脏疾病在内的高血压严重并发症致残率和致死率高，已成为我国家庭和社会的沉重负担。

高血压的危险因素包括遗传因素（或高血压家族史）、年龄以及多种不良生活方式（如高钠低钾膳食、超重和肥胖、过量饮酒、长期精神紧张、缺乏体力活动等）、糖尿病、血脂异常、大气污染等。

（三）诊断和评估

1. 诊断标准　诊室血压是我国目前诊断高血压、进行血压水平分级以及观察降压疗效的常用方法（表 12-1）。要求受试者安静休息至少 5 分钟后开始测量坐位上臂血压，推荐使用经过验证的上臂式医用电子血压计。首诊时应测量两上臂血压，以血压读数较高的一侧作为测量的上臂。有条件者应进行诊室外血压测量（表 12-2），用于诊断白大衣高血压及隐蔽性高血压，动态血压监测可评估 24 小时血压昼夜节律、直立性低血压、餐后低血压等。

表 12-1　诊室血压分类和高血压分级定义

分类	收缩压/mmHg		舒张压/mmHg
正常血压	<120	和	<80
正常高值血压	120~139	和/或	80~89
高血压	≥140	和/或	≥90

243

续表

分类	收缩压/mmHg		舒张压/mmHg
1 级高血压（轻度）	140~159	和/或	90~99
2 级高血压（中度）	160~179	和/或	100~109
3 级高血压（重度）	≥180	和/或	≥110
单纯收缩期高血压	≥140	和	<90

表 12-2　诊室外高血压诊断标准

分类	收缩压/mmHg		舒张压/mmHg
动态血压监测 *			
白天	≥135	和/或	≥85
夜间	≥120	和/或	≥70
24 小时	≥130	和/或	≥80
家庭自测血压 *	≥135	和/或	≥85

注:* 平均血压。

2. 综合评估

（1）病史采集:①家族史:询问患者有无高血压、脑卒中、糖尿病、血脂异常、冠心病或肾脏病的家族史,包括一级亲属发生心脑血管病事件时的年龄。②病程:初次发现或诊断高血压的时间、场合、血压最高水平。如已接受降压药治疗,说明既往及目前使用的降压药物种类、剂量、疗效及有无不良反应。③症状及既往史:询问目前及既往有无脑卒中或一过性脑缺血、冠心病、心力衰竭、心房颤动、外周血管病、糖尿病、痛风、血脂异常、性功能异常和肾脏疾病等症状及治疗情况。④继发性高血压的线索:例如肾炎史或贫血史;肌无力、发作性弛缓性瘫痪等;阵发性头痛、心悸、多汗;打鼾伴有呼吸暂停;是否长期应用升高血压的药物。⑤生活方式:盐、酒及脂肪的摄入量,吸烟状况、体力活动量、体重变化、睡眠习惯等情况。⑥心理社会因素:包括家庭情况、工作环境、文化程度以及有无精神创伤史。

（2）体格检查:①生命体征测量;身高、体重、腰围测量;必要时测量立、卧位血压和四肢血压。②重点的心肺检查,听诊心脏有无杂音,颈动脉、胸主动脉、腹部动脉和股动脉有无杂音。③观察有无库欣面容、向心性肥胖、紫纹与多毛,神经纤维瘤性皮肤斑,甲状腺功能亢进性突眼征或下肢水肿等。④触诊甲状腺,检查周围血管搏动。⑤检查腹部有无肾脏增大（多囊肾）或肿块。⑥神经系统检查。

（3）实验室检查:①基本项目:血生化（血钾、钠、空腹血糖、血脂、尿酸和肌酐）、血常规、尿液分析（尿蛋白、尿糖和尿沉渣镜检）、心电图等。②推荐项目:超声心动图、颈动脉超声、口服葡萄糖耐量试验、糖化血红蛋白、血高敏 C 反应蛋白、尿白蛋白/肌酐比值、尿蛋白定量、眼底、胸部 X 线片、脉搏波传导速度（PWV）以及踝臂血压指数（ABI）等。③选择项目:血同型半胱氨酸。对怀疑继发性高血压患者,根据需要可以选择以下检查项目:血浆肾素活性或肾素浓度、血和尿醛固酮、血和尿皮质醇、血游离甲氧基肾上腺素及甲氧基去甲肾上腺素、血或尿儿茶酚胺、肾动脉超声和造影、肾和肾上腺超声、CT 或 MRI、肾上腺静脉采血以及睡眠呼吸监测等。对有合并症的高血压患者,进行相应的心功能、肾功能和认知功能等检查。

（4）心血管风险水平评估:虽然高血压是影响心血管事件发生和预后的独立危险因素,但并非唯一决定因素,大部分高血压患者还有血压升高以外的心血管危险因素。因此,高血压患者的诊断和治疗不能只根据血压水平,必须对患者进行心血管综合风险的评估并分层。高血压患者的心血管综合风险分层,有利于确定启动降压治疗的时机,优化降压治疗方案,确立更合适的血压控制目标和进行患者的综合管理。根据血压水平、心血管危险因素、靶器官损害、临床并发症和糖尿病,对高血压患者进行心血管风险分层,分为低危、中危、高危和很高危 4 个层次（表 12-3,表 12-4）。

表12-3　血压升高患者心血管风险水平分层

其他心血管危险因素和疾病史	血压/mmHg			
	SBP 130~139 和/或 DBP 85~89	SBP 140~159 和/或 DBP 90~99	SBP 160~179 和/或 DBP 100~109	SBP≥180 和/或 DBP≥110
无		低危	中危	高危
1~2 个其他危险因素	低危	中危	中/高危	很高危
≥3 个其他危险因素,靶器官损害,或 CKD 3 期,无并发症的糖尿病	中/高危	高危	高危	很高危
临床并发症,或 CKD≥4 期,有并发症的糖尿病	高/很高危	很高危	很高危	很高危

注:CKD:慢性肾脏病;SBP:收缩压;DBP:舒张压。

表12-4　影响高血压患者心血管预后的重要因素

心血管危险因素	靶器官损害	伴发临床疾病
• 高血压(1~3 级) • 男性>55 岁;女性>65 岁 • 吸烟或被动吸烟 • 糖耐量受损(2 小时血糖 7.8~11.0mmol/L)和/或空腹血糖异常(6.1~6.9mmol/L) • 血脂异常 　TC≥5.2mmol/L(200mg/dl)或 　LDL-C≥3.4mmol/L(130mg/dl) 　或 HDL-C<1.0mmol/L(40mg/dl) • 早发心血管病家族史 　(一级亲属发病年龄<50 岁) • 腹型肥胖 　(腰围:男性≥90cm,女性≥85cm) 　或肥胖(BMI≥28kg/m²) • 高同型半胱氨酸血症 　(≥15μmol/L)	• 左心室肥厚 　心电图:Sokolow-Lyon 电压>3.8mV 　或 Cornell 乘积>244mV·ms;超声心 　动图 LVMI:男≥115g/m²,女≥95g/m² • 颈动脉超声 IMT≥0.9mm 或动脉 　粥样斑块 • 颈-股动脉脉搏波速度≥12m/s 　(选择使用) • 踝/臂血压指数<0.9(选择使用) • 估算的肾小球滤过率降低 　[eGFR 30~59ml/(min·1.73m²)] 　或血清肌酐轻度升高:男性 　115~133μmol/L(1.3~1.5mg/dl); 　女性 107~124μmol/L 　(1.2~1.4mg/dl) • 微量白蛋白尿:30~300mg/24h 　或白蛋白/肌酐比≥30mg/g 　(3.5mg/mmol)	• 脑血管病 　脑出血 　缺血性脑卒中 　短暂性脑缺血发作 • 心脏疾病 　心肌梗死史 　心绞痛 　冠状动脉血运重建 　慢性心力衰竭 　心房颤动 • 肾脏疾病 　糖尿病肾病 　肾功能受损包括 　eGFR<30ml/(min·1.73m²) 　血肌酐升高:男性≥133μmol/L 　(1.5mg/dl) 　女性≥124μmol/L(1.4mg/dl) 　蛋白尿(≥300mg/24h) • 外周血管疾病 • 视网膜病变 　出血或渗出 　视盘水肿 • 糖尿病 　新诊断:空腹血糖≥7.0mmol/L 　(126mg/dl) 　餐后血糖≥11.1mmol/L(200mg/dl) 　已治疗但未控制:糖化血红蛋白 　(HbA1c)≥6.5%

注:TC:总胆固醇;LDL-C:低密度脂蛋白胆固醇;HDL-C:高密度脂蛋白胆固醇;LVMI:左心室质量指数;IMT:颈动脉内膜中层厚度;BMI:体重指数。

(四)治疗和基层管理

1. 生活方式干预　对确诊高血压的患者,应立即启动并长期坚持生活方式干预(表12-5)。

表 12-5 生活方式干预目标及降压效果

内容	目标	可获得的收缩压下降效果
减少钠盐摄入	每人每日食盐摄入量不超过 6g（1 啤酒瓶盖） 注意隐形盐的摄入（咸菜、鸡精、酱油等）	2~8mmHg
减轻体重	BMI<24kg/m²，腰围<90cm（男），腰围<85cm（女）	5~20mmHg/减重 10kg
规律运动	中等强度运动，每次 30 分钟，每周 5~7 次	4~9mmHg
戒烟	建议戒烟，避免被动吸烟	—
戒酒	推荐不饮酒，目前在饮酒的高血压患者建议戒酒	—
心理平衡	减轻精神压力，保持心情愉悦	—

2. 治疗药物选择 在生活方式干预的同时立即启动药物治疗。仅收缩压<160mmHg 且舒张压<100mmHg 且未合并冠心病、心力衰竭、脑卒中、外周动脉粥样硬化病、肾脏疾病或糖尿病的高血压患者，可根据病情及患者意愿暂缓给药，采用单纯生活方式干预最多 3 个月，若仍未达标，再启动药物治疗。

常用降压药物包括钙通道阻滞剂（CCB）、血管紧张素转化酶抑制剂（ACEI）、血管紧张素受体拮抗剂（ARB）、利尿剂和 β 受体拮抗剂五类，以及由上述药物组成的固定配比复方制剂。优先使用长效降压药物。一般患者采用常规剂量；老年人及高龄老年人初始治疗时通常应采用较小的有效治疗剂量，根据需要逐渐增加至足剂量。

应根据患者的高血压分级、危险因素、亚临床靶器官损害以及合并临床疾病情况，优先选择某类降压药物（图 12-1，表 12-6）。

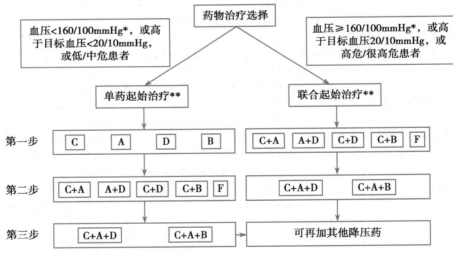

A—ACEI或ARB；B—β 受体拮抗剂；C—二氢吡啶类CCB；D—噻嗪类利尿剂；
F—固定复方制剂。
*对血压≥140/90mmHg的高血压患者，也可起始小剂量联合治疗。
**包括剂量递增至足剂量。

图 12-1 选择单药或联合降压治疗流程图

表 12-6 有合并症[1]高血压的治疗方案推荐表

患者特征	第 1 步	第 2 步	第 3 步
高血压合并心肌梗死	A+B[2]	A+B+C[3] 或 A+B+D[4]	转诊或 A+B+C[3]+D
高血压合并心绞痛	B 或 A 或 C	B+C 或 B+A 或 A+C	B+C+A 或 B+C+D
高血压合并心力衰竭	A+B[2]	A+B+D[4]	转诊或 A+B+D[4]+C[3]

续表

患者特征	第1步	第2步	第3步
高血压合并脑卒中	C 或 A 或 D	C+A 或 C+D 或 A+D	C+A+D
高血压合并糖尿病或慢性肾脏疾病[5]	A	A+C 或 A+D	A+C+D

注:A:ACEI 或 ARB;B:β 受体拮抗剂;C:二氢吡啶类 CCB;D:噻嗪类利尿剂。
[1] 合并症:指伴随冠心病、心力衰竭、脑卒中、糖尿病、慢性肾脏疾病或外周动脉粥样硬化病,且处于稳定期。
[2] A+B 两药合用,应从最小剂量起始,避免出现低血压。
[3] C 类用于心肌梗死时,限长效药物。C 类用于心力衰竭时,仅限氨氯地平及非洛地平两种药。
[4] D 类用于心肌梗死时包括螺内酯;用于心力衰竭时包括袢利尿剂和螺内酯。
[5] 肌酐水平首次超出正常,降压治疗方案建议由上级医院决定。

治疗应遵循达标、平稳、综合管理的三原则,除高血压急症和亚急症外,大多数高血压患者应根据病情在 4 周内或 12 周内将血压逐渐降至目标水平。降压目标:

(1)一般高血压患者,血压降至 140/90mmHg 以下。

(2)合并糖尿病、冠心病、心力衰竭、慢性肾脏疾病伴有蛋白尿的患者,如能耐受,血压应降至 130/80mmHg 以下。

(3)65~79 岁的患者血压降至 150/90mmHg 以下,如能耐受,血压可进一步降至 140/90mmHg 以下。

(4)80 岁及以上的患者血压降至 150/90mmHg 以下。

3. 基层管理 高血压患者长期随访管理的目的,是为了让患者认识到高血压的危害,自觉配合治疗,使血压得到长期平稳有效控制,降低不良反应的发生及影响。根据患者血压是否达标确定随访频率:血压达标患者至少每 3 个月随访 1 次;血压未达标患者,2~4 周随访 1 次。符合转诊条件的按转诊要求操作(图 12-2)。

(1)随访内容

1)评估治疗效果,测量血压、心率,记录新发合并症、危险因素控制情况。

2)了解有无药物不良反应相关症状,监测血钾、肌酐等。

3)针对性的生活方式干预(限盐、戒烟、限酒、减轻体重、运动等)指导。

4)根据血压控制情况及药物耐受性调整药物剂量或种类。

5)患者健康宣教,让患者了解高血压危害及长期坚持降压治疗的必要性,更好地配合治疗(表 12-7)。

表 12-7 高血压患者的健康教育内容

正常人群	高血压的高危人群	已确诊的高血压患者
• 什么是高血压,高血压的危害,健康生活方式,定期监测血压 • 高血压是可以预防的	• 什么是高血压,高血压的危害,健康生活方式,定期监测血压 • 高血压的危险因素,有针对性的行为纠正和生活方式指导	• 什么是高血压,高血压的危害,健康生活方式,定期监测血压 • 高血压的危险因素,有针对性的行为纠正和生活方式指导 • 高血压的危险因素及综合管理 • 非药物治疗与长期随访的重要性和坚持终身治疗的必要性 • 高血压是可以治疗的,正确认识高血压药物的疗效和不良反应 • 高血压自我管理的技能

(2)转诊指征

1)初诊转诊:血压显著升高≥180/110mmHg,经短期处理仍无法控制;怀疑新出现心、脑、肾并发症或其他严重临床情况;妊娠和哺乳期女性;发病年龄<30 岁;伴蛋白尿或血尿;非利尿剂或小剂量利尿剂引起的低血钾(血钾<3.5mmol/L);阵发性血压升高,伴头痛、心慌、多汗;双上肢收缩压差异>20mmHg;因诊断需要到上级医院进一步检查。

NOTES

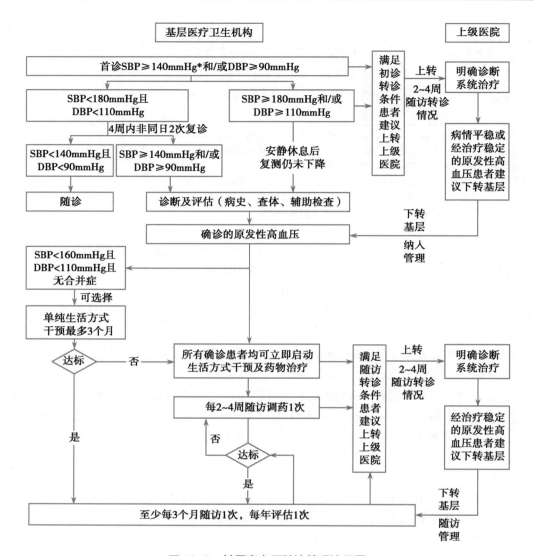

图 12-2　基层高血压防治管理流程图

　　2）随访转诊：至少三种降压药物(包括一种利尿剂)足量使用,血压仍未达标;血压明显波动并难以控制;怀疑与降压药物相关且难以处理的不良反应;随访过程中发现严重临床疾病或心、脑、肾损害而难以处理。

　　（3）高血压急症和亚急症的基层处理：高血压急症是指高血压患者短时间内血压显著升高（≥180/110mmHg）,并伴有进行性的心、脑、肾等靶器官损害的表现,即高血压脑病、急性脑卒中、主动脉夹层动脉瘤、急性心力衰竭、急性冠脉综合征等,应当立即急救车转诊。在等待转诊过程中,可根据合并症的不同及基层医疗卫生机构具备的条件做如下处理：迅速询问病史、体格检查、明确发病时间;保持呼吸道通畅;生命体征监测;呼吸、循环支持;建立静脉通路;采取血样,可在急救车上完成相关快速化验检测;注意避免因院前干预而延误转运时间。

　　高血压亚急症是指患者血压显著升高（≥180/110mmHg）,但不伴有靶器官损害。可在基层医疗卫生机构进行降压治疗,效果不明显者建议转诊。首先患者需安静休息,口服短效降压药物,1小时后可重复给药。经上述处理如患者血压仍≥180/110mmHg或症状明显,建议转诊;如血压降至180/110mmHg以下,在24~48小时将血压降至160/100mmHg以下,之后调整长期治疗方案。

　　（五）展望

　　伴随人口增长和老龄化趋势,高血压的防控形势仍十分严峻。基层医疗卫生机构是高血压管理的"主战场",其管理水平的高低将直接影响我国未来心脑血管疾病发展趋势。社区全科医师对高血压患者的照顾应是一个包含了诊断、评估、治疗、转诊、随访、预防和教育的全程管理,并帮助患者不断提升自我管理的意识和能力,实现血压达标,预防和减少高血压的并发症。

二、冠状动脉粥样硬化性心脏病

(一)定义

冠状动脉粥样硬化性心脏病(coronary atherosclerotic heart disease)简称冠心病(coronary heart disease,CHD),是指冠状动脉发生粥样硬化引起管腔狭窄或闭塞,导致心肌缺血缺氧或坏死而引起的心脏病,也称缺血性心脏病(ischemic heart disease)。冠心病是基层全科门诊常见的和重点管理的疾病。

(二)分型

冠心病在传统上可分为5型:隐匿型冠心病、心绞痛、心肌梗死、缺血性心肌病和猝死。临床上根据冠心病的发病特点和治疗原则的不同,可分为两大类:急性冠脉综合征(acute coronary syndrome,ACS)和慢性心肌缺血综合征(chronic ischemic syndrome,CIS)。前者包括不稳定型心绞痛、非ST段抬高型心肌梗死和ST段抬高型心肌梗死,也有将冠心病猝死包括在此类中的;后者包括稳定型心绞痛、隐匿型冠心病和缺血性心肌病等。

冠心病是一个动脉粥样硬化斑块积累和冠脉循环功能改变的动态过程,既可在任何时候由于斑块破裂或侵蚀等因素诱发急性血栓形成导致疾病处于急性不稳定状态,也可在相当长的时间内由于生活方式改善、药物治疗及血运重建等使得疾病处于相对稳定期。因此,对于包括慢性稳定性劳力性心绞痛、缺血性心肌病、ACS后稳定阶段在内的3种情况被称为稳定性冠心病(stable coronary artery disease,SCAD)。近年来,也有将稳定性冠心病改称为慢性冠脉综合征(chronic coronary syndrome,CCS)。

CCS涵盖了除急性冠脉血栓形成所导致的临床表现以外的其他所有临床情况,包括无症状心肌缺血、稳定型心绞痛、血管痉挛与微循环病变、ACS或血运重建后稳定期等冠心病的不同发展阶段。

CCS反映了冠心病动态变化的病理生理特征,重点强调了冠心病的动态发展过程,表明非急性期的稳定只是相对的,随时都有发展至ACS的风险。临床医师,尤其是基层全科医师要更加重视冠脉疾病日常处理,既要对稳定性冠心病/慢性冠脉综合征进行长期动态管理,也要对急性冠脉综合征作出迅速识别、紧急处理和及时转诊。

(三)流行病学和危险因素

近年来的流行病学调查结果显示,我国心血管病的患病率持续上升,据推算心血管病现患人数达3.3亿,其中冠心病1 139万。2013年中国第五次卫生服务调查显示,中国大陆≥15岁人口冠心病的患病率为10.2‰,60岁以上人群为27.8‰;2019年中国城市居民冠心病死亡率为121.59/10万,农村为130.14/10万。现患人数、总患病率和死亡率均呈上升趋势。

冠心病的危险因素包括:男性、年龄(男性≥45岁;女性≥55岁)、早发冠心病家族史(直系亲属中男性<55岁,女性<65岁出现冠心病)、吸烟、高血压(血压≥140/90mmHg或服用降压药物)、血脂异常(高胆固醇或高低密度脂蛋白胆固醇、低高密度脂蛋白胆固醇、高甘油三酯)、糖耐量异常、胰岛素抵抗、糖尿病、肥胖和超重、较少运动、不良饮食习惯、社会心理因素等。除性别、年龄与家族史外,其他危险因素都可以治疗或预防。

(四)症状、诊断、鉴别诊断与评估

1. 症状　各型冠心病最为常见的共同症状是与缺血相关的发作性胸痛或胸部不适。

(1)稳定性冠心病的症状是以心绞痛为特征,典型的心绞痛特点如下:

1)发作部位:主要在胸骨后或左前胸,范围大约有拳头或手掌大小,常放射至左肩、左臂及左手指内侧,也可放射至左颈、咽、下颌、上腹或背部等。

2）疼痛性质:呈紧缩感、压迫感、烧灼感、窒息感、沉重感、胸闷,部分患者描述为胸部不适,有的表现为乏力、气短,主观感觉个体差异较大。

3）持续时间:呈阵发性发作,持续数分钟至十余分钟,较少超过 30 分钟;若仅持续数秒,通常与心绞痛无关,但不能完全排除心绞痛诊断。

4）诱发因素:发作往往与劳力或情绪激动有关,如走快路、爬坡时诱发,多发生在劳力当时而不是之后。

5）缓解方式:往往被迫停下休息或舌下含服硝酸甘油后,症状可在数分钟内缓解。

急性冠脉综合征患者的胸痛部位与心绞痛的发作部位类似,但程度更为严重,通常持续时间更长,可达数十分钟,甚至在安静时也可发作,一般在休息或舌下含服硝酸甘油后只能暂时缓解或不能完全缓解。

（2）慢性冠脉综合征患者最常见的临床情况和表现包括:

1）疑似冠状动脉疾病（coronary artery disease,CAD）,伴稳定型心绞痛症状和/或呼吸困难。

2）新发心力衰竭或左心室功能障碍,怀疑 CAD。

3）ACS 或冠状动脉血运重建后 1 年以内,无症状或症状稳定。

4）初诊或血运重建后>1 年,无论有无症状。

5）疑似血管痉挛或微血管病变导致的心绞痛。

6）筛查时发现的无症状冠心病患者。

2. 诊断　冠心病主要根据临床症状、危险因素、辅助检查而进行诊断。

（1）根据上述心绞痛或胸痛的发作特点和冠心病的危险因素,即可作出初步诊断。

（2）结合心肌缺血及心肌损伤的客观依据和/或冠脉病变的影像学检查,即可明确冠心病诊断。

（3）若症状不典型,结合心电图的动态改变等有心肌缺血/损伤表现的客观依据或冠脉造影等,一般均可建立诊断。

心肌缺血/损伤的客观依据包括:心肌损伤标志物（cTnT、cTnI、CK-MB 等）、特征性的心电图改变（动态缺血性 ST-T 改变、损伤性 ST 段抬高、病理性 Q 波等）、影像学（冠脉 CTA、冠脉造影等）改变。所有可疑患者均应行静息心电图,有条件可行动态心电图监测、超声心动图等,必要时可建议进一步行运动负荷心电图、心肌放射性核素检查、冠脉 CTA、冠状动脉造影等明确诊断。若患者胸痛症状不典型,必要时行钡餐或胃镜、胸部 X 线片或肺部 CT、肝胆超声等以进行相关的鉴别诊断（参见第十一章第四节）。

3. 鉴别诊断　冠心病需与以下疾病相鉴别。

（1）主动脉夹层:多因主动脉壁动脉瘤形成破裂,可同时出现血压增高,胸痛性质剧烈可放射至背部、腹部、下肢等,影像学检查也可作为鉴别的参考。

（2）急性心包炎:一般多见于年轻人,疼痛多位于心前区、上腹部及颈部多见,持续存在,为刀割样锐痛,深吸气、体位改变和吞咽时加重,坐位或前倾位及憋气时减轻,早期可出现发热及心包摩擦音。心电图可见 QRS 波群低电压,ST 段弓背向下抬高及 T 波倒置。

（3）其他疾病引起的心绞痛:包括严重的主动脉瓣病变、风湿热或其他原因引起的冠状动脉炎、梅毒性主动脉炎引起的冠状动脉口狭窄或闭塞、肥厚型心肌病引起的心肌相对缺血、X 综合征、心肌桥、先天性冠状动脉畸形等引起的心绞痛,可根据其他临床表现进行鉴别。

（4）肺栓塞:可表现为胸痛、咯血、呼吸困难、血压下降、心率变快,多发生于手术后、长期卧床等,CT 肺动脉造影（CTPA）或选择性肺动脉造影可确定诊断。

（5）心脏神经症:是排他诊断,患者常诉胸痛,常表现为短暂（几秒钟）的刺痛或较持久（几小时）的隐痛,且胸痛部位经常变动。患者常喜欢不时地深吸一大口气或作叹息性呼吸,常伴有心悸、疲乏等神经衰弱的症状。

（6）肋间神经痛和肋软骨炎:本病疼痛常累及 1~2 个肋间,但并不一定局限在前胸,为刺痛或灼痛,多为持续性而非发作性,咳嗽、用力呼吸和身体转动可使疼痛加剧,沿神经走行处有压痛,手臂上举活动时局部有牵拉疼痛;后者一般在肋软骨处有压痛。

（7）不典型疼痛:还需与反流性食管炎及食管裂孔疝,消化性溃疡、胆囊炎及胆石症、胰腺炎等急腹症,颈椎病、带状疱疹等所引起的胸、腹痛相鉴别。

全科医师应结合患者病史和体格检查结果,根据本级医疗机构设备条件及其可利用的医疗资源的实际情况,安排相关检查,进行诊断及鉴别诊断;必要时可建议患者安全转至上级医院进一步检查。

4. 评估 对于冠心病患者(尤其是稳定性冠心病患者),根据其症状(心绞痛的严重程度)、验前概率、必要的无创检查结果对预后的评价等来进行评估和危险分层,以指导诊疗决策。根据《2018中国稳定性冠心病诊断和治疗指南》的危险分层标准,高风险指年死亡率>3%,中等风险指年死亡率1%~3%,低风险指年死亡率<1%。

（1）临床症状评估:典型心绞痛是冠心病患者的常见临床症状,可根据加拿大心血管病学会的SCAD心绞痛严重度分级,对其严重程度进行评估,一般分为四级。

Ⅰ级:一般体力活动不引起心绞痛,例如行走和上楼,但强力、快速或持续用力可引起心绞痛的发作。

Ⅱ级:日常体力活动稍受限制,快步行走或上楼、登高、饭后行走或上楼、寒冷或风中行走、情绪激动可发作心绞痛或仅在睡醒后数小时内发作。在正常情况下以一般速度平地步行200m以上或登一层以上的楼梯受限。

Ⅲ级:日常体力活动明显受限,在正常情况下以一般速度平地步行200m以内或登一层楼梯时就可发作心绞痛。

Ⅳ级:轻微活动或休息时,即可出现心绞痛症状。

（2）验前概率(pre-test probability,PTP):是指胸痛患者在行相关检验及检查之前,通过胸痛性质、性别和年龄3个因素,综合推断其罹患稳定性冠心病的临床可能性。PTP有助于临床医师根据罹患稳定性冠心病的概率,合理评估和规划SCAD患者下一步诊断路径(表12-8)。

表12-8 稳定性胸痛患者罹患SCAD的验前概率　　　　　　　　单位:%

年龄/岁	典型心绞痛		非典型心绞痛		非心绞痛性质的胸痛	
	男性	女性	男性	女性	男性	女性
30~39	59	28	29	10	18	5
40~49	69	37	38	14	25	8
50~59	77	47	49	20	34	12
60~69	84	58	59	28	44	17
70~79	89	68	69	37	54	24
>80	93	76	78	47	65	32

注:浅灰色区域:低概率(PTP<15%);深灰色区域:中低概率(15%≤PTP≤65%);浅绿色区域:中高概率(65%<PTP≤85%);深绿色区域:高概率(PTP>85%)。
典型心绞痛(明确的)同时符合下列3项特征:
1)胸骨后不适感,其性质和持续时间具有明显特征。
2)劳累或情绪应激可诱发。
3)休息和/或硝酸酯类药物治疗后数分钟内缓解。
非典型心绞痛(有可能)符合上述特征中的2项。
非心绞痛性质的胸痛仅符合上述特征中的1项,或都不符合。

一般而言,对于左心室射血分数(left ventricular ejection fraction,LVEF)≥50%者,可根据PTP决定后续检查:①低概率(PTP<15%):基本可除外心绞痛;②中低概率(15%≤PTP≤65%)建议行运动负荷心电图作为初步检查,若条件允许,可优先选择无创性影像学检查(如冠脉CTA等);③中高概

率（65%<PTP≤85%）建议行无创性影像学检查以确诊 SCAD；④高概率（PTP>85%）可确诊 SCAD，对症状明显者或冠脉病变呈高风险者，应启动药物治疗或有创性检查和治疗。对于典型胸痛伴 LVEF<50% 者，建议直接行冠脉造影，必要时行血运重建。

（3）根据各种检查方法评估预后风险和危险分层：评估预后风险的检查，包括血脂、心肌酶谱、肌钙蛋白、肝肾功能、电解质、血糖、糖化血红蛋白、甲状腺功能、血常规、尿常规等实验室检查；所有可疑患者均应行静息心电图，有条件可行动态心电图监测、超声心动图等，必要时可建议进一步行运动负荷心电图、心肌放射性核素检查、冠脉 CTA、冠脉造影等明确诊断。若患者胸痛症状不典型，必要时行钡餐或胃镜、胸部 X 线片或肺部 CT、肝胆超声等以进行相关的鉴别诊断。

危险分层可根据临床情况、运动心电图、左心室功能评估及冠脉造影等进行综合判断。运动心电图早期出现阳性（ST 段压低>1mm）、运动核素心肌灌注异常、左室射血分数低于 35%、冠脉造影证实为多支或左主干病变为高危患者。此外，应重视冠心病相关的危险因素的评估，如高龄、吸烟、高脂血症、高血压、糖尿病、肥胖、外周血管疾病、早发冠心病家族史、心肌梗死病史等。

5. 冠心病的全科医学诊断评估的思路　胸痛是社区全科门诊中常见的主诉症状，其病因复杂，表现形式各异，危险性及预后差异大。在临床上，按胸痛的危险程度可分为致命性胸痛和非致命性胸痛。因此，全科医师应熟悉胸痛的常见病因，高度重视胸痛患者，能迅速对胸痛进行判断，尤其是死亡率高、自然预后差的致命性胸痛，应积极采取干预措施，及时给予正确的处理以降低风险（图 12-3）。

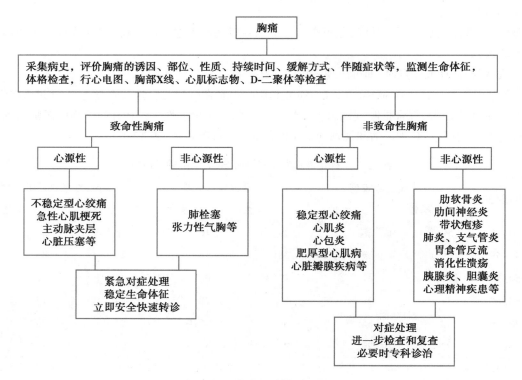

图 12-3　胸痛的诊治处理流程

（1）对于急性胸痛患者：其一，要快速排除最危险、最紧急的疾病，如急性心肌梗死、主动脉夹层、肺栓塞、张力性气胸、心脏压塞等，对生命体征不稳定的患者，应立即开始稳定生命体征的治疗，同时做好转诊准备；其二，对生命体征稳定的患者，积极获取病史和体征后仍不能明确诊断的，应常规留院观察或转诊至综合医院进一步检查，对于可以明确病因的患者，予以相应处理或若不能处理应及时转诊。

（2）对于非急性胸痛患者：详细采集病史和体征，予以常规检查和必要的治疗，若不能明确病因，建议转诊至综合医院进一步检查（参见第十一章第四节）。

（3）基层诊疗中：全科医师对患者病情作出的评估类似于专科医疗中专科医师所作出的临床诊断，两者都是根据患者的主观症状和客观资料作出的判断，如根据心绞痛的严重程度、PTP及必要的无创检查，进行诊断和评估；但两者又有所不同，全科医学是以人为中心的健康照顾，不仅要了解患者的躯体疾病的状况，还要了解患者心理、家庭和社会情况，如必要时可对患者进行抑郁/焦虑自评量表测试等。因此，对患者的评估不仅仅包括对疾病的诊断，还应包括个人心理行为评估和家庭评估等。

（五）冠心病的基层治疗和管理

冠心病的基层药物及非药物治疗，均遵循目前各项相关临床指南，主要包括：改变不良生活方式，去除危险因素，缓解症状，延缓或逆转动脉硬化的进展，减少血栓形成，预防心肌梗死和死亡，提高生活质量，延长寿命。

对于基层冠心病患者，全科医生应遵循全人全程全周期、连续性、整体性照护的管理策略，长期随访、动态管理CCS患者，及时识别ACS患者，给予紧急处理和快速安全转诊。

1. 慢性冠脉综合征的基层治疗和管理

（1）一般治疗：对于CCS患者，向其解释疾病的性质、预后、治疗方案以取得患者的合作，消除患者的紧张焦虑情绪，必要时心理辅导。控制冠心病危险因素如高血压、高血脂、吸烟、糖尿病、痛风、肥胖。消除冠心病的诱发因素，避免过度劳累，生活要有规律，保证充分休息，低盐低脂饮食，戒烟限酒，控制体重，根据病情安排适当的体力活动和康复运动。治疗并发的其他系统疾病，如胆囊疾病、溃疡病、颈椎病、食管炎等，这些疾病的发作常可诱发心绞痛，使其难以控制。

（2）药物治疗：改善预后的药物包括抗血小板治疗（阿司匹林、氯吡格雷、替格瑞洛等）、β受体拮抗剂、调脂治疗（他汀类药物、依折麦布、PCSK9抑制剂等）、血管紧张素转换酶抑制剂或血管紧张素Ⅱ受体拮抗剂（ACEI或ARB）。

减轻症状和改善缺血的药物包括：硝酸酯制剂、β受体拮抗剂、钙通道阻滞剂，三类药物可单独、交替或联合使用，但应与改善预后的药物联合使用。

其他药物包括：调节心肌能量代谢药物曲美他嗪、钾通道开放剂尼可地尔可减少心绞痛发作；选择性抑制窦房结起搏电流的伊伐布雷定，可通过减慢心率达到降低心肌耗氧的作用。

对于存在缺血性心肌病和/或慢性心功能不全的患者，予以抗心衰的药物治疗。

（3）血运重建治疗：根据病情需要，必要时建议转诊行血运重建治疗，但应重视个体化评估和严格掌握适应证。

（4）急性发作时的处理：加强卫生宣教，嘱患者在院外发作心绞痛时，应立刻停止活动或休息，有条件者可吸氧。一般患者在停止活动后症状即可消失。缓解不明显时应立即就诊，如在院内，尽可能在发作时做心电图。

心绞痛发作较严重时，可用作用较快的硝酸酯制剂，如硝酸异山梨酯、硝酸甘油，这类药物对冠脉及外周血管均有扩张作用，减低心脏前后负荷和心肌的需氧，从而缓解心绞痛。必要时在应用硝酸酯制剂的同时可考虑用镇静剂。必要时安全转诊上级医院。

（5）心脏康复：心脏康复是指应用药物、运动、营养、精神心理及行为干预戒烟限酒的综合性医疗措施，使心血管病患者获得正常或者接近正常的生活状态，降低再发心血管事件和猝死风险，尽早恢复体力和回归社会。为心血管病患者在急性期、恢复期、维持期以及整个生命过程中提供生物－心理－社会综合医疗干预和风险控制，涵盖心血管事件发生前预防和发生后治疗与康复。全科医生在心脏康复的全过程管理和全生命周期健康服务中发挥着重要作用。心脏康复流程见图12-4。

心脏康复的具体内容包括：

1）心血管综合评估：包括对疾病状态、心血管危险因素、生活方式、社会心理因素和运动风险的综合评价，是实施心脏康复的前提和基础。

2）在心脏康复处方实施前进行运动危险分层：高危患者要转诊到三级医院进行心脏康复评估与

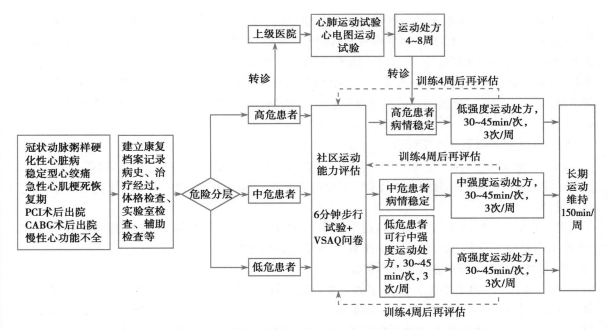

图 12-4　基层医院及社区卫生服务中心冠心病患者心脏康复管理流程

运动训练,并需在严密的医学监护下进行运动康复训练;中危或低危患者可在基层医院或社区接受心脏康复评估与运动治疗,经过运动康复训练一段时间后,可进一步通过远程医学指导在家庭进行运动康复训练。

　　3)二级预防循证用药:遵循心血管指南,使用有证据的药物。

　　4)健康生活方式医学干预:改变不健康生活方式,适度运动、戒烟、限酒、合理饮食,促进危险因素控制达标;促进动脉粥样硬化斑块稳定和侧支循环形成。

　　5)管理社会心理因素:落实双心医学模式,关注精神心理状态和睡眠质量,提高生命质量,促进患者回归社会。

　　(6)随访和健康管理:可建议患者每1~2个月随访一次,了解自觉症状,心绞痛发作情况;评估生活方式改善的效果(包括饮食、戒烟、体重、运动等);评估心理状态,给予健康教育和心理行为干预;测量血压,做心电图,检测血脂、血糖(若有糖尿病,需检测血糖),必要时检测肝肾功能,做动态心电图(Holter)等;根据以上情况评估药物治疗的效果,调整药物治疗方案。

　　2. 急性冠脉综合征的基层处理　　对于急性冠脉综合征患者首要任务是及时识别缺血性胸痛,在必要检查的同时,给予监护及紧急处理,并做好安全转诊。

　　(1)留观患者:做好心理疏导,消除紧张情绪。

　　(2)做心电图检查:应加做 $V_7~V_9$、$V_{3R}~V_{5R}$,如果正常,15~30分钟后复查。若在发作时记录下心电图,应在症状缓解后复查。

　　(3)有条件的情况下:可急查肌钙蛋白,除外心肌梗死。如果在发病6小时内为阴性,可在发病8~12小时再次复查。

　　(4)建立静脉通路,予以吸氧、心电监护,准备好基本急救措施(如除颤仪等)。

　　(5)予以嚼服阿司匹林300mg及氯吡格雷300mg或替格瑞洛180mg。

　　(6)必要时予以硝酸甘油静脉缓慢维持及镇静治疗。

　　(7)做好安全转诊的准备,必要时建议转上级医院进一步诊治。

　　3. 冠心病患者由社区门诊转诊至上级医院的指征　　①首次发生心绞痛;②首次发现的陈旧性心肌梗死;③发作较前频繁、持续时间延长、活动耐量下降的稳定型心绞痛者;④需要调整药物治疗方案、进一步检查或定期至上级医院进行病情评估者;⑤无典型胸痛发作,但心电图有 ST-T 动态改变者或有胸痛伴新近出现束支传导阻滞者;⑥确诊、高度怀疑或不能排除急性冠脉综合征的患者;⑦考虑血运重建的患者;⑧新近发生的心力衰竭或正在恶化的慢性心力衰竭。

冠心病的社区管理流程见图 12-5。

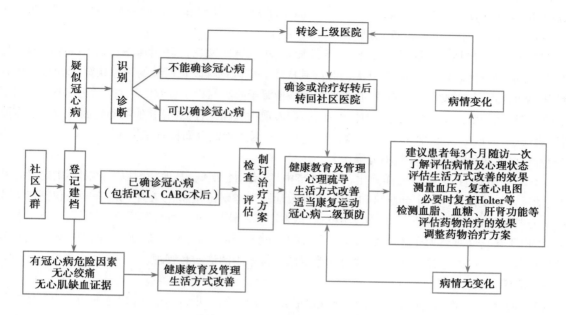

图 12-5　冠心病的社区管理流程

三、脑卒中

脑血管疾病(cerebrovascular disease)是脑血管疾病导致脑功能障碍的一类疾病的总称。它包括血管腔闭塞或狭窄、血管破裂、血管畸形、血管壁损伤或通透性发生改变等各种脑血管病变引发的局限性或弥漫性脑功能障碍。

根据脑血管病的发病形式可分为两类,一是急性脑血管病,即卒中,包括缺血性卒中和出血性卒中,后者又包括脑出血(cerebral hemorrhage)及蛛网膜下腔出血(subarachnoid hemorrhage);二是慢性脑血管病,如脑动脉粥样硬化、脑灌注不足、血管性痴呆、动静脉畸形或动脉瘤等。无论是缺血性卒中还是出血性卒中都属于急危重症,在维持生命体征稳定的同时尽快转诊上级医院专科治疗。

（一）缺血性卒中

1. 定义　缺血性卒中(ischemic stroke)又称作脑梗死(cerebral infarction),为突发的脑动脉堵塞或严重狭窄导致其供血区缺血、缺氧,最终导致脑组织死亡,并出现相应的神经功能缺损表现,在头部CT 或磁共振上形成相应的坏死软化灶。

短暂性脑缺血发作(transient ischemic attack,TIA)是指突发的、短暂的、血液循环障碍导致的视网膜、脊髓及大脑的功能缺损,临床症状和体征恢复正常,而且在 CT 及 MRI 上未出现坏死软化灶等病理改变。此外,既往缺血性卒中还有一些亚型,如进展性卒中、完全性卒中、可逆性缺血性神经功能缺损、小卒中等,由于这些亚型的病理生理过程及疾病的预防治疗与缺血性卒中基本一致,因此目前已不强调了,均作为缺血性卒中处置。

2. 危险因素　常见危险因素有:

（1）不可改变的危险因素:年龄、性别、遗传、种族、低出生体重等。

（2）可干预改变的危险因素:心脏病、糖尿病、高血压、血脂遗传与肥胖、无症状性颈动脉狭窄、吸烟及酗酒、缺乏身体运动、膳食不合理、镰状细胞贫血、激素替代治疗。

（3）潜在可干预的危险因素:高同型半胱氨酸血症、药物滥用、口服避孕药、偏头痛、代谢综合征、睡眠障碍、高凝状态、炎症和感染。

3. 分型　对缺血性卒中患者进行病因分型有助于判断预后、指导治疗和二级预防决策。目前，在临床试验和临床实践中应用最为广泛的卒中分型系统是比较类肝素药物治疗急性缺血性脑卒中试验（the trial of Org 10 172 in acute stroke treatment，TOAST）分型和中国缺血性卒中亚型（Chinese ischemic stroke classification，CISS）分型。

TOAST 分型包括大动脉粥样硬化、心源性栓塞、小动脉闭塞、有其他明确病因、不明原因型。其中大动脉粥样硬化常具有颅内、颅外大动脉或其皮质分支因粥样硬化所致的明显狭窄（>50%），或有血管堵塞的临床表现或影像学表现；心源性栓塞是指源于心脏的栓子导致的缺血性卒中；小动脉闭塞此亚型在其他分型方法中被称为腔隙性梗死，临床表现为腔隙综合征；有其他明确病因的包括凝血障碍性疾病、血液成分改变、血管炎、血管畸形等；不明原因型指经全面检查未发现病因者，辅助检查不完全者或存在两种或多种病因，不能确诊者。

CISS 分型则包括大动脉粥样硬化、心源性卒中、穿支动脉疾病、其他病因以及病因不确定者。其中大动脉粥样硬化又包括主动脉弓和颅内/颅外大动脉粥样硬化；心源性卒中的潜在病因包括二尖瓣狭窄、心脏瓣膜置换、心肌梗死、左心室附壁血栓、左心室室壁瘤、永久性或阵发性房颤等；穿支动脉疾病是指由于穿支动脉口粥样硬化或小动脉纤维玻璃样变所导致的急性穿支动脉区孤立梗死灶。本节将从基层门诊全科医生接诊开始，主要介绍基层缺血性卒中的诊治和管理。

4. 治疗和基层管理

（1）治疗：总体而言，缺血性卒中的处理包括以下 5 步：第一步，首先通过快速询问病史和体格检查，确认为突发神经功能缺损，同时行相关实验室检查、心脏功能检查或其他身体健康状况评估，以排除非脑血管源性神经功能缺损；第二步，行头部 CT 和/或 MRI 检查，进一步排除颅内肿瘤、炎症等非血管源性颅内疾病导致的神经功能缺损，同时明确是缺血性卒中还是出血性卒中；第三步，如果是缺血性卒中，则应该评估是否可以进行溶栓治疗，如果是出血性卒中，则评估是否有手术指征；第四步，明确缺血性卒中的病因及发病机制：经过病史询问、神经系统查体及头部 CT 或 MRI 检查，临床上明确缺血性卒中的诊断后，需要对患者进行病因及发病机制的检查，除对症处理外更应该制订出全面的针对病因的治疗方案；第五步，针对病因治疗，并评估卒中复发的风险，指导缺血性卒中的二级预防。同时对有残疾的患者进行康复治疗（三级预防），以改善预后。

针对急性缺血性卒中的特异性病因治疗包括：

1）静脉溶栓：是目前最主要的恢复血流措施，重组组织型纤溶酶原激活剂（rt-PA）和尿激酶是我国目前使用的主要溶栓药。拟进行静脉溶栓需首先评估是否有溶栓治疗的指征，目前静脉溶栓适应证包括：有急性脑梗死导致的神经功能缺损症状；症状出现<3 小时；年龄≥18 岁；患者或家属签署知情同意书。

静脉溶栓禁忌证包括：既往有颅内出血史；近 3 个月有重大头颅外伤史或卒中史；可疑蛛网膜下腔出血；已知颅内肿瘤、动静脉畸形、动脉瘤；近 1 周内有在不易压迫止血部位的动脉穿刺，或近期颅内、椎管内手术史；血压升高：收缩压≥180mmHg，或舒张压≥100mmHg；活动性出血；急性出血倾向，包括血小板数低于 100×10^9/L 或其他情况，如 48 小时内接受过肝素治疗，活化部分凝血酶时间（APTT）超出正常范围上限；已口服抗凝药，且国际标准化比值（INR）>1.7 或凝血酶原时间（PT）>15秒；目前正在使用凝血酶抑制剂或 X_a 因子抑制剂，各种敏感的实验室检查异常，如 APTT、INR、血小板计数、蝰蛇毒凝血时间（ECT）、凝血酶时间（TT）或恰当的 X_a 因子活性测定等；血糖<2.7mmol/L；头颅 CT 提示多脑叶梗死（低密度影>1/3 大脑半球）。

相对禁忌证：轻型卒中或症状快速改善的卒中；妊娠；癫痫性发作后出现的神经功能损害症状；近 2 周内有大型手术或严重外伤；近 3 周内有胃肠或泌尿系统出血；近 3 个月内有心肌梗死病史。

2）血管内介入治疗：包括动脉溶栓、桥接、机械取栓、血管成形和支架术等。对 rt-PA 标准静脉溶栓治疗无效的大血管闭塞患者，在发病 6 小时内给予补救机械取栓。对非致残性卒中患者，如果有颈动脉血运重建的二级预防指征,且没有早期血运重建的禁忌证时,应在发病 2~7 天之间进行颈动脉内膜切除术(CEA)或颈动脉成形或支架植入术(CAS)。

3)抗血小板治疗:常用的抗血小板聚集剂包括阿司匹林和氯吡格雷。未行溶栓的急性脑梗死患者应在 48 小时之内尽早服用阿司匹林,如阿司匹林过敏或不能使用时,可用氯吡格雷代替。一般在 2 周后按二级预防选择抗栓治疗药物和剂量。如果发病 24 小时内,患者美国国立卫生研究院脑卒中量表(NIHSS)评分≤3,应尽早给予阿司匹林联合氯吡格雷治疗 21 天,以预防卒中的早期复发。

4)抗凝治疗:对于合并高凝状态、有形成深静脉血栓和肺栓塞的高危患者,可以使用预防剂量的抗凝治疗。对于大多数合并房颤的急性缺血性脑卒中患者,可在发病后 4~14 天之间开始口服抗凝治疗,进行脑卒中二级预防。

5)扩容治疗:纠正低灌注,适用于血流动力学机制所致的脑梗死。

6)降纤治疗:疗效上仍不明确,可选用药物有巴曲酶、降纤酶和安可洛酶等,使用中应该注意出血等并发症。

(2)基层管理:全科医生对社区人群缺血性卒中的管理主要包括以下几个方面。

1)一级预防:社区人群缺血性卒中危险因素筛查和管理。平时为社区居民建立的健康档案应该起到这方面的作用,必要时对高风险人群可以转诊到专科医院完善危险因素检查,甚至病因检查,针对危险因素做一级预防。

2)二级预防:已经发生过缺血性卒中的患者应该进行二级预防的管理,防止复发。当缺血性卒中患者转回社区时,全科医师首先应对患者健康状况进行全面评估;其次是对缺血性卒中的危险因素及病因进行准确评估,同时还需要对此次缺血性卒中的后遗症及并发症进行评估;最后根据上述资料,对患者的生活习惯、危险因素、病理生理及功能状况制订干预的计划。

具体包括以下三个方面:①健康状况总体评估,主要是健康体检或门诊与住院资料的整理和分析;②躯体残疾程度、认知功能、语言功能、吞咽功能、精神心理状况等情况进行评估和康复;③控制缺血性卒中的危险因素:戒烟;普通高血压应将血压控制在 140/90mmHg 以下,对高血压合并糖尿病或肾病者,血压则应控制在 130/80mmHg 以下,而老年人(>65 岁)收缩压一般应降至 150mmHg 以下;将低密度脂蛋白降低至少 50% 或<1.81mmol/L;控制空腹血糖<6.1mmol/L,糖化血红蛋白<7%。

3)三级预防:缺血性卒中后患者的管理和康复,首先进行功能评估,包括躯体功能、认知功能、语言功能、吞咽功能、精神心理状况、营养状况及其他脏器功能等。加强康复及护理,防止病情加重,尽早让患者回归家庭和社会。

在基层对缺血性卒中患者进行管理的难点主要包括:①公众缺血性卒中的防治知识不够;②全科医师对缺血性卒中病情的演变及严重程度认识不够;③缺血性卒中病因检查与评估不彻底;④针对病因的强化治疗执行不力。

可通过以下办法来解决:①加强公众缺血性卒中防治知识的普及;②加强全科医师对缺血性卒中发生、发展、转归的病理生理过程的认识;③强调缺血性卒中及时转诊,树立"时间就是大脑"的理念,在缺血性卒中发作之后 3 小时之内到专科医院的急诊就诊;④强调缺血性卒中的病因诊断。

(二)出血性卒中

1. 定义　出血性卒中(hemorrhagic stroke)包括脑出血及蛛网膜下腔出血。脑出血是指非外伤性脑实质内的出血;蛛网膜下腔出血是指颅内血管破裂后,血液流入蛛网膜下腔,根据病因可分为外伤性和自发性,而自发性蛛网膜下腔出血又分为原发性和继发性两种类型,原发性蛛网膜下腔出血为脑底或脑表面血管病变破裂后血液流入到蛛网膜下腔,继发性蛛网膜下腔出血为脑内血肿穿破脑组织,血液流入蛛网膜下腔。

2. 病因　高血压性脑出血是非创伤性颅内出血最常见的病因,是高血压伴发脑小动脉病变,血压骤然上升使动脉破裂所致。其他病因包括脑淀粉样血管病、动脉瘤、动静脉畸形、烟雾病、脑静脉窦血栓形成、血液病、抗凝或溶栓治疗。其中脑淀粉样血管病导致的脑出血常见于老年人,典型者表现为多灶性脑叶出血;动脉瘤、动静脉畸形、烟雾病等病因需要血管影像学检查以明确;抗凝或溶栓治疗后脑出血多有明确的病史。

原发性蛛网膜下腔出血的可能病因包括囊性动脉瘤、高血压或动脉粥样硬化所致梭形动脉瘤或夹层动脉瘤、感染导致的真菌性动脉瘤、动静脉畸形、烟雾病、颅内肿瘤、垂体卒中、血液系统疾病、颅内静脉系统血栓形成、抗凝治疗并发症,其中颅内动脉瘤是最常见的病因。

3. 诊断　中老年患者在活动中或情绪激动时突然发病,迅速出现局灶性神经功能缺损症状及头痛、恶心呕吐等颅内高压症状者应考虑脑出血的可能,可行急诊头颅 CT 检查以明确诊断。

临床上应首先与急性缺血性卒中相鉴别,鉴别要点见表 12-9。

表 12-9　缺血性卒中与出血性卒中的鉴别要点

临床特征	缺血性卒中	出血性卒中
发病年龄	多为 60 岁以上	多为 60 岁以下
发病状态	安静或睡眠中	活动中或情绪激动时
起病速度	10 余小时或 1~2 天症状达高峰	10 分钟至数小时症状达高峰
全脑症状	轻或无	头痛、呕吐、嗜睡等颅内高压症状
意识障碍	全或较轻	多见且较重
神经体征	多为非均等性偏瘫	多为均等性偏瘫
CT 检查	脑实质内低密度病灶	脑实质内高密度病灶
脑脊液	无色透明	可有血性

同时,对发病突然、迅速昏迷且局灶体征不明显者,应与引起昏迷的全身疾病如中毒(乙醇中毒、镇静催眠药物中毒、一氧化碳中毒等)及代谢性疾病(低血糖、肝性脑病、尿毒症等)相鉴别。另外,对有头部外伤史者应与外伤性颅内血肿相鉴别。

4. 治疗和基层管理

(1)治疗:脑出血的内科治疗原则为安静卧床、脱水降颅内压、调整血压、防止继续出血、加强护理防治并发症,以挽救生命,降低死亡率、残疾率和减少复发。

具体治疗措施如下:①一般处理包括卧床休息,保持安静,避免情绪激动和血压升高,可酌情适当使用镇静镇痛剂。②使用甘露醇、甘油果糖、白蛋白等降低颅内压。③控制血压,一般认为脑出血患者血压升高是机体保证脑组织血供的一种血管自动调节反应,随着颅内压下降血压也会下降,因此降低血压应首先以进行脱水降颅内压治疗为基础。但如果血压过高,又会增加再出血风险,因此需要控制血压。一般来说,当收缩压大于 200mmHg 或平均动脉压大于 150mmHg 时,需积极降压治疗。④止血治疗,如有凝血功能障碍,可针对性给予止血药物治疗。⑤亚低温治疗有一定效果,可以在临床中试用。⑥预防和治疗低钠血症、下肢静脉血栓形成等并发症。

多数脑出血患者神经内科治疗即可,少数严重脑出血危及患者生命时内科治疗则无效,需要外科干预。通常以下情况需要考虑手术治疗:①基底节区中等量以上出血(壳核出血≥30ml,丘脑出血≥15ml);②小脑出血≥10ml 或直径≥3cm,或合并明显脑积水;③重症脑室出血;④合并脑血管畸形、动脉瘤或血管病变。

蛛网膜下腔出血的治疗方案为:①一般治疗;②控制血压,一般应将收缩压控制在 160mmHg 以下;③控制颅内压;④适当使用抗纤溶药物,如 6-氨基己酸、氨甲苯酸、氨甲环酸;⑤病因治疗,动脉瘤应采取手术或介入治疗;⑥预防和治疗脑血管痉挛;⑦并发症的处理,脑内血肿采取手术清除、急性非交通性脑积水可行脑室穿刺引流术、正常颅内压脑积水可行脑室腹腔分流术。

（2）基层管理：脑出血二级预防的主要措施包括以下方面：①控制血压，保持血压在 140/90mmHg 以下；②慎用抗栓治疗；③生活中避免酗酒、情绪激动；④避免胆固醇过低；⑤在寒冷天气注意保暖等；⑥年轻人的动静脉畸形及动脉瘤发生率不高，很难常规做脑血管造影检查；⑦老年人的脑淀粉样血管病是一种变性病，无法干预及预防。

蛛网膜下腔出血的二级预防主要措施包括以下方面：①控制危险因素：包括高血压、吸烟、酗酒、吸毒等；②定期随访影像学检查。

（张存泰）

第二节　呼吸系统疾病

扫码获取
数字内容

【学习要点】

1. 慢性阻塞性肺疾病的诊断与评估。
2. 慢性阻塞性肺疾病的治疗。
3. 慢性阻塞性肺疾病的转诊与基层管理。
4. 支气管哮喘的诊断与分期分级。
5. 支气管哮喘的治疗。
6. 支气管哮喘的转诊与基层管理。

一、慢性阻塞性肺疾病

（一）定义

慢性阻塞性肺疾病（chronic obstructive pulmonary disease，COPD），以下简称慢阻肺，是气道和/或肺泡异常导致的持续存在的呼吸道症状和气流受限，通常与长期暴露于有害颗粒或气体、异常的炎症反应、个体易感因素相关，是一种常见的、可预防和可治疗的慢性呼吸系统疾病。

（二）流行病学和危险因素

据世界卫生组织统计，慢阻肺位列全球第三大死因，仅次于缺血性心脏病、脑卒中。2019 年全球有 323 万人死于慢阻肺，其中 80% 以上发生在低收入和中等收入国家，预测至 2030 年每年估计有 450 万人死于慢阻肺相关疾病。2018 年中国成人肺部健康研究调查结果显示，我国 20 岁及以上成人慢阻肺患病率为 8.6%，40 岁及以上人群患病率高达 13.7%，估算我国患者数近 1 亿；其中男性患病率远高于女性，分别为 11.9% 及 5.4%。其患病率、致残率和死亡率高，造成的经济、社会和卫生保健负担与高血压、糖尿病等慢性病相当，已成为全球公共卫生的重大挑战，也是健康中国 2030 行动计划中重点防治的疾病之一。

慢阻肺的发病是个体易感因素和环境因素共同作用的结果。个体易感因素包括：遗传易感性（如 $\alpha 1$-抗胰蛋白酶缺乏）、年龄和性别、肺生长发育不良、低体重、支气管哮喘或气道高反应性等。环境因素包括吸烟、空气污染、接触燃料烟雾、职业性粉尘和化学物质、呼吸道感染、社会经济地位等。

（三）诊断和评估

1. 诊断标准　慢阻肺的诊断主要依据危险因素、暴露史、症状、体征及肺功能检查等临床资料，并排除可引起类似症状和持续气流受限的其他疾病，综合分析确定。典型的症状为呼吸困难、慢性咳嗽或咳痰。肺功能检查存在持续的气流受限，即吸入支气管舒张剂后第一秒用力呼气容积/用力肺活量（FEV_1/FVC）<70%，是确诊慢阻肺的必备条件。当基层医院不具备肺功能检查条件时，可通过筛查问卷（表 12-10）发现慢阻肺高危个体，疑诊患者应向上级医院转诊，进一步明确诊断；非高危个体则定期随访。

NOTES

表 12-10　中国慢性阻塞性肺疾病(简称慢阻肺)调查问卷

问题	选项	评分标准	得分
您的年龄	40~49 岁	0	
	50~59 岁	3	
	60~69 岁	7	
	70 岁以上	10	
您的吸烟量/包年 = 每天吸烟__包 × 吸烟__年	0~14 包年	0	
	15~30 包年	1	
	≥30 包年	2	
您的体重指数/(kg/㎡) = 体重/身高²	<18.5	7	
	18.5~23.9	4	
如果不会计算,您的体重属于哪一类: 很瘦(7),一般(4),稍胖(1),很胖(0)	24.0~27.9	1	
	≥28.0	0	
没有感冒时您是否经常咳嗽	是	3	
	否	0	
您平时是否感觉有气促	没有气促	0	
	在平地急行或爬小坡时感觉气促	2	
	平地正常行走时感觉气促	3	
您目前使用煤炉或柴草烹饪或取暖吗	是	1	
	否	0	
您父母、兄弟姐妹及子女中,是否有人患有支气管哮喘、慢性支气管炎、肺气肿或慢阻肺	是	2	
	否	0	
		总分	

注:总分≥16 分需要进一步检查明确是否患有慢阻肺。

2. 综合评估

（1）症状评估:评估呼吸困难严重程度可采用改良版英国医学研究委员会呼吸困难（mMRC）问卷（表 12-11）,评估综合症状可采用慢阻肺患者自我评估测试（CAT）（表 12-12）。

表 12-11　改良版英国医学研究委员会（mMRC）呼吸困难问卷

呼吸困难评价等级	呼吸困难严重程度
0 级	只有在剧烈活动时才感到呼吸困难
1 级	在平地快步行走或步行爬小坡时出现气短
2 级	由于气短,平地行走时比同龄慢或需要停下来休息
3 级	在平地行走 100m 左右或数分钟后需要停下来喘气
4 级	因严重呼吸困难以至于不能离开家,或在穿衣服、脱衣服时出现呼吸困难

表 12-12　慢性阻塞性肺疾病(简称慢阻肺)患者自我评估测试（CAT）

序号	症状	评分	症状
1	我从不咳嗽	0 1 2 3 4 5	我总是咳嗽
2	我肺里一点痰都没有	0 1 2 3 4 5	我有很多痰
3	我一点也没有胸闷的感觉	0 1 2 3 4 5	我有很严重的胸闷感觉

续表

序号	症状	评分	症状
4	当我在爬坡或爬一层楼梯时没有喘不过气的感觉	0 1 2 3 4 5	当我上坡或爬一层楼时,会感觉严重喘不上气
5	我在家里的任何活动都不受到慢阻肺的影响	0 1 2 3 4 5	我在家里的任何活动都很受慢阻肺的影响
6	尽管有肺病我仍有信心外出	0 1 2 3 4 5	因为我有肺病,我没有信心外出
7	我睡得好	0 1 2 3 4 5	因为有肺病我睡得不好
8	我精力旺盛	0 1 2 3 4 5	我一点精力都没有

注:数字 0~5 表现严重程度,请标记最能反映您当时情况的选项,并在数字上打√,每个问题只能标记 1 个选项。

（2）肺功能评估:采用 GOLD 分级,根据 FEV_1 下降程度将气流受限的严重程度,由轻到重,分为 1~4 级。

（3）急性加重风险评估:上一年发生 2 次及以上中/重度急性加重,或者 1 次及以上因急性加重住院,评估为急性加重的高风险人群。

（4）合并症的评估:针对常见的合并症或并发症,结合基层医院的条件,必要时转诊到上级医院进行定期评估,具体见表 12-13。

表 12-13　慢性阻塞性肺疾病合并症评估

检查项目	针对的合并症或并发症	检查频率
测血压	高血压	定期
心脏超声检查	心血管疾病	每年 1 次
BNP,NT-proBNP	心功能不全	必要时或按需
心电图	心律失常	每年 1 次或按需
血生化	糖尿病/高脂血症/高尿酸血症	每年 1 次
D-二聚体	肺栓塞/静脉血栓栓塞症	必要时或按需
CTPA	肺栓塞	必要时或按需
下肢静脉超声	肺栓塞/静脉血栓栓塞症	必要时或按需
X 线、胸部 CT	肺炎、肺癌、支气管扩张症、肺结核等	每年 1 次
血气分析	呼吸衰竭	必要时或按需
焦虑抑郁量表	焦虑抑郁	每年 1 次
骨密度	骨质疏松	每年 1 次

注:BNP:脑钠肽;NT-proBNP:N-末端脑钠肽前体;CTPA:CT 肺动脉造影。

综上所述,根据患者的临床症状、肺功能受损程度、急性加重风险以及合并症等情况对患者的病情进行综合分析,将稳定期慢阻肺患者分为 A、B、C、D 共 4 组,并依据病情的严重程度选择初始治疗药物,具体内容见表 12-14。

（四）治疗和基层管理

1. 治疗药物选择

（1）急性加重期:80% 的急性加重患者可在门诊治疗后缓解,应尽快最小化本次急性加重的影响,预防再次急性加重的发生。接诊时首先处理低氧血症,伴有呼吸衰竭的患者应给予控制性氧疗(吸氧浓度 28%~30%,目标 SpO_2 88%~92%),尽快评估病情严重程度并决定是否转诊。

支气管舒张剂是急性加重期的基础治疗,优先选择短效 β_2 受体激动剂(SABA)或联合短效抗胆碱能药物(SAMA)雾化吸入,效果不佳时可考虑联合应用茶碱。糖皮质激素雾化吸入可以替代或部分替代全身性使用,中重度慢阻肺急性加重的患者短期口服或静脉应用激素可改善 FEV_1 及氧合状态,缩短康复及住院时间。尽快确定并去除本次急性加重的诱因,最常见的是细菌或病毒感染。如患者咳脓性痰,且伴有痰量增加和/或呼吸困难加重可考虑抗生素治疗,抗生素的选择和疗程需根据当地常见的致病菌及耐药情况而定,常用的初始经验性治疗药物有阿莫西林克拉维酸钾、大环内酯类、四环素类等。如果有流感的流行病学、临床和实验室依据,推荐使用奥司他韦等抗流感病毒药物。如患者符合转诊条件,应尽快安排转诊到专科处置。

(2)稳定期:尽量以最小的药物副作用,达到减轻症状,改善运动耐力和整体健康状况,预防疾病进展,降低急性加重风险和病死率的治疗目标。可选择的药物包括支气管舒张剂、糖皮质激素、磷酸二酯酶4(PDE-4)抑制剂、祛痰药和抗氧化剂、中医治疗等。其中支气管舒张剂可分为 β_2 受体激动剂、抗胆碱能药物和甲基黄嘌呤类药物(茶碱、氨茶碱),是稳定期的基础治疗药物。首选疗效和安全性更优的吸入制剂,联合制剂可增强支气管舒张作用,且通常不增加不良反应。茶碱类药物的有效治疗窗小,在高龄、心动过速、联用多种药物的患者中使用需慎重。不推荐单一使用吸入性糖皮质激素(ICS),必要时可在使用长效支气管舒张剂的基础上联合 ICS 治疗。

表 12-14　慢阻肺稳定期严重程度评估及初始治疗药物选择

综合评估分组	肺功能分级（GOLD）	mMRC分级	CAT 评分	上一年急性加重次数	初始治疗药物
A 组	1~2 级	0~1 级	<10 分	≤1 次中度急性加重(未导致住院)	一种支气管舒张剂
B 组	1~2 级	≥2 级	≥10 分	≤1 次中度急性加重(未导致住院)	一种长效支气管舒张剂(LABA 或 LAMA)或 LABA+LAMA
C 组	3~4 级	0~1 级	<10 分	≥2 次中度急性加重或≥1 次导致住院的急性加重	LAMA 或 ICS+LABA
D 组	3~4 级	≥2 级	≥10 分	≥2 次中度急性加重或≥1 次导致住院的急性加重	LAMA 或 LAMA+LABA 或 ICS+LABA 或 ICS+LABA+LAMA

注:LABA:长效 β_2 受体激动剂;LAMA:长效抗胆碱能药物;ICS:吸入性糖皮质激素。A 组患者,条件允许可推荐使用 LAMA;B 组患者,若 CAT>20 分,推荐起始使用 LAMA+LABA 联合治疗;D 组患者,若 CAT>20 分和血嗜酸性粒细胞(EOS)计数≥300 个/μl,可考虑 ICS+LABA+LAMA 三联治疗,尤其是重度或以上气流受限者。

2. 基层管理　目的在于通过医务人员的教育,提高患者和有关人员对慢阻肺的认识及自身处理疾病的能力,更好地配合管理,加强疾病预防,减少急性加重,提高生活质量,维持病情稳定。

(1)管理危险因素

1)戒烟是所有吸烟慢阻肺患者的关键干预措施,医务人员应该掌握控烟知识、方法和技巧,将戒烟与日常临床工作相结合,首诊询问吸烟史,及时进行戒烟劝诫,对烟草依赖的患者建议到戒烟门诊治疗。

2)针对职业性暴露,应指导患者加强自我保护,在条件许可时可避免持续暴露于潜在的刺激物中。帮助患者改善居住环境和生活方式,有效的通风、无污染的炉灶有助于减少燃料烟雾暴露。积极争取公共卫生政策的支持、地方和国家资源投入等,减少室内外空气污染。

3)预防呼吸道感染:在慢阻肺中,尤其是年龄>65 岁的患者,推荐每年接种流感疫苗,每 5 年接种肺炎球菌疫苗(包括 PPSV23 和 PCV13)。反复呼吸道感染的慢阻肺患者使用呼吸道感染病原菌裂解成分生产的免疫调节药物有助于降低急性加重的严重程度和频率。

(2)早筛查、早诊断:在社区卫生服务过程中,对年龄≥40 岁且具有慢性咳嗽咳痰、呼吸困难、反复下呼吸道感染、接触危险因素、家族史等的高危人群,采用筛查问卷联合便携式肺功能仪的筛查方法尽快识别慢阻肺患者并确诊。

（3）及时转诊

1）普通转诊：因确诊或随访需求或条件所限，需要做肺功能等检查；经过规范化治疗症状控制不理想，仍有频繁急性加重；为评价慢阻肺合并症或并发症，需要做进一步检查或治疗。

2）紧急转诊：症状显著加剧，出现呼吸困难加重，喘息、胸闷、咳嗽加剧，痰量增加、痰液颜色和/或黏度改变，发热等；出现周身不适、失眠、嗜睡、疲乏、抑郁、意识不清等症状；出现口唇发绀、外周水肿等体征；出现严重并发症如心律失常、心力衰竭、呼吸衰竭等。

（4）稳定期的药物调整：全科医生应为慢阻肺患者建立健康档案，定期评估并调整药物治疗方案。当呼吸困难持续或出现急性加重时应调整治疗药物（图12-6）。在随访中要定期评估患者使用吸入剂可能出现的问题，如吸气流速、口手协调能力、对吸入技术的掌握程度、有无药物副作用（如口腔真菌感染）等，并考虑到年龄、合并症、气候变化、药物的可及性等因素，个体化的治疗更有利于改善患者的预后。

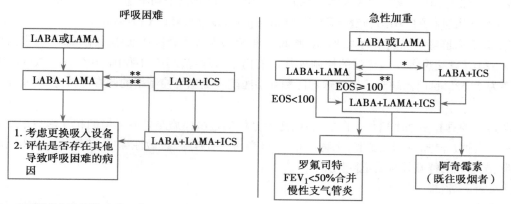

EOS—血嗜酸粒细胞计数（个/μl）。
*若EOS≥300个/μl，或EOS≥100个/μl，且≥2次中度急性加重或1次住院治疗。
**若发生肺炎，无ICS应用适应证或ICS治疗无效，考虑给予ICS降阶梯治疗或调整其他吸入装置或不同化学成分药物。

图12-6　慢性阻塞性肺疾病随访期药物治疗方案

（5）康复和自我管理：肺康复可以在医院、社区和居家等场所开展，疗程至少6~8周，核心内容是规律的运动训练，运动方式分为有氧训练（快走、慢跑、游泳、打球）、阻抗训练（哑铃、弹力带、深蹲、俯卧撑）、平衡柔韧性训练（太极拳、八段锦、瑜伽）、呼吸肌训练（缩唇呼吸、腹式呼吸、呼吸肌耐力训练）等。针对呼吸困难的患者应进行居家康复节能指导，此外还包括营养干预、心理干预，使患者保持营养膳食均衡及心理平衡，减少日常生活对他人的依赖，增强自信心，提高生活质量。

（6）家庭氧疗：具体指征为：①$PaO_2 \leq 55mmHg$ 或 $SaO_2 \leq 88\%$，伴或不伴高碳酸血症；②PaO_2 55~60mmHg，并有肺动脉高压、右心衰竭或红细胞增多症（血细胞比容>0.55）。一般经鼻导管吸氧1.0~2.0L/min，>15h/d，使患者在海平面水平、静息状态下，$PaO_2 \geq 60mmHg$ 和/或 $SaO_2 \geq 90\%$。存在严重二氧化碳潴留（$PaCO_2 \geq 52mmHg$，pH>7.30）的重度或极重度患者，尤其合并有阻塞性睡眠呼吸暂停时可以考虑使用家庭无创正压通气（hNPPV）治疗。

（7）终末期管理：告知可能发生的各种危急情况、治疗措施及经济负担等，讨论复苏、预先指示和死亡地点等事宜，使患者及家属有足够的时间选择符合其价值观的治疗方案，为患者提供姑息治疗和安宁疗护。

（五）展望

慢阻肺是一种可防、可控的疾病，需要构建合理的分级诊疗制度和管理制度，提高基层医生对该病的认知和诊疗水平，推广肺功能检查，为基层配备更齐全的吸入性复合制剂，以提高其防控能力。

此外,如何对危险因素进行干预性研究,判断其因果关系,从源头上进行防控,如何提高慢阻肺的检查率,如何制定个体化的干预措施并落实,如何从病情和经济学角度掌握积极与保守的起始药物之间的平衡等问题,则需要更多的循证医学研究证据。

二、支气管哮喘

(一)定义

支气管哮喘(bronchial asthma)是一种以慢性气道炎症为特征的异质性疾病,临床表现为反复发作的喘息、气急,同时伴有气道高反应性和可变的气流受限,部分患者可能伴有胸闷或咳嗽等症状,随着病程延长可出现气道重塑,造成不可逆性的肺功能损害。

(二)流行病学和危险因素

哮喘临床表型的异质性使其患病率的评估存在一定的难度,但总体来说,近年来全球范围内哮喘患病率呈逐年上升趋势。2015 年全球疾病负担研究[global burden of disease(GBD)study]显示全球哮喘患者达 3.58 亿,其中亚洲的成人哮喘患病率为 0.7%~11.9%(平均不超过 5%)。2012—2015 年,在中国 10 个省市进行的"中国肺健康研究"[China pulmonary health(CPH)study]调查结果显示,我国 20 岁及以上人群哮喘患病率为 4.2%,按照 2015 年全国人口普查数据推算,我国 20 岁以上人群中应该有 4 570 万哮喘患者。但哮喘的控制现状目前仍不够理想,2017 年我国 30 个省市城区哮喘总体控制率为 28.5%,目前尚缺乏我国边远地区和基层医院哮喘患者控制率的调查资料,推测其控制率更低。

哮喘是一种具有多基因遗传倾向的疾病,患者个体的过敏体质与外界环境的相互影响是发病的重要因素。吸烟、非母乳喂养、肥胖、宠物饲养、一级亲属患有哮喘、过敏性鼻炎、花粉症以及本人有过敏性鼻炎、湿疹均为哮喘发病的危险因素。

(三)诊断与评估

1. 诊断标准

(1)典型哮喘的诊断标准:符合以下症状和体征,同时有任一条气流受限客观证据,并除外其他疾病所引起的喘息、气促、胸闷及咳嗽,可以诊断为哮喘。

1)症状和体征:①反复发作的喘息、气促,伴或不伴胸闷或咳嗽,夜间及晨间多发,常与接触变应原、冷空气、物理、化学性刺激以及上呼吸道感染、运动等有关;②发作时及部分未控制的慢性持续期哮喘,双肺可闻及哮鸣音,呼气相延长;③上述症状和体征可经治疗缓解或自行缓解。

2)可变性气流受限的客观证据:①支气管舒张试验阳性;②支气管激发试验阳性;③呼气流量峰值(PEF)平均每日昼夜变异率>10%,或 PEF 周变异率>20%。

(2)不典型哮喘的诊断标准:临床上还存在咳嗽变异性哮喘、胸闷变异性哮喘,分别以咳嗽、胸闷作为唯一症状,依据可变性气流受限客观证据中的任一条可诊断。无典型症状但长期存在气道高反应性者应考虑是否存在隐匿性哮喘。

2. 分期　支气管哮喘根据临床表现可分为 3 期。

(1)哮喘急性发作:突发喘息、气促、咳嗽、胸闷,或原有症状加重,常由接触变应原或呼吸道感染诱发,呼气流量降低。

(2)慢性持续期:哮喘症状每周均不同频率、不同程度出现。

(3)临床控制期:4 周以上无症状,1 年内无急性发作,肺功能正常。

3. 评估

(1)主要的评估手段:了解患者有无气促、胸闷、咳嗽、夜间憋醒等哮喘症状,有条件的社区可开展肺功能检测、呼出气一氧化氮(fractional concentration of exhaled nitric oxide,FeNO)测定、诱导痰或外周血嗜酸性粒细胞计数以判断哮喘病情、评估气道炎症,也可至上级医院进一步行血清总 IgE 和过敏原特异性 IgE 测定、过敏原筛查。

对于缺乏肺功能设备的基层医院可以采用哮喘控制测试(asthma control test, ACT)问卷(表12-15)来评估患者的哮喘控制水平。

表 12-15 ACT 问卷及其评分标准

问题	1	2	3	4	5
在过去的 4 周内,在工作、学习或家中,有多少时间哮喘妨碍您进行日常活动?	所有时间	大多数时间	有些时候	极少时间	没有
在过去 4 周内,您有多少次呼吸困难?	每天不止 1 次	每天 1 次	每周 3~6 次	每周 1~2 次	完全没有
在过去 4 周内,因为哮喘症状(喘息、咳嗽、呼吸困难、胸闷或疼痛),您有多少次在夜间醒来或早上比平时早醒?	每周 4 个晚上或更多	每周 2~3 个晚上	每周 1 次	1~2 次	没有
过去 4 周内,您有多少次使用急救药物治疗(如沙丁胺醇)?	每天 3 次以上	每天 1~2 次	每周 2~3 次	每周 1 次或更少	没有
您如何评估过去 4 周内您的哮喘控制情况?	没有控制	控制很差	有所控制	控制良好	完全控制

注:评分方法:第一步:记录每个问题的得分;第二步:将每一题的分数相加得出总分;第三步:ACT 评分的意义:评分20~25 分,代表哮喘控制良好;16~19 分,代表哮喘控制不佳;5~15 分,代表哮喘控制很差。

(2)病情评估

1)慢性持续期哮喘的评估采用哮喘控制水平分级,哮喘控制水平可分为良好控制、部分控制和未控制 3 个等级,见表 12-16。

表 12-16 哮喘控制水平分级

项目	内容	评估事项
哮喘症状控制	过去 4 周,患者是否存在: • 日间哮喘症状>2 次/周 • 哮喘造成夜醒 • 症状需使用缓解性药物>2 次/周 • 哮喘引起活动受限	• 良好控制:无任何一项 • 部分控制:有 1~2 项 • 未控制:有 3~4 项

2)哮喘急性发作时其程度轻重不一,应对病情作出正确评估,以给予及时有效的紧急治疗或转诊。哮喘急性发作时严重程度可分为轻度、中度、重度和危重 4 级,见表 12-17。

表 12-17 哮喘急性发作时病情严重程度的分级

临床特点	轻度	中度	重度	危重
气短	步行、上楼时	稍事活动	休息时	休息时,明显
体位	可平卧	喜坐位	端坐呼吸	端坐呼吸或平卧
讲话方式	连续成句	单句	单词	不能讲话
精神状态	可有焦虑,尚安静	时有焦虑或烦躁	常有焦虑、烦躁	嗜睡或意识模糊
出汗	无	有	大汗淋漓	大汗淋漓
呼吸频率	轻度增加	增加	常>30 次/min	常>30 次/min
辅助呼吸肌活动及三凹征	常无	可有	常有	胸腹矛盾呼吸
哮鸣音	散在,呼气末期	响亮、弥散	响亮、弥散	减弱甚至无

续表

临床特点	轻度	中度	重度	危重
脉率/(次/min)	<100	100~120	>120	脉率变慢或不规则
奇脉	无,<10mmHg	可有,10~25mmHg	常有,10~25mmHg（成人）	无,提示呼吸肌疲劳
最初支气管舒张剂治疗后PEF占预计值%或个人最佳值%	>80%	60%~80%	<60%或100L/min或作用时间<2小时	无法完成检测
PaO$_2$（吸空气）/mmHg	正常	≤60	<60	<60
PaCO$_2$/mmHg	<45	≤45	>45	>45
SaO$_2$（吸空气）/%	>95	91~95	≤90	≤90
pH	正常	正常	正常或降低	降低

注:只要符合某一严重程度的指标≥四项,即可提示为该级别的急性发作;1mmHg=0.133kPa。

（3）评估合并症:哮喘患者常合并有变应性鼻炎、鼻窦炎、胃食管反流、肥胖、慢性阻塞性肺疾病、支气管扩张症、阻塞型睡眠呼吸暂停低通气综合征、抑郁和焦虑等。

（四）治疗和基层管理

在哮喘防治工作中,评估合适的治疗方案,并对哮喘患者进行健康宣教和随访管理是提高疗效、减少急性发作、提高患者生活质量的重要措施。

1. 治疗　哮喘的治疗目标是长期控制症状、预防未来风险的发生,即在使用最小有效剂量药物治疗或不用药物的基础上,使患者与正常人一样生活、学习和工作。

（1）药物选择:哮喘药物的选择既要考虑药物的疗效及其安全性,也要考虑患者的实际状况,如经济收入和当地的医疗资源等,从而为患者制订个体化的治疗计划。治疗哮喘的药物可分为控制性药物和缓解性药物两大类,见表12-18。

表12-18　哮喘治疗药物的分类

控制性药物	缓解性药物
吸入性糖皮质激素（ICS）	短效 β$_2$ 受体激动剂（SABA）
白三烯调节剂	短效吸入型抗胆碱能药物（SAMA）
长效 β$_2$ 受体激动剂（LABA,不单独使用）	短效茶碱
缓释茶碱	全身用糖皮质激素
甲磺司特	
色甘酸钠	
抗 IgE 抗体	
联合药物（如 ICS/LABA）	

其中,吸入型糖皮质激素（ICS）是哮喘长期治疗的首选药物。少数患者吸入 ICS 可出现口咽念珠菌感染、声音嘶哑,吸药后用清水漱口可减轻局部反应。长期高剂量吸入 ICS 可能出现全身副作用,包括皮肤瘀斑、骨密度降低等,应注意预防。口服激素常用泼尼松、泼尼松龙,不主张将口服激素用于哮喘的维持治疗。严重哮喘发作时应尽早静脉给予激素。

短效 β$_2$ 受体激动剂（SABA）主要有沙丁胺醇和特布他林,是缓解轻、中度哮喘急性发作的首选药物,首选吸入给药。长效 β$_2$ 受体激动剂（LABA）主要有沙美特罗和福莫特罗,不推荐长期单独使用 LABA,以免增加哮喘死亡风险。目前多采用 ICS 和 LABA 的联合吸入制剂治疗哮喘,主要有布地奈德/福莫特罗、氟替卡松/沙美特罗等。

短效吸入型抗胆碱能药物（SAMA）如异丙托溴铵用于哮喘急性发作，多与 β_2 受体激动剂联合应用，异丙托溴铵/沙丁胺醇是目前治疗哮喘急性发作的常用药；长效吸入型抗胆碱能药物（LAMA）如噻托溴铵主要用于哮喘合并慢阻肺以及慢阻肺患者的长期治疗。

（2）慢性持续期的治疗：一旦哮喘诊断明确，应尽早开始哮喘的控制治疗，哮喘的初始治疗，根据患者具体情况选择合适的治疗方案。而慢性持续期的治疗应在评估和监测患者哮喘控制水平（表12-16）的基础上，定期根据长期治疗分级方案作出调整，以获得良好的症状控制并减少急性并发症。哮喘的长期治疗方案分为 5 级，见表 12-19。

表 12-19　支气管哮喘患者长期（阶梯式）治疗方案

治疗方案	第 1 级	第 2 级	第 3 级	第 4 级	第 5 级
首选控制药物	不需使用药物	低剂量 ICS	低剂量 ICS/LABA	中/高剂量 ICS/LABA	添加治疗，如：噻托溴铵、口服激素、IgE 单克隆抗体、抗 IL-5 药物
其他可选控制药物	低剂量 ICS	LTRA 低剂量茶碱	中/高剂量 ICS 低剂量 ICS/LTRA（或加茶碱）	加用噻托溴铵活中高剂量 ICS/LTRA（或加茶碱）	—
缓解药物	按需使用 SABA 或 ICS/福莫特罗复合制剂	按需使用 SABA 或 ICS/福莫特罗复合制剂	按需使用 SABA 或 ICS/福莫特罗复合制剂	按需使用 SABA 或 ICS/福莫特罗复合制剂	按需使用 SABA 或 ICS/福莫特罗复合制剂

注：该推荐适用于成人、青少年和≥6 岁儿童；茶碱不推荐用于<12 岁儿童；6~11 岁儿童第 3 级治疗首选中等剂量 ICS；噻托溴铵软雾吸入剂用于有哮喘急性发作史患者的附加治疗，但不适用于<12 岁儿童；ICS：吸入性糖皮质激素；LTRA：白三烯调节剂；LABA：长效 β_2 受体激动剂；SABA：短效 β_2 受体激动剂；"—" 无。

对以往未经规范治疗的初诊轻症哮喘患者可选择第 2 级治疗方案；如哮喘患者症状明显，应直接选择第 3 级治疗方案。当目前级别的治疗方案不能控制哮喘，症状持续或发生急性发作，应给予升级治疗。当哮喘症状控制且肺功能稳定至少 3 个月后，治疗方案可考虑降级；若患者存在急性发作危险因素或固定性气流受限，需在严密监控下进行降级治疗；降级治疗应避开在患者呼吸道感染、妊娠或旅行期间。通常每 3 个月 ICS 剂量减少 25%~50% 是安全可行的，若患者使用最低剂量控制药物达到哮喘控制 1 年，并且哮喘症状不再发作，可考虑停用药物治疗。

（3）急性发作期的治疗：急性发作期的治疗目标是尽快缓解气道痉挛，纠正低氧血症，恢复肺功能，预防进一步恶化或再次发作，防治并发症。

（4）非药物治疗：非药物治疗可减轻哮喘患者的症状、减少未来急性发作风险。

1）脱离变应原：脱离并长期避免接触变应原是防治哮喘最有效的方法。通过皮下注射常见吸入过敏原（如尘螨、花粉等）提取液，可减轻哮喘症状和降低气道高反应性，适用于过敏原明确，且在严格的环境控制和药物治疗后仍控制不良的哮喘患者。

2）职业性哮喘：了解所有成年起病的哮喘患者的职业情况，尽可能识别和去除职业相关的哮喘。

3）减少其他药物影响：处方非甾体抗炎药（NSAID）前需询问患者有无哮喘，并告知哮喘患者若哮喘症状加重时需停用 NSAID。

4）健康饮食：多吃水果、蔬菜。

5）支气管热成形术。

2. 基层管理　目的在于加强患者对哮喘的认识，提高患者依从性，使患者遵照哮喘行动计划规范用药，掌握正确的吸药技术，并自我监测病情，加强疾病随访，使哮喘病情得到理想的控制，减少急性发作，提高患者生活质量。

（1）哮喘的知识普及

1）社区开展哮喘相关的健康知识讲座,普及哮喘的诱发因素,减少危险因素的接触。

2）营养:在孕期或生命早期可能存在环境因素影响哮喘发生的"时机窗",因此不建议为预防过敏或哮喘而在怀孕期间改变饮食;孕期进食富含维生素 D、E 的食物,可以降低儿童喘息的发生;提倡母乳喂养婴儿;对于有过敏高风险的儿童,建议推迟固体食物的引入。

3）控制环境污染:帮助居民改善居住环境和生活方式,鼓励居民戒烟及避免烟草暴露,减少室内外空气污染。

（2）哮喘的识别:对于反复发作性喘息、气促,伴或不伴胸闷或咳嗽的居民,积极鼓励其进行可变气流受限的客观检查,以早期识别支气管哮喘患者并确诊。

（3）用药依从性:判断患者依从性状态,分析导致其依从性差的原因,通过医患共同决策制订解决方案。

（4）正确使用吸入装置技巧的培训:随时评估患者吸入装置的应用情况;推荐基层引入视频教育模式,提高吸入装置的正确使用率。

（5）病情自我监测和管理:由全科医生协助患者制订书面的哮喘行动计划,包括自我监测、对治疗方案和控制水平进行周期性评估;正确使用峰流速仪和准确记录哮喘日记是哮喘患者自我管理的重要内容之一。

（6）定期随访:通常起始治疗后每 2~4 周需复诊,以后每 1~3 个月随访 1 次;哮喘初始治疗 3~6 个月后应复查肺功能,随后多数患者应至少每 1~2 年复查 1 次;但对具有急性发作高危因素、肺功能下降的患者,应缩短肺功能检查时间。

（7）医务人员的定期评估:评估症状控制水平、治疗的依从性、有无并发症,分析加重的诱因,及时更新哮喘行动计划。

（8）建立医患之间的合作关系:全科医生与患者或其家人建立良好的合作关系,有助于患者获得疾病知识、自信和技能;针对自我管理的个性化教育可降低哮喘病残率,因此鼓励患者参与治疗决策,使评估、调整治疗、监测治疗反应形成一个持续的循环过程。

（9）社会心理因素:给予患者心理疏导,营造良好的社会环境,以减缓哮喘的进展或加重。

（五）转诊建议

1. 普通转诊

（1）因确诊或随访需要做肺功能检查。

（2）为明确变应原,需做变应原皮肤试验或血清学检查。

（3）经过规范化治疗哮喘仍然不能得到有效控制。

2. 紧急转诊

（1）轻、中度急性发作的哮喘患者经治疗效果不佳或病情恶化者。

（2）病情评估时病情属重度、危重度急性发作者。

（六）展望

我国支气管哮喘疾病负担重,发病率有逐年升高的趋势,基层医疗机构作为哮喘防治的主要力量,推广肺功能检查,加强对基层医生哮喘新知识的培训,对开展支气管哮喘规范化诊治尤为重要。此外,如何改善患者的依从性仍是当前临床实践的难点问题,需要通过医患共同决策,借助物联网技术管理患者,以帮助哮喘患者进行自我监测和用药管理。

（吴　京）

扫码获取
数字内容

第三节　内分泌代谢性疾病

【学习要点】

1. 2 型糖尿病患者的综合治疗手段、综合控制目标。

2. 2 型糖尿病的基层管理流程。

3. 高尿酸血症患者的健康教育。

4. 基层高尿酸血症的分层管理。

5. 甲状腺功能异常的识别。

6. 甲状腺功能异常药物治疗的社区管理。

一、2 型糖尿病

（一）定义与分型

WHO 根据病因学证据将糖尿病（diabetes mellitus，DM）分为 4 种类型：1 型糖尿病（type 1 diabetes mellitus，T1DM）、2 型糖尿病（type 2 diabetes mellitus，T2DM）、特殊类型糖尿病及妊娠糖尿病。其中 2 型糖尿病是一组由遗传、环境及自身免疫等多因素引起慢性高血糖为特征的代谢性疾病，其病因及发病机制未完全阐明。糖尿病患病初期不能确定分型时，可先做临时分型，然后依据对患者的临床表现、对治疗的反应的追踪情况进一步评估和确定分型。本节将围绕 2 型糖尿病的管理重点展开。

（二）流行病学

我国拥有世界上数量最多的糖尿病患者，约 1.14 亿（20~79 岁，2017 年），占全球的 27%。2015—2017 年在全国 31 个省（区、市）开展的糖尿病流行病学调查显示，我国 18 岁及以上人群患病率为 11.2%，其中 2 型糖尿病为主，占 90% 以上。2013 年，全国糖尿病知晓率、治疗率和控制率分别为 38.6%、35.6% 和 33.0%，普遍偏低。2017 年，我国糖尿病知晓率、治疗率、控制率分别为 43.3%、49.0%、49.4%；农村地区分别为 38%、45.5%、47.4%，而城市地区则分别为 47.5%、51.6%、53.9%。由此可见，我国的糖尿病防治及管理依然面临严峻挑战，糖尿病患病人群数量庞大，防治任务艰巨，基层糖尿病防治能力参差不齐，基层防治的同质化水平有待提高。

（三）诊断及综合评估

1. 诊断标准　以静脉血浆测得的空腹血糖、随机血糖或口服葡萄糖耐量试验（oral glucose tolerance test，OGTT）2 小时血糖是糖尿病诊断的主要指标，症状不典型患者需重复检测以确认诊断。《国家基层糖尿病防治管理指南（2018）》推荐我国糖尿病的诊断采用 WHO（1999 年）标准（表 12-20）。2011 年 WHO 建议有条件的国家地区可以 HbA1c≥6.5% 作为糖尿病诊断标准，因此 2021 年中华医学会糖尿病学会发布的《中国 2 型糖尿病防治指南（2020 年版）》在表 12-20 的基础上添加了该条诊断标准。此外，妊娠中晚期妇女、艾滋病患者、血液病患者（如镰状细胞贫血、葡萄糖-6-磷酸脱氢酶缺乏症、溶血性贫血等）、低蛋白患者、接受血液透析或促红细胞生成素等治疗的患者只能根据静脉血浆血糖水平诊断糖尿病。

表 12-20　糖尿病诊断标准（WHO 1999）

诊断标准	静脉血浆葡萄糖
典型糖尿病症状：烦渴多饮、多食、多尿，不明原因消瘦	
随机血糖	≥11.1mmol/L
或加上空腹血糖	≥7.0mmol/L
或加上口服葡萄糖耐量试验 2 小时血糖	≥11.1mmol/L
不典型者需改日重复检查确认	

2. 综合评估　接诊糖尿病患者时,需运用生物-心理-社会模式,详细询问病史,主要内容包括:糖尿病、并发症相关临床症状;治疗方案及血糖控制情况;药物相关不良反应及低血糖发生次数;相关治疗药物的不良反应情况及低血糖发生次数;饮食习惯及运动情况;了解患者个人及家庭成员工作、经济、文化及宗教信仰等。此外,还要进行全面体格检查(身高、体重、腹围、血压、视力、步态等),最终结合检验检查如血常规、尿常规、肝肾功能、血脂、电解质、糖化血红蛋白(glycosylated hemoglobin,HbA1c)、眼底检查、尿白蛋白/肌酐比值(urinary albumin-to-creatinine ratio,UACR)、心电图、颈动脉 B 超等掌握患者血糖控制情况、有无合并各系统靶器官损害、并发症发生风险、自我管理情况、社会及家庭经济资源支持等内容。最终确定患者对疾病的理解及其关心的问题,尽量让患者参与诊疗过程中的决策,从而建立长期随访照顾的关系,提高患者对治疗措施的依从性。

(四)综合防治

积极开展健康教育,提高人群对疾病的知晓程度及参与程度,提高对糖尿病的防治意识。宣扬及倡导健康生活方式及理念:控制体重,合理膳食,适量运动,控盐,戒烟,限酒,心理平衡等。对高危人群及早开始筛查(空腹血糖或任意时间点的血糖检测),定期随访,及时给予社会心理支持及适当干预措施。首次筛查结果正常的,建议每 3 年至少重复筛查 1 次;有异常者建议行 OGTT,筛查结果为糖尿病前期者,建议每年筛查 1 次。

已诊断的糖尿病患者,应立即启动对患者及家属的糖尿病教育:糖尿病的危害介绍,如何防治近远期并发症危害,日常生活方式干预措施(戒烟酒、控制饮食、控制体重、运动等),利用血糖仪进行自我血糖监测。当通过日常生活方式干预后血糖控制仍不达标的患者需考虑药物治疗。包括口服类降糖药如双胍类、α-糖苷酶抑制剂、磺脲类、格列奈类、噻唑烷二酮类、二肽基肽酶Ⅳ抑制剂(dipeptidyl peptidase Ⅳ inhibitor,DPP4i)及钠-葡萄糖耦联转运体 2 抑制剂(sodium-glucose transporter 2 inhibitor,SGLT2i)。注射类药物包括胰岛素及胰高糖素样肽-1(glucagon-like peptide-1,GLP-1)受体激动剂。二甲双胍是目前最常用的降糖药,推荐生活方式及二甲双胍作为一线用药,有二甲双胍禁忌证的可选用其他药物。如单药治疗血糖控制欠佳的可在此基础上联合另外一种降糖机制的药物(根据患者病情特点选择)。二联治疗 3 个月仍不达标者可采取三联方案治疗,如治疗后血糖仍不达标,可调整治疗方案为胰岛素治疗。糖尿病的药物治疗需全面考虑费用、不良反应、耐受性、患者依从性、药物可及性等因素,尽可能做到个体化治疗。具体详尽的药物治疗方案可参照《中国 2 型糖尿病防治指南(2020 年版)》及中华医学会发布的《基层 2 型糖尿病胰岛素应用专家共识》。

全科医生应通过综合治疗及加强与各专科的交流协作延缓糖尿病及并发症的进展,改善生存质量,降低致残率及死亡率。采取小组或个体化形式的教育管理相较于集体教育、远程教育针对性更强,更能提高患者病情控制水平。糖尿病患者综合控制目标见表 12-21,对于高龄、一般情况较差的患者可酌情放宽标准。

表 12-21　中国 2 型糖尿病的综合控制目标

测量指标	目标值
毛细血管血糖/(mmol/L)	
空腹	4.4~7.0
非空腹	<10.0
糖化血红蛋白(%)	
年轻、病程短、预期寿命长、无并发症、无心血管疾病以及明显低血糖患者	<6.5
大部分非妊娠成年人	<7.0
病程时间长、有并发症、有严重合并症、经过多线联合治疗仍血糖控制不满意的患者	<8.0
血压/mmHg	
多数合并高血压的患者	<130/80

续表

测量指标	目标值
低密度脂蛋白胆固醇/(mmol·L^{-1})	
动脉粥样硬化性心血管疾病极高危	<1.8
动脉粥样硬化性心血管疾病高危	<2.6
高密度脂蛋白胆固醇/(mmol/L)	
男性	>1.0
女性	>1.3
甘油三酯/(mmol/L)	<1.7

（五）糖尿病急性并发症的识别

糖尿病急性并发症致死率较高,早期识别尤为重要。全科医师应通过多种途径及方式,提高患者对这些急性并发症及其后果的认知与了解。

1. 低血糖　糖尿病患者出现心悸、焦虑、出汗等交感神经兴奋或神志改变、认知障碍、抽搐、昏迷等中枢神经系统症状及行为异常时应考虑低血糖可能。应立即监测血糖,只要血糖水平 ≤ 3.9mmol/L即可诊断低血糖。低血糖诊治流程可见图 12-7。

2. 糖尿病酮症酸中毒　糖尿病酮症酸中毒(diabetic ketoacidosis,DKA)为最常见的糖尿病急性并发症,T1DM 有自发 DKA 倾向,T2DM 患者也可以发生 DKA。DKA 最常见诱因是感染,其他诱因包括胰岛素治疗中断或不适当减量、饮食不当、胃肠疾病、各种应激、酗酒及药物等。另有部分患者原因不明。

DKA 常急性起病,起病前数天可有多尿、烦渴多饮和乏力症状加重,酸中毒失代偿后出现食欲减退、恶心、呕吐、腹痛,常伴头痛、烦躁、嗜睡等症状,呼吸深快,呼气中有烂苹果味(丙酮气味);后期严重失水,尿量减少、皮肤黏膜干燥、眼球下陷,脉快而弱,血压下降、四肢厥冷;到晚期,各种反射迟钝甚至消失,终至昏迷。如糖尿病患者三多一少症状加重,合并出现恶心、呕吐、腹痛、呼吸有酮味、血压低而尿量多,同时血糖≥16.7mmol/L,应考虑该病可能,需尽快转诊。转诊前推荐建立静脉通道,给予静

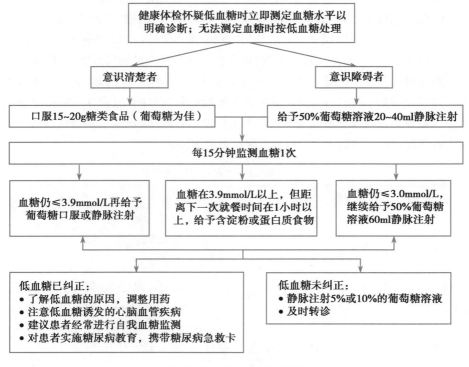

图 12-7　低血糖诊治流程

脉滴注生理盐水补液治疗。

3. 高渗性高血糖状态　高渗性高血糖状态（hyperosmolar hyperglycemic state，HHS）以严重高血糖（大多高于 33.3mmol/L）而无明显 DKA、高血浆渗透压、脱水及意识障碍为主要特点。起病隐匿缓慢，从开始发病到出现意识障碍需要 1~2 周，约 30%~40% 患者无糖尿病病史。常先出现口渴、多尿和乏力等糖尿病症状，或原有症状进一步加重，多食不明显，有时甚至表现为厌食。病情逐渐加重出现典型症状：脱水和神经系统两组症状和体征。HHS 病情危重、并发症多，病死率高于 DKA，应早期识别诊断和及时转诊治疗。

（六）糖尿病转上级医院转诊标准

1. 诊断不明或病情疑难、特殊患者　①初次发现血糖异常且临床分型不明确的患者；②儿童及青少年（年龄<18 岁）糖尿病患者；③血糖异常的妊娠及哺乳期妇女。

2. 血糖控制困难或出现严重并发症患者　①原因不明或经积极处理后仍反复低血糖发生的患者 *；②血糖波动较大，无法平稳控制患者；③出现严重治疗相关不良反应基层难以处理患者；④长期血糖、血脂、血压控制不达标；⑤糖尿病患者所在社区存在筛查、治疗及疗效评估糖尿病远期并发症（心血管病变、糖尿病肾病、糖尿病足、糖尿病神经病变、视网膜病变等）困难的；⑥疑似或明确诊断的糖尿病酮症、糖尿病酮症酸中毒、高血糖高渗综合征、糖尿病乳酸性酸中毒患者 *；⑦糖尿病远期并发症导致严重靶器官损害需紧急处理或救助者 *；⑧糖尿病足患者出现皮肤感染、新发溃疡、原有溃疡累及深部组织（播散性蜂窝织炎、骨感染、骨髓炎等）或怀疑全身感染的 *；⑨全科医师判定需上级医院处理的患者。

"*"需紧急转诊。

（七）糖尿病的基层管理流程

中共中央、国务院印发的《"健康中国 2030" 规划纲要》要求强化覆盖全面的公共卫生服务，防治重大疾病，实现糖尿病患者管理干预的全覆盖，提供优质高效的医疗服务。基层医疗卫生机构是"三位一体"重大疾病防控机制的重要组成部分，具备居民健康守门人的能力，要逐步推进慢性病防、治、管的整体融合发展，实现医防结合。

初诊糖尿病患者在基层医疗卫生机构建立居民健康档案基础上建立糖尿病患者管理档案（健康体检、年度评估、随访记录等）。随着基层信息化建设，互联网平台搭建，患者的就诊记录、转诊及会诊及住院记录等均应逐渐纳入健康档案。此外基层医疗卫生人员还应对患者进行初诊及年度评估，包括疾病行为危险因素、并发症及并存临床情况、体格检查及实验室检验检查等，并同时进行个体化健康指导。基层糖尿病管理流程见图 12-8。具体内容可参照《国家基层糖尿病防治管理指南（2018）》。

随访与管理建议按照《国家基本公共卫生服务规范(第三版)》对患者开展随访管理。基层 2 型糖尿病患者随访服务记录表及糖尿病前期人群干预管理内容详见《国家基层糖尿病防治管理手册》。对于糖尿病患者管理过程中的临床检查内容及频次见表 12-22。

表 12-22　糖尿病患者临床检查要求

检查项目	频率
体重、身高	每月 1 次
腰围	每月 1 次
血压	每月 1 次
空腹/餐后血糖	每月 2 次（空腹、餐后各 1 次）
糖化血红蛋白	初始治疗时每 3 月 1 次，病情稳定后每 6 月检查 1 次
肝功能：总胆红素、谷草转氨酶、谷丙转氨酶、γ-谷氨酰转移酶	每年 1 次

续表

检查项目	频率
血脂：总胆固醇、高密度脂蛋白胆固醇、低密度脂蛋白胆固醇、甘油三酯	每年 1 次
针对糖尿病肾病： 尿常规 尿蛋白肌酐比 血肌酐/尿素氮	 每 6 个月 1 次 每年 1 次 每年 1 次
针对心脏、大血管并发症 心电图	 每年 1 次
针对糖尿病视网膜病变 视力及眼底	 每年 1 次
针对糖尿病足 足背动脉搏动	 每年 4 次
针对糖尿病周围神经病变 神经病变相关检查	 每年 1 次

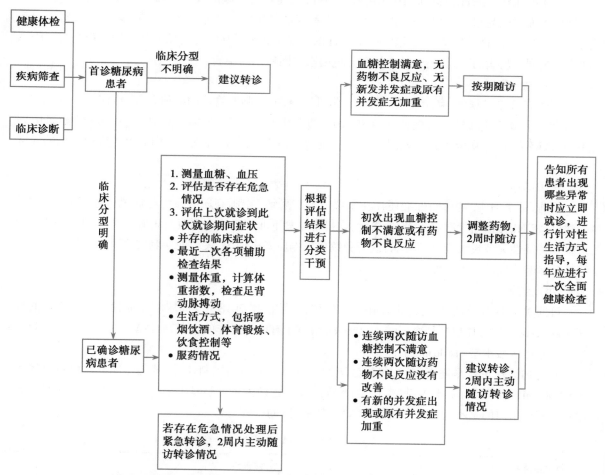

a 血糖控制满意为空腹血糖<7.0mmol/L，非空腹血糖<10.0mmol/L，糖化血红蛋白<7.0%。
b 血糖控制不满意为空腹血糖≥7.0mmol/L，非空腹血糖≥10.0mmol/L，糖化血红蛋白≥7.0%。

图 12-8　基层糖尿病健康管理流程图

（八）科研拓展

糖尿病的新型治疗药物层出不穷，DPP4i、SGLT2i 及 GLP-1 受体激动剂等药物均在国内上市进入医院。还有很多新型靶点药物正在进行临床研究中。但是目前严格意义上的个体化的靶向治疗范例有限，联合遗传学、生理及病理生理学、多组学数据对患者进行精准防治是未来治疗方向。此外，近年兴起的数字疗法是一个全新概念的医疗方法或数字健康解决方案：基于软件程序，为患者提供循证治疗干预以预防、管理或治疗疾病。有助于对糖尿病人群包括糖尿病患者和糖尿病前期人群进行远程干预，或使患者利用相关数字化工具进行自我管理，最终控制病情、防止恶化。

在糖尿病管理方面，可探索新的糖尿病教育者角色培养模式，糖尿病教育管理跨专业团队建设方案，糖尿病患者自我管理教育方案等，使患者及家属在全科医生团队帮助下不断获得和更新疾病管理所需知识和技能，最终改善患者临床结局和生活质量，减少个人及社会医疗支出，增加社会效益。最后还可以尝试依靠互联网平台及各种医学数据库，采用信息处理技术，线上整合医疗资源，从而加强对随访和相关科研的培训和支持，为全科医生的科研工作开展提供支持与帮助。

二、高尿酸血症与痛风

（一）定义

高尿酸血症（hyperuricemia，HUA）是机体嘌呤代谢紊乱引起的代谢异常综合征。痛风（gout）是一种由于血尿酸超过其在血液或组织液中的饱和度形成尿酸盐结晶沉积于关节、软组织和肾脏引起关节炎、皮肤病及肾脏损害的代谢性疾病，与尿酸结晶沉积相关疾病还有尿酸盐肾病和肾结石。HUA和痛风是同一疾病的不同状态，是遗传和环境因素共同作用的疾病。

（二）流行病学

HUA 是 2 型糖尿病、高脂血症、高血压、慢性肾脏病、心脑血管疾病的独立危险因素，我国 2013—2016 年流行病学数据显示，慢性病合并 HUA 的发生率达 20%~70%。同时，随着国家"健康中国2030"战略推进，公众健康管理意识的提高，血尿酸水平增高也日益成为人们健康体检中常见的异常发现。

（三）诊断

目前，关于 HUA 的诊断标准还存在争议。本节采纳《中国高尿酸血症与痛风诊疗指南（2019）》的建议，将 HUA 诊断标准定为：无论男女，在日常饮食下非同日 2 次空腹血尿酸水平>420μmol/L。如果出现特征性关节炎表现、尿路结石或者肾绞痛发作应考虑痛风，关节液穿刺或痛风石活检为尿酸盐结晶是诊断痛风的"金标准"。

（四）治疗

目前关于 HUA 的治疗目标也存在一定争议，本节依据 2018 年《高尿酸血症社区管理流程的专家建议》：HUA 的治疗目标是血尿酸<360μmol/L，对于有痛风发作的患者，血尿酸<300μmol/L，不建议长期控制血尿酸水平<180μmol/L。

非药物治疗主要是健康宣教，包括健康饮食、戒烟、戒酒和控制体重、避免受凉。建议每日饮水量>2 000ml，每周运动 4~5 次，每次 0.5~1 小时，有氧运动为主，避免剧烈运动。HUA 饮食建议见表12-23，需要指出的是不推荐也不限制豆制品（如豆腐）的摄入。

表 12-23　HUA 饮食建议

饮食指导	食物种类
推荐食用	脱脂或低脂乳类及其制品，每日 300ml 鸡蛋每日 1 个 足量的新鲜蔬菜，每日应该超过 500g 鼓励摄入低 GI 的谷类食物 充足饮水（包括茶水和咖啡等）

续表

饮食指导	食物种类
限制食用	高嘌呤含量的动物性食品,如牛肉、羊肉、猪肉等 鱼类食品 含较多果糖和蔗糖的食品 各种含酒精饮料,尤其是啤酒和白酒
避免食用	动物内脏、贝类、牡蛎和龙虾等带壳的海产品及浓肉汤和肉汁 对于急性痛风发作、药物控制不佳或慢性痛风石性关节炎患者禁用含酒精饮料

痛风的治疗分为急性发作期治疗和降尿酸治疗。

急性期应在 24 小时内使用非甾体抗炎药(NSAID)、秋水仙碱或糖皮质激素缓解症状,同时兼顾用药安全。一线推荐 NSAID 治疗,最主要的副作用是胃肠道反应。低剂量秋水仙碱也是急性发作的一线用药,出现恶心、呕吐、腹泻、腹痛等消化道症状时停药。严重肾功能不全患者慎用秋水仙碱和NSAID 药物。目前欧美痛风治疗指南多推荐糖皮质激素作为一线抗炎镇痛药物,国内为防止激素滥用及反复使用增加痛风石的发生率将糖皮质激素推荐为二线用药,仅当痛风急性发作累及多关节、大关节或合并全身症状时才推荐全身应用糖皮质激素。

急性期缓解 2 周后开始降尿酸治疗,所有降尿酸药物应从小剂量起始,逐渐增量,直到达到控制目标,长期服药,规律随诊。降尿酸药物分为抑制尿酸生成药物(别嘌醇、非布司他)和促进尿酸排泄药物(苯溴马隆)。别嘌醇可引起过敏反应和肝肾功能损伤,建议用药前进行 HLA-B*5801 基因测定,减少致死性剥脱性皮炎发生率。非布司他常见不良反应包括肝功能异常、胃肠道反应、皮疹和心血管系统不良反应等。苯溴马隆禁用于存在尿酸性肾结石患者,服用时应该将尿液 pH 调整至 6.2~6.9,碱化尿液常用药物为碳酸氢钠和枸橼酸制剂。

（五）基层管理

本节主要参考《2018 年中国高尿酸血症社区管理流程的专家建议》,基层管理流程见图 12-9。

1. 社区 HUA 的评估　将明确诊断为 HUA 和既往有过痛风发作的居民纳入管理,建立健康档案。问诊要点:①最近症状和近期血尿酸水平的变化;②生活方式,包括饮酒史、饮食习惯、每日饮水量;③既往史和家族史,是否伴有高血压、糖尿病等慢性疾病;④目前所用药物和既往用药物情况。体格检查要点:①身高、体重、腰围、体重指数;②关节查体,耳郭、皮下查体,腹部、下肢查体。辅助检查重点:①血糖、血尿酸、肌酐、甘油三酯、胆固醇;②尿pH、尿比重、尿蛋白、尿酸排泄率;③泌尿系超声、关节 X 线。

2. 社区 HUA 的分类和处理

（1）正在服用影响尿酸代谢药物者:常用的影响尿酸药物包括:利尿药、复方降压片、吡嗪酰胺、硝苯地平、普萘洛尔、抗帕金森药物、阿司匹林、维生素 B_{12}、烟草酸、细胞毒性化疗药等。针对该类居民,首先建议停用上述影响尿酸代谢药物,如无法停药,需与相应专科医生联系调整药物用量,每月监测尿酸水平,目标值为 540μmol/L,控制不佳者建议转诊上级医院。

（2）存在明确合并症者:如 HUA 居民合并存在血液系统疾病或正在接受恶性肿瘤化疗,可予以水化、碱化,保证每日尿量>1.5~2.0L;如 HUA 居民合并存在肾功能不全,可适当水化,和专科医生共同探讨每日尿量目标。此类居民注意及时转诊上级医院,病情平稳后方可转至社区。

（3）存在危险因素者:指居民存在痛风、HUA 家族史,或合并代谢综合征相关的临床表现或疾病,根据尿酸是否达到 540μmol/L 分为两类管理。血尿酸<540μmol/L,控制危险因素,水化、碱化尿液,健康宣教,每 6 个月随诊 1 次;血尿酸≥540μmol/L,建议同患者讨论并转诊上级医院,制订降尿酸治疗方案后转回社区,每 3 个月随访 1 次。

（4）单纯高尿酸血症者:如无上述情况,则根据尿酸是否达到 600μmol/L 分为两类。血尿酸水

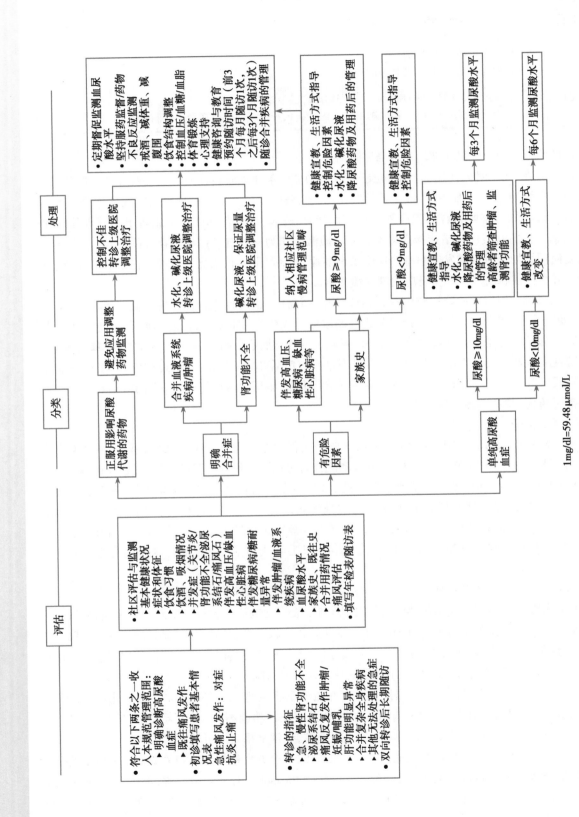

1mg/dl=59.48μmol/L

图12-9 社区高尿酸血症管理流程表

平≥600μmol/L 者：水化、碱化尿液，健康宣教，建议同患者讨论并转诊上级医院，制定降尿酸治疗方案，转回社区后行用药后的管理，每 3 个月随诊 1 次，高龄者筛查肿瘤、监测肾功能。血尿酸水平<600μmol/L 者，水化、碱化尿液，生活方式改变，健康宣教，每 6 个月随诊，对于年龄<40 岁者，建议转诊上级医院明确高尿酸血症原因。

（六）展望

HUA 与肾脏、内分泌代谢、心脑血管等多系统疾病密切相关，在诊治过程中需要联合多个学科。社区管理和随访中要兼顾多种疾病，将 HUA 的管理和其他慢性病管理有机结合。HUA 的社区分层管理模式在逐步探索和完善中，社区医务人员需要掌握 HUA 的基础知识，并适当进行简化，结合新出现的传媒方式更好地对居民进行健康教育和管理。

三、甲状腺功能异常

（一）定义

甲状腺功能异常包括甲状腺功能亢进症（hyperthyroidism）和甲状腺功能减退症（hypothyroidism）。甲状腺功能亢进症简称"甲亢"，是一组由于甲状腺合成及释放甲状腺激素过多致高代谢和交感神经系统兴奋性增加的临床综合征。甲状腺功能减退症简称"甲减"，是一组甲状腺激素合成、分泌或生物效应不足所致的内分泌疾病。

（二）流行病学

根据 2015—2017 年我国 31 个省（区、市）甲状腺疾病流行病学调查显示，各类甲状腺疾病患病率为 50.96%，甲状腺功能异常患病率为 15.22%。甲状腺功能异常在女性中常见，其中甲亢的好发年龄为 30~60 岁，而甲减的患病率会随着年龄增长而升高。

（三）诊断和评估

甲亢患者常见的临床表现包括乏力、怕热、多汗、体重下降等；甲减典型症状为畏寒、嗜睡、行动迟缓、假性痴呆等。但上述症状缺乏特异性，全科医生应该加强识别。诊断甲状腺疾病主要依据血清学指标，甲亢的诊断依据是血清三碘甲状腺原氨酸（T_3）、甲状腺素（T_4）水平增高，促甲状腺激素（TSH）水平降低，其中 TSH 为最敏感指标，推荐作为甲亢的初筛指标。原发性甲减的诊断指标是血清总甲状腺素（TT_4）和游离甲状腺素（FT_4）降低，TSH 升高；中枢性甲减患者则表现为 TT_4、FT_4 降低，TSH 降低或正常。评估甲状腺功能异常的严重程度需要全面的病史采集和体格检查，评估的内容应包括脉率、血压、呼吸、体重变化、突眼程度、胫前黏液性水肿，以及甲状腺的大小、质地、对称度、有无结节等。

（四）基层管理和治疗

基层医疗机构承担甲状腺疾病的健康宣传、初步诊断和长期随访的工作：在人群中开展健康教育，提高甲状腺疾病的预防意识，控制碘摄入量在合理水平；将甲状腺疾病高危人群纳入管理，定期随访，按照分诊流程进行处理；将甲状腺疾病患者进行综合管理，特别是监测药物疗效和安全性，避免诱发甲状腺功能异常的急性并发症。

甲亢的治疗包括一般治疗、对症治疗和抗甲状腺治疗。一般治疗包括注意休息和补充营养物质、减少碘摄入。对症治疗药物主要是 β 受体拮抗剂，通过阻断儿茶酚胺的作用从而改善患者心悸、烦躁、手抖等症状，服药期间监测心率，有哮喘、严重心衰及低血糖倾向者禁用。抗甲状腺治疗的方法有三种，抗甲状腺药物（antithyroid drug，ATD）、放射性 ^{131}I 治疗和手术治疗。ATD 简单、安全、有效，常用的 ATD 有甲巯咪唑（MMI）和丙硫氧嘧啶（PTU）。由于 PTU 肝毒性较大，通常首选 MMI，除外妊娠早期患者。一般 MMI 的初始剂量为 30~40mg，单次或分 2~3 次口服；PTU 则为 300~400mg，分次服用，建议在用药 4 周后复查甲状腺功能评估疗效。症状好转时进入 ATD 的减量阶段，每 2~4 周随访 1 次，监测患者代谢情况和甲状腺功能，每次减少 MMI 5mg 或 PTU 50mg，减量不宜过快，此阶段约需 2~3 个月。最后视病情调整 ATD 维持剂量，每 2 个月复查甲状腺功能，为期 1~2 年。ATD 的主要不良反应是粒细胞缺乏、肝功能异常、药物皮疹,所有患者在治疗前后应监测血常规、肝功能等指标,并告知其不良反应。ATD 治疗初期每 1~2 周检查 1 次血常规,白细胞 $<3.0 \times 10^9/L$ 时立即停药,同时留意用药期间是否出现咽痛、发热等不适;起始 ATD 治疗后每 2~4 周检测肝功能,如转氨酶持续上升和转氨酶>正常上限 3 倍,需要考虑停药;ATD 药物皮疹发生率为 1%~5%,如为轻微、散在的皮疹可考虑联用抗组胺药物治疗,如治疗效果不佳或进一步加重应考虑停 ATD。当甲状腺功能正常、疗程足够、促甲状腺激素受体抗体(TRAb)阴性后可以考虑停 ATD,停药 1 年后复查甲状腺功能正常则考虑甲亢缓解。^{131}I 治疗不良反应少、治疗效果好、复发率低,一般在治疗后 1 个月显效,常见并发症为甲减。手术治疗后需要长期管理的并发症有甲状旁腺损伤所致低钙血症,甲状腺全切除术后患者全部发生甲减,次全切除术后甲减发生率为 25.6%,此时需要甲状腺激素替代治疗。

甲减的治疗目标是症状和体征消失,血清 TT_4、FT_4、TSH 维持在正常范围。一般治疗是保温、避免感染等各种应激状态,缺碘者应补碘。药物治疗主要采用左甲状腺素($L-T_4$)替代治疗,需要终身服药。患者的年龄、心脏状态、特定情况决定 $L-T_4$ 起始药物剂量和达到完全替代剂量所需要的时间,>50 岁患者服用前需要检查心功能。$L-T_4$ 一般从 25~50μg/d 开始,每 3~7 天增加 25μg,直至达到治疗目标;老年人、有心脏病者应从小剂量起始,如 12.5μg/d 开始,每 1~2 周增加 12.5μg;妊娠妇女应尽快增至治疗剂量。$L-T_4$ 每天服药 1 次,早餐前 30~60 分钟服用,或者睡前服用。替代治疗后 4~8 周监测血清 TSH,治疗达标后每 6~12 个月复查 1 次。原发性甲减根据 TSH 水平调整 $L-T_4$ 剂量,中枢性甲减根据 TT_4、FT_4 水平调整,替代过程中要注意避免 $L-T_4$ 过量导致甲亢。

(五)转诊

1. 紧急转诊　甲状腺功能异常患者出现下列情况,应紧急转诊到上级医院,转运过程需严密监测生命体征。

(1)甲亢患者出现高热、心动过速、恶心、呕吐等症状,需要考虑到甲状腺危象,常见的诱因包括感染、手术、创伤等。

(2)甲亢患者服药期间血中性粒细胞计数 $<0.5 \times 10^9/L$,可能是 ATD 导致的粒细胞缺乏症;出现恶心、厌食、牙龈出血甚至全身黄疸,可能是 ATD 导致的严重肝损害。

(3)甲减患者出现嗜睡、木僵、精神异常、体温低下等,考虑黏液性水肿昏迷时,应立刻转诊。转诊前注意保温,补充糖皮质激素,对症支持治疗。

2. 普通转诊

(1)首次发现甲状腺功能异常,基层医疗机构无法完成相应的检查,鉴别困难。

(2)甲状腺功能异常患者计划妊娠及妊娠期,或妊娠期间初次诊断甲状腺功能异常。

(3)经 3~6 个月规范治疗后血清 TSH 和甲状腺激素不达标者或者出现药物不良反应的患者。

(4)毒性多结节性甲状腺肿、甲状腺自主高功能腺瘤。

(5)甲状腺功能异常患者合并其他疾病,或者可能需要 ^{131}I 治疗或手术治疗,基层医疗机构处理困难者。

(6)TSH 降低合并 FT_4 不升高,TSH 升高合并 FT_4 升高疑似继发性甲减或者甲状腺激素抵抗时。

(六)展望

我国政府于 1996 年在全国范围内实施了普遍食盐加碘(USI)政策,2012 年之后我国居民处于碘摄入适量状态,碘摄入量与甲状腺疾病患病率的相关性是目前流行病学调查的重点内容。ATD 治疗副作用是目前研究的热点,有研究表明我国人群中 ATD 出现的肝脏不良反应可能存在种族差异,因此我国的医务工作者要立足国情和国人体质,积极开展研究。

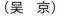
(吴　京)

第四节　消化系统疾病

【学习要点】

1. 常见消化系统疾病的概念、临床表现及诊断治疗。
2. 常见消化系统疾病的危险因素、预防及随访。

消化系统是含有体内最多脏器的系统,这些脏器的疾病常见且相互关联,临床表现纷繁复杂。一个合格的全科医生需具备坚实的、不断更新的基础知识,更强的逻辑思维,丰富的社会、人文知识及为患者服务的技能,从而对危险人群进行健康宣教,对常见的消化系统疾病作出准确而迅速的诊断,并做到适时转诊。本节就社区常见的消化系统疾病作一简单概述。

一、胃肠道疾病

(一) 功能性胃肠病

功能性胃肠病(functional gastrointestinal disorders,FGIDs)是一组表现为慢性或反复发作的胃肠道症状,而无器质性改变的胃肠道功能性疾病,临床表现主要是胃肠道的相关症状,因症状特征不同而有不同命名。临床上,以肠易激综合征(irritable bowel syndrome,IBS)和功能性消化不良(functional dyspepsia,FD)多见。

IBS 以腹痛、腹胀或腹部不适为主要症状,以排便相关或伴随排便习惯如频率和/或粪便性状改变,通过常规检查,尚无法发现能解释这些症状的器质性疾病。IBS 的病理生理机制尚未完全阐明,目前认为是多种因素共同作用引起的肠-脑互动异常。仔细询问病史和体格检查对诊断极为重要,必要时应有针对性地选择辅助检查。我国 IBS 的诊断标准如下:反复发作腹痛、腹胀、腹部不适,且具备下述症状的 2 个或以上:①与排便相关;②伴有排便频率改变;③伴有粪便性状或外观改变,诊断前症状出现至少 6 个月,近 3 个月符合以上诊断标准。IBS 治疗的目的是消除患者顾虑,改善症状,提高生活质量。治疗手段应包括饮食、生活方式调整、药物治疗、精神心理、认知和行为学干预在内的个性化方案。良好的医患关系和沟通是 IBS 治疗中重要的一环,安慰和解释在整个治疗过程中都是必要的,缓解焦虑症状有助于 IBS 治疗。同时辅以饮食方面的指导,如避免高脂饮食,防止引起腹胀;有便秘症状的患者可以通过摄入未加工的麦麸来增加膳食纤维的量,从而缓解便秘等。药物治疗应谨慎给予。对于主诉餐后腹痛的患者,解痉药也许有效,但目前没有太多证据显示抗胆碱能药物优于安慰剂。对于增加膳食纤维无反应的便秘型 IBS 患者,$5-HT_3$ 激动剂如替加色罗治疗可能有效,可供选择的还有聚乙二醇、乳果糖等。腹泻型 IBS 患者起始药物治疗可以选择洛哌丁胺,益生菌能够缓解腹痛和腹胀。此外三环类抗抑郁药对抵抗性患者或有慢性疼痛的患者尤其有效。

FD 是指持续或反复发作的上腹疼痛或与进食相关的上腹不适,特点是早饱感或餐后饱胀感。FD 患者可以分为两组,一组是有典型溃疡症状,如与饮食相关的上腹部疼痛或夜间入睡后痛醒;另一组是有肠道运动紊乱的症状,如餐后饱胀感或早饱感,经常两组存在症状重叠。对于内镜检查后确诊的功能性消化不良患者,正确的临床诊断是治疗的关键。详细解释该症状的意义及其良性特点对患者有积极的治疗效果。与进餐相关的消化不良可首选促动力剂或合用抑酸剂;与进餐非相关的消化不良/酸相关性消化不良可首选抑酸剂或合用促动力剂。合并幽门螺杆菌(helicobacter pylori,Hp)感染的需根除 Hp 治疗。此外,还可使用助消化药作为辅助用药。经验治疗时间一般为 2~4 周。

对于老年患者或有警报症状的患者如不明原因的体重减轻、持续性呕吐、腹泻、出血、贫血、发热、胃癌或结肠癌家族史等,必须对其进行必要的检查以排除与功能性胃肠病相混淆的重要疾病。

(二) 胃食管反流病

胃食管反流是一个生理过程,即胃内容物由胃向食管的运动,一般不会引起症状或损伤。但反流亦可能成为病理性的,从而引起症状,损伤食管、口咽、喉和呼吸道组织。胃食管反流病(gastroesophageal reflux disease,GERD)的典型症状包括胃灼热、胸痛、反酸、口苦等。除上述典型症状外,胃食管反流病的食管外症状还包括喉炎、哮喘和慢性咳嗽。GERD 如伴有咽下困难,称为警示症状,应早期进行内镜检查,关注是否发生了消化性狭窄或 Barrett 食管引起的腺癌。对有食管症状的患者诊断时要详细询问病史,体检通常没有特别发现。反复胃灼热史,抑酸药物治疗有效,提示 GERD 的诊断,传统的诊断手段,如胃镜检查、食管动力检查、24 小时 pH 监测及上消化道钡餐检查有助于反流的诊断。

GERD 治疗以内科治疗为主,包括调整生活方式和药物治疗。所有患者均要劝其改变生活方式,改善症状,防止复发。药物首选抑酸药物,单剂量治疗无效可改用双倍剂量,一种抑酸药无效可尝试换用另一种,疗程 4~8 周。药物治疗失败的难治性 GERD,经全面、细致的检查除外其他病因,确实存在反流证据的,可权衡利弊后行内镜或手术治疗。GERD 两大并发症为消化性狭窄和 Barrett 食管。

(三) 消化性溃疡

消化性溃疡(peptic ulcer,PU)是各种病因引起的消化道黏膜发生炎性反应与坏死、脱落、形成溃疡,溃疡的深度可达到或超过黏膜肌层,严重者可达到固有肌层或更深。其中,以胃、十二指肠溃疡最常见。中上腹痛、反酸是 PU 的典型症状,腹痛发生与进餐时间的关系是鉴别胃与十二指肠溃疡的重要临床依据。部分病例也可无典型的疼痛。出血、穿孔、幽门梗阻、癌变是消化性溃疡常见的并发症。

胃镜是消化性溃疡诊断的首选方法。为了解胃的运动情况,对于胃镜禁忌者和不愿接受胃镜检查者可选择 X 线钡餐。此外还有胃液分析和血清促胃液素测定,一般仅在疑有促胃泌素瘤时作鉴别诊断用。诊断必须着眼于致溃疡的原因,第一步要确定是否存在 Hp 感染,其次确定是否为非甾体抗炎药(NSAID)和其他原因所致。临床上常采用非侵入性检查明确是否有 Hp 感染,主要有 ^{13}C 或 ^{14}C 尿素呼气试验等,但如果近期应用抗生素、质子泵抑制剂、铋剂等药物,检查可呈假阴性。

治疗上首先需要进行健康宣教,告知患者适当休息、减轻精神压力;生活饮食规律,定时进餐,避免辛辣、过咸食物,避免过度劳累和精神紧张;戒烟、酒,慎用或不用 NSAID、激素等药物。药物治疗主要包括抑制胃酸分泌和保护胃黏膜的两大类药物。

若患者合并 Hp 感染,应首先根除 Hp。根除 Hp 应为 Hp 阳性消化性溃疡患者的基本治疗,其是溃疡愈合和预防复发的有效防治措施。推荐铋剂 + 质子泵抑制剂(proton pump inhibitor,PPI)+2 种抗生素组成的四联疗法作为主要的经验性治疗根除 Hp 方案(推荐 7 种方案,抗菌药物的组合见表 12-24)。我国 Hp 对抗菌药物的耐药率呈上升趋势,克拉霉素和氟喹诺酮类药物耐药率较高,已经达到了限制其经验性使用的阈值,原则上不可重复应用。四环素、呋喃唑酮、阿莫西林的耐药率低,治疗失败后不易产生耐药,可作为我国 Hp 根除治疗方案中的优先选择药物。根除 Hp 疗程为 10~14 天。除含左氧氟沙星的方案不作为初次治疗方案外,根除方案不分一线、二线。如一种方案初次治疗失败,可选择另一种方案进行补救治疗,补救治疗建议间隔 2~3 个月。治疗后应常规复查 Hp 明确其是否已被根除,复查应在根除 Hp 治疗结束至少 4 周后进行。

表 12-24   推荐的幽门螺杆菌根除四联方案中抗菌药物组合

方案	抗菌药物 1	抗菌药物 2
1	阿莫西林	克拉霉素
2	阿莫西林	左氧氟沙星
3	阿莫西林	呋喃唑酮
4	四环素	甲硝唑
5	四环素	呋喃唑酮
6	阿莫西林	甲硝唑
7	阿莫西林	四环素

注:标准剂量的质子泵抑制剂和铋剂(2 次/d,餐前半小时口服)+2 种抗菌药物(餐后口服)。

由于抗溃疡药物的应用,消化性溃疡的治愈率大为提高,Hp 根除治疗使溃疡的复发率大幅下降,消化道溃疡的预后远较过去为佳,病死率显著下降。当出现以下情况时需转诊行手术治疗:①内科治疗无效或停药后很快再复发的溃疡;②上消化道大出血;③急性穿孔;④瘢痕性幽门梗阻;⑤溃疡癌变。

（四）炎性肠病

炎性肠病(inflammatory bowel disease,IBD)为一种累及胃肠道的慢性炎症性疾病,包括溃疡性结肠炎(ulcerative colitis,UC)和克罗恩病(Crohn disease,CD)。

溃疡性结肠炎的临床表现为持续或反复发作的腹泻、黏液脓血便伴腹痛、里急后重和不同程度的全身症状。但某些患者,尤其是老年患者,往往以便秘而非腹泻为主诉。贫血、白细胞计数升高、血沉增快可用于确定疾病的严重程度或监测疾病的进展情况。本病的病程多在 4~6 周以上。不超过 6 周病程的腹泻需要与感染性肠炎相鉴别。

克罗恩病的主要症状包括腹泻、腹痛和体重减轻。克罗恩病的早期表现可能并不典型,在疾病确诊前,患者的主诉可能仅是数月至数年不明确的腹痛、间断性腹泻。疾病活动时往往出现发热、寒战,疾病进展的第一个预警信号可能就是低热。克罗恩病与溃疡性结肠炎一样,也是一种复发与缓解交替出现的疾病。

尽管 IBD 主要累及肠道,但也可有其他器官表现。肠外表现有时比肠内疾病更为棘手。肠外表现可被划分为两大类:①肠外表现与肠内表现的活动程度一致;②肠外表现与肠内表现的活动程度无关。肠外表现可表现为关节炎;肝脏并发症包括脂肪肝、胆管周围炎、慢性活动性肝炎和肝硬化;皮肤表现为坏疽型脓皮病和结节性红斑及眼部并发症如葡萄膜炎和巩膜外层炎等。

通过临床表现、内镜和组织学特征可以对上述两种疾病确诊。两者鉴别见表 12-25。

表 12-25　溃疡性结肠炎与克罗恩病的比较

项目	溃疡性结肠炎	克罗恩病
症状	脓血便多见	有腹泻但脓血便较少见
病变分布	病变连续	呈节段性
直肠受累	绝大多数受累	少见
肠腔狭窄	少见,中心性	多见,偏心性
内镜检查	溃疡浅,黏膜弥漫性充血水肿,颗粒状,脆性增加	纵行溃疡,卵石样外观,病变间黏膜外观正常(非弥漫性)
活组织检查特征	固有膜全层弥漫性炎症反应,隐窝脓肿,隐窝结构明显异常,杯状细胞减少	裂隙状溃疡,非干酪性肉芽肿,黏膜下层淋巴细胞聚集

IBD 治疗目标:诱导并维持临床缓解以及黏膜愈合,防治并发症,改善患者生命质量,加强对患者的长期管理。轻型炎症性肠病患者可使用止泻剂和抗胆碱能药物,缓解症状。营养支持在 UC 治疗中意义不大,但在 CD 中则重要得多。氨基水杨酸制剂是治疗轻中度 UC 的主要药物,包括传统的柳氮磺吡啶(sulfasalazine,SASP)和其他不同类型的 5-氨基水杨酸(5-aminosalicylic acid,5-ASA)制剂如美沙拉嗪等,但对治疗 CD 作用较小。口服激素对轻中度 UC 和 CD 均有效,胃肠道外治疗则用于中重度病例。但激素的诸多副作用是限制其在炎性肠病治疗应用中的主要因素。对于激素无效或依赖者,可选用免疫调节剂硫嘌呤类药物,其对活动性 CD 及维持缓解有效,但对 UC 的作用尚未尽悉。英夫利西单克隆抗体在治疗中重度 CD 合并瘘管形成及顽固性 UC 均有效。对于难治性、重度或出现并发症的炎症性肠病患者应收治入院,予以积极治疗。对于炎性肠病患者,尤其溃疡性结肠炎患者,其结肠癌风险高,应行结肠镜监测,每 1~2 年 1 次。

二、肝胆疾病

（一）代谢相关脂肪性肝病

代谢相关脂肪性肝病（metabolic associated fatty liver disease，MAFLD），原名非酒精性脂肪性肝病（non-alcoholic fatty liver disease，NAFLD），因 NAFLD 命名和排他性诊断标准严重影响日常诊疗和新药研发。2020 年，全球相关肝病专家将 NAFLD 更名为 MAFLD，并对其诊断标准达成共识，该标准不考虑饮酒或其他合并的肝病。

在成人证实肝脂肪变（肝组织学、影像学、血清标志物或评分诊断）合并有以下几种情况之一的即可诊断为 MAFLD：

（1）超重/肥胖 [高加索人体重指数（ body mass index，BMI ）≥25kg/m^2，亚洲人 BMI≥23kg/m^2]。

（2）2 型糖尿病。

（3）瘦型/正常体重（高加索人 BMI<25kg/m^2，亚洲人 BMI<23kg/m^2）合并如下 2 项以上的代谢异常风险：①高加索人男/女腰围分别≥102/88cm，亚洲人男/女腰围分别≥90/80cm；②血压≥130/85mmHg 或使用降压药物；③甘油三酯（triglyceride，TG）≥1.7mmol/L 或使用降脂药物；④高密度脂蛋白胆固醇（high density liptein cholesterol，HDL-C）男性<1.0mmol/L，女性<1.3mmol/L 或使用降脂药物；⑤糖尿病前期（如空腹血糖 5.6~6.9mmol/L，餐后 2 小时血糖 7.8~11.0mmol/L，糖化血红蛋白 5.7%~6.4%）；⑥稳态模型胰岛素抵抗指数≥2.5；⑦超敏 C 反应蛋白（hs-CRP）≥2mg/L。

除基础疾病以及诱因的相关表现外，绝大多数 MAFLD 患者无任何症状，即使出现症状，也是非特异性的。乏力可能是最常见的症状。严重脂肪肝可出现瘙痒、食欲减退、恶心、呕吐等症状。进展至失代偿期的肝硬化患者可出现腹腔积液、食管胃底静脉破裂出血、水肿以及肝性脑病的发作。黄疸常常发生于肝脏纤维化晚期，并提示病变进展。

建议 MAFLD 患者通过改变生活方式，努力执行健康饮食和体力活动的标准。饮食治疗建议采用地中海式饮食。有氧运动和抗阻训练都可以有效减少肝脏脂肪含量，建议患者选择自己喜欢且能长期坚持的运动方式。对于轻度脂肪肝且肝功能异常者，如在增加运动锻炼和调整饮食后仍有转氨酶升高，可适当选用抗炎保肝药物，可依药物性能及疾病活动度和病期合理选用甘草酸制剂、还原型谷胱甘肽、多烯磷脂酰胆碱、双环醇和水飞蓟宾等，但不宜同时应用过多种类，以免增加肝脏负担。维生素 E 800IU/d（534mg/d）被欧美国家和日本指南推荐用于治疗不伴糖尿病的脂肪性肝炎患者，但维生素 E 800IU/d 剂量超过我国药典规定，使用前需要与患者充分沟通。

MAFLD 多合并其他代谢综合征，如合并高血压病应在生活方式干预 3 个月无效或 2 级及以上的高血压病开始降压药物治疗；如合并血脂异常，经过生活方式治疗 3~6 个月以上，若血清低密度脂蛋白胆固醇（low density lipoprotein cholesterol，LDL-C）仍>4.14mmol/L，建议使用他汀类药物以减少心血管事件的发生，若 TG 仍>2.3mmol/L，尤其>5.6mmol/L 时，推荐使用贝特类药物。如合并空腹血糖受损和/或糖耐量异常或胰岛素抵抗指数>3 的 MAFLD 患者以生活方式干预为主，若生活方式干预 6 个月后空腹血糖仍高于 6.1mmol/L 或餐后血糖高于 7.8mmol/L，建议使用二甲双胍和吡格列酮等胰岛素增敏剂防治糖尿病。

对于代谢功能障碍相关指标稳定且无肝纤维化的 MAFLD 患者，建议每 2~3 年通过肝纤维化评分和肝脏弹性值无创监测肝纤维化；合并肝纤维化的 MAFLD 患者应每年进行无创评分和肝脏弹性值的监测；肝硬化患者应每 6 个月监测是否合并肝细胞癌等。

（二）胆囊结石和胆囊炎

胆囊结石有 3 种：胆固醇结石、混合结石、胆色素结石。中国人群中胆固醇结石占 70% 以上。我国胆囊结石主要的发病危险因素包括油腻饮食、肥胖、脂肪肝、糖尿病、高血压、高脂血症、缺乏运动、不吃早餐和胆囊结石家族史等。

慢性胆囊炎一般是由长期存在的胆囊结石所致的胆囊慢性炎症，或急性胆囊炎反复发作迁延而来。其腹部超声检查典型表现为胆囊壁增厚(壁厚≥3mm)、毛糙,合并胆囊结石者可表现为胆囊内强回声及后方声影。根据胆囊内是否存在结石,分为结石性胆囊炎与非结石性胆囊炎。

多数慢性胆囊炎、胆囊结石患者无明显症状,无症状者约占所有患者的 70%。随着腹部超声检查的广泛应用,患者多于常规健康体格检查时发现慢性胆囊炎、胆囊结石。其患者较为常见的症状是右上腹不适或右上腹痛,其发作常与油腻饮食、高蛋白饮食有关。少数患者可能会发生胆绞痛,系由结石嵌顿于胆囊颈部或胆囊管诱发胆囊、胆道平滑肌及 Oddi 括约肌痉挛收缩而引起的绞痛,表现为右上腹或上腹部持续疼痛伴阵发性加剧,可向右肩部放射,如嵌顿结石因体位变动或解痉等药物解除梗阻,则绞痛可缓解。慢性胆囊炎、胆囊结石常伴有胆源性消化不良,表现为嗳气、饭后饱胀、腹胀和恶心等症状。

急性胆囊炎是胆石症最常见的严重并发症,可由此引起很多并发症,如胆囊穿孔、腹膜炎、小肠或十二指肠瘘管合并胆石性肠梗阻,以及肝脏或腹腔脓肿等。胆绞痛与急性胆囊炎的临床鉴别不易,但一般还是可以根据临床及 X 线检查所见作出鉴别,见表 12-26。

表 12-26　胆绞痛和急性胆囊炎临床特征的比较

临床表现	胆绞痛	急性胆囊炎
右上腹痛	有	有
腹部压痛	无或轻微	中至重度,特别是肝脏和/或胆囊(Murphy 征)
发热	无	常有
白细胞增多	无	常>10×10⁹/L
症状持续时间	<4 小时	>6 小时
超声	胆结石	胆结石、胆囊壁增厚
HIDA 扫描	胆囊 4 小时内可见	胆囊不充盈

注:HIDA:⁹⁹ᵐ 锝标记的亚氨基二乙酸。

常规腹部超声检查是诊断胆囊结石的首选检查方法,如临床高度怀疑胆结石而腹部超声检查阴性者,建议行 MRI、内镜超声或 CT 检查。

对于慢性胆囊炎、胆囊结石的患者,应按是否有症状、是否有并发症分别进行个体化治疗。首先,建议饮食调整,规律、低脂、低热量膳食,并提倡定量、定时的规律饮食方式。无症状的胆囊结石患者可不实施治疗;而有症状的患者如不宜手术,且经腹部超声检查评估为胆囊功能正常、X 线检查阴性的胆固醇结石,可考虑口服溶石治疗。常用的药物有熊脱氧胆酸(ursodeoxycholic acid,UDCA)。UDCA 是目前唯一被美国 FDA 批准用于非手术治疗胆结石的胆汁酸药物。对于胆源性消化不良症状患者宜补充促进胆汁合成和分泌的消化酶类药物,如复方阿嗪米特肠溶片,亦可应用米曲菌酶片等其他消化酶类药物治疗,同时可联合茴三硫等利胆药物促进胆汁分泌。胆绞痛急性发作期间应给予禁食及有效的止痛治疗,临床上常用解痉药缓解胆绞痛症状。慢性胆囊炎通常不需要使用抗生素,如急性发作可经验性使用抗菌药物治疗。对于无症状的胆囊结石患者,建议随访观察,不推荐预防性胆囊切除。如慢性胆囊炎急性发作,或并发急性胆源性胰腺炎、Mirizzi 综合征、结石性肠梗阻,甚至出现胆囊癌时,应根据患者情况遵循外科治疗原则。

慢性胆囊炎、胆囊结石患者一般预后良好。无症状者推荐每年进行 1 次随访,随访内容包括体格检查、肝功能实验室检查和腹部超声检查。

三、胰腺疾病

(一)急性胰腺炎

急性胰腺炎(acute pancreatitis,AP)指胰酶异常激活对胰腺自身及周围器官产生消化作用而引起的、以胰腺局部炎症反应为主要特征,甚至可导致器官功能障碍的急腹症。急性胰腺炎病因众多,不同病因引起的急性胰腺炎的患者年龄、性别分布及疾病的严重程度各不相同。在我国,胆石症仍是急性胰腺炎的主要病因,其次为高甘油三酯血症(高于1 000mg/dL)及大量饮酒。其他少见原因包括药物和毒素、内镜逆行胰胆管造影、高钙血症、感染、遗传、自身免疫疾病和创伤等。

急性胰腺炎的典型症状是腹痛和恶心、呕吐,腹痛为持续性痛,疼痛多在上腹部,并向后背中部放射,一般持续数小时至数日,不因呕吐而缓解。腹部检查所见视发作轻重而异,从局部轻微压痛至广泛性显著压痛、反跳痛、肌紧张不等,肠鸣音常减弱或消失。严重者可出现低血压、呼吸急促、心动过速和体温过高征象。严重坏死性胰腺炎时,可出现胁腹部 Grey Turner 征或脐周 Cullen 征。

急性胰腺炎的诊断标准包括以下3项:①上腹部持续性疼痛;②血清淀粉酶和/或脂肪酶浓度高于正常上限值3倍;③腹部影像学检查结果显示符合急性胰腺炎影像学改变。上述3项标准中符合2项即可诊断为急性胰腺炎。急性胰腺炎起病2~12小时血清淀粉酶迅速提高,以后约经3~5天,逐渐降至正常。血清脂肪酶水平增高是与淀粉酶平行的,但脂肪酶增高持续时间较长,故有助于发作过后胰腺炎的诊断。超声和 CT 在急性胰腺炎的诊断和处理中,作用很重要。超声可作为常规初筛检查,可在入院24小时内进行,CT 扫描是评估胰腺炎程度和局部并发症的主要方法。胰腺炎时,90%病例可见胰腺增大,胰实质非均一性,或胰周脂肪的液体浸润。

临床常用的急性胰腺炎严重程度分级包括修订版 Atlanta 分级(revised Atlanta classification,RAC)及基于决定因素的分级(determinant-based classification,DBC),目前使用前者居多,见表 12-27。

表 12-27　急性胰腺炎分级诊断系统

分级系统	轻症	中度重症	重症	危重症
RAC 分级	无器官功能障碍和局部并发症	出现一过性(≤48 小时)器官功能障碍和/或局部并发症	出现持续性(>48 小时)的器官功能障碍	无
DBC 分级	无器官功能障碍和局部并发症	出现一过性(≤48 小时)器官功能障碍和/或无菌性坏死	出现持续性(>48 小时)器官功能障碍或感染性坏死	出现持续性(>48 小时)器官功能障碍和感染性坏死

注:RAC 分级示修订版 Atlanta 分级,依据改良 Marshall 评分进行器官功能障碍诊断;DBC 分级示基于决定因素的分级,依据序贯器官功能衰竭评分系统进行器官功能障碍诊断。

RAC 标准:①轻症急性胰腺炎(mild acute pancreatitis,MAP):占急性胰腺炎的80%~85%,不伴有器官功能障碍及局部或全身并发症,通常在1~2周内恢复,病死率极低;②中度重症急性胰腺炎(moderately severe acute pancreatitis,MSAP):伴有一过性(≤48 小时)的器官功能障碍和/或局部并发症,早期病死率低,如坏死组织合并感染,则病死率增高;③重症急性胰腺炎(severe acute pancreatitis,SAP):占急性胰腺炎的5%~10%,伴有持续(>48 小时)的器官功能障碍,病死率高。

急性胰腺炎可引起全身或局部并发症。全身并发症主要有全身炎症反应综合征、脓毒症、多器官功能障碍综合征、腹腔高压及腹腔间隔室综合征。局部并发症主要与胰腺和胰周液体积聚、急性坏死物积聚及后期(>4 周)的胰腺假性囊肿、包裹性坏死。其他并发症还包括消化道出血、腹腔出血、胆道梗阻、肠梗阻、肠瘘等。

胰腺炎目前主要采取综合治疗方法,根据病情的不同、病因的不同和分期的不同选择恰当的治疗方法。对于全科医生,急性胰腺炎诊断后的早期非手术治疗包括以下方面:①液体治疗:早期液体治疗可改善组织灌注,需在诊断急性胰腺炎后即刻进行。乳酸林格液、生理盐水等晶体液可作为液体治疗的首选。对持续存在低血压的急性胰腺炎患者,可在液体复苏过程中或之后给予去甲肾上腺素提升血压。②镇痛治疗:疼痛是急性胰腺炎的主要症状,缓解疼痛是临床重要的治疗目标。明显疼痛的急性胰腺炎患者应在24小时内接受镇痛治疗。阿片类药物和非甾体抗炎药等均曾用于急性胰腺炎的镇痛治疗,应根据病情合理选择镇痛药物与方式。③营养支持:禁食期间早期可采用完全肠外营养,待病情平稳,胃肠功能耐受的情况下,应尽早开展经口或肠内营养。④抑制胰腺分泌:目前有关蛋白酶抑制剂及胰酶抑制剂,如生长抑素及其类似物在急性胰腺炎中的治疗价值尚缺乏高质量的临床证据。⑤抗生素的应用:急性胰腺炎的治疗中,是否应预防性使用抗生素药物一直存在争议。因此,对于无感染证据的胰腺炎,不推荐预防性使用抗生素。⑥对于高脂血症性急性胰腺炎除上述治疗外,需要短时间降低甘油三酯水平,尽量降至 5.65mmol/L 以下。⑦对于需要器官功能支持、出现并发症或需要手术的急性胰腺炎要尽快转诊。

胰腺炎的自然病程难以预料,决定于病因。有研究者发现,21% 的首发急性胰腺炎患者会发展为复发性急性胰腺炎,其特征为具有 2 次或 2 次以上的急性胰腺炎发作史,且两次发病间隔至少 3 个月。病因治疗是预防急性胰腺炎反复发作的主要手段。胆囊切除术有助于预防胆源性胰腺炎反复发作;对高甘油三酯血症患者,通过低脂饮食和减重后血脂控制仍不佳者,需要口服降脂药物治疗;戒酒是酒精性急性胰腺炎的重要治疗方式,即便是入院后短期戒酒对预防酒精性急性胰腺炎反复发作亦有作用。

急性胰腺炎患者康复后需进行规律随访,MAP 患者随访至出院后 6 个月,MSAP 及 SAP 患者至少持续至出院后 18 个月。每 6 个月对胰腺功能进行评估,并注意是否出现远期并发症及病因(如胆结石、高甘油三酯血症)是否去除。

(王春艳)

第五节　肿　瘤

12章05节
扫码获取
数字内容

【学习要点】

1. 肿瘤的概念。
2. 肿瘤的危险因素。
3. 肿瘤的诊断与治疗。
4. 肿瘤三级预防的全科管理。

随着我国社会经济的发展,生活方式的改变,人口老龄化,人群疾病谱和死亡谱发生了显著变化。慢性非传染性疾病已经成为导致死亡的主要原因。其中,恶性肿瘤是主要死亡原因之一。我国恶性肿瘤负担日益加重,癌症防控形势严峻,制约社会经济发展。肿瘤性疾病的全科医学处理是全科医学的重要任务。全科医生是社区人群的全程负责式照顾者,在恶性肿瘤防治中具有独特的责任和优势。全科医生应充分了解恶性肿瘤诊治的基本知识,在恶性肿瘤三级预防中发挥重要作用。

一、肿瘤概述

(一)肿瘤的概念

肿瘤(tumor/neoplasm)是机体在内、外各种致瘤因素的长期协同作用下,局部组织细胞在基因水平上失去对其生长的正常调控,导致细胞异常增殖而形成的新生物。分为良性肿瘤、恶性肿瘤以及介于良性和恶性之间的交界性肿瘤。恶性肿瘤一旦形成,便不受机体控制而自主性生长,对邻近正常组织造成侵犯,并可经淋巴或血行途径转移至全身,直至引起患者死亡。

(二)中国恶性肿瘤的流行现状

恶性肿瘤是严重威胁中国人群健康的公共卫生问题之一。中国国家癌症中心《2022 年中国最新癌症报告》数据显示,2016 年全国新发恶性肿瘤病例数约为 406.4 万例,恶性肿瘤死亡例数约为 241.4 万例。肺癌、肝癌、上消化系统肿瘤及结直肠癌、女性乳腺癌等依然是我国主要的恶性肿瘤。肺癌位居男性发病第 1 位,乳腺癌为女性发病首位。恶性肿瘤负担呈持续上升态势,整体防控形势严峻,如何有效防控恶性肿瘤,已然成为当前临床医学的重要内容。

（三）肿瘤预防

肿瘤预防（cancer prevention）是以人群为对象,以降低肿瘤发病率和死亡率为目的的肿瘤学分支。肿瘤预防涵盖的范围很广泛,包括某种肿瘤有针对性的人群预防、全民范围的健康教育、某种肿瘤的人群筛查、肿瘤患者的康复和姑息治疗等。

WHO 将肿瘤预防划分为三级:一级预防主要针对肿瘤危险因素进行干预;二级预防着重于肿瘤的早期发现、早期诊断和早期治疗;三级预防主要是改善肿瘤患者的生活质量和预后等。恶性肿瘤的全科管理中,全科医生的主要任务是恶性肿瘤的三级预防。一级预防应加强健康教育,减少引起肿瘤的危险因素;二级预防应帮助社区居民早期发现肿瘤,早期接受规范的治疗;三级预防应帮助肿瘤患者防止复发及转移,治疗并发症,提高生活质量。

（四）肿瘤的诊断

全面的病史询问和体格检查可发现恶性肿瘤的早期征象,配合必要的辅助检查可确诊肿瘤。影像学对于肿瘤诊断和分期是最基本的检查,病理诊断是最关键的检查。

1. **病史询问**　包括年龄、病程、肿瘤相关的局部及全身症状、既往慢性病史、家族史或遗传史、癌前疾病及相关疾病史、个人的不良生活方式等。

2. **体格检查**　包括全身体格检查和局部检查,如局部发现肿块要注意部位、大小、形状、质地、活动度、表面是否光滑、边界是否清楚、与周围组织器官的关系、区域淋巴结受累情况等。

3. **辅助检查**　实验室检查包括血常规、尿常规、便常规、肝肾功能、粪便潜血试验、肿瘤标志物等。影像学检查包括超声检查、X 线检查如乳腺钼靶 X 线摄影、计算机断层扫描（CT）、磁共振成像（MRI）和放射性核素显象如 PET-CT 等。内镜检查有支气管镜、胃镜、肠镜、膀胱镜、宫腔镜等。肿瘤的准确诊断目前仍然主要依靠病理学诊断,是确诊肿瘤的"金标准"。淋巴结、脏器占位性病变、内镜下组织可进行病理学检查,结合免疫组化和分子病理等信息可准确诊断。

4. **确立临床诊断**　肿瘤的发生发展一般分为 5 个阶段:癌前病变、原位癌（0 期,细胞刚发生恶变,上皮层）、浸润癌（T:tumor,已向黏膜下浸润）、局部或区域淋巴结转移（N:lymph node）和远处播散（M:metastasis）。恶性肿瘤的临床诊断应包括肿瘤的原发部位（定位）、病理诊断（定性）、临床分期（定量）。临床分期通用 TNM 分期,即肿瘤的局部生长（T）、淋巴结转移（N）和远处转移（M）。T、N、M 的具体含义和规则见表 12-28。通过 T、N、M 的分级,可以精确地描述和记录疾病的解剖学侵及范围。

表 12-28　TNM 分期的原则

T	代表原发肿瘤本身的情况
T_x	无法评估原发肿瘤
T_0	未发现原发肿瘤的证据
T_{is}	原位癌
T_{1-4}	原发肿瘤大小和/或局部侵及范围(随数字增加而递增)
N	代表引流淋巴结的受侵情况
N_x	无法评估区域淋巴结情况
N_0	未出现区域淋巴结转移
N_{1-3}	区域淋巴结受累范围(随数字增加而递增)
M	代表远处转移情况
M_X	无法评估远处转移情况
M_0	未出现远处转移
M_1	发生远处转移

（五）肿瘤的治疗

肿瘤的治疗包括手术治疗、放射治疗、化学治疗、介入治疗、内分泌治疗、分子靶向治疗、免疫治疗、中药治疗等，需要由专科医生施行。单一治疗手段局限性较大，需要全方位、多学科的综合治疗。

肿瘤的综合治疗就是多学科医疗团队根据患者的具体情况、肿瘤的病理类型、侵犯范围和发展趋向，有计划、合理地应用现有的治疗手段进行综合治疗，以期较大幅度地提高治愈率。手术＋化疗和/或放疗是目前应用最为普遍的一种综合治疗方式。肿瘤局部侵犯超出可切除范围时，可先行放疗、化疗及内分泌治疗，使之变成可手术治疗。对于姑息和缓解疼痛者，可给予放疗、靶向治疗等。

二、肿瘤一级预防的全科管理

肿瘤一级预防即病因预防，针对消除致癌因素所采取的措施均属于一级预防。全科医生首先要掌握致癌的危险因素，对于个人、家庭及社区进行肿瘤相关危险因素评估，通过多种途径、多种方式，进行健康教育和健康促进活动，开展恶性肿瘤的一级预防。

（一）肿瘤的致癌危险因素

肿瘤是多因素参与和多阶段发展的疾病，其危险因素主要包括两方面：环境致癌因素和个体的内在因素。环境致癌因素包括化学致癌因素、物理致癌因素、生物致癌因素和生活方式危险因素。个体的内在因素主要是遗传和表遗传因素。各种环境致癌因素可独立或相互协同作用于机体，与内在因素相互作用，通过不同的复杂机制引起细胞遗传学改变并不断积累，最终导致肿瘤的发生。

1. 环境致癌因素

（1）化学致癌因素：包括所有能引发癌症的化学物质，如烷化剂类、多环芳羟类、芳香胺类、偶氮染料和亚硝基化合物等。

（2）物理致癌因素：包括电离辐射、紫外线辐射和某些矿物纤维如石棉等。电离辐射的暴露可来自天然或人为因素。人为性辐射暴露多为医源性，包括影像诊断、核医学和肿瘤放射治疗等。

（3）生物致癌因素：主要是致癌性病毒，也包括一些细菌及寄生虫。如乙型肝炎病毒（HBV）和丙型肝炎病毒（HCV）与肝细胞癌、EB病毒与鼻咽癌和Burkitt淋巴瘤、人乳头瘤病毒与宫颈癌的发生密切相关。幽门螺杆菌（Hp）感染与非贲门部胃癌的发生密切相关。

（4）生活方式危险因素：多种生活方式与肿瘤发生风险相关，包括吸烟、饮酒、不良饮食习惯、肥胖、体力活动不足等。例如饮酒与消化道肿瘤如口腔癌、食管癌等风险增加有关；高脂肪、高蛋白和低纤维素的饮食习惯是大肠癌、胃癌等的危险因素；肥胖和体力活动不足与乳腺癌、结直肠癌、子宫内膜癌及前列腺癌等风险增高有关。

2. 个体内在因素　虽然大多数肿瘤与环境致癌因素有关，但有同样暴露的一群人，仅有少数人患肿瘤，这种生物效应的差异与个体的遗传因素、免疫状态、营养状态等内在因素密切相关。

（二）肿瘤一级预防措施

1. 社区肿瘤预防　全科医生可通过收集社区资料，进行社区调查，确定引起肿瘤的社区致癌危险因素，如化学、物理、生物致癌因素、社区人群不良生活习惯等，做出社区诊断。然后制订可行的干预方案，合理配置社区内的人力、物力、财力、组织等资源，实施健康项目，减少致癌危险因素，并进行效果评价，提供连续性、可及性的医疗卫生服务，从而达到肿瘤一级预防目的。

2. 家庭肿瘤预防　家庭是实施肿瘤预防措施的良好场所。对于存在肿瘤遗传的家庭，给予家庭成员合理的肿瘤预防建议，及时发现家庭环境中的化学、物理、生物、生活方式等致癌因素，并予以干预。生活压力事件可引起心理应激，导致家庭功能不良，可能与家庭成员的恶性肿瘤的发生有关。所以全科医生要注意发现家庭的生活压力事件，帮助家庭成员及时克服负性生活事件。

3. 社区健康教育　全科医生针对发病和死亡排名在前的恶性肿瘤，根据居民的特点和对相关知识的需求，通过举办讲座、开展咨询、主办专栏、制作展板、印发宣传资料等方法，在社区居民中普及恶性肿瘤的一级预防知识,使社区居民建立防癌的健康意识,消除或减少引起肿瘤的危险因素,预防肿瘤的发生。

三、肿瘤二级预防的全科管理

肿瘤二级预防主要是肿瘤的早发现、早诊断和早治疗。WHO 估计约有 1/3 癌症可因早期诊治而根治。肿瘤二级预防中全科医生的主要任务是针对特定高风险人群筛检早期肿瘤病例。

(一)恶性肿瘤的早发现

全科医生是患者的首诊医生,具有早期发现肿瘤的责任和独特优势。全科医生应重视健康教育,使社区人群警惕肿瘤的早期信号。早期识别肿瘤高危人群,进行肿瘤筛查,及时发现恶性肿瘤。

1. 肿瘤的早期信号

(1)长期不明原因的发热和贫血。

(2)身体任何部位的非外伤性溃疡,特别是经久不愈的。

(3)不正常的出血或分泌物,如中年以上妇女出现阴道不规则流血或分泌物增多。

(4)进食时胸骨后闷胀、灼痛、异物感。

(5)久治不愈的干咳和痰中带血。

(6)长期消化不良、腹胀、进行性食欲减退而原因不明者。

(7)大便习惯改变或有便血。

(8)鼻塞、鼻出血者。

(9)黑痣突然增大或有破溃出血者。

(10)无痛性血尿。

全科医生遇有上述症状的患者时,应注意进一步筛查肿瘤。

2. 常见恶性肿瘤的筛查　　肿瘤筛查是在某种恶性肿瘤的易患人群中,通过快速、简便、有效的体格检查和辅助检查,发现未被识别的患者。我国目前发病率较高的肿瘤有胃癌、肝癌、肺癌、乳腺癌、结直肠癌等,这些肿瘤早期一般无特异性症状,通过肿瘤筛查,可早期发现、早期治疗,从而大幅提高治愈率,改善预后。肿瘤筛查时全科医生要对易患人群进行危险分层,识别出高危人群,行相关实验室和影像学等检查,筛查阳性者转送至相关临床专科进一步确诊。

(1)胃癌(gastric cancer,GC):我国胃癌筛查目标人群的定义为年龄≥40 岁,且符合下列任意一条者:①胃癌高发地区人群;②幽门螺杆菌(Hp)感染者;③既往患有慢性萎缩性胃炎、胃溃疡、胃息肉、手术后残胃、肥厚性胃炎、恶性贫血等胃的癌前疾病;④胃癌患者一级亲属;⑤存在胃癌其他风险因素(如摄入高盐、腌制饮食、吸烟、重度饮酒等)。

统计分析,在胃癌风险人群中,年龄、性别、Hp 抗体、血清胃蛋白酶原(pepsinogen,PG)、血清胃泌素 17(gastrin-17,G-17)是与胃癌发生最相关的 5 个因素。可根据胃癌筛查评分系统(表 12-29),将胃癌筛查目标人群分为 3 个等级:胃癌高危人群(17~23 分),胃癌发生风险极高;胃癌中危人群(12~16分),有一定胃癌发生风险;胃癌低危人群(0~11 分),胃癌发生风险一般。全科医生可建议胃癌发生风险高的患者转至上级医院行胃镜检查,从而提高早期胃癌诊断率。可针对相对低风险人群采取适宜的随访策略,节约医疗资源。

表 12-29　新型胃癌筛查评分系统

变量名称	分值	变量名称	分值
年龄/岁		G-17/(pmol·L^{-1})	
40~49	0	<1.50	0
50~59	5	1.50~5.70	3
60~69	6	>5.70	5
>69	10		

续表

变量名称	分值	变量名称	分值
性别		PGR	
女	0	≥3.89	0
男	4	<3.89	3
Hp 抗体			
阴性	0		
阳性	1		
总分	0~23		

注：G-17：血清胃泌素 17；Hp：幽门螺杆菌；PGR：胃蛋白酶原比值（PG Ⅰ 与 PG Ⅱ 比值）。

（2）肝细胞癌（hepatocellular carcinoma，HCC）：肝细胞癌的早期筛查分为常规筛查和加强筛查。常规筛查是根据 HCC 的危险分层，采用常规腹部超声及肿瘤标志物的筛查。肿瘤标志物包括血清甲胎蛋白（AFP）或联合 AFP 异质体 3（AFP-L3）、异常凝血酶原（DCP）等。加强筛查是根据 HCC 危险分层及常规筛查发现，采用肝脏多模式 MRI 和/或 CT 的筛查。

首先全科医生应针对易患人群进行 HCC 危险分层。

1）低危人群，年龄<30 岁，各种原因所致慢性肝病的早期及稳定期，无明显肝脏炎症和纤维化，包括慢性非活动性乙型肝炎表面抗原（HBsAg）携带者、乙型肝炎免疫控制期、单纯性脂肪肝、Gilbert 综合征、Dubin-Johnson 综合征、良性复发性肝内胆汁淤积等良性遗传代谢性肝病患者。

2）中危人群，年龄>30 岁的慢性乙型肝炎、慢性丙型肝炎、酒精性肝病、非酒精性脂肪性肝病、自身免疫性肝病或 Wilson 病等慢性肝病活动期的患者。

3）高危人群，具有下列任何 1 项：①各种原因所致的肝硬化，包括 HBV 感染、HCV 感染、药物性肝损伤、自身免疫性肝病、Wilson 病等疾病导致的肝硬化患者；②年龄≥30 岁的慢性乙型肝炎患者，有肝癌家族史或长期酗酒、吸烟、明确接触致癌毒物史、合并糖尿病或肥胖。

4）极高危人群，高危人群伴有下列 1 项或多项：①超声等影像学检查发现肝内疑似癌前病变（HCC 的癌前病变是指在慢性肝病背景下，因肝内组织结构和细胞形态的异型性，形成具有潜在恶变风险的异型增生结节）或非典型占位性病变；②血清 AFP≥20ng/ml，伴或不伴 DCP≥40mAU/ml 和 / 或 AFP-L3≥15%；③影像学或肝组织病理学证实的肝脏异型增生结节。

全科医生根据 HCC 危险分层及影像学检查结果给予进一步筛查建议：低、中危人群常规建议筛查采用腹部超声及血清 AFP，低危人群每年 1 次，中危人群每 6 个月 1 次；高危人群常规筛查每 3~6 个月 1 次，多模式 MRI 或 CT 加强筛查每 6~12 个月 1 次；极高危人群常规筛查每 1 个月 1 次，多模式 MRI 或 CT 加强筛查每 6 个月 1 次；腹部超声发现肝内≤1cm 结节，每 3 个月复查 1 次，结节增长>1cm 或伴 AFP>20ng/ml，应启动肝癌加强筛查流程，优选增强 MRI。如影像学检查难以确定结节性质，考虑诊断性肝穿刺活组织学检查。

（3）乳腺癌（breast carcinoma）：全科医生首先进行乳腺癌的危险分层。凡符合下列三项任意一项条件的女性为乳腺癌高风险人群，不符合为一般风险人群。

1）有遗传家族史，即具备以下任意一项者：①一级亲属有乳腺癌或卵巢癌史；②二级亲属 50 岁前，患乳腺癌 2 人及以上；③二级亲属 50 岁前，患卵巢癌 2 人及以上；④至少 1 位一级亲属携带已知 BRCA1/2 基因致病性遗传突变或自身携带 BRCA1/2 基因致病性遗传突变。

注：一级亲属指母亲、女儿以及姐妹；二级亲属指姑、姨、祖母和外祖母。

2）具备以下任意一项者：①月经初潮年龄≤12 岁；②绝经年龄≥55 岁；③有乳腺活检史或乳腺良性疾病手术史，或病理证实的乳腺（小叶或导管）不典型增生病史；④使用"雌孕激素联合"的激素替代治疗不少于半年；⑤45 岁后乳腺 X 线检查提示乳腺实质（或乳房密度）类型为不均匀致密型或致密型。

3）具备以下任意两项者：①无哺乳史或哺乳时间<4个月；②无活产史（含从未生育、流产、死胎）或初次活产年龄≥30岁；③仅使用"雌激素"的激素替代治疗不少于半年；④流产（含自然流产和人工流产）≥2次。

全科医生根据乳腺癌危险分层给予合理的筛查建议：对于一般风险人群，推荐从45岁开始进行乳腺癌筛查，每1~2年进行1次，单独使用乳腺超声或可考虑联合乳腺X线检查进行筛查；对于致密型乳腺的一般风险人群，推荐使用乳腺X线检查联合乳腺超声进行筛查，不推荐使用乳腺核磁筛查为常规筛查；对于高风险人群，推荐从40岁开始进行乳腺癌筛查，每年进行1次乳腺癌筛查，使用乳腺X线检查联合乳腺超声进行筛查；对于BRCA1/2基因突变携带者，可考虑使用乳腺核磁筛查，但不推荐作为筛查的首选方法。

（4）肺癌（lung cancer）：全科医生首先进行肺癌的危险分层。肺癌高风险人群应符合以下条件之一：①吸烟：吸烟包年数（每天吸烟的包数 × 吸烟年数）≥30包年，包括曾经吸烟包年数≥30包年，但戒烟不足15年；②被动吸烟：与吸烟者共同生活或同室工作≥20年；③患有慢性阻塞性肺疾病；④有职业暴露史（石棉、氡、铍、铬、镉、镍、硅、煤烟和煤烟尘）至少1年；⑤父母、子女及兄弟姐妹有确诊肺癌。

全科医生根据患者年龄及肺癌危险分层给予合理的筛查建议：建议在50~74岁的人群、肺癌高风险人群进行肺癌筛查。肺癌筛查方法包括影像学技术、肿瘤标志物、痰脱落细胞学检查、呼吸内镜技术等。目前，国内外指南共识推荐的常规肺癌筛查方法为胸部螺旋CT检查，不建议采用胸部X线检查进行肺癌筛查。胸部CT可显著提高肺癌的早期检出率、生存率，降低肺癌的病死率。推荐筛查周期每年1次，不推荐间隔时间>2年的筛查模式。年度筛查结果如果正常，建议每1~2年继续筛查。纤维支气管镜检查是重要的肺癌评估手段。对可疑气道病变，例如管腔闭塞、管腔狭窄、管壁不规则、管壁增厚；与支气管关系密切的肺门异常软组织影；可疑阻塞性炎症、肺不张及支气管黏液栓等，建议进行纤维支气管镜检查。

（5）结直肠癌（colorectal cancer，CRC）：结直肠癌筛查对象为40~74岁一般人群。推荐每5~10年行1次结肠镜检查。如被筛查对象拒绝直接结肠镜检查，可采用结直肠癌问卷风险评估（表12-30）和粪便潜血试验进行初筛，再对初筛阳性者（高危人群或粪便潜血阳性）行结肠镜检查。如筛查对象结肠镜检查依从性差，对于结直肠癌问卷风险评估和粪便潜血试验阳性者可进一步行多靶点粪便DNA检测，多靶点粪便DNA检测阳性者行结肠镜检查，可进一步限定高危人群，提高结肠镜下肿瘤检出率，减少不必要的结肠镜检查。

表12-30　结直肠癌筛查高危因素量化问卷

符合以下任何一项或以上者属于结直肠癌高危人群
（1）一级亲属具有结直肠癌病史
（2）本人具有癌病史（任何恶性肿瘤史）
（3）本人具有肠道腺瘤病史
（4）同时具有以下两项及两项以上者：
1）慢性便秘（近2年来便秘每年在2个月以上）
2）慢性腹泻（近2年来腹泻累计持续超过3个月，每次发作持续时间在1周以上）
3）黏液血便
4）不良生活事件史（发生在近20年内，并在事件发生后对调查对象造成较大精神创伤或痛苦）
5）慢性阑尾炎或阑尾切除史

（二）恶性肿瘤的早诊断

一旦筛查出可疑病例，全科医生应向患者介绍检查的结果及其含义，并给予安慰。同时根据检查结果，将患者及时转诊至专科，使恶性肿瘤得以早诊断或者是被排除。

当一个患者被怀疑患了恶性肿瘤时，患者及其家属必定会紧张和焦虑不安，全科医生应耐心、细致地向患者及家属说明目前的情况和进一步诊断的必要性,以及可能需要做的检查。转诊时全科医生应向专科医生介绍患者的病情及治疗经过,说明怀疑恶性肿瘤的依据等。

（三）恶性肿瘤的早治疗

一旦恶性肿瘤诊断确立,全科医生应与专科医生讨论治疗方案,并向患者及家属介绍拟采取的治疗方法与措施,争取患者及家属的同意与支持,同时给予患者及家属安慰。

在肿瘤的治疗中全科医生应辅助专科医生,为患者综合考虑,协助确立治疗方案。全科医生还应了解患者在肿瘤专科的治疗情况,在治疗期间或在家中进行治疗时,注意观察病情,及时发现并发症给予处理,严重时转到专科治疗。

四、肿瘤三级预防的全科管理

肿瘤三级预防也称康复预防,主要通过临床治疗,定期复查,监测新的病灶,同时对晚期患者进行止痛、康复、姑息治疗以减轻患者痛苦,提高生活质量和延长生命。即使肿瘤获得早期诊断,治疗成功,对恶性肿瘤患者来说其身心仍需进行康复治疗,还需防止复发和转移,此类医学照顾甚至需要陪伴终身。所以全科医生在肿瘤三级预防中发挥重要作用,重点服务内容在于姑息治疗、止痛、康复、心理干预、临终关怀等方面。

（一）肿瘤姑息治疗

姑息治疗（palliative care）又称为"缓和治疗"。广义的姑息治疗即支持治疗,狭义的姑息治疗主要是针对难以根治的晚期癌症患者。安宁疗护,又称为"临终关怀"或"宁养服务",则是针对生命终末期的癌症患者和居丧期家属及照顾者进行医疗服务。恶性肿瘤的晚期患者多居住在家,非常需要全科医生为患者及家属提供全面支持,帮助患者以较平静心境和较强毅力面对困难,积极生活直至死亡,帮助家属面对现实,承受打击,正确对待患者疾病过程和居丧期。具体方法如下:

1. 积极缓解癌症患者的躯体和心理症状　包括药物治疗和非药物治疗。药物治疗是缓解症状的基本方法,用于缓解疼痛、厌食、恶心呕吐、便秘、腹泻、失眠、抑郁、焦虑、谵妄、临终躁动、呼吸困难和临终呼吸道阻塞等症状。非药物治疗包括催眠、放松、暗示、语言和音乐等心理治疗方法,以及作业疗法、物理治疗和社会支持等其他治疗方法。心理和社会支持治疗也为家属和照顾者提供支持帮助。

2. 姑息性抗肿瘤治疗　包括姑息性的手术、放疗和抗肿瘤药物。对于无法耐受积极抗癌治疗的终末期患者,全科医生可与患者及家属一起讨论,权衡利弊,审慎考虑,根据个体化情况,选择恰当时机,建议患者于上级医院选择合适的姑息抗肿瘤治疗方法,减轻症状,改善生活质量。

（二）癌症疼痛治疗

癌症疼痛是指恶性肿瘤、肿瘤相关性病变及抗癌治疗所致的疼痛,通常为慢性疼痛。癌痛如果得不到缓解,患者将感到极度不适,并引起或加重患者的焦虑、抑郁、乏力、失眠和食欲减退等症状,严重影响患者日常活动、自理能力、交往能力及整体生活质量。

癌症疼痛治疗之前,全科医生要进行癌症疼痛评估,再根据疼痛程度采取综合治疗。根据患者的病情和身体状况,有效应用止痛治疗手段,持续、有效地消除疼痛,预防和控制药物的不良反应,降低疼痛及治疗带来的心理负担,以期最大限度地改善患者的生活质量。

治疗方法包括病因治疗、药物治疗和非药物治疗。

1. 病因治疗　针对引起癌痛的病因（癌症本身和并发症）进行治疗,如手术、放射治疗或化学治疗等。

2. 药物止痛治疗

（1）癌痛药物治疗总体原则:①口服给药:口服给药简单方便,为癌痛治疗的首选给药途径;②按阶梯给药:应根据患者的疼痛程度,有针对性地选用不同强度的镇痛药物;③按时用药:应以缓释阿片类药物作为基础维持用药,按规定时间间隔规律性给予止痛药;④个体化给药:是按照患者病情和癌痛缓解程度制定个体化用药方案;⑤注意具体细节:对使用止痛药的患者,要加强监护,密切观察其疼痛缓解程度和机体反应情况。

（2）按阶梯给药方法：WHO三阶梯止痛原则：①轻度癌痛选用非甾体抗炎药，如果存在使用非甾体消炎镇痛药物的禁忌证，也可考虑使用低剂量阿片类药物，并可合用辅助药物（镇静剂、抗惊厥类药物和抗抑郁类药物等）；②中度癌痛选用弱阿片类药物，也可使用低剂量强阿片类药物，并可联合应用非甾体消炎镇痛药物以及辅助药物；③重度癌痛选用强阿片类药物，并可合用非甾体抗炎药物及辅助药物。

3. 非药物止痛治疗　肿瘤非药物止痛治疗包括介入治疗、针灸和经皮穴位电刺激等物理治疗、认知-行为训练和社会心理支持治疗等。

（三）肿瘤康复治疗

肿瘤康复治疗包括营养疗法、运动疗法、生活能力与职业康复等。

1. 肿瘤营养疗法（cancer nutrition，CNT）　营养疗法是计划、实施、评价营养干预，以治疗肿瘤及其并发症，从而改善肿瘤预后的过程。肿瘤营养疗法贯穿于肿瘤治疗的全过程，尤其对于恶病质患者。恶病质如在早期发现，是可以干预的，而恶病质发展到晚期，则抗癌治疗及营养支持均很难有效果。

营养治疗的基本要求是满足肿瘤患者能量、液体、蛋白质及微量营养素需求。最高目标是调节代谢、控制肿瘤、提高生活质量、延长生存时间。

理想的肿瘤营养治疗应该实现4个目标要求：满足90%液体目标需求、70%~90%能量目标需求、100%蛋白质目标需求及100%微量营养素目标需求。低氮、低能量营养带来的能量赤字及负氮平衡，以及高能量营养带来的高代谢负担均不利于肿瘤患者。单纯能量达标而蛋白质未达标不能降低死亡率。能量摄入推荐量为卧床患者20~25kcal/（kg·d），活动患者25~30kcal/（kg·d）。蛋白质推荐范围为1.2~2.0g/（kg·d）。恶病质患者蛋白质的总摄入量应该达到1.8~2.0g/（kg·d）。

2. 运动疗法　应根据患者全身情况安排。体质较弱的卧床患者，可在床上做呼吸操、肢体躯干活动，以防止静脉血栓形成，坠积性肺炎等并发症。能下床活动的患者，应多安排户外运动，如散步、打太极拳、慢跑、做健身操等。应根据治疗后全身与局部情况和体力，循序渐进，逐渐加大强度和延长时间，逐步增强心肺功能，增强体力。

3. 生活能力与职业康复　对恢复较好的患者，全科医生帮助患者进行日常生活活动能力训练，提高生活自理能力。病情稳定、全身状况良好的患者，可行职业技能训练，以恢复原来的工作或更换其他合适的工作。

（四）恶性肿瘤患者的心理社会干预

全科医学强调以人为中心的健康照顾。我们应该更关注的是患肿瘤的人，而非这个个体发生的肿瘤。恶性肿瘤患者普遍存在因对疾病的恐惧带来的不安、对前途的忧虑而造成的抑郁等心理问题，这种心理问题的解决有赖于全科医生的帮助。

恶性肿瘤患者在诊断和治疗过程中，常常出现难以控制的焦虑不安、恐惧、怀疑、自卑、疑病等情绪，还可能会出现抑郁、自杀倾向、谵妄等严重的精神问题。全科医生要掌握肿瘤患者可能出现的心理问题及疾病。在治疗过程中，注意态度和蔼、亲切、学会倾听、观察，与患者建立良好的医患关系，始终坚持平等、尊重和信任的原则，充分调动和发挥患者的心理能动性，积极引导患者，解决各种心理问题及疾病。

恶性肿瘤是严重危害人民群众生命健康的常见病。尽管恶性肿瘤诊断和治疗的专科性很强，手术、化疗、放疗等皆需由专科医生施行，但是恶性肿瘤的预防、早期发现、帮助患者合理利用社会卫生资源、后续治疗、随访检查、姑息治疗、心理干预、营养疗法等全面医学照顾则是全科医生的责任。所以，良好的全科医学服务将是肿瘤患者的福音。

（王春艳）

第六节　精神障碍性疾病

【学习要点】

1. 选择性 5-羟色胺再摄取抑制剂、5-羟色胺和去甲肾上腺素再摄取抑制剂是广泛性焦虑障碍的一线用药。

2. 焦虑障碍的转诊指征及基层管理。

3. 抑郁障碍的一线药物是选择性 5-羟色胺再摄取抑制剂、5-羟色胺和去甲肾上腺素再摄取抑制剂、安非他酮、米氮平。

4. 对于重度抑郁的患者,全科医生应注意对其进行自杀的评估。

5. 精神分裂症全科基层管理的内容。

一、焦虑障碍

(一)定义

焦虑障碍(anxiety disorder)是一组以焦虑为突出临床相的精神障碍,广泛性焦虑障碍和惊恐发作是最为常见的两种类型。广泛性焦虑障碍是以过度、持续、难以控制的焦虑和担心为主要特征,造成严重的苦恼或功能受损,持续时间 6 个月以上,可伴随相关的躯体化症状。惊恐障碍是指在没有真实危险情况下突然出现强烈的恐惧感、濒死感和精神失控感,通常持续数分钟至 1 小时,常伴有严重的自主神经症状。

(二)流行病学与病因

焦虑障碍是患病率最高的一种精神障碍,根据 2013—2014 年中国精神卫生调查,焦虑障碍终身患病率为 7.6%;惊恐发作的终身患病率为 0.5%。遗传学流行病学显示,焦虑障碍具有家族聚集性,具有焦虑障碍的先证者的一级亲属和无先证者的一级亲属相比风险提高 4~6 倍。

神经化学研究提示 5-羟色胺、γ-氨基丁酸、去甲肾上腺素等神经递质可能在焦虑障碍中发生作用。对焦虑障碍的神经生物学研究主要着眼于恐惧反应涉及的神经网络,而海马齿状回腹侧区域主要参与焦虑调控,也有学者提出前额-边缘系统的功能缺陷是广泛焦虑的神经基础。心理学研究认为童年的创伤性经历、不安全的依恋关系是成年后发生焦虑障碍的重要易感因素。

(三)诊断标准

1. 广泛性焦虑的诊断标准　焦虑障碍的患者常合并躯体化症状,应综合患者的病史、体格检查、相关检验检查,首先排除器质性疾病。

DSM-5 中广泛性焦虑的诊断标准如下:

(1)对于许多事件或活动(例如工作或学校表现),表现出过分的焦虑和担忧(担忧的期望),至少持续 6 个月。

(2)患者感到难以控制这种担忧。

(3)在以下 6 种焦虑和担忧症状中至少存在 3 种,在过去 6 个月中的大部分时间出现(儿童只要求 1 项):①坐立不安或感到紧张;②容易疲倦;③注意力难以集中或头脑一片空白;④易激惹;⑤肌肉紧张;⑥睡眠障碍(入睡困难或易醒,或休息不充分,睡眠质量不满意)。

(4)这种焦虑、担忧或躯体症状引起临床上显著的痛苦烦恼,对患者的社交、职业或其他重要功能方面造成影响。

(5)这种障碍不能归因于物质滥用(如毒品或药物)或其他躯体疾病(如甲状腺功能亢进)的直接生理效应。

(6)这种障碍不能用其他精神障碍更好地解释。例如,焦虑和担忧不在于患有惊恐发作(如惊恐障碍);不在于在公共场合感到难堪(如社交恐惧症);不在于被污染(如强迫症);不在于与依恋对象的

NOTES

离别(如分离性焦虑障碍);不在于发生创伤性事件(创伤后应激障碍);不在于体重增加(如神经性厌食);不在于多种躯体诉述(如躯体化障碍);不在于患有严重的疾病。

广泛性焦虑障碍主要与正常焦虑反应、抑郁障碍、疑病症、适应障碍、强迫障碍等相鉴别。

2. 惊恐发作的诊断标准　惊恐发作是在没有真实危险的情况下突然涌现的强烈的恐惧感,在数分钟之内达到高峰,常伴有大难临头的危险感,可发生在平静状态或焦虑状态。在发作期间出现下列13项症状中的4项或以上:①心悸、心慌或心率加速;②出汗;③震颤或发抖;④气短或窒息感;⑤哽咽感;⑥胸痛或胸部不适;⑦恶心或腹部不适;⑧感到头昏、脚步不稳、头重脚轻或晕倒;⑨发冷或发热感;⑩感觉异常(麻木或针刺感);⑪现实解体(感觉不真实)或人格解体(感觉脱离了自己);⑫害怕失去控制或"发疯";⑬濒死感。

惊恐障碍主要和躯体症状障碍、疾病焦虑障碍、其他精神障碍、兴奋剂滥用、躯体疾病(如心肌梗死)等相鉴别。

(四) 早期识别

全科医生对于焦虑障碍的早期识别非常重要,临床上患者若出现以下情况,应警惕焦虑障碍的发生:

1. 过度担心　焦虑障碍的核心就是过度担心,这种担心是一种痛苦的、不愉快的、不舒适的想法,不能自发终止,和所担心的客观事件不相称。如果这种过度的担心持续时间过长,要警惕焦虑障碍的发生。

2. 躯体化障碍　患者的症状可表现为多种多样,包括胸闷、心悸、气短、呼吸困难、过度换气、口干、肌肉酸痛、周身乏力等症状,这些症状经临床检查均不能用器质性病变解释。

3. 睡眠障碍　睡眠障碍是焦虑的常见表现,典型表现为入睡困难、早醒、梦魇,伴或不伴食欲改变。

出现以上症状的患者,临床上要警惕有无焦虑障碍,可进一步筛查或建议到精神科就诊。

(五) 筛查工具

目前焦虑障碍的筛查工具包括广泛性焦虑障碍7条目量表(GAD-7)、医院焦虑抑郁量表(HADS)、Zung焦虑自评量表(SDS)、汉密尔顿焦虑量表等均可用于焦虑障碍的筛查和严重程度的评估。

(六) 治疗

1. 药物治疗　焦虑障碍和抑郁在治疗用药方面具有很大的重叠,多数抗抑郁药物也有一定的抗焦虑作用。焦虑患者对于抗抑郁药物更为敏感,因此要从小剂量开始,缓慢加量,首剂大约是用于抗抑郁治疗最小剂量的一半,如果剂量过高,可能会在开始用药时出现症状加重的情况。对焦虑障碍的患者进行维持治疗可降低复发的风险。维持治疗一般需要持续6个月到1年,甚至更长,治疗时间长短按患者具体情况决定。

(1) 广泛性焦虑障碍:选择性5-羟色胺选择性再摄取抑制剂(SSRI)和5-羟色胺-去甲肾上腺素再摄取抑制剂(SNRI)是广泛性焦虑障碍的一线用药,安全性较高,副作用较小。SNRI中的文拉法辛和度洛西汀被FDA批准拥有抗焦虑的适应证,临床上较为常用的还有氟西汀和西酞普兰。

苯二氮䓬类药物在广泛性焦虑障碍作用显著,且起效迅速,可在数分钟至数小时内减轻患者的情绪异常或躯体化症状。苯二氮䓬类药物的副作用包括药物依赖及戒断风险,可损害注意力,降低警觉水平,常伴有头昏、嗜睡、乏力、步态不稳等症状,具有剂量依赖性的顺行性遗忘,在饮酒的情况下使用还存在潜在的致死性。由于其副作用,作为单药治疗广泛性焦虑障碍时只能作为二线用药,在临床上通常作为辅助用药使用,以便在治疗的初始阶段迅速缓解焦虑症状。对于以头晕/眩晕、头痛、胸痛等症状为主诉的患者经评估合并焦虑障碍,在治疗原发病的基础上,可予以苯二氮䓬类药物辅助治疗。

三环类抗抑郁药(TCA)在抗焦虑方面同样有效,但由于TCA具有抗胆碱能、镇静、直立性低血压等副作用,只能作为二线用药。

其他治疗广泛性焦虑障碍的药物包括丁螺环酮、羟嗪、普瑞巴林、喹硫平。

（2）惊恐障碍：与治疗广泛性焦虑障碍相似，SSRI、SNRI、TCA 和苯二氮䓬类药物均对惊恐障碍有效。治疗惊恐障碍的一线药物是 SSRI 和 SNRI。氟西汀、帕罗西汀、舍曲林、文拉法辛均有 FDA 批准的适应证。苯二氮䓬类药物中的氯硝西泮、阿普唑仑被 FDA 批准用于惊恐障碍，由于氯硝西泮半衰期更长、给药次数少，所以临床上更多地使用氯硝西泮。苯二氮䓬类药物能快速缓解惊恐障碍的症状，当患者没有共病其他精神疾患时，可作为一线用药。老年人在使用苯二氮䓬类药物时要警惕跌倒和骨折的风险。

2. 心理治疗　除了药物治疗，心理治疗是用于治疗焦虑障碍的有效工具。通过想象或现场诱发焦虑或惊恐，然后进行放松训练，减轻焦虑和惊恐发作的躯体症状。常用的心理治疗包括认知-行为疗法、人际关系疗法、心理动力治疗、问题解决治疗和支持治疗。尽管全科医生很难提供专业的心理治疗，但熟悉一般心理治疗的概念和策略是非常重要的。经确诊的患者，经过评估后可选择药物治疗、心理治疗或药物心理联合治疗。

（七）转诊

对于全科医生，如果不具备精神科执业医师资质，在基层卫生服务机构工作时发现疑似焦虑障碍的患者，建议动员患者及时到精神科进行就诊。

（八）基层管理

对于已经在精神专科确诊的焦虑障碍患者，应对其使用药物的种类、剂量、频次进行了解，告知患者药物可能出现的副作用及注意事项，定期评估患者疾病的转归，督促患者维持治疗及定期至精神专科复诊。对于有药物依赖和戒断风险的患者，协助家属对患者进行管理。

（九）科研拓展

目前对焦虑障碍的研究热点主要包括基因学研究和脑影像学研究。全基因组研究显示，TMEM132D 与惊恐障碍高度相关，研究表明，焦虑相关的行为水平与小脑前扣带回皮质的 TMEM132D 基因表达呈正相关。有学者用功能磁共振研究焦虑障碍患者脑部功能区域的变化。

有研究显示，在社区检出符合焦虑障碍的患者，只有 6% 曾到医院就诊，其中超过半数患者去非精神科就诊，在非精神科就诊的患者，大多是未经过正规抗焦虑治疗。因此，如何提高民众对焦虑障碍的认识，如何提高社区医生对焦虑障碍的识别和重视，是未来全科医学要关注的问题。

二、抑郁障碍

（一）定义

抑郁障碍（depressive disorder）是一组以显著而持久与处境不相称的情绪低落、精力减退、活动减少及兴趣减退等为主要表现的精神障碍。

（二）流行病学、病因

抑郁障碍十分常见，可发生在任何年龄，其中青春期是高发期，但在老年人群中也非常常见。2019 年全国精神障碍流行病学调查显示，抑郁障碍的终身患病率为 6.9%，其中重度抑郁发病的终身患病率为 3.9%。

抑郁障碍的发生与遗传因素密切相关，有研究显示大约有 40%~50% 的危险因素与遗传相关，多数学者认为属于多基因遗传，合并来自环境的压力、躯体的因素等。神经生物化学研究发现，5-羟色胺（5-HT）、去甲肾上腺素（NE）和多巴胺（DA）等神经递质的失调和抑郁障碍相关。多数研究发现抑郁障碍的患者涉及下丘脑垂体轴和海马的功能失调，也有研究涉及心境、奖赏、睡眠、食欲、动机和认知的神经回路。

（三）诊断标准

抑郁障碍的分类包括破坏性心境失调障碍、重性抑郁障碍、恶劣心境、经前期烦躁障碍、药物所致的抑郁障碍、其他躯体疾病导致的抑郁障碍等。重性抑郁障碍指典型的抑郁症，在社区中最为常见。

DSM-5 的重性抑郁障碍诊断标准：

1. 在同样的两周内，出现 5 个或以上的下列症状，表现出与先前功能相比不同的变化，其中至少 1 项是心境抑郁或丧失兴趣或愉悦感。

（1）几乎每天大部分时间都心境抑郁，既可以是主观的报告（例如，感到悲伤、空虚、无望），也可以是他人的观察（例如，流泪）（注：儿童和青少年，可能表现为心境易激惹）。

（2）几乎每天或每天的大部分时间，对于所有或几乎所有活动的兴趣或乐趣都明显减少（既可以是主观体验，也可以是观察所见）。

（3）在未节食的情况下体重明显减轻或体重明显增加（例如，一个月内体重变化超过原体重的 5%），或几乎每天食欲都减退或增加（注：儿童则可表现为未达到应增体重）。

（4）几乎每天都失眠或睡眠过多。

（5）几乎每天都精神运动性激越或迟滞（由他人观察所见，而不仅仅是主观体验到的坐立不安或迟钝）。

（6）几乎每天都疲劳或精力不足。

（7）几乎每天都感到自己毫无价值，或过分地、不恰当地感到内疚（可以达到妄想的程度，并不仅仅是因为患病而自责或内疚）。

（8）几乎每天都存在思考或注意力集中的能力减退或犹豫不决（既可以是主观的体验，也可以是他人的观察）。

（9）反复出现死亡的想法（而不仅仅是恐惧死亡），反复出现没有特定计划的自杀意念，或有某种自杀企图，或有某种实施自杀的特定计划。

2. 这些症状引起有临床意义的痛苦，或导致社交、职业或其他重要功能方面的损害。

3. 这些症状不能归因于某种物质的生理效应或其他躯体疾病。

注：诊断标准 1~3 构成了重性抑郁发作。

对于重大丧失（例如，丧痛、经济破产、自然灾害的损失、严重的躯体疾病或伤残）的反应，可能包括诊断标准 1 所列出的症状：如强烈的悲伤、沉浸于丧失、失眠、食欲缺乏或体重减轻，这些症状可以类似于抑郁发作。尽管此类症状对于丧失来说是可以理解的或反应恰当的，但除了对于重大丧失的正常反应之外，也应该仔细考虑是否还有重性抑郁发作的可能。这个决定必须基于个人史和在丧失的背景下表达痛苦的文化常模来作出临床判断。

4. 这种重性抑郁发作的出现不能用分裂情感性障碍、精神分裂症、精神分裂症样障碍、妄想障碍或其他特定的或未特定的精神分裂症谱系及其他精神病性障碍来更好地解释。

5. 从无躁狂发作或轻躁狂发作。

注：若所有躁狂样或轻躁狂样发作都是由物质滥用所致的，或归因于其他躯体疾病的生理效应，则此排除条款不适用。

抑郁障碍主要和其他躯体疾病所致的抑郁发作、药物所致的抑郁发作、双相情感障碍（抑郁发作）相鉴别。

（四）早期识别

早期识别抑郁障碍非常重要。首先要分清正常抑郁反应和抑郁障碍的区别，正常抑郁反应经常事出有因，程度较轻，持续时间较短，一般不超过 2 周，而抑郁障碍通常事出无因，程度重，明显影响工作、学习、生活，严重的出现自杀的行为，且持续时间长，达数月或半年以上，且反复发作，常伴睡眠障碍、食欲减退或增加、体重明显减轻或增加。

抑郁障碍通常是一个由轻到重的过程，识别轻度抑郁也非常重要。轻度抑郁症的患者常有"内苦外乐"的症状，存在无法克服的精力、体力的下降，伴顽固性失眠、头昏脑涨、四肢乏力、心悸胸闷等症状，多次就医检查却"未发现异常"。部分患者还伴有头痛、胸痛、胃肠功能紊乱等症状，经专科治疗效果欠佳时，要注意评估患者是否合并焦虑、抑郁等精神心理疾病。

（五）抑郁障碍的筛查工具

抑郁筛查量表并不能诊断抑郁障碍,但能提供一段时间内症状严重程度的关键信息。对于疑似抑郁情绪的患者应做全面的精神检查和必要的量表测查,同时需进行详细的体格检查及相关辅助检查,排除物质滥用、甲状腺功能减退等可能影响筛查结果的混杂因素。

常见的抑郁筛查工具包括抑郁筛查量表(PHQ-9)、抑郁症状快速自评量表(QIDS-SR)、汉密尔顿抑郁量表(HAMD)、Zung 氏抑郁自评量表、蒙哥马利抑郁量表等。

（六）自杀的筛查和评估

自杀意念和自杀行为是抑郁障碍最严重的症状,自杀是抑郁障碍患者死亡的最主要原因,目前没有明确的自杀评估工具,常见的危险因素包括:①家族中有过自杀的成员;②有强烈的绝望、自责、自罪感;③既往有过自杀企图或计划;④存在引起不良心理的事件,比如失业、亲人亡故;⑤存在躯体疾病并因此造成困扰;⑥药物或酒精的使用(会提高冲动水平);⑦缺乏家庭成员的支持,如未婚、独居者。

值得注意的是,2004 年,FDA 给所有的抗抑郁药都加上了黑框警示,提示在 25 岁以下人群中使用抗抑郁药物会增加自杀的风险。因此,在年龄未满 25 岁的人群中使用抗抑郁药需要非常谨慎,严密监测心境障碍的加重和自杀观念,尤其是在刚开始使用药物的前几天或几周内。对于大多数抑郁障碍的患者而言,抗抑郁药物的收益大于风险。

（七）治疗

抑郁障碍的治疗目标是临床治愈、改善功能损害、提高生活质量。目前抑郁障碍倡导全程评估,包括监测心境的变化、特定抑郁症状的改善情况及药物副作用的监测。

1. 药物治疗　抑郁障碍治疗以药物为主,临床上一般不推荐在治疗初始时使用 2 种以上抗抑郁药,只有在治疗无效或部分有效时才考虑联合用药。当抗抑郁药需要联合使用时,一般选择两种不同类型的药物,或者选择抗抑郁药物联合增效剂。

首次治疗一般选用 5-羟色胺选择性重摄取抑制剂(SSRI)、5-羟色胺-去甲肾上腺素再摄取抑制剂(SNRI)或安非他酮、米氮平。在抑郁障碍的治疗中,SSRI 是较为安全有效的,其副作用包括性功能障碍、胃肠道副作用。SNRI(如文拉法辛、度洛西汀)对抑郁合并躯体化症状的疗效较好,其副作用和 SSRI 相似,但由于去甲肾上腺素作用增强,还包括口干、多汗、剂量相关的血压升高等副作用。

米氮平具有镇静效果,能增加食欲,尤其适用于抑郁合并失眠、食欲减退、体重下降的患者。常见的副作用是体重增加、白天嗜睡。

三环类抗抑郁药(TCA)对焦虑、抑郁均有效,尤其对于重症抑郁的患者,其作用要强于 SSRI,但其副作用相对新型抗抑郁药更为明显。除了抗胆碱能和镇静作用,TCA 具有影响心脏传导方面的副作用,对于有传导阻滞的患者或老年患者要慎用。此外,TCA 还可能引起心动过速和直立性低血压。TCA 最大的副作用是过量致死,因此对于有自杀高风险的患者,要慎用 TCA。

抑郁症为高复发疾病,目前倡导全程治疗、全程评估、全程监测。主要监测心境变化、抑郁症状的改善情况、药物副作用等等。首次抑郁发作推荐治疗疗程为 6~8 个月,有 2 次以上复发建议维持治疗 2~3 年,多次复发主张长期维持治疗。经专科医生评估后,需要终止治疗的患者应在医生指导下缓慢减量,并监测有无复发症状或撤药综合征。在药物减量过程中(包括患者依从性不佳导致的被动减量),如果出现恶心、呕吐、头晕、头痛或者是抑郁症状较前加重等情况,应考虑是否存在撤药综合征。口服 SNRI、单胺氧化酶抑制剂、安非他酮、TCA 等抗抑郁药物的患者还要警惕血清素(羟色胺)综合征,主要表现为烦躁不安、寒战、头痛、瞳孔放大、肌肉痉挛、腹泻、呕吐等,严重时可出现心律失常、高血压、发热、幻觉、癫痫样发作、意识不清等症状。

2. 其他治疗　抑郁障碍心理治疗的目标是减轻或缓解症状,目前最常用的心理治疗方法是认知行为疗法(CBT),能改善对药物治疗仅有部分反应患者的症状,可降低抑郁障碍的复发率。心理治疗和药物联合治疗是目前治疗抑郁障碍较为推崇的方法。改良电休克治疗(MECT)主要针对有严重自杀倾向和行为及伴有严重幻想症状、严重激越、呆滞拒食及抗抑郁药物治疗无效的患者。电休克治疗可让患者病情得到迅速缓解,有效率 70%~90%。重复经颅磁刺激(rTMS)可改善执行功能、记忆力、注意力等抑郁障碍的认知症状。

(八) 转诊

对于全科医生,若工作中发现疑似抑郁障碍的患者,建议及时到精神科进行就诊。对于有自杀意念或计划的患者,要第一时间和患者家人或监护人联系,及时转介精神科医生进行救治。

(九) 基层管理

抑郁障碍具有高发病、高复发、高致残的特点,但在临床上总体的识别率低,常被漏诊或未接受正规治疗。大多数抑郁状态并未引起患者、家属及医生的重视,由抑郁障碍引发的自杀自伤和药物、酒精依赖问题干预率低。因此,社区医生要提高对抑郁障碍的识别率,帮助患者及时接受规范的治疗,改善其预后,减少直接及间接的经济损失。

重度抑郁和焦虑障碍经常同时发生,焦虑障碍越严重,继发抑郁的可能性越大。因此焦虑患者出现抑郁状态时更应积极筛查。此外,全科医生在社区卫生工作中要加强对躯体疾病合并焦虑抑郁障碍患者的管理。目前已有研究证实有肿瘤、糖尿病、脑卒中、心肌梗死、HIV、帕金森病等躯体疾病的患者,其焦虑抑郁障碍的发病率比普通人群更高。

对于已经启动抗抑郁治疗的患者,在治疗期间要随时评估,包括症状的变化、治疗的反应、药物的副作用、依从性、自伤他伤的危险度、合并的精神疾患、合并的慢性病等。对于有自杀倾向的患者,要确保患者得以有效的治疗和监护。

(十) 科研拓展

目前对于抑郁障碍的热点研究包括新型药物的研究、临床实践模式的探讨。

在社区医疗工作中,将非专科医生加入精神疾病的群防群治工作中,加强精神科医生与全科医生的交流,有效提高精神疾病社区防治的专业水平,进一步提高抑郁患者的检出率、监护率,最大程度减少自杀或其他不良事件是目前全科医生关注的热点。未来,全科医生或将承担社区抑郁等常见精神疾病的管理任务。

三、精神分裂症

(一) 定义

精神分裂症(schizophrenia)是一组病因不明的严重精神疾病,具有知觉、思维、情感和行为等多方面障碍,以精神活动不协调或脱离现实为特征。

(二) 流行病学、病因

WHO 估计全球精神分裂症的发病率为 3.8‰~8.4‰,我国精神分裂症的发病率大约为 5.0‰,城市高于农村。精神分裂症多于青春期或成年早期起病,超过一半的患者在 25 岁以前起病,男女发病率大致相同。

最新的研究认为,精神分裂症是一种脑功能失调的神经发育性障碍,复杂的遗传因素、生物及环境因素的相互作用导致了精神分裂症的发生。全基因组遗传连锁分析表明,精神分裂症可能有多个微效或中效基因共同作用,并在很大程度上受环境因素影响。

(三) 诊断标准

精神分裂症的诊断可参照 DSM-5 或 ICD-10 的诊断标准,任何精神分裂症诊断都必须排除可导致类似症状的大脑疾病或心境障碍。精神分裂症要和重性抑郁、双相障碍伴精神病症状、脑器质性或躯体疾病所致精神障碍、药物所致的精神障碍、偏执性精神障碍等进行鉴别。

(四) 早期识别及筛查

大部分患者在发展为典型的精神分裂症之前有一个前驱期,在这个阶段,患者虽然没有明显的精神病症状,但已经出现性格、情绪、行为、社会功能的改变,甚至出现感知、思维、认知、意志活动的异常。如果在这个阶段可以早期识别和干预,就能有效地缩短精神分裂症的未治期,改善疗效及预后。

前驱期的临床表现包括:睡眠障碍、性格的改变、怪异的想法和行为、异常语言表达、情绪的变化、敏感多疑、类神经症症状(比如头部不适、注意力不集中、工作能力下降等)、强迫症状等。

除了提高对精神分裂症的早期识别,基层医疗卫生机构医务人员应每季度根据精神行为异常识别清单对辖区常住人口中重点人群开展疑似严重精神障碍患者筛查。精神行为异常识别清单包括:①曾在精神科住院治疗;②因精神异常而被家人关锁;③无故冲动,伤人、毁物,或无故离家出走;④行为举止古怪,在公共场合蓬头垢面或赤身露体;⑤经常无故自语自笑,或说一些不合常理的话;⑥变得疑心大,认为周围人都针对他或者迫害他;⑦变得过分兴奋话多(说个不停)、活动多、爱惹事、到处乱跑等;⑧变得冷漠、孤僻、懒散,无法正常学习、工作和生活;⑨有过自杀行为或企图。

对于符合上述清单中一项或以上症状的,应当进一步了解该人的姓名、住址等信息,填写精神行为异常线索调查复核登记表,将发现的疑似患者报县级精神卫生防治医疗机构,并建议其至精神卫生医疗机构进行诊断。

(五)治疗

精神分裂症的治疗分期包括急性期、稳定期和康复期。对于首发的患者要早发现、早治疗,采用积极的药物治疗控制症状。根据《中华人民共和国精神卫生法》,医师接诊疑似精神障碍患者,其发生伤害自身、危害他人安全的行为,或者有伤害自身、危害他人安全的危险的,医师应通知其近亲属、所在单位、当地公安机关,后者应当立即采取措施制止,并将其送往医疗机构进行精神障碍诊断。对于稳定期的患者予以原有效药物、有效剂量维持至少 6 个月,可在门诊或社区进行治疗。对于康复期的患者应根据个体和用药情况,转诊至精神科,由专科医师确定是否可以逐步缓慢减量或维持治疗。

1. 药物治疗 治疗精神分裂症的一线药物,包括利培酮、奥氮平、喹硫平、齐拉西酮和阿立哌唑等。这类药物临床作用谱广,引发锥体外系反应(EPS)较小。根据我国的实际用药情况调查,传统的一代抗精神病药物氯丙嗪、奋乃静、氟哌啶醇和舒必利在部分地区也作为一线药物使用。

对于抗精神病用药过程,全科医师应严密监测药物的不良反应,主要包括:锥体外系反应,包括急性肌张力障碍、静坐不能、震颤、肌强直和迟发运动障碍等;抗胆碱能作用包括口干、视物模糊、排尿困难、便秘等;心血管系统副作用,包括直立性低血压、心动过速、心动过缓、Q-T 间期延长、房室传导阻滞等;内分泌紊乱,包括催乳素水平升高、性功能异常、月经紊乱等。还应注意嗜睡、困倦、体重增加、代谢综合征、胃肠道反应等副作用。

2. 其他治疗 药物治疗是精神分裂症的主要治疗方法,有效的心理治疗可以提高患者对药物治疗的依从性,降低复发率和再住院率,减少精神症状带来的痛苦,改善患者的社会功能和生活质量。改良电休克治疗适用于重度抑郁、自伤、自杀、拒食、木僵、极度兴奋躁动以及药物无效或对治疗药物不耐受者。

(六)转诊

患者首次出现一过性精神病性症状、轻微精神症状,应立即建议患者至精神科就诊。若就诊后精神病诊断暂不明确,应严密监测患者的精神状况。

对于已经确诊精神分裂症的患者,全科医生应对社区精神分裂患者进行随诊及管理,对于出现药物副作用或病情复发,出现"预警症状"的患者,应告知家属,并及时转至精神卫生医疗机构就诊。

(七)基层管理

根据《严重精神障碍管理治疗工作规范 2018》,基层医疗卫生机构的主要职责:承担《国家基本公共卫生服务规范》中严重精神障碍患者管理服务内容,包括登记严重精神障碍患者信息并建立居民健康档案,对患者进行随访管理、分类干预、健康体检等;配合政法、公安部门开展严重精神障碍疑似患者筛查,将筛查结果报告县级精防机构;接受精神卫生医疗机构技术指导,及时转诊病情不稳定患者;在上级精防机构的指导下开展辖区患者应急处置,协助精神卫生医疗机构开展应急医疗处置;组织开展辖区精神卫生健康教育、政策宣传活动;优先为严重精神障碍患者开展家庭医师签约服务。

NOTES

近年来,为增强我国健康体系建设,卫生健康委员会将精神疾病的防治工作重点转移至社区和基层。全科医生作为社区精神健康的"守门人",往往是精神疾病患者的第一接诊者,在早发现、早治疗、减少危害等环节上肩负着非常重要的社会和医学责任,应不断提高全科医生的精神卫生知识,增强对精神症状的鉴别能力。为了更有效地管理精神分裂的患者,应做到以下几点:

1. 指导患者家属妥善管理药物,督促患者按时按量服药,密切观察病情,及时发现病情复发的"预警症状"。

2. 帮助患者提高自理能力,建立合理的生活方式。

3. 及时处理患者的特殊情况,充分了解危险行为的原因,对患者的体验表示最大的理解,对可能攻击他人的对象采取必要的回避和保护措施。

4. 普及卫生知识,增强大众对精神疾病的认识,消除偏见和歧视。

对于已接受社区管理的精神疾病患者,若发生应急事件,应及时报告上级精神卫生医疗机构;对于尚未接受社区管理的患者或疑似患者,可由家人直接送至就近的卫生医疗机构或拨打"110"向当地公安机关报警。

（八）科研拓展

对精神分裂症的病因及新药的开发是科学研究的热点。迄今为止,针对精神分裂症开展的全基因组分析发现 100 多个可能与精神分裂症相关的遗传区域。

对于基层卫生机构,如何提高全科医生精神卫生疾病诊治水平,加强对精神疾病患者社区管理,推动精神疾病的医院-社区一体化队伍建设是目前探讨的热点。

（吴　京）

思考题:

1. 社区高血压的筛查应包括哪些项目?

2. 全科医生如何指导高血压患者的自我监测和管理?

3. 全科医生如何进行冠心病患者的社区慢性病管理?

4. 疑似冠心病的胸痛患者的处理原则和流程?

5. 在社区应该对哪些人群进行缺血性卒中的筛查?

6. 全科医生如何指导缺血性卒中患者进行二级预防?

7. 在社区应该对哪些人群进行出血性卒中的筛查?

8. 全科医生如何指导出血性卒中患者进行二级预防?

9. 在社区应该对哪些人群进行慢性阻塞性肺疾病的筛查?

10. 全科医生如何指导稳定期慢性阻塞性肺疾病患者的自我管理和院外治疗?

11. 全科医师应如何指导支气管哮喘患者的自我管理和院外治疗?

12. 全科医师如何确保支气管哮喘患者吸入剂的规范使用?

13. 首次接诊糖尿病患者,我们询问病史时要注意哪些方面?

14. 哪些糖尿病患者需及时转诊到上级医院接受治疗?

15. 糖尿病患者的综合治疗手段包括哪些? 综合控制目标有哪些以及它们各自的具体数值是多少?

16. HUA 的控制目标是什么? 如何对 HUA 患者进行健康宣教?

17. 社区 HUA 和痛风的药物治疗常常不规范,特别是糖皮质激素滥用,如何在社区健康管理中强调药物规范使用?

18. 甲状腺疾病的高危人群有哪些？
19. 甲减患者需要终身服用 L-T4，如何提高患者的依从性？
20. 功能性胃肠病的概念。
21. 简述抗幽门螺杆菌的治疗方案。
22. 代谢相关脂肪性肝病的诊断标准。
23. 胆囊结石的危险因素。
24. 急性胰腺炎的治疗原则。
25. 恶性肿瘤的危险因素有哪些，全科医生怎么预防这些危险因素？
26. 全科医生如何早期发现恶性肿瘤患者？
27. 晚期恶性肿瘤治疗中全科医生的任务有哪些？
28. 焦虑障碍的诊断标准是什么？如何早期识别？
29. 焦虑障碍的药物治疗包括哪几类？相关副作用是什么？
30. 如何提高人们对焦虑障碍的认识和关注？
31. 抑郁症的常见药物有哪些？要注意哪些副作用？
32. 如何筛查及评估有自杀倾向的抑郁障碍患者？
33. 抗精神病药物的副作用主要包括哪些？
34. 全科医生在社区对精神疾病患者的管理应注意哪些方面的内容？

第十三章
全科常见急性损伤及中毒的处理

第一节　全科常见急性损伤的处理

【学习要点】

1. 伸直型桡骨远端骨折诊断要点及急救处理。
2. 脊柱骨折急救处理注意点。
3. 颞下颌关节脱位、桡骨头半脱位的诊断及手法复位方法。
4. 切割伤、蛇咬伤、蜂蜇伤、烧伤、冻伤、电击伤转诊前的急救处理。
5. 犬咬伤急救处理。

全科医生的工作场所主要为基层医疗机构,急性损伤,如骨折、关节脱位、切割伤、动物咬伤、虫蜇伤、烧烫伤、冻伤及电击伤等较为常见,全科医生及时准确的处理对病情控制至关重要。

一、急性损伤的一般处理原则

(一)首先评估患者意识、脉搏、呼吸、血压、血氧等生命指征,尤其对于可能影响全身脏器功能的急性损伤,如严重骨折、狂犬咬伤、重度蜂蜇伤、深Ⅱ度以上烧伤、全身性冻伤、电击伤等。出现心跳呼吸骤停者立刻进行现场心肺复苏。

(二)评估损伤严重程度,依据损伤严重程度需采取必要的急救措施,必要时尽早转诊上级医院。

(三)初步给予急救处理后,需动态评估救治效果,结合实际情况完善救治措施。

二、全科常见损伤的认证与处理

(一)常见骨折的认证及处理

1. 桡骨远端骨折(distal fracture of radius)　桡骨远端骨折是指距桡骨远端关节面 3cm 以内的骨折。这个部位是松质骨与密质骨的交界处,为解剖薄弱处,一旦遭受外力,容易骨折。根据受伤机制不同,可发生伸直型骨折(Colles 骨折)、屈曲型骨折(Smith 骨折)、关节面骨折伴腕关节脱位(Barton 骨折),以第一种最为常见。

(1)诊断要点:Colles 骨折多为腕关节处于背伸位、手掌着地、前臂旋前时受伤。伤后局部疼痛、肿胀、可出现典型畸形姿势,即侧面看呈"银叉"畸形,正面看呈"刺刀样"畸形,局部压痛明显,腕关节活动障碍(图 13-1)。X 线片可见骨折远端向桡、背侧移位,近端向掌侧移位,因此表现出典型的畸形体征(图 13-2)。可同时伴有下尺桡关节脱位及尺骨茎突骨折。Smith 骨折常由跌倒时,腕关节屈曲、背着地受伤引起。腕部下垂,局部肿胀,腕背侧皮下瘀斑,腕部活动受限。检查

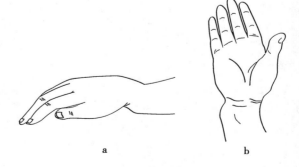

图 13-1　Colles 骨折畸形
a."银叉"畸形;b."刺刀样"畸形。

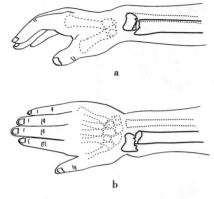

图 13-2　Colles 骨折的典型移位
a. 侧面观；b. 正面观。

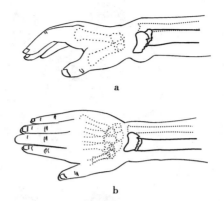

图 13-3　Smith 骨折的典型移位
a. 侧面观；b. 正面观。

局部有明显压痛（图 13-3），X 线片可见骨折近端向背侧移位，骨折远端向掌侧、桡侧移位。可合并下尺桡关节损伤、尺骨茎突骨折和三角纤维软骨损伤。与伸直型骨折移位方向相反，也称为反 Colles 骨折。Barton 骨折是 Colles 骨折的变异，为桡骨下端骨折涉及桡骨关节面，同时有桡腕关节脱位。

（2）急救处理：Colles 骨折以手法复位并外固定治疗为主，部分需要手术治疗。手法复位外固定：仰卧位，肩外展 90°，协助者手握住拇指，另一手握住其余手指，沿前臂纵轴，向远端牵引，另一助手握住肘上方作反牵引。经充分牵引后，术者双手握腕部，拇指压住骨折远端向远侧推挤，2~5 指顶住骨折近端，加大屈腕角度，纠正成角，然后向尺侧挤压，缓放松牵引，在屈腕、尺偏位检查骨折对位对线情况及稳定情况。使用石膏将复位满意的前臂固定，2 周水肿消退后，可在腕关节中立位更换石膏托或前臂管型石膏固定 4~6 周。Smith 骨折复位手法与 Colles 骨折相反，复位后前臂旋后、腕稍背屈位采用石膏固定 4~6 周。

（3）转诊指征：①Colles 骨折、Smith 骨折复位失败，或复位成功外固定不能维持；②严重粉碎性骨折移位明显或桡骨下端关节面破坏；③Barton 骨折需行切开复位内固定术等。

2. 股骨颈骨折（femoral neck fracture）　好发于老年人，随着社会老龄化，发病率明显增高。

（1）诊断要点：伤后髋部疼痛，腹股沟韧带中点下方压痛，大粗隆有叩击痛，可出现患肢缩短及外旋畸形。X 线正侧位片能明确诊断。要注意不完全骨折或外展嵌入型骨折的患者，临床症状、体征不明显，且可行走，这类患者极易漏诊；对临床怀疑，而 X 线片早期不能确诊的患者，应行 CT 检查或 1~2 周复查 X 线片。

（2）急救处理：立即让患者平躺，双下肢垂直放置，在大腿根部之间放一靠垫，保持患侧下肢外展足中立位，在搬运患者的同时注意沿纵轴反向牵拉患肢，能够有效地稳定骨折断端，同时减少局部的疼痛症状，转上级医院进一步治疗。无明显移位的老年人股骨颈骨折多倾向于局麻下中空螺钉内固定，或人工髋关节假体置换；年轻人股骨颈骨折多采取切开复位内固定治疗。

3. 脊柱骨折（fractures of the spine）　是临床骨科常见的损伤之一，多数由间接暴力造成，常见的原因为车祸、高处坠落及重物打击。发生部位以胸腰椎骨折最常见。

（1）诊断要点：常有明确受伤史，伤后脊柱局部疼痛、活动受限、畸形，有明显的压痛及叩痛，可合并有脊髓神经损伤的症状和体征，X 线片可初步诊断。

（2）急救处理：急救搬运方式至关重要。采用担架、木板或门板运送。先使患者双下肢伸直，担架放在患者一侧，搬运人员用手将患者平托至担架上，或采用滚动法，患者保持平直状态，成一整体滚动至担架上（图 13-4）。无论采用何种搬运方法，都应该注意保持患者颈部的稳定性，以免加重颈部损伤。①颈椎骨折治疗：对于单纯椎体轻度压缩骨折，采用枕颌吊带牵引 3 周，然后用头颈胸石膏固定 3 个月；单纯棘突或横突骨折可直接用支具固定，维持稳定；②胸腰椎骨折治疗：对于单纯压缩较轻

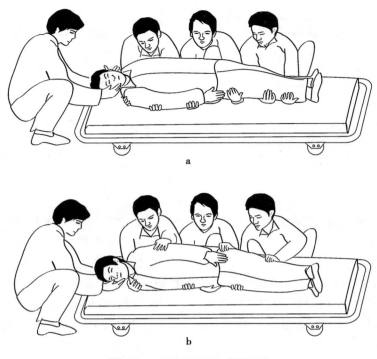

图 13-4　脊柱骨折正确搬运法
a. 平托法；b. 滚动法。

的骨折，可卧硬板床休息，局部封闭止痛，积极锻炼腰背肌，4~6 周可起床；对压缩较重者，若后柱（椎弓根、小关节、棘间韧带、棘突和棘上韧带）保持完整，可采用后伸复位法复位。

（3）转诊指征：脊柱骨折保守治疗效果差或其他合并脊髓或神经损伤、关节脱位、粉碎性骨折、韧带撕裂等均转诊上级医院。

4. 肋骨骨折（rib fracture）　肋骨骨折是胸部创伤时最常见的并发症。根据肋骨骨折的数目、程度及病理生理的改变，临床上分为单纯性（单根单处或多处）肋骨骨折和多根多处肋骨骨折。

（1）诊断要点：①胸痛：骨折局部疼痛，尤其在深呼吸、咳嗽或体位变动时加重；②软组织挫伤或瘀斑：骨折处有明显的局限性压痛点，前后挤压胸廓时局部疼痛加剧，且多与压痛点一致，局部可触及异常活动和骨擦感；③胸壁反常呼吸运动：多根多处肋骨骨折时，因折断肋骨的前后端失去支持，破坏了胸廓的完整性，使局部大块胸壁软化，产生浮动胸壁（连枷胸），导致该处胸壁在吸气时内陷而呼气时外突的反常呼吸运动，患者表现为严重的呼吸困难。X 线片可辅助诊断。

（2）急救处理：①对于闭合性单处肋骨骨折，因骨折断端有上、下完整的肋骨和肋间肌支撑而较少错位，多能自行愈合。对单根或 2~3 根肋骨单处骨折尤其是位于背侧者，一般以胶布条固定胸廓，同时服用镇痛、镇静药物，并鼓励患者咳嗽、排痰，以减少呼吸系统的并发症。②对于闭合性多根多处肋骨骨折（连枷胸），若胸壁软化范围较小，除止痛外，尚需局部压迫包扎。因反常呼吸运动，呼吸道分泌物增多或血痰阻塞气道，应给予化痰、排痰治疗。

（3）转诊指征：闭合性多根多处肋骨骨折保守治疗伴有咳嗽无力不能有效排痰或呼吸衰竭者、开放性肋骨骨折转诊上级医院。

（二）全科常见关节脱位的认证及处理

1. 颞下颌关节脱位（dislocation of temporomandibular joint）　颞下颌关节脱位是指髁突脱出关节窝以外，超越了关节运动的正常限度，且不能自行复回原位。根据脱位的性质分为急性前脱位、复发性和陈旧性脱位，以前两者脱位较常见。

（1）诊断要点：①急性前脱位：常见于打呵欠、唱歌、大笑、大张口进食、长时间大张口治牙等。关节区与咀嚼肌疼痛,复位时疼痛加重。患者表现为闭口困难,颏部中线偏斜、下前切牙中线偏向健侧。检查可见张口状态,下颌运动受限,关节区触诊时关节窝空虚,髁突移位于颧弓下方。X 线许勒位片可见关节窝空虚,髁突移位于关节结节前方。②复发性脱位:急性前脱位若未及时治疗或治疗不当,可导致关节囊、关节韧带以及关节盘附着明显松弛,因髁突反复撞击关节结节,使髁突与关节结节变平,关节窝变浅,可出现反复性或习惯性脱位。患者可自行手法复位。③陈旧性脱位:急性前脱位未及时治疗,脱位的髁突及关节盘周围、关节窝内纤维结缔组织增生,使关节复位困难。临床表现与急性前脱位相似,但颞下颌关节和咀嚼肌无明显疼痛,下颌可有一定的开闭口运动。

(2)急救处理:常用口内手法复位,应向患者解释手法复位的过程,取得配合。一般不用麻醉,可用手按摩双侧嚼肌,使肌肉松弛。必要时 1% 利多卡因做颞下三叉神经或关节周围封闭。

方法一:使患者头部位于术者身体和一只手之间,便于确认患侧髁突的位置。术者将另一只手的拇指放置复位侧的磨牙后区,轻轻向下按压下颌骨,逐渐用力至感觉髁突移动到关节结节水平以下时,向后轻轻推动下颌,直到感觉髁突自动滑入关节窝(图 13-5)。

方法二:患者坐位,头后部依靠固定,医生面对患者,为避免咬伤,拇指缠以纱布,置于患者下颌磨牙咬合面上,其余四指托住下颌骨下缘。复位时双拇指用力下压下颌骨根部,同时其余四指将下颌颏部往上托,使位于关节结节前方的髁突移位至关节结节水平以下时,再向后上方推送,将髁突送入关节窝内。也可单侧依次复位(图 13-6)。

复位后立即用头颌绷带固定,限制张口活动 20 天,进食流食或半流食。

(3)转诊指征:①颞下颌脱位伴骨折;②口内手法复位失败;③陈旧性脱位需要手术协助治疗。

2. 桡骨头半脱位(subluxation of radial head) 当腕、手被向上提拉、旋转时,肘关节囊内负压增加,使薄弱的环状韧带或部分关节囊嵌入肱骨小头与桡骨头之间,取消牵拉力以后,桡骨头不能回到正常解剖位置,而是向桡侧移位,形成桡骨头半脱位。桡骨头半脱位多发生在 5 岁以下的儿童,这是由于桡骨头发育尚不完全,环状韧带薄弱。绝大多数情况下,桡骨头发生向桡侧的半脱位,完全脱位或向前方脱位少见。

(1)诊断要点:儿童的手、腕有被动向上牵拉受伤的病史,患儿感肘部疼痛,活动受限,前臂处于半屈位及旋前位。检查肘部外侧有压痛。X 线片常不能发现桡骨头脱位。

(2)急救处理:不用麻醉即可进行手法复位。术者一手握住小儿患侧上肢腕部,另一手托住肘部,以拇指压在桡骨头部位,肘关节屈曲至 90°,作轻柔的前臂旋后、旋前活动,反复数次,并用拇指轻轻推压桡骨头即可复位(图 13-7)。复位成功的标志是有轻微的弹响声,肘关节旋转、屈伸活动正常。复位后不必固定,但须告诫家长不可再暴力牵拉,以免复发。如复位后出现活动时疼痛或复发,宜用石膏或支具固定于屈肘 90° 2 周。

(3)转诊指征:①患者无法配合或闭合复位困难;②多次复发性脱位。

3. 肘关节后脱位 肘关节脱位(elbow dislocation)的发生概率在成人全身各关节脱位中位居第一,其基本类型有肘关节后脱位、前脱位、侧方脱位及分裂脱位。肘关节后脱位是

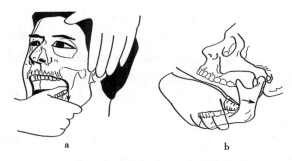

图 13-5　颞下颌关节手法复位方法一
a. 轻轻向下按压下颌骨;b. 向后轻轻推动下颌。

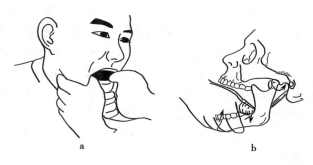

图 13-6　颞下颌关节手法复位方法二
a. 正面图;b. 侧面图。

最多见的一种类型,多由间接暴力所致。

（1）诊断要点:有典型的受伤史,伤后除患处疼痛、肿胀、功能障碍等一般损伤症状外,还具有以下特征:①肘部明显畸形;②肘关节弹性固定于半伸位;③肘后三角失去正常关系;④肘前方可摸到肱骨远端,肘后可摸到尺骨鹰嘴;⑤前臂缩短,肘关节周径增粗;⑥X线片可以了解脱位情况、有无骨折、陈旧性脱位有无骨化性肌炎等。

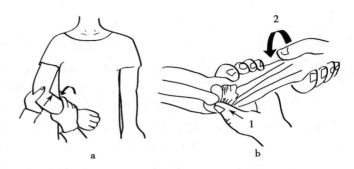

图 13-7　桡骨头半脱位手法复位
a. 术者拇指按压桡骨头处;b. 将前臂做旋后及旋前活动。

（2）急救处理:一般伤后 3 周内的脱位均可成功地手法复位,其效果取决于是否合并其他损伤及其严重程度。可以采用单人复位法,1% 利多卡因肘关节内麻醉或臂丛麻醉。术者站在患者的前面,提起患者的患肢,环抱术者的腰部,使肘关节置于半屈曲位。以一手握住患者腕部,沿前臂纵轴作持续牵引,另一拇指压住尺骨鹰嘴突,同时沿前臂牵引方向作持续推挤动作直至复位(图 13-8)。也可用双手握住上臂下段,八个手指在前方,两个拇

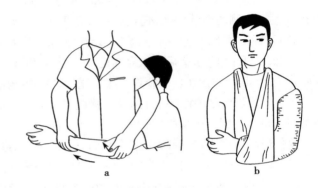

图 13-8　肘关节后脱位手法复位
a. 单人复位法;b. 固定肘关节。

指压在尺骨鹰嘴突上,肘关节处于半屈曲位,拇指用力方向为前臂的纵轴,其他八指则将肱骨远端推向后方。复位成功的标志为肘关节恢复正常活动,肘后三角关系恢复正常。用长臂石膏托或支具固定肘关节于屈曲 90°,再用三角巾悬吊胸前,3 周后可进行肘关节屈伸锻炼,以防止肘关节僵硬。

（3）转诊指征:①闭合手法复位失败;②肘关节后脱位合并骨折等需要手术辅助治疗。

4. 掌指关节脱位(metacarpophalangeal dislocation)　主要是由于间接力量导致手指扭伤与戳伤,常于手指极度背伸时发生,拇指、示指最多,多为掌侧脱位,背侧脱位者罕见。

（1）诊断要点:脱位后指骨向背侧移位,掌骨头突向掌侧,形成关节过伸位畸形,表现为局部肿胀、疼痛、功能障碍。X线片可明确脱位情况。

（2）急救处理:拇指掌指关节脱位时,掌骨头可穿破掌侧关节囊直达皮下,关节囊纵行裂口夹住掌骨头,籽骨可能嵌在脱位的两关节面之间,拇长屈肌还可能绕住掌骨头,导致复位困难,一般需行切开复位。对于其余手指掌指关节脱位,先将掌指关节尺偏,使屈指肌腱松弛,然后缓慢掌屈,同时从掌面推掌骨头向背侧,有时能复位。操作过程中,禁忌暴力和背向牵拉手指,以免关节面分离、掌板滑到掌骨头背侧,变简单脱位为复杂性脱位。腕部神经阻滞麻醉,松弛肌肉张力,可提高闭合复位的成功率。复位后,用背侧石膏托将掌指关节固定在 50°~70° 屈曲位,2 周后开始活动锻炼。

（3）转诊指征:①复杂性脱位致闭合复位困难;②需要切开复位。

5. 指间关节脱位(interphalangeal dislocation)　是在指间关节极度过伸,扭转或侧方挤压外力作用时而导致的。脱位的方向多为远节指骨向背侧移位或内、外侧移位,前方脱位极为罕见。指间关节脱位常与侧副韧带损伤同时发生。

（1）诊断要点:伤后关节呈梭形肿胀、疼痛、局部压痛、自动伸屈活动受限。如侧副韧带断裂,受累关节有异常侧方偏斜。

（2）急救处理:手法复位多采用牵引推挤复位法。即患者取坐位,术者一手固定患肢掌部,另一手握患指末节,先顺畸形拔伸牵引,然后用拇指推指骨基底部向前方,同时示指托顶指骨头向背侧,逐

渐屈曲指间关节即可复位。固定方法：用塑形铝板或支具，置于手指的掌侧，固定患肢于轻度对掌位1~3周。

（3）转诊指征：①复杂性脱位致闭合手法复位困难；②需要切开复位。

（三）切割伤

切割伤（cutting injury）是指皮肤、皮下组织或深层组织受到玻片、刀刃等锐器划割而发生破损裂伤。

1. 诊断要点　切割伤大多数呈线形创伤，创口长短、深浅不一，创缘光滑，两侧创缘能完好对合，创角尖锐，创壁平整，创腔内无组织间桥，伤口面积小，但出血较多。创口较深时可伤及大血管、神经。

2. 急救处理

（1）皮肤轻度污染：伤口≤1cm，用生理盐水清洁伤口及周围皮肤，外涂碘伏等消毒后以无菌纱布覆盖，胶布固定；伤口>1cm，行缝合治疗，余同前。

（2）开放性污染伤口：应于伤后 6 小时内行清创术，一般可达到 I 期愈合；6 小时以上的伤口、易感染患者（如免疫受损、无脾或脾功能障碍、静脉淤滞、成人糖尿病）的伤口不建议进行 I 期伤口闭合。早期治疗中进行伤口清洁和失活组织清创，将伤口开放引流，定时更换敷料，至受伤 72 小时以后可视伤口情况行延迟闭合。

（3）伤口污染严重、伤口较深：均应尽早预防性肌内注射破伤风抗毒素。

（4）需要进一步治疗时转诊至上级医院。

3. 转诊指征　①切口深，伤及肌腱、神经及大血管等；②污染严重、创面较大；③需要断端再植。手（足）指（趾）切断，断端肢体包裹于干净纱布中，有条件者低温保存运送。

（四）动物咬伤、虫蜇伤

常见动物咬伤包括蛇咬伤、犬咬伤、猫抓咬伤，常见的虫蜇伤有蜂蜇伤等。

1. 蛇咬伤（snake bite）　蛇咬伤以南方为多，分为毒蛇与无毒蛇咬伤两大类。无毒蛇咬伤时，皮肤留下一排或两排细小齿痕，局部稍痛，可起水疱，无全身反应。毒蛇咬伤则仅有一对较大而深的齿痕，蛇毒注入体内，引起严重中毒。蛇毒是含有多种毒蛋白、溶组织酶以及多肽的复合物，可分为神经毒、血液毒素与细胞毒素。

（1）诊断要点：毒蛇咬伤后，一般局部留有齿痕伴有疼痛和肿胀。肿胀蔓延迅速，淋巴结肿大，皮肤出现血疱、瘀斑甚至局部组织坏死。全身症状包括乏困、发热、烦躁不安、口周感觉异常、言语不清、肌肉震颤，甚至肢体弛缓性瘫痪、腱反射消失、呼吸抑制，最后循环呼吸衰竭。病情严重程度分级：①无中毒：仅有压痕（"干咬"）；②轻度中毒：仅有局部的表现，如疼痛、淤血、非进行性的肿胀；③中度中毒：肿胀进行性的发展，有全身症状和体征，实验室检查结果异常；④重度中毒：意识改变、呼吸窘迫、血流动力学不稳定/休克等。

（2）急救处理：保持安静和镇定，立即去除受伤部位的受限物品（如手镯、戒指等），以免因后续的肿胀导致无法取出，加重局部损害。如一时鉴别不清是否为毒蛇咬伤，应先按毒蛇咬伤进行初步处理后转上级医院。

立即制止毒液吸收。①绑扎法。是转运前可实施的简便而有效的方法。迅速用绷带或鞋带、裤带之类的绳子绑扎伤口近心端，如果手指被咬伤可绑扎指根；手掌或前臂被咬伤可绑扎肘关节上；脚趾被咬伤可绑扎趾根部；足部或小腿被咬伤可绑扎膝关节下；大腿被咬伤可绑扎大腿根部。松紧度掌握在能够使被绑扎的肢体下部（即远端）动脉搏动稍微减弱为宜。绑扎后每隔 30 分钟左右松解一次，每次 1~2 分钟，以免影响血液循环造成组织坏死。到达医院开始有效治疗（如注射抗蛇毒血清、伤口处理）10~20 分钟后方可去除绷扎。②冰敷法。在绑扎的同时用冰块敷于伤肢，使血管及淋巴管收缩，减慢蛇毒的吸收。③伤肢制动。被毒蛇咬伤后，勿惊慌失措，奔跑走动，这样会促使毒液快速向全身扩散。必要时可给予适量的镇静剂。

进行伤口处理。及时冲洗伤口可以起到破坏、中和、减少蛇毒的目的。可选用 1∶5 000 高锰酸钾

NOTES

溶液、3%过氧化氢、生理盐水、肥皂水或1∶5 000呋喃西林溶液,冲洗时可用负压吸引。还可以外用中成药,如季德胜蛇药等。

如有条件尽早应用抗蛇毒血清。抗蛇毒血清是中和蛇毒的特效解毒药,应在毒蛇咬伤后24小时内(最好在6~8小时内)应用。抗蛇毒血清有单价和多价两种,对于已知蛇类咬伤可用针对性强的单价血清,否则使用多价血清。用前需做过敏试验,阳性者采用脱敏注射法。

(3)转诊指征:轻度中毒以上的毒蛇咬伤即刻转诊上级医院,途中进行局部处理制止毒物继续吸收。

2. 犬咬伤(dog bite) 是指犬齿咬合、切割人体组织导致的皮肤破损、组织撕裂、出血和感染等损伤。除了非特异性感染外,还可引起狂犬病、破伤风、气性坏疽等特殊感染。当人体的皮肤被狂犬咬伤后,狂犬病毒通过伤口残留唾液使人感染,引发狂犬病(rabies)。无狂犬病发作的狗仍有可能带有狂犬病毒。

(1)诊断要点:犬咬伤可导致多种组织损伤,如:划伤、穿刺伤、撕裂伤等。咬伤伤口感染的临床表现包括发热、红肿、压痛、脓性分泌物和淋巴管炎等。最严重的为狂犬病毒感染。狂犬病毒感染潜伏期1~3个月,发病初期时伤口周围麻木、疼痛,逐渐扩散至整个肢体,继之出现发热、烦躁、兴奋、乏力、吞咽困难、恐水以及咽喉痉挛,伴流涎、多汗、心率快,最后出现肌瘫痪、昏迷、循环衰竭而死亡。一旦发病,目前无有效药物治疗。按照接触方式和暴露程度将狂犬病暴露分为三级,Ⅰ级:仅接触动物,皮肤完好;Ⅱ级:裸露的皮肤被轻咬,轻微抓伤、擦伤而无出血;Ⅲ级:单处或者多处贯穿性皮肤咬伤或抓伤,或破损皮肤被舔,或开放性伤口、黏膜被污染。

(2)急救处置:人被狗咬伤后,无论能否确定是狂犬,都须及时按照狂犬病暴露级别处理。Ⅰ级暴露者,无须进行处置。Ⅱ级暴露者,应当立即处理伤口并接种狂犬病疫苗。确认为Ⅱ级暴露且免疫功能低下者,或者Ⅱ级暴露位于头面部且致伤动物不能确定健康时,按照Ⅲ级暴露处置。生理盐水清洗伤口,后涂碘伏或者75%酒精;Ⅲ级暴露者,应当立即处理伤口并注射狂犬病免疫球蛋白,随后接种狂犬病疫苗、破伤风疫苗或者破伤风免疫球蛋白。伤口处理越早越好,就诊时如伤口已结痂或者愈合则不主张处理。

伤口冲洗:如伤口流血,只要流血不是过多,不要急于止血。用20%的肥皂水(或者其他弱碱性清洁剂)和一定压力的流动清水交替、彻底冲洗所有咬伤和抓伤处至少15分钟。然后用生理盐水(也可用清水代替)将伤口洗净,最后用无菌脱脂棉将伤口处残留液吸尽。较深伤口清洗时,用注射器或者高压脉冲器械伸入伤口深部进行灌注清洗。有证据表明,即使在没有使用狂犬病被动免疫制剂的情况下,通过有效的伤口清洗加立即接种狂犬病疫苗并完成暴露后预防程序,99%以上的患者可以存活。

消毒处理:彻底冲洗后用碘伏或者75%酒精,伤口不必包扎,可用透气性敷料覆盖创面。

伤口缝合。伤口较大等原因需要缝合的,在完成清创消毒后,应当先用狂犬病血清或者狂犬病人免疫球蛋白作伤口周围的浸润注射,数小时后(不少于2小时)再行缝合和包扎;伤口深而大者应当放置引流条,以利于伤口污染物及分泌物的排出。

伤口较深、污染严重者:酌情进行抗破伤风处理和使用抗生素等。

首次暴露后的狂犬病疫苗接种越早越好,分别于伤后当天和伤后第3、7、14、28天各注射1剂,共5剂(儿童用量相同)。狂犬病免疫球蛋白按照计算剂量全部浸润注射到伤口周围,尚有剩余时,应当将其注射到远离疫苗注射部位的肌肉。不得把狂犬病疫苗和狂犬病免疫球蛋白注射在同一部位。狂犬病疫苗的注射部位:上臂三角肌肌内注射。2岁以下婴幼儿可在大腿前外侧肌内注射。禁止臀部注射。

(3)转诊指征:①犬咬伤后,患者软组织损伤严重、伤情复杂,甚至出现休克、呼吸衰竭等;②狂犬病暴露者初步处理后转诊上级医院。

3. 猫抓咬伤 猫抓咬伤相关感染的病原体包括猫口腔和爪子上的菌群,主要有多杀性巴氏杆菌、各种需氧菌和厌氧菌,以及引起猫抓病(cat-scratch disease,CSD)的汉赛巴通体,后者为一种革兰氏阴性菌。

(1)诊断要点:①猫抓病是以自限性局部淋巴结肿大为典型特征的感染性疾病。主要表现为局部牙痕和伤口,皮肤水泡,进而红斑、丘疹、脓疱、溃疡等,局部淋巴结肿大。②淋巴管炎表现为伤口近侧可出现一条或多条红线,局部硬肿并有压痛,伴有发热、恶寒、乏力等全身临床表现。③猫癣多为圆形、环形皮疹,边缘有红色小突起或小水泡,可有凸起,痒感。④其他局部炎症,如合并出血、疼痛、肿胀。全身症状如头痛、头晕及发热等。

(2)急救处理:①伤口冲洗:用一定压力的肥皂水(推荐用1%软皂溶液)和流动清水交替冲洗伤口约15分钟。冲洗时水流宜与伤口成一定角度,避免垂直于创面,以减少冲洗导致的组织损伤。对于小而深的伤口,应扩创后进行冲洗。对于污染严重的伤口,应使用稀碘伏或其他适用于皮肤和黏膜的消毒剂冲洗伤口内部。最后,采用生理盐水冲去残留肥皂水或其他消毒剂。在狂犬病流行区,猫咬伤的处理应参照狗咬伤处理,以预防狂犬病。②伤口清创及伤口闭合:猫抓咬伤患者需视情况清除坏死组织,必要时行扩创术,应根据猫抓咬伤的致伤时间、致伤部位、伤口污染程度、伤者健康状况和医务人员的临床经验等决定闭合。③依据病情抗破伤风处理和使用抗生素等。

(3)转诊指征:对局部伤口严重或合并严重全身反应时转诊上级医院。

4. 蜂蜇伤(bee sting)　常见的蜂蜇伤主要是蜜蜂和胡蜂(又称马蜂)蜇伤,蜂的尾部有毒腺及与之相连的尾刺(即螫针),刺入皮肤后,能释放毒素,毒液侵入人体引起中毒。蜜蜂蜇伤主要是局部反应,胡蜂蜇伤后可发生过敏反应及直接毒作用致病。

(1)诊断要点:蜂蜇伤常发生于暴露部位,如面、颈、手背和小腿。轻者仅出现局部疼痛、灼热、红肿、瘙痒,少数形成水疱,数小时后可自行消退,多次蜇伤后,尤其是胡蜂蜇伤较严重,局部肿痛明显,可出现蜇痕点和皮肤坏死,全身症状有头晕、头痛、恶心、呕吐、腹痛、腹泻、烦躁、胸闷、四肢麻木等。严重者可出现肌肉痉挛、嗜睡、昏迷、溶血、休克、多器官功能障碍。对蜂毒过敏者即使单一蜂蜇也可引发严重的全身反应,可表现为荨麻疹、喉头水肿、支气管痉挛、窒息、肺水肿、过敏性休克。

评估蜂蜇伤严重程度:①轻度:胡蜂蜇刺数量<15针,伴/不伴轻度过敏反应,尿量正常;②中度:胡蜂蜇刺数量≥15针,伴/不伴过敏反应,无喉头水肿,尿量减少;③重度:出现血尿、酱油尿,尿量进一步减少,<0.5ml/(kg·h)(时间>12小时),伴/不伴心、肺、消化道等其他重要脏器受损,生命体征平稳;④极重度:出现多器官功能障碍综合征,生命体征不平稳。

(2)急救处理:①对蜇刺仍遗留在皮肤者,可拔除或胶布粘贴拔除以及拔罐取毒针,不能挤压;②蜜蜂的毒液呈酸性,局部可用肥皂水、5%碳酸氢钠溶液或3%淡氨水等弱碱液洗敷伤口以中和毒液;黄蜂的毒液呈碱性,可用弱酸性液体中和,如用1%醋酸或食醋洗敷伤口,无法明确时,局部用清水或生理盐水进行冲洗;③蛇药片口服或碾碎调成糊状涂抹伤处;④轻度患者,对症、支持治疗,必要时应用抗过敏药物。

(3)转诊指征:①中度以上蜂蜇伤;②合并凝血功能、肝功能或肾功能等异常。

5. 蜱虫咬伤　蜱为人、家畜及野生动物的体外寄生虫,常附着在人体的头皮、腰部、腋窝、腹股沟及脚踝下方等部位,不仅可咬伤皮肤,而且是螺旋体、立克次体、病毒及细菌感染的媒介,可致森林脑炎、出血热及立克次体病等多种疾病。

(1)诊断要点:咬伤局部红肿,可出现过敏反应,如荨麻疹、气短、心悸,甚至休克,还可因蜱虫携带的病原体感染所致相关症状。蜱瘫痪症表现为厌食、嗜睡、失声,随即出现共济失调、上行性弛缓性瘫痪、过度流涎、眼球震颤、瞳孔不对称以及呕吐,通常死于呼吸衰竭。

(2)急救处理:切勿自行取出。因蜱虫被强行牵拉受到刺激,与皮肤接触更牢靠,进一步释放可能带有病原体的蜱虫唾液。①可在伤口周围用盐酸利多卡因作局部封闭,麻醉起效后用镊子将蜱去除,特别注意蜱口器里的倒刺不能留在皮肤内,采用碘伏对伤口进行消毒处理。在不具备麻醉条件时,可用平头镊子紧贴皮肤夹住蜱虫拉起,当皮肤出现张力时左右晃动缓慢拔出。②如蜱的口器已经残留在皮肤内应行手术取出。③局部发生细菌感染的,应当给予必要的抗感染治疗。

（3）转诊指征:合并发热、头痛、乏力等感染相关症状、蜱瘫痪症及脏器功能指标异常时转诊救治。

（五）烧烫伤及冻伤

1. 烧烫伤　烧烫伤指由火焰、热液、高温气体、激光、炽热金属液体或固体等所引起的组织损害,为通常所称的或狭义的烧伤(临床上也有将热液、蒸气所致的烧伤称之为烫伤)。

（1）诊断要点:进行烧伤深度判断,临床已普遍采用的方法是三度四分法。

Ⅰ度烧伤:仅伤及表皮浅层。

Ⅱ度烧伤:浅Ⅱ度烧伤伤及表皮的生发层与真皮乳头层(真皮浅层)。

深Ⅱ度烧伤:伤及皮肤真皮层,介于浅Ⅱ度与Ⅲ度之间,深浅不尽一致。

Ⅲ度烧伤:是全皮层烧伤甚至达到皮下、肌肉或骨骼。

深Ⅱ度烧伤或Ⅲ度烧伤愈合较慢并留下瘢痕,烧伤区的皮肤皱缩、变形,影响功能。烧伤后常常要在治疗过程中,才能区分深Ⅱ度烧伤或Ⅲ度烧伤。

计算烧伤面积。采用手掌法和新九分法。手掌法:不论年龄、性别,将患者五个手指并拢,其手掌面积即估算为1%体表面积。如果医生手掌与患者接近,可用医生手掌估算。小面积烧伤,一般用手掌法估算烧伤面积,大面积烧伤常与九分法联合使用。

进行烧伤伤情分类,主要根据烧伤面积、深度及是否有并发症进行判断。轻度烧伤:总面积9%以下的Ⅱ度烧伤。中度烧伤:Ⅱ度烧伤总面积达10%~29%,或Ⅲ度烧伤面积在9%以下。重度烧伤:烧伤总面积30%~49%;Ⅲ度烧伤面积在10%~19%;或烧伤面积虽不足30%,但全身情况较重或已有休克、复合伤、呼吸道吸入性损伤或化学中毒等并发症者。特重度烧伤:烧伤面积50%以上;Ⅲ度烧伤面积在20%以上;已有严重并发症。

（2）急救处理:①迅速 去除致伤因素,包括扑灭火焰、脱去着火或沸液浸渍的衣服。及时冷疗烧伤表面能防止热力继续作用于创面使其加深,并可减轻疼痛、减少渗出和水肿。可将烧伤创面在自来水下淋洗或浸入水中(水温一般为15~20℃),或用冷水浸湿的毛巾、纱布垫等敷于创面,直到局部剧痛消失,多需0.5~1小时。②处理创面,包括剃净创面周围毛发,清洁健康皮肤,去除异物。Ⅰ度烧伤创面无须处理,可外敷清凉药物。小面积浅Ⅱ度烧伤,水疱完整者,应予保存,水疱大者,可用消毒空针抽去水疱液(从水泡的最低部位抽取),然后消毒包扎。如水疱已经撕破,用无菌纱布、油性敷料包扎,包扎范围应超过创周5cm。如创面无感染,无需经常换药。面颈部与会阴部烧伤可予以暴露。如果是关节部位的Ⅱ度烧伤或Ⅲ度烧伤,必须用夹板固定关节,关节活动可使创伤恶化。按需要应用止痛剂和镇静剂。酌情使用破伤风抗毒素。

（3）转诊指征:Ⅱ度及以上烧伤,可用干净敷料保护创面,或行简单包扎后运送到有烧伤专科的上级医院,转运途中需适当补液。

2. 冻伤(frostbite)　即冷损伤,是低温作用于机体的局部或全身引起的损伤。低温强度和作用时间、空气湿度和风速与冻伤的轻重程度密切相关。慢性疾病、营养不良、饥饿、疲劳、年老、神志不清、痴呆、醉酒、休克和创伤等是冻伤的易患因素。

（1）诊断要点:冻伤按损伤范围可分为全身性冻伤(冻僵)和局部性冻伤(局部冻伤、冻疮、战壕足与浸泡足),按损伤性质可分为非冻结性冻伤和冻结性冻伤。

1）非冻结性冻伤:由10℃以下至冰点以上的低温加以潮湿条件所造成,如冻疮、战壕足、水浸足、水浸手等。先有寒冷感和针刺样疼痛,皮肤苍白,可起水疱;去除水疱皮后见创面发红、有渗液;并发感染后形成糜烂或溃疡。

2）冻结性冻伤:大多发生于意外事故或战时,人体接触冰点以下的低温,例如野外遇暴风雪、陷入冰雪中或工作时不慎受到制冷剂(液氮、固体CO_2等)损伤等。患处温度低、皮肤苍白、麻木及刺痛。也可出现全身性冻结性冻伤,危及生命。

依据复温后创面损害程度分为四度:①Ⅰ度(红斑性冻伤):损伤在表皮层。受冻皮肤红肿、充血,自觉热、痒或灼痛。症状多在数日后消失。愈合后除表皮脱落外，不留瘢痕。②Ⅱ度（水疱性冻伤）：损伤达真皮层。除上述症状外，红肿更显著，伴有水疱。局部疼痛较剧，但感觉迟钝。1~2 天后疱内液体吸收，形成痂皮。如无感染，2~3 周后脱痂痊愈，一般少有瘢痕。③Ⅲ度（焦痂性冻伤）：损伤达全皮层，重者可深至皮下组织、肌肉、骨骼，甚至使整个肢体坏死。④Ⅳ度冻伤（坏疽性冻伤）：损伤深达肌肉、骨骼，甚至肢体坏死，表面死灰色、无水疱；坏死组织与健康组织的分界在 20 天左右明显，治愈后多留有功能障碍或致残。

冻僵最初表现为寒战、苍白、发绀、疲乏、无力、打呵欠等表现，继而出现肢体僵硬、幻觉或意识模糊甚至昏迷、心律失常、呼吸抑制、心跳呼吸骤停。

（2）急救处理：对于非冻结性冻伤，可在局部涂冻疮膏。局部用药应涂厚，每日数次温敷创面，并根据创面情况每日换药，用无菌纱布包扎。对于局部冻结性冻伤与全身冻伤采取如下措施：①迅速脱离寒冷环境；②抓紧时间尽早快速复温：将冻肢浸泡在 42℃ 温水中，至冻区皮肤转红，尤其是指（趾）甲床潮红，组织变软为止，时间不宜过长，一般不超过 15 分钟。对于颜面冻伤，可用 42℃ 的温水浸湿毛巾，进行局部热敷。在无温水的条件下，可将冻肢置于自身或救护者的温暖体部，如腋下、腹部或胸部，以达复温的目的。救治时严禁火烤、雪搓、冷水浸泡或猛力捶打冻伤部。③局部涂敷冻伤膏。

（3）转诊指征：①非冻结性冻伤、Ⅱ度及以下局部冻伤初步保守治疗效果不佳；②全身性冻伤、局部冻伤达Ⅲ度及以上者立即转诊。途中应注意保暖，可给盖棉被或毛毯，用热水袋、热水瓶加热（注意不要直接放在皮肤上，用垫子，衣服或毯子隔开，以防烫伤）放腋下及腹股沟区。

（六）电击伤

电击伤（electrical shock injury）是指电流通过人体产生的机体损伤和功能障碍，其严重程度取决于电流强度和性质（交流或直流、频率）、电压、接触部位的电阻、接触时间长短和电流在体内径路等因素。

1. **诊断要点**　因电流 = 电压/电阻，电压越大，电流强度越大；人体不同组织的电阻不同（依大小顺序为骨、脂肪、皮肤、肌腱、肌肉、血管和神经），如骨骼的电阻大，局部产生的热能也大，所以在骨骼周围可出现"套袖式"坏死。体表的电阻又因皮肤的厚薄和干湿情况而异，如手掌、足掌因角质层厚，电阻也高；皮肤潮湿、出汗时，因电阻低，电流易通过，迅速沿电阻低的血管运行，全身性损害重；反之皮肤干燥者，局部因电阻高，损害也较重，但全身性损害相对减轻。

（1）全身性损害：轻者有恶心、心悸、头晕或短暂的意识障碍；重者昏迷，呼吸、心搏骤停，但如及时抢救多可恢复。电休克恢复后，患者在短期内尚可遗留头晕、心悸、耳鸣、眼花、听觉或视力障碍等，但多能自行恢复。如有电流通过头部者，后期可并发白内障。

（2）局部损害：电流通过人体有"入口"和"出口"，入口与出口可能都不止一个，入口处常较出口处重，入口处常炭化，形成裂口或洞穴，烧伤常深达肌肉、肌腱、骨骼，损伤范围表现为外小内大；没有明显的坏死层面；局部渗出较一般烧伤重，包括筋膜腔内水肿、肢体水肿，触之紧张发硬，被动伸展手指或足部时疼痛，肢体固定收缩，触不到搏动，远端发绀，毛细血管再充盈差。肌肉强烈收缩和抽搐可使四肢关节脱位和骨折，脊柱旁肌肉强烈收缩甚至引起脊柱压缩性骨折。闪电损伤时皮肤上出现的微红的树枝样或细条状条纹，是由电流沿着或穿过皮肤所致的Ⅰ度或Ⅱ度烧伤。伤者佩戴指环、手表、项链或腰带处可以有较深的烧伤。大约半数电击者有单侧或双侧鼓膜破裂、视力障碍、单侧或双侧白内障。

（3）其他损害：如高血钾，血肌酐、转氨酶升高，动脉血气分析酸中毒、低氧血症等；心电图可见各种心律失常、急性心肌损伤变化、非特异性 ST-T 改变；X 线片可提示骨折。

2. **急救处理**　如果在现场，立即切断电源，或用不导电的物体拔离电源。评估意识状态，心搏骤停者积极心肺复苏，评估电击原因、部位、电压情况、局部烧伤程度，稳定生命体征情况下转运至专科医院。

（赵晓静）

第二节　全科常见急性中毒的处理

【学习要点】

1. 急性中毒的诊断要点、抢救治疗原则。
2. 有机磷农药中毒的临床特点及救治措施。
3. 常见食物中毒和毒蕈中毒的临床特点与治疗。

当外界某化学物质进入人体后，与人体组织发生反应，引起人体发生暂时或持久性损害的过程称为中毒（poisoning）。生活中的中毒有意外中毒、有意中毒、滥用药物导致的中毒以及环境污染导致的中毒。在临床上可以分为急性中毒（毒物进入体内后 24 小时内发病）、慢性中毒（毒物进入体内后 2 个月后发病）、亚急性中毒（介于急性和慢性中毒之间）。本节从急性中毒的诊治原则及常见的强酸强碱中毒、农药中毒、灭鼠剂中毒、工业毒物中毒、药物中毒、食物中毒、毒蕈中毒等几个方面进行阐述。

一、急性中毒的诊治原则

急性中毒发病急骤、症状严重、变化迅速，处理不及时可危及生命。

（一）急性中毒的诊断程序

1. 明确诊断　依据毒物接触史、特征性临床表现、毒物和毒物代谢产物及病理产物的分析和鉴定，以及必要的辅助检查，可以明确诊断。

2. 病情分级　在确定诊断后，要对中毒的程度进行分级，对出现的严重并发症、重要脏器的损害、迟发性损害等予以补充诊断。

3. 群体性急性中毒的诊断　必须经相关专家会诊或经当地专业的急性中毒诊断组织集体讨论来确定诊断。

4. 试验性治疗　对高度怀疑中毒的、短时间内不能确诊且病情不稳定的患者，可以做试验性治疗：使用小剂量解毒药或拮抗剂等特异性治疗，根据用药后病情好转与否判断诊断的正确性。

（二）急性中毒的急救与治疗原则

急性中毒发病急骤变化迅速，抢救治疗应争分夺秒，正确处置。

1. 解除毒物威胁　迅速脱离中毒环境，心肺复苏、保证呼吸道通畅和机体正常氧饱和度、纠正低血压和心律失常等，使患者的生命体征趋于稳定状态。

2. 清除毒物　脱去染毒衣物，给予清洗、催吐、洗胃、导泻、灌肠、中和等方法清除尚停留在皮肤、胃肠道、眼等处的毒物，中止毒物的继续侵害。采用血液透析、血液灌流等特殊治疗手段，促进易吸收毒物加快排出。

3. 解毒治疗　给予拮抗剂、络合剂等特效解毒药物。

4. 对症支持治疗　消除或减轻各种症状，防治可能发生的各种并发症和迟发中毒效应，保护重要器官的功能。

二、强酸强碱类中毒

（一）强酸类中毒

硫酸、硝酸、盐酸及氢氟酸等无机酸毒性较强，醋酸、甲酸、草酸等有机酸的腐蚀作用较弱。皮肤接触、经口服用或呼吸道吸入大量酸雾可致中毒。

1. 诊断

（1）诊断要点：①皮肤黏膜灼伤：灼伤的痂皮或焦痂，硝酸为黄色，硫酸为黑色或棕色，盐酸为灰棕，氢氟酸为灰白色。②消化道症状：口服者口腔黏膜糜烂，可产生不同色泽痂皮。食管及胃黏膜严重腐蚀,严重时 1~2 天内可发生穿孔。恶心、呕吐,呕吐物内含有血液和黏膜组织。恢复后期可因瘢痕组织收缩而致食管及胃狭窄或粘连性肠梗阻等后遗症。③眼部灼伤,主要为角膜、结膜烧伤。

(2)实验室检查:大面积皮肤灼伤可致体液丧失、酸中毒,低钾、低钙、低镁等电解质紊乱;氢氟酸中毒(即使是局部灼伤)常可合并急性氟中毒,可造成表皮、真皮及皮下组织及肌层液性坏死,出现低钙血症、低镁血症,心脏病变表现为心肌酶谱检查可明显升高。

2. 急救处理

(1)阻止毒物吸收及作用:①皮肤灼伤:立即用大量流动清水冲洗,一般 20~30 分钟,至少 15 分钟。硫酸灼伤应先吸附创面硫酸。草酸及氢氟酸灼伤,局部及静脉注射 10% 葡萄糖酸钙。氢氟酸皮肤灼伤,使用氢氟酸烧伤治疗液(5% 氯化钙 20ml、2% 利多卡因 20ml、二甲亚砜 60ml 及地塞米松 5mg)湿敷创面可起较好作用。对于深度创面行清创术,必要时植皮。②口服中毒:一般禁忌催吐及胃管洗胃,不宜用碳酸氢钠。即刻口服 10% 氢氧化铝凝胶、2.5% 氧化镁溶液或 7.5% 氢氧化镁混悬液 60ml。内服润滑剂如生蛋清 60ml 调水或牛奶 200ml,再服植物油 100~200ml。③眼灼伤应以生理盐水或清水彻底冲洗结膜囊,用量为每只眼至少 500ml,冲洗时间一般为 5~10 分钟,后透明质酸钠滴眼液可减轻严重的眼部并发症,降低伤残率。

(2)对症、支持治疗:立即补液,应用碱性药物,如 5% 碳酸氢钠 250~500ml 或 1.87% 乳酸钠 500ml,以拮抗酸中毒。铬酸中毒用 5% 硫代硫酸钠静注。氢氟酸中毒后最初 3 小时需充分补钙,给予止吐、吸氧等治疗。口服中毒后第 2 天开始口服泼尼松每次 10mg,每天 3 次共两周或静脉滴注相当剂量的激素预防消化道瘢痕形成。伴有幽门梗阻者采用胃镜下支架置入治疗。

(二)强碱类中毒

氢氧化钠、氢氧化钾等为强碱,碳酸钠、碳酸钾、氢氧化钙和氢氧化铵(氨水)腐蚀作用较弱。中毒原因主要是经口误服,接触皮肤及眼部可发生灼伤。高浓度的氨气吸入也可严重损伤呼吸道。

1. 诊断

(1)诊断要点:①皮肤黏膜灼伤:局部皮肤、口腔黏膜红肿、糜烂,大量体液丧失,口腔、食管、胃有强烈烧灼痛;腹部绞痛,吐出血性胃内容物,并有血性腹泻。声音嘶哑、语言障碍及吞咽困难。食管和胃黏膜病变较深,后遗狭窄很常见。②吸入高浓度氨,可因反射性声门痉挛而呼吸骤停。呛咳、流泪、流涕和咽干等,很快出现不同程度喉阻塞和支气管肺损害,继发肺部感染,严重时急性呼吸窘迫综合征(acute respiratory distress syndrome,ARDS)。

(2)实验室检查:大面积皮肤灼伤可伴有电解质紊乱,碱中毒,出现手足搐搦等。

2. 急救处理

(1)阻止毒物吸收及作用:①皮肤黏膜灼伤:现场立即用大量流动水冲洗,在清洗的同时即可清除腐皮,以防碱性物质继续皂化加深创面。冲洗时间至少为 20 分钟,再用 1% 硼酸溶液冲洗创面。冲洗期间应不断用试纸测定创面的中和情况,直到创面的碱性逐渐减弱后停止冲洗。②口服中毒者迅速吞服食用醋、1% 醋酸以中和之。后饮入生蛋清及橄榄油等植物油。禁忌洗胃或导泻。可先放置保留胃管,以阻止食管完全狭窄。③急性吸入性氨中毒,早期施行雾化吸入,可减轻呼吸道灼伤程度。依据呼吸衰竭程度采取呼吸支持治疗。呈碱性的气体用 3% 硼酸溶液雾化吸入,其余参见前述强酸中毒。

(2)对症、支持治疗:静脉补液、止吐、吸氧,必要时激素治疗,具体参见前述强酸中毒。

三、急性农药中毒

(一)有机磷农药中毒

1. 诊断要点 有机磷农药有特殊的大蒜气味。①轻度中毒:主要表现毒蕈碱样症状:头晕、头痛、恶心、呕吐、出汗、胸闷、视物模糊、无力等。瞳孔可能缩小。全血胆碱酯酶活力在 50%~70%。②中度中毒:毒蕈碱样症状加重,并有烟碱样症状:肌束震颤、瞳孔明显缩小、轻度呼吸困难、大汗、流涎、腹痛、腹泻、步态蹒跚、神志清或意识模糊,可血压升高。全血胆碱酯酶活力在 30%~50%。③重度中毒：上述症状加重，中枢神经系统症状明显。瞳孔针尖样，出现惊厥、意识丧失、肺水肿、全身肌束震颤、大小便失禁及呼吸衰竭等。全血胆碱酯酶活力<30%。④中间型综合征：中毒后 1~4 天，急性期患者经救治后胆碱能危象消失，意识清醒或未清醒，第Ⅲ~Ⅶ、Ⅸ、Ⅹ对脑神经支配的肌肉（包括呼吸肌）发生肌无力和麻痹，出现睁眼困难、眼球活动受限、复视、声音嘶哑、吞咽困难、抬头力弱、胸闷及呼吸困难等，最终导致呼吸衰竭。全血胆碱酯酶活力降低；呕吐物、洗胃液检测到有机磷农药。

2. 急救处理

（1）切断毒源，清除毒物：①经皮中毒者，立即脱离中毒现场，脱去被污染的衣物、鞋袜；大量清水或肥皂水（敌百虫忌用肥皂水）清洗被污染的皮肤、黏膜、毛发。②经口中毒者，应立即催吐或洗胃。可多次洗胃直至水清无味为止；洗胃后可从胃管中注入硫酸钠或硫酸镁，以导泻增加毒物的排出。早期血液灌流亦可加速毒物清除。

（2）解毒治疗，抗胆碱药：①首选阿托品，早期、足量、反复应用，并迅速达到阿托品化。"阿托品化"表现为瞳孔较前扩大、口干、皮肤干燥、肺部啰音消失及心率加快（90~100 次/min）等。如出现神志模糊、烦躁不安、抽搐、昏迷等，提示有阿托品中毒可能，应停药观察。②盐酸戊乙奎醚，为新型 M 受体亚型选择性抗胆碱药，对 M_2 受体无明显作用，不引起心率增快。③东莨菪碱，又称中枢性抗胆碱药，与阿托品配伍时需减量。④胆碱酯酶复能剂：常用的有氯解磷定和碘解磷定。此类药物化学结构中含有的肟基与磷酸化胆碱酯酶结合后，使受抑制的乙酰胆碱酯酶（AChE）游离，恢复水解乙酰胆碱（ACh）的能力。因"中毒"的 AChE 易失活，故复能剂应早期配合阿托品使用，一般在中毒后 72 小时内使用。

（3）对症治疗：应以维持正常心肺功能为重点，保持呼吸道通畅，出现中间型综合征等合并症需要机械通气治疗，并转诊上级医院。

（二）百草枯杀虫剂中毒

百草枯化学名为 1,1-二甲基-4,4-联吡啶，又称克无踪、对草快、敌草快。百草枯中毒方式较多，可以是皮肤接触喷洒农药后中毒，也可以是自杀、误用、投毒等，以自杀最多见。

1. 诊断要点　患者有百草枯接触史或服毒史。①皮肤黏膜灼伤：表现为红斑、水疱溃疡和坏死等，早期口咽、上腹部有烧灼性疼痛，指甲亦可被严重破坏或脱落。眼部污染出现眼痛、结膜充血和角膜灼伤等病损。②呼吸系统：肺损伤是最突出和最严重的改变。大量经口进入体内，可于 24 小时内迅速出现肺水肿和肺出血，严重者可因此致死，部分患者死于肝、肾衰竭。小剂量百草枯经呼吸道或口腔吸收后可致肺纤维化并逐渐进展，在 1~2 天出现肺部症状，2~3 周达高峰，可出现 ARDS。③泌尿系统：可有膀胱刺激症状，出现血尿、蛋白尿、脓尿，甚至发生急性肾衰竭，多发生于中毒后的 2~3 天。④循环系统：重症可有中毒性心肌炎，出现心肌损害、血压下降或伴有心律失常，甚至心包出血等。⑤神经系统：可出现精神异常、嗜睡、手震颤、面瘫、脑积水和出血等。⑥其他：白细胞升高、发热、肾上腺坏死等。胸部 CT 检查随病程延长而有不同异常改变。

2. 急救处理

（1）口服百草枯者：即刻采取如下措施，后转入上级医院进一步救治。

（2）阻止继续吸收毒物：①接触性染毒者，脱除污染衣物，用肥皂水彻底清洗后再用清水洗净；眼部污染用 2%~4% 碳酸氢钠液冲洗 15 分钟后再用生理盐水洗净。②经口误服者，应在现场立即服用肥皂水，既可引吐，又可促进百草枯失活，但必须在 1 小时内服用疗效才较好。彻底洗胃：洗胃液选用 2%~5% 碳酸氢钠液内加适量肥皂液或洗衣粉，以促进毒物失活。③中毒后 6 小时内洗胃液中应加入吸附药及泻药，以 20% 漂白土悬浮液 300ml 和药用炭 60g，同时以硫酸镁 15g 或 20% 甘露醇 200ml，通过鼻饲管注入，每 6 小时 1 次，持续 1 周，或观察至不再排绿色便为止。

（3）药物治疗：目前尚无百草枯特效解毒剂；临床上主要采取综合治疗措施，保护重要脏器功能。①糖皮质激素与免疫抑制药，早期应用能降低肺损伤程度，提高救治成功率；②抗自由基药物，维生素 C、维生素 E 和还原型谷胱甘肽具有抗氧化作用，及早、大量应用可有效清除自由基。

（4）其他治疗：①氧疗,吸氧后机体产生的超氧阴离子增加,会加重肺部损害,故吸氧指征为动脉血氧分压<40mmHg；②尽早转诊上级医院行血液灌流联合血液透析治疗；③加强营养支持,并注意维持水、电解质酸碱平衡,特别是保护心、肝、肾功能；④可选用广谱、高效抗生素,以预防和治疗继发细菌感染。

四、抗凝血杀鼠剂中毒

常见的第一代抗凝血杀鼠剂有华法林(俗称杀鼠灵)、杀鼠迷(俗称力克命)、敌鼠(俗称野鼠净)与敌鼠钠、克灭鼠、氯敌鼠(俗称氯鼠酮)；第二代抗凝血杀鼠剂有溴鼠隆(俗称大隆)、溴敌隆(俗称乐万通)等。

（一）诊断要点

1. 有接触或口服抗凝血杀鼠剂的历史。

2. 临床特点 表现为恶心、呕吐、腹痛、精神萎靡、低热。出血倾向,皮下出血、牙龈出血、眼结膜下出血、尿血、鼻出血,重者咯血、吐血、便血及其他重要脏器出血,如脑出血、心肌出血。若出血量多,可继发低血压、休克。

3. 实验室检查 凝血酶原时间及活化部分凝血活酶时间延长,凝血酶原活动度下降,第 II、VII、IX、X 凝血因子减少。

4. 毒物检查 呕吐物、洗胃液、血、尿检测到抗凝血杀鼠剂。

（二）急救处理

1. 清除毒物 口服后未发生呕吐者,给予催吐,清水洗胃,洗胃后灌入 50~100g 活性炭悬浮液,以 50% 硫酸镁 50ml 导泻。

2. 解毒治疗 一般在误服抗凝血杀鼠剂后,先予对症处理,观察 4~5 天,无出血倾向,凝血酶原时间及活动度正常,不需进一步治疗。轻度血尿、凝血酶原时间延长,凝血活动度降低,给予维生素 K_1 肌内注射。严重出血者可静脉注射,后静脉滴注维持。连续用药 10~14 天,至出血现象消失、凝血酶原时间及活动度正常。

3. 其他治疗 大剂量维生素 C 和芦丁,静脉注射葡萄糖酸钙；出血量大者酌情给予成分输血；积极防治休克、脑出血和心肌出血等并发症；常规处理出血无法控制者转诊上级医院。

五、急性工业毒物中毒

（一）一氧化碳中毒

一氧化碳(carbon monoxide,CO)为无色、无味、无刺激性气体,通常由含碳物质在不完全燃烧条件下产生。一氧化碳吸入后迅速弥散入血,与血红蛋白结合形成的碳氧血红蛋白(COHb)无携带氧的功能,并阻碍氧合血红蛋白(HbO_2)释放氧,导致组织受到双重缺氧作用,最终出现低氧血症。

1. 诊断要点

（1）生产或生活环境致吸入一氧化碳史。

（2）有一氧化碳中毒临床表现：①轻度中毒：头晕、头痛、乏力、恶心、呕吐、心悸、胸闷、四肢无力、站立不稳、行动不便。②中度中毒：表情淡漠、嗜睡、躁动不安或昏迷,颜面及唇略呈红色、出汗、心率加快、步态蹒跚、血压先升高后下降。③重度中毒：昏迷初期四肢肌张力增加或伴有阵发性痉挛、腱反射增强、腹壁反射消失、呼吸表浅而频速、脉速、体温升高、大小便失禁。深昏迷时肌张力降低、腱反射消失、面色苍白、四肢厥冷、口唇发绀、全身大汗、脉细弱、血压下降,多脏器功能不全。

（3）血 COHb 含量测定：正常人血中 COHb 饱和度不超过 10%,轻度中毒血 COHb 饱和度在 10%~30%,中度中毒 COHb 饱和度在 30%~50%,重度中毒者大于 50%。

2. 急救处理

（1）通风给氧,必要时心肺复苏术,包括人工气道支持。

（2）高浓度氧疗或高压氧舱治疗：最好在中毒后 4 小时内进行。一般轻度中毒治疗 5~7 次，中度中毒治疗 10~20 次，重度中毒治疗 20~30 次。

（3）防治脑水肿：严重中毒后，脑水肿可在 2~4 小时出现。常用药物有 20% 甘露醇、甘油果糖、呋塞米、三磷酸腺苷二钠（ATP）及糖皮质激素等。如有频繁抽搐，可用地西泮、水合氯醛、氯丙嗪，忌用吗啡，抽搐停止后可实施人工冬眠疗法。

（4）促进脑细胞代谢：常用药物有 ATP、辅酶 A、细胞色素 C、维生素 C、维生素 E、脑活素、胞磷胆碱、吡拉西坦等。

（5）防治并发症和后发症：昏迷期间要重视护理工作。保持呼吸道通畅，必要时气管切开；定期翻身防压疮，注意营养，必要时鼻饲；高热者可给予物理降温，必要时可用冬眠疗法。如有后发症，应给予相应的治疗，严防神经系统和心脏后发症的发生。应用抗生素预防感染。

（6）轻、中度一氧化碳中毒治疗 24 小时无明显改善、重度一氧化碳中毒即刻转诊。

（二）乙醇中毒

乙醇，别名酒精，是无色、易燃、易挥发的液体，具有醇香气味，易溶于水。大多数乙醇中毒为酗酒过度所致。

1. 诊断要点　有饮酒史。①兴奋期：头痛、欣快、兴奋、健谈、情绪不稳定、自负，可有粗鲁行为或攻击行动，也可能沉默、孤僻，驾车易发生车祸；②共济失调期：出现恶心、呕吐、困倦，肌肉运动不协调，行动笨拙，言语含糊不清，眼球震颤、视物模糊、复视，步态不稳，出现明显共济失调；③昏迷期：昏睡、昏迷、瞳孔散大、体温降低、心率快、血压下降、呼吸慢而有鼾音，可出现呼吸循环麻痹而危及生命。可进行血清或呼出气中乙醇浓度测定。

2. 急救处理

（1）临床表现为兴奋期及共济失调期患者，无须治疗，动态观察，注意个人活动以免发生外伤。

（2）出现意识障碍者行抢救措施同时转诊上级医院：①维持气道通畅，供氧充足，必要时人工呼吸、气管插管；②维持循环功能，注意血压、脉搏，静脉输注 5% 葡萄糖氯化钠溶液；③心电图监测心律失常和心肌损害；④保暖，维持正常体温；⑤维持水、电解质酸碱平衡，血镁低时补镁。

六、常见药物中毒

（一）苯二氮䓬类镇静催眠药中毒

苯二氮䓬类药物（benzodiazepine，BZD）为弱安定药，常见有地西泮、硝西泮、氟西泮、氟硝西泮、劳拉西泮等。中毒的外因多为儿童误服或成人有意过量服用。

1. 诊断要点　有服用过量苯二氮䓬类药物史。轻者头晕嗜睡，严重中毒者昏迷、血压降低及呼吸抑制。呕吐物、洗胃液、尿或血液中苯二氮䓬类药物定量分析。

2. 急救处理

（1）清除毒物：①对服用过量药物，未发生呕吐者立即给予催吐，以 1∶10 000 高锰酸钾溶液洗胃；洗胃后由胃管灌入 50~100g 活性炭悬浮液，并灌服 50% 硫酸钠 50ml 导泻；②血液灌流可清除血中药物，强化利尿和血液透析不能加速本类药物的清除。

（2）解毒治疗：①氟马西尼：对苯二氮䓬类药有特异性解毒作用；②纳洛酮：对苯二氮䓬类药所致呼吸抑制有效。

（3）对症支持治疗：维持水、电解质及酸碱平衡；维持呼吸和循环功能，有意识障碍及生命体征不稳定者转诊上级医院。

（二）阿片类镇痛药中毒

阿片类药为麻醉性镇痛药，常见有吗啡、哌替啶（杜冷丁）、可待因、二醋吗啡（海洛因）、美沙酮、芬太尼、舒芬太尼及二氢埃托啡等。中毒的外因多为过量误服或吸毒者有意过量服用。

1. 诊断要点　有服用过量阿片类药物史。阿片中毒三联征——呼吸抑制、瞳孔缩小和昏迷。呕吐物洗胃液、尿或血液中阿片类药物定量分析。

2. 急救处理 评估生命指征,出现低氧血症、循环衰竭者转诊上级医院,同时采取如下措施:

(1)清除毒物:①口服者:催吐、洗胃、导泻;②皮下注射海洛因过量者:迅速用止血带扎紧注射部位上方,局部冷敷以延缓吸收。

(2)解毒治疗:纳洛酮是阿片受体拮抗药,能全面逆转阿片中毒引起的呼吸抑制、昏迷、瞳孔缩小和镇痛等作用。用法:盐酸纳洛酮静脉注射,每次 0.4~0.8mg,每 2~3 分钟重复 1 次,若重复 3 次仍未见效,应考虑诊断错误。纳洛酮作用时间 45~90 分钟,呼吸好转后采用间断静脉注射或静脉滴注维持,根据病情调整剂量。注意对阿片吸毒者的开始用量要低于一般人用量,以免引起严重的戒断症状。

(三)对乙酰氨基酚中毒

对乙酰氨基酚(扑热息痛)为非处方药,临床用于解热镇痛。中毒多为儿童误服或成人有意过量服用。成人口服 5~15g 可引起中毒,致死量 13~25g。

1. 诊断要点 有服用过对乙酰氨基酚或含有对乙酰氨基酚的解热镇痛复方制剂史。早期厌食、恶心、呕吐、出汗和嗜睡;3 日后肝、肾功能异常,剂量过大可发生肝坏死、肝性脑病、心肌损害及肾衰竭。肝功能异常,血糖降低,凝血酶原时间延长;血尿、蛋白尿、少尿、无尿等可作为辅助诊断。血浆对乙酰氨基酚浓度定量分析辅助诊断。

2. 急救处理

(1)清除毒物:口服者,催吐、洗胃、导泻、利尿、血液透析。

(2)解毒治疗:解毒药物主要选用 N-乙酰半胱氨酸(NAC)。服药后 1 小时内给 NAC 能有效预防肝损害发生,16 小时后效果较差,24 小时后无效。因此,解毒治疗不能迟于服毒后 12 小时。

(3)支持、对症治疗:防止低血糖及出血倾向,纠正脏器功能损害。

七、急性食物中毒

(一)沙门菌属食物中毒

沙门菌属属于革兰氏阴性杆菌,有毒力极强的内毒素。沙门菌属在自然界中广泛分布,常见的污染食品为猪肉、牛肉、鱼肉和肉制品等。进食污染沙门菌属的食品后,可引起沙门菌属食物中毒。

1. 诊断要点 有进食被沙门菌属污染食品的历史,同一人群、同一时间内、进食同一可疑食品后发生食物中毒表现。常见胃肠炎型表现:突然发病,有畏寒、发热、恶心、呕吐、腹痛、腹泻,多为稀水便,严重者可致脱水、酸中毒及休克。还可有类伤寒型、类霍乱型、类感冒型、败血症型。将可疑食品、患者粪便送检,可培养分离到沙门菌属。

2. 急救处理

(1)静脉补液:给予 5% 葡萄糖氯化钠溶液或林格液,维持水电解质及酸碱平衡,及时补钾、纠正酸中毒。

(2)抗菌药物:根据病情选用,一般患者给予喹诺酮类,严重者给予氨苄西林、氯霉素等。如已从患者粪便培养分离出致病菌,则按药敏试验结果选用敏感抗生素。

(3)对症治疗:高热者先给予物理降温后用解热镇痛药;腹痛剧烈者,给予山莨菪碱或阿托品以解痉;腹泻严重时可考虑使用止泻药,一般不主张止泻;补液扩容,必要时给予多巴胺等血管活性药物;烦躁不安者,可适当给予镇静药。

(二)肠球菌食物中毒

肠球菌为链球菌属,是肠道中的常居菌群。常见的污染食品为熟肉、奶和奶制品、酥鱼等。进食污染肠球菌的食品后,可引起肠球菌食物中毒。

1. 诊断要点 有进食被肠球菌污染食品史,同一人群、同一时间内、进食同一可疑食品后发生食物中毒。恶心、呕吐、腹痛、腹泻,腹痛多为痉挛性疼痛。少数患者可有低热、头晕、头痛、全身乏力,吐泻严重者可致脱水酸中毒及休克。病程较短,一般 1~2 天。送检可疑食品、患者粪便可培养分离到肠球菌。

2. 急救处理

(1)静脉补液:给予 5% 葡萄糖氯化钠溶液或林格液,维持水电解质及酸碱平衡,及时补钾、纠正酸中毒。

(2)抗菌药物:多数患者不需要使用抗生素,对伴有高热、呕吐与腹泻严重者可酌情使用抗生素治疗,如口服或静脉喹诺酮类药物。

(3)对症治疗:腹痛剧烈者,给予山莨菪碱或阿托品以缓解肠道痉挛。

八、毒蕈中毒

毒蕈又称毒蘑菇,不同种类毒蕈分别含有多种毒素,可对人体相关组织器官造成损伤而发病。

(一)诊断要点

明确的误食毒蕈史。胃肠炎型表现急性胃肠炎的症状;神经精神型:神经型出现副交感神经功能亢进表现;精神型出现幻视、幻听、行为异常、焦躁或狂笑、精神错乱、昏迷;血液毒型可伴发生溶血;肝损害型:①有数小时至数日的潜伏期;②早期出现胃肠炎症状;③有短暂的假愈期;④以肝损害为主,伴脑、心、肾等器官损害,甚至多器官衰竭。可进行含毒成分检验或毒物毒性实验明确诊断。

(二)急救处理

评估生命体征及器官功能状态,出现异常或治疗效果不佳时转诊上级医院。

1. 清除毒物　早期催吐(神志清醒者),1:5 000 高锰酸钾或清水洗胃,硫酸镁 20~30mg 导泻。

2. 解毒治疗　①有毒蕈碱样症状者,可给予阿托品 0.5~1.0mg,儿童 0.03~0.05mg/kg,一般为 0.5~1 小时一次,直至心率增快、面色潮红、瞳孔散大为止,不一定要 "阿托品化"。②肝损害型中毒时,可用巯基解毒剂。常用二巯基丁二酸钠 0.5~1.0g,稀释后静脉注射,6 小时一次,症状缓解后改为每天 2 次,用 5~7 天。③溶血型毒蕈中毒者或有中毒性脑部病变、中毒性心肌炎者,可用糖皮质激素。

3. 对症治疗　有呕吐、腹泻者,积极补液,维持水、电解质酸碱平衡;有肝损害者积极给予保肝治疗;防止肾功能衰竭、脑水肿;吸氧,卧床休息,抗感染;有精神症状或惊厥者,可给予镇静药物。

(赵晓静)

思考题:

1. 脊柱骨折患者运送时应注意些什么?
2. 试述颞下颌关节脱位口内复位法。
3. 如何判定烧伤严重程度?
4. 有机磷农药中毒解毒剂的作用机制。
5. 吗啡中毒的临床特征是什么? 有无特效解毒剂?
6. 简述常见急性损伤的一般处理原则。
7. 试述急性中毒救治方法。

第十四章
全科常见传染病管理

自从有人类以来,人们就受到各种传染病的困扰,人类文明的发展史也是与传染病作斗争的历史。传染病具有发病急,传播快,死亡率高的特点,使人类创造的财富与文明不断遭到浩劫。传染病的预防、管理工作是一项长期艰巨的任务,本章将从传染病的防治,乙型肝炎、艾滋病、结核、流行性感冒等常见传染病的管理以及新发与再发传染病进行概述。

第一节 传染病防治概述

【学习要点】

1. 传染病的基本特征。

2. 常见传染病的诊断和治疗。

3. 传染病的预防和管理。

传染病学是研究传染病在人体内发生、发展与转归的原因与规律,以及感染性疾病的诊断和治疗措施,促使患者恢复健康,进而控制传染病在人群中传播的科学。传染主要指有致病性的病毒、细菌或其他病原体通过一定方式从一个宿主个体到另一个宿主个体的感染。传染病是指各种病原体引起的能在人与人、动物与动物或人与动物之间相互传播的一类疾病。

一、传染病概述

(一)感染的过程

病原体侵入人体后能否引起疾病,取决于病原体的致病能力和机体的免疫功能这两个因素。致病能力包括病原体的侵袭力、毒力、数量和变异性。

在传染或感染过程中,人体与病原体在一定环境条件影响下,不断相互作用和相互斗争,根据人体防御能力的强弱和病原体数量及毒力的强弱,可以出现五种表现,包括病原体被消灭或排出体外、隐性感染、显性感染、潜伏性感染、病原携带状态。五种表现亦可移行或转化,呈现动态变化。

机体免疫应答对感染过程的表现和转归起着重要作用。免疫应答可分为有利于机体抵抗病原体的保护性免疫应答和促进病理改变的变态反应两大类。保护性免疫应答又分为非特异性免疫应答与特异性免疫应答两类。感染后的免疫均为特异性免疫应答,通过体液免疫和细胞免疫的相互作用而产生免疫应答,分别由 B 淋巴细胞和 T 淋巴细胞介导。

(二)流行过程与影响因素

传染病在人群中的传播必须具备三个基本条件,即流行过程的三个基本环节:传染源、传播途径和易感人群。这三个基本环节必须同时存在,相互依赖,缺少其中任何一个环节,传染病的流行就不会发生,流行也不会形成。

传染病流行各环节之间的相互作用受到人类在生产和生活中所处的条件,包括自然因素和社会因素的影响,这些因素相互联系,不断变化,使流行过程表现错综复杂。自然因素包括地理、气候、土壤、动植物因素;社会因素包括经济、文化、宗教信仰、风俗习惯、人口密度、人口迁移、社会动荡和社会

319

制度、医疗卫生状况,以及人们的生产与生活条件、生活方式和职业等因素。

二、传染病的特征

(一) 传染病的基本特征

传染病的基本特征是指传染病所特有的征象,是可以用作鉴定传染病的先决条件。

1. 病原体　各种传染病都有特异的病原体,如微生物中的病毒、衣原体、立克次体、支原体、细菌、螺旋体和真菌,寄生虫中的原虫和蠕虫,还有不同于微生物和寄生虫的变异蛋白质,称为朊粒。

2. 传染性　这是传染病与其他感染性疾病的主要区别。

3. 流行病学特征　在一定环境条件的影响下,传染病的流行过程有流行性、季节性、地方性、外来性四个特征。

4. 感染后免疫　人体感染病原体后,无论是显性或隐性感染,都能产生针对病原体及其产物(如毒素)的特异性免疫。人体的免疫状态在不同的传染病中有所不同。少数传染病一次得病后几乎不再感染(如麻疹、天花、水痘等),通常为持续免疫。除此之外,临床上还可出现再感染、重复感染、复发、再燃等现象。

(二) 常见的症状和体征

1. 发热　发热是传染病的突出症状,也是许多传染病的共同症状(详见第六章第四节发热)。

2. 发疹　指皮疹及黏膜疹,是许多传染病的特征之一,对诊断传染病有很大价值。有些传染病即以疹为病名,如麻疹、斑疹伤寒、风疹、幼儿急疹等。皮疹亦称外疹,黏膜疹亦称内疹。有些皮疹突出的传染病亦称发疹性传染病。皮疹种类甚多,形态与大小不一,其分布部位、出现顺序与出现日期在各种传染病都有其特殊性,在鉴别诊断上有重要意义。

(1) 种类:按皮疹的形态可分为斑丘疹、出血疹、疱疹、荨麻疹。斑疹可见于斑疹伤寒,也见于其他出疹性传染病的发病初期;丘疹可见于麻疹、恙虫病、传染性单核细胞增多症等;斑丘疹是指斑疹与丘疹同时存在,可见于麻疹、风疹、伤寒、猩红热、柯萨奇病毒及埃可病毒感染、EB病毒感染等传染病;出血疹见于脑膜炎球菌性脑膜炎、麻疹、斑疹伤寒、肾综合征出血热、败血症等;疱疹可见于立克次体病及金黄色葡萄球菌败血症,如有继发感染即成脓疱疹;荨麻疹见于急性血吸虫病、蛔虫病以及其他有变态反应的疾病。

(2) 分布:皮疹通常见于躯干及四肢,但躯干与四肢间的分布情况随各病而异。例如水痘的皮疹多集中于躯干,称为向心分布;天花的皮疹多见于四肢及头脸部,称为离心分布。

(3) 顺序:皮疹出现的顺序各病不一。麻疹中的皮疹自耳后及颈部开始,渐及前额与颊部,然后自上而下,急速蔓延全身,最后至四肢。伤寒中出现的玫瑰疹先见于下胸部及上腹部,病重时波及上胸部及肩部。接种牛痘疫苗后所见的出疹相继为:斑疹→丘疹→疱疹→脓疱疹→结痂→脱痂→瘢痕,与天花出疹表现相同,出疹情况有助于了解病情发展的阶段。

(4) 时间:出疹日期在多种传染病中具有一定规律性。一般来说,水痘、风疹于发病后的第1日出疹,猩红热约第2日,天花约第3日,麻疹约第4日,斑疹伤寒约第5日,伤寒约第6日等,但都有例外。出疹日期的规律性对传染病的诊断有很大的参考价值。

(三) 临床类型

根据传染病临床过程的长短可分为急性、亚急性、慢性型。按照病情的轻重程度可分为轻型、典型(也称为中型或普通型)、重型和暴发型。

三、传染病的诊断与治疗

(一) 诊断

传染病的诊断主要依据以下三点:临床资料、流行病学资料和病原学资料。

1. 临床资料　许多传染病都具有特征性的临床表现,如发热、皮疹、肝脾肿大或某些特征性体征。

2. 流行病学资料　每种传染病的流行过程都有一定的特征,而且它还受到外界自然因素和社会因素的影响。疫区旅居史或疫区接触史(包括疫区来源的人或动物)对于早期诊断具有重要意义。部分传染病具有严格的季节性和周期性,部分与年龄、性别和职业有密切的关系。

3. 病原学资料　机体受病原体感染后会产生一系列的改变,可通过相关检验技术进行检测,这对于诊断、治疗及流行病学调查均有重要意义。包括血液、尿便常规、生化检查等一般实验室检查以及病原学检测、特异性抗体检测等。

（二）治疗

传染病的治疗除了治愈患者外,尚有消除病原体、防止疾病传播及流行的目的。传染病的合理治疗源于正确的诊断,不同疾病有不同的治疗方法,包括一般治疗、对症治疗、病原治疗、合并症与后遗症治疗、中医中药治疗、基因治疗等。

1. 一般治疗　一般治疗是指用于保护与支持患者的各种生理功能的治疗,包括隔离、消毒、护理、饮食、补液及纠正电解质紊乱。患者隔离的要求因其所患传染病的传播途径和病原体的排出方式及时间而异,应随时做好消毒工作。良好的护理对传染病的治疗具有重要意义,根据病情给予易消化吸收、富有营养、合口味的食物以维持人体正常代谢,补偿组织损害,提高机体的防御力量。

2. 对症治疗　对症治疗可以缓解患者症状,减少患者痛苦,通过调整各系统的功能,减少机体消耗,保护重要器官,使损伤降至最低。例如在高热时予以降温,颅内压升高时采取脱水疗法,抽搐时给予镇静治疗,昏迷时采取恢复苏醒措施,心力衰竭时予以强心治疗,休克时改善循环,严重毒血症时给予肾上腺糖皮质激素等。

3. 病原治疗　病原治疗又称特异性治疗,是传染病治疗中的关键。早期应用可以达到消灭病原体,促使病情好转和控制疾病传播的目的。常用的药物有抗生素、抗病毒药物、化学治疗制剂和血清免疫制剂等。

4. 合并症与后遗症治疗　有些传染病常出现多种合并症,如伤寒可出现肠出血、肠穿孔及胆囊炎等,部分传染病会出现后遗症,尤其是中枢神经系统传染病,如脊髓灰质炎、脑炎、脑膜炎等,可采取针灸、理疗、高压氧等治疗措施,促进机体恢复。

5. 中医中药治疗　中医中药对调整患者各系统的功能有着相当重要的作用,某些中药如黄连、鱼腥草、板蓝根、苦参碱等有一定的抗微生物的作用,青蒿素及其衍生物具有明显的抗疟原虫及血吸虫幼虫作用。

6. 基因治疗　近年来随着分子生物学理论和技术的飞速发展,基因治疗成为医学研究的热点。一些传染病,尤其是难治性的病毒性疾病,如艾滋病、乙型肝炎等在基因治疗领域的研究逐渐增多。

四、传染病的预防与管理

传染病的预防与管理工作是一项长期艰巨的任务,应当根据传染病流行的三个基本环节采取综合性措施,并且根据各种传染病的特点,针对传播的主导环节,采取适当的措施,防止传染病继续传播。

（一）管理传染源

1. 早期发现传染源是预防传染病传播的关键　传染病报告制度是早期发现传染病的重要措施。根据《中华人民共和国传染病防治法》,将法定传染病分为 3 类 41 种。

甲类传染病包括:鼠疫、霍乱。

乙类传染病包括:甲型 H1N1 流感、传染性非典型肺炎(严重急性呼吸综合征)、新型冠状病毒感染、艾滋病、病毒性肝炎、脊髓灰质炎、人感染高致病性禽流感、麻疹、流行性出血热、狂犬病、流行性乙型脑炎、登革热、炭疽、细菌性痢疾和阿米巴痢疾、肺结核、伤寒和副伤寒、流行性脑脊髓膜炎、百日咳、白喉、新生儿破伤风、猩红热、布鲁氏菌病、淋病、梅毒、钩端螺旋体病、血吸虫病、疟疾。

丙类传染病包括:流行性感冒、流行性腮腺炎、风疹、急性出血性结膜炎、麻风病、流行性和地方性斑疹伤寒、黑热病、包虫病、丝虫病,除霍乱、细菌性痢疾和阿米巴痢疾、伤寒和副伤寒以外的感染性腹泻病、手足口病。

根据《中华人民共和国传染病防治法实施办法》疫情报告规定：

（1）对甲类传染病、传染性非典型肺炎（严重急性呼吸综合征）和乙类传染病中艾滋病、肺炭疽、脊髓灰质炎的患者、病原携带者或疑似患者，城镇应于 2 小时内、农村应于 6 小时内通过传染病疫情监测信息系统进行报告。

（2）对其他乙类传染病患者、疑似患者和伤寒、副伤寒、痢疾、梅毒、淋病、乙型肝炎、白喉、疟疾的病原携带者，城镇应于 6 小时内、农村应于 12 小时内通过传染病疫情监测信息系统进行报告；对丙类传染病和其他传染病，应当在 24 小时内通过传染病疫情监测信息系统进行报告。

（3）对食物中毒等突发公共卫生事件必须在被发现后 2 小时内，报到所在地县级人民政府卫生行政部门。接到报告的卫生行政部门应当在 2 小时内向本级人民政府报告，并同时通过突发公共卫生事件信息报告管理系统向国家卫生健康委员会报告。对可能造成重大社会影响的突发公共卫生事件，国家卫生健康委员会应立即向国务院报告。

2. 对接触者和病原携带者的处理　根据具体情况，进行医学观察、检疫或隔离，以免遗漏正处在潜伏期的患者和病原携带者。观察和检疫的期限依病种不同而异，亦可进行预防接种与药物预防。

3. 对动物源性传染病的处理　可采用消灭的方法，但如家畜等则可施行隔离和治疗，并妥善处理其排泄物。

（二）切断传播途径

最常用的卫生措施是消毒，依据不同的传播途径采取不同的防疫措施，如肠道传染病由于病原体从肠道排出，应对粪便、垃圾、污水等进行处理，饮水消毒，饭前便后洗手，养成良好卫生习惯；经昆虫媒介传播的疾病，可根据不同媒介昆虫的生态习性采取不同的杀虫法；呼吸道传染病则可通过消毒空气、戴口罩、通风等措施进行预防。针对母婴传播的疾病，应加强对母体的各种标志物检测，如发现阳性，应采取必要的措施，包括终止妊娠、密切观察、定期复查或治疗。

（三）保护易感人群

保护易感人群包括非特异性和特异性两个方面。非特异性保护措施包括加强体育运动，增强体质，注意生活制度、卫生习惯、合理营养、改善居住条件等。特异性保护措施包括人工自动免疫和人工被动免疫两类。但目前不是所有的传染病都能利用免疫接种的方法进行预防。人工自动免疫是根据病原生物及其产物可激发特异性免疫的原理，用病原生物或其毒素制成生物制品，活菌（疫）苗、死菌（疫）苗、基因工程疫苗、类毒素等。人工被动免疫是用特异抗体的免疫血清给人注射，包括抗毒血清、人类丙种球蛋白等。

（任菁菁）

第二节　全科常见传染病管理

【学习要点】

1. 乙型肝炎的传播途径及诊断，乙肝病毒携带者、乙型肝炎患者的规范化管理和治疗。
2. 艾滋病的传播途径，诊断标准及临床表现，AIDS 的预防。
3. 结核病的分类及临床表现，筛查与评估，结核病的预防和宣教。
4. 流行性感冒的流行病学特征，流感的预防和治疗，流感的转诊时机。

传染病的预防、管理工作是一项长期艰巨的任务，本章选取乙型肝炎、艾滋病、结核、流行性感冒四个社区常见传染病，对其流行病学特征，疾病的诊断和治疗，以及传染病的预防和规范化管理流程进行阐述。

一、乙型病毒性肝炎

乙型病毒性肝炎(简称:乙肝)是一种严重危害人类健康的传染性疾病。乙型肝炎病毒(hepatitis B virus,HBV)感染是全球性的健康问题,世界卫生组织(WHO)估计全球约有 2.57 亿慢性 HBV 感染者,每年约有 88.7 万人死于 HBV 感染。虽然慢性 HBV 感染流行呈现下降趋势,但乙型肝炎表面抗原(hepatitis B surface antigen,HBsAg)阳性人数从 1990 年的 22.3 亿增至 2005 年的 24.0 亿。WHO 在《2016—2021 年全球卫生部门病毒性肝炎战略》中提出目标:到 2030 年全球病毒性肝炎新发感染人数减少 90%,病毒性肝炎死亡人数减少 65%,消除作为一种重大公共卫生威胁的病毒性肝炎。

(一)流行病学

2006 年全国乙型肝炎流行病学调查结果表明,我国 1~59 岁一般人群 HBsAg 携带率为 7.18%,小于 5 岁儿童仅为 0.96%,标志着我国从乙型肝炎的高流行区转为中流行区。2014 年的最新调查结果显示,1~4 岁、5~14 岁和 15~29 岁人群 HBsAg 携带率分别为 0.32%、0.94% 和 4.38%。据估计,目前我国一般人群 HBsAg 流行率为 5%~6%,慢性 HBV 感染者约 7 000 万例,其中慢性乙型肝炎(chronic hepatitis B,CHB)患者约 2 000 万~3 000 万例。

1. 传染源　主要是急、慢性乙型肝炎患者和病毒携带者。慢性患者和病毒携带者作为传染源的意义最大,其传染性与体液中病毒载量成正比关系。

2. 传播途径　人类因含 HBV 体液或血液经破损的皮肤和黏膜进入机体而获得感染,具体的传播途径有血液、体液传播、母婴传播和性传播。HBV 不经呼吸道和消化道传播,因此,日常学习、工作或生活接触、吸血昆虫(蚊和臭虫等)不会传染 HBV。

3. 易感人群　抗-HBs 阴性者。婴幼儿是获得 HBV 感染的最危险时期。高危人群包括医务人员、经常接触血液的人员、托幼机构工作人员、接受器官移植的患者、经常接受输血或血液制品者、免疫功能低下者、HBsAg 阳性者的家庭成员、危险性行为及不洁性生活史者、不洁注射史者等。

(二)相关实验室与影像学检查

1. HBV 血清学检测　HBV 血清学标志物包括 HBsAg、抗-HBs、乙型肝炎 e 抗原(HBeAg)、抗-HBe、抗-HBc 和抗-HBc-IgM(乙型肝炎核心抗体)。

HBsAg 阳性表示 HBV 感染;抗-HBs 为保护性抗体,其阳性表示对 HBV 有免疫力,见于乙型肝炎康复及接种乙型肝炎疫苗者;抗-HBc IgM 阳性多见于急性乙型肝炎及 CHB 急性发作;抗-HBc 抗体主要是 IgG 型抗体,只要感染过 HBV,无论病毒是否被清除,此抗体多为阳性。

2. HBV DNA、基因型和变异检测

(1)HBV DNA 定量检测:主要用于判断慢性 HBV 感染的病毒复制水平,可用于抗病毒治疗适应证的选择及疗效的判断。建议采用灵敏度和精确度高的实时定量聚合酶链反应(quantitative PCR,qPCR)法。

(2)HBV 基因分型和耐药突变株检测:常用的方法有:①基因型特异性引物聚合酶链反应(PCR)法;②基因序列测定法;③线性探针反向杂交法。

3. 生物化学检查

(1)血清 ALT 和 AST:血清 ALT 和 AST 水平一般可反映肝细胞损伤程度,最为常用。

(2)血清胆红素:血清胆红素水平与胆汁代谢、排泄程度有关。胆红素升高主要原因为肝细胞损害、肝内外胆道阻塞和溶血。肝功能衰竭患者血清胆红素可呈进行性升高,每日上升≥1 ULN(健康人群正常值高限),且有出现胆红素升高与 ALT 和 AST 下降的"胆酶分离"现象。

(3)血清白蛋白和球蛋白:反映肝脏合成功能,CHB、肝硬化和肝功能衰竭患者可有血清白蛋白下降。

(4)凝血酶原时间(PT)及凝血酶原活动度(PTA):PT 是反映肝脏凝血因子合成功能的重要指标,常用国际标准化比值(INR)表示,对判断疾病进展及预后有较大价值。

(5)谷氨酰转肽酶(GGT):正常人血清中 GGT 主要来自肝脏。此酶在急性肝炎、慢性活动性肝炎及肝硬化失代偿时仅轻中度升高。各种原因导致的肝内外胆汁淤积、CHB 患者显著升高。

（6）血清碱性磷酸酶（ALP）：ALP 经肝胆系统进行排泄。当 ALP 产生过多或排泄受阻时，可使血中 ALP 发生变化。临床上常借助 ALP 的动态观察来判断病情发展、预后和临床疗效。

（7）总胆汁酸（TBA）：健康人的周围血液中血清胆汁酸含量极低，当肝细胞损害或肝内、外胆管阻塞时，胆汁酸代谢就会出现异常，TBA 就会升高。

（8）胆碱酯酶：可反映肝脏合成功能，对了解肝脏应急功能和贮备功能有参考价值。

（9）甲胎蛋白（AFP）：AFP 是诊断肝细胞肝癌（HCC）的重要指标。应注意 AFP 升高的幅度、动态变化及其与 ALT 和 AST 的消长关系，并结合临床表现和肝脏影像学检查结果进行综合分析。

4. 肝纤维化指标　临床常用检测项目如透明质酸（hyaluronic acid，HA）、Ⅲ型前胶原肽（type Ⅲ procollagen propeptide，PⅢP）、Ⅳ型胶原（collagen Ⅳ，C-Ⅳ）、层粘连蛋白（laminin，LN）等，对肝纤维化的诊断有一定参考价值。

5. 影像学检查　B 超对肝硬化有较高的诊断价值，有助于鉴别阻塞性黄疸、脂肪肝及肝内占位等。CT、MRI 的应用价值基本同 B 超。

6. 肝组织病理学检查　对明确诊断，衡量炎症活动度、纤维化程度及评估疗效具有重要价值。

（三）诊断

乙肝的诊断包括流行病学资料、临床诊断和病原学诊断。

1. 流行病学诊断　输血，不洁注射史，HBV 感染者接触史，家族成员 HBV 感染史，特别需注意婴儿母亲是否 HBsAg 阳性，有助于乙肝的诊断。

2. 临床诊断　乙型肝炎的临床表现分为急性肝炎（包括急性黄疸性肝炎和急性无黄疸性肝炎）、慢性肝炎（分为轻、中、重度）、重型肝炎（有急性、亚急性、慢性三型）、淤胆型肝炎、肝炎后肝硬化。

（1）急性肝炎：起病较急，常有畏寒、发热、乏力、食欲差、恶心、呕吐等症状，肝大，质偏软，ALT 显著升高。黄疸性肝炎血清胆红素>17.1μmol/L，尿胆红素阳性。黄疸性肝炎的黄疸前期、黄疸期、恢复期三期病程明显，病程一般不超过 6 个月。

（2）慢性肝炎：病程超过半年或发病日期不明确且有慢性肝炎症状、体征、实验室检查改变者。常有乏力、厌油、肝区不适等症状，可有肝病面容、肝掌、蜘蛛痣、胸前毛细血管扩张、肝大质偏硬、脾大体征。根据病情轻重，实验室指标改变，综合评定轻、中、重三度（表 14-1）。

表 14-1　慢性肝炎的实验室检查异常程度参考指标

项目	轻	中	重
ALT 和/或 AST	≤正常值的 3 倍	>正常值的 3 倍	>正常值的 3 倍
总胆红素	≤正常值的 2 倍	>正常值的 2~5 倍	>正常值的 5 倍
白蛋白（ALB）/(g·L⁻¹)	≥35	>32~<35	≤32
A/G	≥1.4	>1.0~<1.4	≤1.0
γ-球蛋白/%	≤21	>21~<26	≥26
凝血酶原活动度（PTA）/%	>70	60~70	>40~<60
胆碱酯酶（CHE）/(U·L⁻¹)	>5 400	>4 500~≤5 400	≤4 500

（3）重型肝炎：主要表现有极度疲乏，严重消化道症状，如频繁呕吐、呃逆；黄疸迅速加深，出现胆酶分离现象。肝脏进行性缩小；出血倾向，PTA<40%，皮肤黏膜出血；出现肝性脑病；肝肾综合征、腹腔积液等严重并发症。急性黄疸性肝炎病情迅速恶化，2 周内出现Ⅱ度以上肝性脑病或其他重型肝炎表现者，为急性重型肝炎；15 天~24 周出现上述表现者为亚急性重型肝炎；在慢性肝炎或肝硬化基础上出现的重型肝炎为慢性重型肝炎。

（4）淤胆型肝炎：起病类似急性黄疸性肝炎，黄疸持续时间长，症状轻，有肝内梗阻的表现。

（5）肝炎后肝硬化：多有慢性肝炎病史。有乏力、腹胀、尿少、肝掌、蜘蛛痣、脾大、腹腔积液、下肢水肿、胃食管下段静脉曲张、白蛋白下降、A/G 倒置等肝功能受损和门静脉高压的表现。

3. 病原学诊断　以下任何一项阳性，可诊断为现症 HBV 感染：①血清 HBsAg；②血清 HBV DNA；③血清抗-HBc-IgM；④肝组织 HBcAg 和/或 HBsAg，或 HBV DNA。

（四）预防措施

1. 控制传染源　肝炎患者和病毒携带者是本病的传染源。急性患者应隔离治疗至病毒消失。病毒复制活跃者予抗病毒治疗。凡现症感染者不能从事食品加工、饮食服务、托幼保育等工作。对献血员应进行严格筛选，不合格者不得献血。

2. 切断传播途径　加强安全注射宣传（包括针灸的针具），严格遵循医院感染管理中的预防原则。服务行业所用的理发、刮脸、修脚、穿刺和文身等器具应严格消毒。注意个人卫生，杜绝共享剃须刀、牙具等用品。若性伴侣为 HBsAg 阳性者，应接种乙型肝炎疫苗或使用安全套；在性伴侣健康状况不明的情况下，一定要使用安全套，以预防乙型肝炎及其他血源性或性传播疾病。对 HBsAg 阳性的孕妇，应避免羊膜腔穿刺，保证胎盘的完整性，尽量减少新生儿暴露于母血的机会。

3. 保护易感人群　接种乙肝疫苗是预防 HBV 感染最有效的方法。乙肝疫苗的接种对象主要是新生儿，其次为婴幼儿，15 岁以下未免疫人群和高危人群。接种乙型肝炎疫苗后有抗体应答者的保护效果一般至少可持续 12 年，因此，一般人群不需要进行抗-HBs 监测或加强免疫。但对高危人群可进行抗-HBs 监测，如抗-HBs<10mIU/ml，可给予加强免疫。

（五）治疗

1. 急性肝炎　急性肝炎一般为自限性，多可完全康复。以一般治疗和对症支持治疗为主。急性期应进行隔离，症状明显及有黄疸者应卧床休息，恢复期可逐渐增加活动量，但要避免劳累。予清淡易消化食物，适当补充维生素，热量不足者应静脉补充葡萄糖。避免饮酒和应用损害肝脏的药物，辅以药物对症及恢复肝功能，药物不宜太多，以免加重肝脏负担。

2. 慢性肝炎　慢性乙肝的主要治疗措施包括抗病毒、抗炎、抗氧化、抗纤维化、免疫调节和对症治疗，其中抗病毒治疗是关键。规范的抗病毒治疗措施能长期最大限度地抑制 HBV 复制，减轻肝细胞炎性坏死及肝纤维化，提高患者生活质量和延长生存时间。然而，目前尚无一种抗病毒药物或治疗方案能彻底清除乙肝患者体内的 HBV。乙肝抗病毒药物主要包括干扰素（interferon，IFN）和核苷类似物（nucleotide analogues，NA）。IFN 主要包括普通 α 干扰素（IFN-α）及聚乙二醇干扰素（PEG-IFN），不良反应较多且需皮下注射，使用不便。NA 主要有拉米夫定（LAM）、阿德福韦酯（ADV）、替比夫定（LdT）、恩替卡韦（ETV）、替诺福韦酯（TDF）和替诺福韦艾拉酚胺（TAF）。NA 使用方便，耐受性好，具有强效抗病毒活性，但需长期服用；部分药物长期应用会产生耐药，同时需要监测不良反应。

推荐接受抗病毒治疗的人群需同时满足以下条件：

血清 HBV DNA 阳性的慢性 HBV 感染者，若其 ALT 持续异常（>ULN）且排除其他原因导致的 ALT 升高，均应考虑开始抗病毒治疗。

对持续 HBV DNA 阳性、ALT 正常患者，如有以下情形之一者，疾病进展风险较大，可考虑给予抗病毒治疗：

（1）肝组织学存在明显的肝脏炎症（≥G2）或纤维化（≥S2）。

（2）ALT 持续正常（每 3 个月检查 1 次，持续 12 个月），但有肝硬化/肝癌家族史且年龄>30 岁。

（3）ALT 持续正常（每 3 个月检查 1 次，持续 12 个月），无肝硬化/肝癌家族史但年龄>30 岁，建议行肝纤维化无创诊断技术检查或肝组织学检查，发现存在明显肝脏炎症或纤维化。

（4）ALT 持续正常（每 3 个月检查 1 次，持续 12 个月），有 HBV 相关的肝外表现（肾小球肾炎、血管炎、结节性多动脉炎、周围神经病变等）。

（5）存在肝硬化的客观依据时，无论 ALT 和 HBeAg 情况，均建议积极抗病毒治疗。

需要特别提醒的是，在开始治疗前应排除合并其他病原体感染或药物、酒精和免疫等因素所致的

ALT 升高,尚需注意应用降酶药物后 ALT 暂时性正常。

3. 重型肝炎　原则是以支持和对症疗法为基础的综合性治疗,促进肝细胞再生,预防和治疗各种并发症。对于难以恢复的病例,有条件时可采用人工肝支持系统,争取肝移植。

4. 淤胆型肝炎　早期治疗同急性黄疸性肝炎,黄疸持续不退时,可加用甲泼尼龙 40~60mg/d 口服或地塞米松 10~20mg/d 静脉滴注,2 周后如血清总胆红素显著下降,则逐步减量。

5. 肝炎后肝硬化　治疗同上,如有脾功能亢进或门静脉高压明显时可选用手术或介入治疗。

(六) 转诊

重型肝炎、肝硬化患者或乙肝感染者经系统抗病毒治疗 6 个月,ALT 仍持续异常和/或 HBV DNA 阳性患者等需转诊至专科或上级医院进一步治疗。

(七) 基层管理流程

1. 家庭成员管理　对已经确定的 HBsAg 阳性者,应按规定向当地疾病预防控制中心报告,并建议对患者的家庭成员进行血清 HBsAg、抗-HBc 和抗-HBs 检测,并对其中的易感者(3 种标志物均阴性者)接种乙型肝炎疫苗。

2. 疾病管理

(1) HBV 携带者:应每 3~6 个月进行血常规、生物化学、病毒学、AFP、B 型超声和无创肝纤维化等检查,必要时行肝活组织检查,若符合抗病毒治疗指征,应及时启动治疗。

(2) 抗病毒治疗过程中患者的随访:抗病毒过程中定期随访的目的是监测抗病毒治疗的疗效、用药依从性,以及耐药和不良反应(表 14-2)。

表 14-2　抗病毒治疗过程中的检查项目及频率

检查项目	IFN 治疗后建议检测频率	NA 治疗后建议检测频率
血常规	治疗第 1 个月每 1~2 周检测 1 次,以后每月检测 1 次至治疗结束	每 6 个月检测 1 次直至治疗结束
生物化学指标	每月检测 1 次	每 3~6 个月检测 1 次直至治疗结束
HBV DNA	每 3 个月检测 1 次直至治疗结束	每 3~6 个月检测 1 次直至治疗结束
HBsAg/抗 HBs/HBeAg/抗 HBe	每 3 个月检测 1 次	每 6 个月检测 1 次直至治疗结束
甲胎蛋白(AFP)	每 6 个月检测 1 次	每 6 个月检测 1 次直至治疗结束
肝硬度测定值(LSM)	每 6 个月检测 1 次	每 6 个月检测 1 次直至治疗结束
甲状腺功能和血糖	每 3 个月检测 1 次,如治疗前就已存在甲状腺功能异常或已患糖尿病,建议应每个月检查甲状腺功能和血糖水平	根据既往情况决定
精神状态	密切观察,定期评估精神状态:对出现明显抑郁症状和有自杀倾向的患者,应立即停止治疗并密切监护	根据既往情况决定
腹部超声	每 6 个月检测 1 次,肝硬化患者每 3 个月检测 1 次。如 B 超发现异常,建议行 CT 或 MRI 检查	每 6 个月检测 1 次直至治疗结束
其他检查	根据患者病情决定	服用 LdT 的患者,应每 3~6 个月监测肌酸激酶;服用 TDF 或 ADV 的患者应每 3~6 个月监测肌酐和血磷

(3) 治疗结束后的患者随访:治疗结束后对停药患者进行密切随访的目的在于能够评估抗病毒治疗的长期疗效,监测疾病的进展以及 HCC 的发生。因此,不论患者在抗病毒治疗过程中是否获得应答,在停药后 3 个月内应每月检测 1 次肝功能,HBV 血清学标志物及 HBV DNA;之后每 3 个月检

测 1 次肝功能,HBV 血清学标志物及 HBV DNA,至少随访 1 年时间,以便及时发现肝炎复发及肝脏功能恶化。此后,对于 ALT 持续正常且 HBV DNA 低于检测值下限者,建议至少半年进行 1 次 HBV DNA、肝功能、AFP 和超声影像检查。对于 ALT 正常但 HBV DNA 阳性者,建议每 6 个月进行 1 次 HBV DNA、ALT、AFP 和超声影像检查。对于肝硬化患者,应每 3 个月检测 AFP 和腹部超声显像,必要时做 CT 或 MRI 以早期发现 HCC。对肝硬化患者还应每 1~2 年进行胃镜检查,以观察有无食管-胃底静脉曲张及其进展情况。

（八）展望

我国乙型肝炎防治工作已取得一定成效,依据循证医学证据制定的乙肝防治指南的不断推陈出新,有利于向学界传递最新、最有效的信息,加强 HBV 感染者的筛查、乙肝抗病毒治疗规范化、乙肝肝硬化患者的随访和肝癌的早期发现。但仍需加快治疗方案的优化、新型抗 HBV 药物的研发和抗病毒疗效生物标志物的探索,加强公众乙型肝炎知识的普及,使患者更接近、并最终实现乙型肝炎临床治愈的目标。

二、艾滋病

艾滋病即获得性免疫缺陷综合征（acquired immunodeficiency syndrome,AIDS）,是因感染人类免疫缺陷病毒（human immunodeficiency virus,HIV）后导致免疫缺陷,并发一系列机会性感染及肿瘤,严重者可导致死亡的综合征。自 1981 年世界第一例人类免疫缺陷病毒感染者发现至今,短短 30 多年间,艾滋病在全球肆虐流行,已成为重大的公共卫生问题和社会问题,引起世界卫生组织及各国政府的高度重视。

为提高人们对艾滋病的认识,WHO 于 1988 年 1 月将每年的 12 月 1 日定为"世界艾滋病日（World AIDS Day）",并将红绸带定为其标志,号召世界各国和国际组织在这一天举办相关活动,宣传和普及预防艾滋病的知识。1996 年 1 月,联合国艾滋病规划署（The Joint United Nations Programme on HIV/AIDS,UNAIDS）在日内瓦成立;1997 年联合国艾滋病规划署将"世界艾滋病日"更名为"世界艾滋病防治宣传运动",使艾滋病防治宣传贯穿全年。

（一）流行病学

1. 流行现况　AIDS 已成为一种全球性流行病。据 UNAIDS 估计,截至 2017 年底,全球现存活 HIV/AIDS 患者 3 690 万例,当年新发 HIV 感染者 180 万例。截至 2018 年底,我国估计存活 HIV 感染者约 125 万例,每年新发感染者 8 万例左右。

我国艾滋病的发展趋势正从高危人群转向传统意识中的低危人群,大学生正在成为受威胁的人群之一。在全国艾滋病感染报告病例中,大学生感染者人数持续上升,国内 15~24 岁的青年学生感染者占全部艾滋病感染者的比例已由 2008 年的 0.9% 上升到 2012 年的 1.7%,其中 95% 的学生感染者为男性。

2. 传染源　HIV 主要存在于传染源的血液、精液、阴道分泌物、胸腔积液、腹腔积液、脑脊液、羊水和乳汁等体液中。其传染源是被 HIV 感染的人,包括 HIV 感染者和 AIDS 患者。

3. 感染和传播途径　HIV 的传染途径主要是性接触、血液及血制品接触和母婴垂直传播（包括经胎盘、分娩时和哺乳传播）。日常生活接触、共享办公用具、同处一室、吃饭、拥抱、蚊虫叮咬等,都不会传染艾滋病。

（二）艾滋病的临床表现与分期

根据我国《艾滋病诊疗指南》（第 3 版）,按 HIV 感染后的临床表现和症状严重程度,将 HIV 感染的全过程分为急性期、无症状期和艾滋病期三个时期。

1. 急性期　通常发生在初次感染 HIV 后 2~4 周。部分感染者出现 HIV 病毒血症和免疫系统急性损伤所产生的临床症状。大多数患者临床症状轻微,持续 1~3 周后缓解。临床表现以发热最为常见,可伴有咽痛、盗汗、恶心、呕吐、腹泻、皮疹、关节疼痛、淋巴结肿大及神经系统症状。此期在血液中可检出 HIV RNA 和 P24 抗原,而 HIV 抗体则在感染后数周才出现。CD4$^+$T 淋巴细胞计数一过性减少,CD4$^+$、CD8$^+$T 淋巴细胞比值亦可倒置。部分患者可有轻度白细胞和血小板计数减少或肝功能异常。

2. 无症状期   也称临床潜伏期,可从急性期进入此期,或无明显的急性期症状而直接进入此期。此期持续时间一般为 6~8 年。其时间长短与感染病毒的数量和型别、感染途径、机体免疫状况的个体差异、营养条件及生活习惯等因素有关。在无症状期,由于 HIV 在感染者体内不断复制,免疫系统受损,CD4$^+$T 淋巴细胞计数逐渐下降,同时具有传染性。

3. 艾滋病期   为感染 HIV 后的最终阶段。患者 CD4$^+$T 淋巴细胞计数<200 个/μl,血浆 HIV 病毒载量显著增高。此期主要临床表现为 HIV 相关症状、各种机会性感染及肿瘤。

(1) HIV 相关症状:主要表现为持续 1 个月以上的发热、盗汗、腹泻,体重减轻 10% 以上。部分患者表现为神经精神症状,如记忆力减退、精神淡漠、性格改变、头痛、癫痫及痴呆等。另外,还可出现持续性全身性淋巴结肿大,其特点为:①除腹股沟以外有两个或两个以上部位的淋巴结肿大;②淋巴结直径≥1cm,无压痛,无粘连;③持续时间 3 个月以上。

(2) 各种机会性感染及肿瘤:

1) 呼吸系统:可出现肺孢子菌肺炎(pneumocystis carinii pneumonia,PCP)、肺结核等。

2) 中枢神经系统:可发生新型隐球菌性脑膜炎、结核性脑膜炎、弓形虫脑病、各种病毒性脑膜脑炎等。

3) 消化系统:可发生白念珠菌食管炎、巨细胞病毒性食管炎肠炎,以及沙门菌、志贺菌属、空肠弯曲菌及隐孢子虫性肠炎等。

4) 口腔:可发生鹅口疮、舌毛状白斑、复发性口腔溃疡、牙龈炎等。

5) 皮肤:可出现带状疱疹、传染性软疣、尖锐湿疣、真菌性皮炎和甲癣等。

6) 眼部:可出现巨细胞病毒(cytomegalovirus,CMV)视网膜脉络膜炎和弓形虫性视网膜炎;眼睑、眼板腺、泪腺及虹膜等常受卡波西肉瘤侵犯。

7) 肿瘤:恶性淋巴瘤、卡波西肉瘤等。卡波西肉瘤侵犯下肢皮肤和口腔黏膜,可出现紫红色或深蓝色浸润斑或结节,融合成片,表面溃疡并向四周扩散。这种恶性病变可出现于淋巴结和内脏。

(三) HIV/AIDS 相关实验室检查

HIV/AIDS 的实验室检测主要包括 HIV 抗体检测、HIV 核酸定性和定量检测、CD4$^+$T 淋巴细胞计数、HIV 基因型耐药检测等。HIV 抗体检测是 HIV 感染诊断的"金标准";HIV 核酸定量(病毒载量)和 CD4$^+$T 淋巴细胞计数是判断疾病进展、临床用药疗效和预后的两项重要指标;HIV 基因型耐药检测可为高效抗反转录病毒治疗(highly active anti-retroviral therapy,HAART)方案的选择和更换提供指导。

(四) 艾滋病的诊断与评估

1. 诊断原则   HIV/AIDS 的诊断需结合流行病学史(包括不安全性生活史、不洁注射史、输入未经抗 HIV 抗体检测的血液或血液制品、HIV 抗体阳性者所生子女或职业暴露史等)、临床表现和实验室检查等进行综合分析,慎重作出诊断。诊断 HIV/AIDS 必须是经确证试验证实 HIV 抗体阳性,HIV RNA 和 P24 抗原的检测能缩短抗体"窗口期"和帮助早期诊断新生儿的 HIV 感染。

(1) 18 个月龄以上儿童及成人,符合下列一项者即可诊断

1) HIV 抗体筛查试验阳性和 HIV 补充试验阳性(抗体补充试验阳性或核酸定性检测阳性或核酸定量>5 000 拷贝/ml)。

2) HIV 分离试验阳性。

(2) 18 个月龄及以下婴幼儿,符合下列一项者即可诊断

1) HIV 感染母亲所生和 HIV 分离试验结果阳性。

2) 为 HIV 感染母亲所生和两次 HIV 核酸检测均为阳性(第二次检测需在出生 4 周后进行)。

2. 诊断标准

(1) 急性期:患者近期内有流行病学史和临床表现,结合实验室 HIV 抗体由阴性转为阳性即可诊断,或仅实验室检查 HIV 抗体由阴性转为阳性即可诊断。

(2) 无症状期:有流行病学史,结合 HIV 抗体阳性即可诊断,或仅实验室检查 HIV 抗体阳性即可诊断。

（3）艾滋病期：成人及 15 岁（含 15 岁）以上青少年，HIV 感染加下述各项中的任何一项，即可诊断为艾滋病或者 HIV 感染，而 CD4+T 淋巴细胞数<200 个/μl，也可诊断为艾滋病：

1）1 个月以上不明原因>38℃持续不规则发热。

2）1 个月以上慢性腹泻（大便次数>3 次/d）。

3）半年内体重下降 10% 以上。

4）反复发作的口腔真菌感染。

5）反复发作的单纯疱疹病毒或带状疱疹病毒感染。

6）肺孢子菌肺炎。

7）反复发生的细菌性肺炎。

8）活动性结核或非结核分枝杆菌病。

9）深部真菌感染。

10）中枢神经系统占位性病变。

11）中青年人出现痴呆。

12）活动性 CMV 感染。

13）弓形虫脑病。

14）马尔尼菲青霉菌病。

15）反复发生的败血症。

16）皮肤黏膜或内脏的卡波西肉瘤、淋巴瘤。

15 岁以下儿童，符合下列一项者即可诊断：HIV 感染和 CD4+T 淋巴细胞百分比<25%（<12 月龄），或<20%（12~36 月龄），或<15%（37~60 月龄），或 CD4+T 淋巴细胞计数<200 个/μl（5~14 岁）；HIV 感染和伴有至少一种儿童艾滋病指征性疾病。

3. HIV 感染者的评估 HIV 感染者的初步评估是综合性的，包括对疾病分期、共存疾病、既往暴露史和危险因素的评估，其目的是评估 HIV 病变的阶段、确定其他感染的风险、识别与 HIV 感染有关的共存疾病，并评估抗逆转录病毒治疗（antiretroviral therapy，ART）的启动与选择。

（1）全面的病史评估：在 HIV 感染者初始就诊时，应进行全面的病史评估，包括：

1）HIV 感染史：HIV 感染的危险行为及其发生的大致年份，机会性感染史（opportunistic infection，OI），了解最初和最近的 CD4+T 淋巴细胞计数和 HIV 病毒载量（RNA）结果。

2）所有既往病史：关注是否存在常见的共存疾病，尤其是可能影响 ART 选择或影响对 ART 反应的共存疾病，包括病毒性肝炎、心血管危险因素（如高血压、糖尿病和血脂异常）、结核病、性传播感染（sexually transmitted infection，STI）、恶性肿瘤、精神障碍病史，以及其他共存疾病（如慢性肾功能不全、周围神经病和代谢性骨病）。

3）药物治疗和过敏史：了解完整的 ART 药物使用史和过敏史，并评估患者对药物治疗的依从性史。

4）免疫接种史：了解患者的完整免疫接种史，包括肺炎球菌疫苗、破伤风类毒素、甲肝和乙肝疫苗的接种史等。

5）社交史：了解 HIV 传播的持续危险因素和其他风险，如就业和旅游史，物质使用，吸烟史和性行为史。

6）躯体疾病家族史：应了解有关冠心病（特别是一级亲属中<55 岁患病的男性和<65 岁患病的女性）、糖尿病、血脂异常和恶性肿瘤的家族史。

7）系统回顾全身症状信息，如发热、盗汗和体重减轻，以及局部不适。晚期免疫抑制患者应特别询问有关常见 HIV 相关症状和体征的情况，如新发飞蚊症、视力变化、鹅口疮、吞咽困难/吞咽痛、咳嗽、呼吸急促、腹泻、皮疹、头痛、无法集中注意力、肌无力或感觉异常等。

（2）全面的体格检查：晚期免疫抑制患者或长期 HIV 感染者应注意对身体形态、眼、皮肤、口腔黏膜、淋巴结、肛门生殖器和神经系统进行详细的体格检查。

（3）实验室检查：实验室检查应包括 HIV 分期参数（CD4+T 淋巴细胞计数、HIV 病毒载量、HIV 基因型检测）的评估、器官功能的基线检测，以及病毒性肝炎、结核病和性传播感染等潜在合并疾病的检查。

（五）艾滋病的预防

1. 一般预防措施　树立健康的性观念，正确使用安全套，采取安全性行为；不吸毒，不共享针具；普及无偿献血，对献血员进行 HIV 筛查；加强医院管理，严格消毒制度，控制医院交叉感染，预防职业暴露感染；控制母婴传播等。对 HIV/AIDS 患者的配偶、性接触者，与 HIV/AIDS 患者共享注射器的静脉药物依赖者以及 HIV/AIDS 患者所生的子女等高危人群，提供 HIV 预防信息、避孕套，进行医学检查和 HIV 检测，为其提供相应的咨询服务。

2. 暴露前预防和非职业性暴露后预防　暴露前预防（pre-exposure prophylaxis，PrEP）和非职业性暴露后预防（nonoccupational postexposure prophylaxis，nPEP）是预防 HIV 感染的两个重要策略。

PrEP 是针对持续存在感染 HIV 高风险的个体，在潜在的 HIV 暴露前及之后的一段时间内通过应用抗逆转录病毒药物降低感染风险。PrEP 只适用于未感染 HIV 的患者，其应作为 AIDS 综合防治的补充预防措施。美国疾病预防控制中心建议下列四种高危人群接受 PrEP：男男性行为者，HIV 高风险的异性性行为者，HIV 单阳伴侣中的 HIV 阴性者，静脉药瘾者。每日 PrEP 可将感染艾滋病毒的风险降低 90% 以上。如果将 PrEP 与安全套和其他预防方法结合使用，经性行为感染艾滋病毒的风险可能会更低。PrEP 的不良反应大多是轻微的，第一个月可能会出现恶心和呕吐，有时也可能发生肌酐清除率轻度降低。

nPEP 是指在 HIV 暴露后采用抗逆转录病毒药物治疗，其中性暴露和注射吸毒暴露被定义为非职业性暴露，而工作环境如医疗保健中发生的暴露事件定义为职业性暴露。目前我国推荐的方案为：拉米夫定或恩曲他滨 + 替诺福韦 + 利托那韦/洛匹那韦或拉替拉韦。暴露后预防仅用于紧急的情况下，必须在暴露的 72 小时以内服用，且越早越好，最好是 2 小时内，连续服药 28 天。

3. HIV 暴露后的监测　发生 HIV 暴露后立即、4 周、8 周、12 周和 6 个月后检测 HIV 抗体。

（六）HAART 治疗

1. 治疗目标　降低 HIV 感染的发病率和病死率，减少非艾滋病相关疾病的发病率和病死率，使患者获得正常的期望寿命，提高生活质量；最大程度地抑制病毒复制，使病毒载量降低至检测下限并减少病毒变异；重建或者改善免疫功能；减少异常的免疫激活；减少 HIV 的传播，预防母婴传播。

2. 青少年及成人 HAART 治疗时机　一旦确诊 HIV 感染，无论 CD4+T 淋巴细胞水平高低，均建议立即开始治疗。出现下列情况者需加快启动治疗：妊娠、诊断为 AIDS、急性机会性感染、CD4+T 淋巴细胞<200 个/μl、HIV 相关肾脏疾病、急性期感染、合并活动性 HBV 或丙型肝炎病毒（HCV）感染。在开始 HAART 前，一定要取得患者的配合和同意，做好患者健康教育工作，提高服药依从性；如患者存在严重的机会性感染，或处于既往慢性疾病急性发作期，应控制病情稳定后再开始治疗。启动 HAART 后，需终身治疗。

3. 抗反转录药物　目前国际上共有 6 大类 30 多种药物（包括复合制剂），分别为核苷类反转录酶抑制剂（NRTI）、非核苷类反转录酶抑制剂（NNRTI）、蛋白酶抑制剂（PI）、整合酶抑制剂（INSTI）、融合抑制剂（FI）及 CCR5 抑制剂。国内的抗反转录药物有 NRTI、NNRTI、PI、INSTI 以及 FI 5 大类。

4. 治疗监测　在抗病毒治疗过程中要定期进行临床评估和实验室检测，以评价治疗的效果，及时发现抗病毒药物的不良反应，以及是否产生病毒耐药性等，必要时更换药物以保证抗病毒治疗的成功。

（1）疗效评估：HAART 的有效性主要通过病毒学指标、免疫学指标和临床症状三方面进行评估，其中病毒学指标为最重要的指标。

1）病毒学指标：大多数患者抗病毒治疗后血浆病毒载量 4 周内应下降 1 个 log 以上，在治疗后的 3~6 个月病毒载量应达到检测不到的水平。

2）免疫学指标：在 HAART 后 1 年，CD4+T 淋巴细胞数与治疗前相比增加了 30% 或增长 100

个/μl,提示治疗有效。

　　3)临床症状:反映抗病毒治疗效果的最敏感的一个指标是体重增加。机会性感染的发病率和艾滋病的病死率可以明显降低。在开始 HAART 后最初的 3 个月出现的机会性感染应与免疫重建炎性反应综合征相鉴别。

　　(2)病毒耐药性检测:病毒耐药是导致抗病毒治疗失败的主要原因之一,对抗病毒疗效不佳或失败者可行耐药检测。

　　(3)药物不良反应观察:抗病毒药物的不良反应及耐受性影响患者的服药依从性,进而影响抗病毒治疗的成败,所以适时监测并及时处理药物的不良反应对于提高治疗效果至关重要。

　　(4)药物浓度检测:特殊人群(如儿童、妊娠妇女及肾功能不全患者等)用药在条件允许情况下可进行治疗药物浓度监测。

三、结核病

　　结核病是由结核分枝杆菌(mycobacterium tuberculosis,MTB)引起的传染性疾病,可发生在全身多个脏器,其中以肺部最为常见。一般吸入带有结核分枝杆菌的飞沫即可能受到感染。但是,大多数人感染结核分枝杆菌后不会发病,只有机体抵抗力低的时候才会发病。感染结核分枝杆菌的人群一生中发生结核病的概率约为 10%。

　　(一)流行病学

　　WHO《2017 年全球结核病报告》发布,2016 年,估计在世界范围内有 1 040 万例结核病新发病例,90% 为成人,65% 为男性,10% 为人类免疫缺陷病毒(HIV)感染者(其中 74% 在非洲),约有 170 万人死于结核病,结核病仍然是传染病中的头号杀手。中国的结核病高负担源于较大的人口基数,尽管我国已采取了强有力的防控措施,但随着耐药菌等问题的出现,结核病防治工作任务仍旧艰巨,形势依然严峻。

　　(二)结核病的诊断与分类

　　1. 结核病的诊断　　肺结核的诊断以病原学(包括细菌学、分子生物学)检查为主,结合流行病史、临床表现、胸部影像、相关的辅助检查及鉴别诊断等,进行综合分析后作出诊断。强调以病原学、病理学结果作为确诊依据。

　　儿童肺结核的诊断,除痰液病原学检查外,还需重视胃液病原学检查。

　　(1)流行病学史:有肺结核患者接触史。

　　(2)临床表现

　　1)症状:咳嗽、咳痰≥2 周,或痰中带血或咯血,为肺结核可疑症状。

　　肺结核多数起病缓慢,部分患者可无明显症状,仅在胸部影像学检查时发现。随着病变进展,可出现咳嗽、咳痰、痰中带血或咯血等,部分患者可有反复发作的上呼吸道感染症状。肺结核还可出现全身症状,如盗汗、疲乏、间断或持续午后低热、食欲缺乏、体重减轻等,女性患者可伴有月经失调或闭经。少数患者起病急骤,有中、高度发热,部分伴有不同程度的呼吸困难。

　　病变发生在胸膜者可有刺激性咳嗽、胸痛和呼吸困难等症状。

　　病变发生在气管、支气管者多有刺激性咳嗽,持续时间较长,支气管淋巴瘘形成并破入支气管内或支气管狭窄者,可出现喘鸣或呼吸困难。

　　少数患者可伴有结核性超敏感症候群,包括:结节性红斑、疱疹性结膜炎/角膜炎等。

　　儿童肺结核还可表现发育迟缓,儿童原发性肺结核可因气管或支气管旁淋巴结肿大压迫气管或支气管,或发生淋巴结-支气管瘘,常出现喘息症状。

　　当合并有肺外结核病时,可出现相应累及脏器的症状。

　　2)体征:早期肺部体征不明显,当病变累及范围较大时,局部叩诊呈浊音,听诊可闻及管状呼吸音,合并感染或合并支气管扩张时,可闻及湿啰音。

　　病变累及气管、支气管,引起局部狭窄时,听诊可闻及固定、局限性的哮鸣音。当引起肺不张时,可表现气管向患侧移位,患侧胸廓塌陷、肋间隙变窄、叩诊为浊音或实音、听诊呼吸音减弱或消失。

　　病变累及胸膜时,早期于患侧可闻及胸膜摩擦音,随着胸腔积液的增加,患侧胸廓饱满,肋间隙增宽,气管向健侧移位,叩诊呈浊音至实音,听诊呼吸音减弱至消失。当积液减少或消失后,可出现胸膜增厚、粘连,气管向患侧移位,患侧胸廓可塌陷,肋间隙变窄、呼吸运动受限,叩诊为浊音,听诊呼吸音减弱。

　　原发性肺结核可伴有浅表淋巴结肿大,血行播散性肺结核可伴肝脾大、眼底脉络膜结节,儿童患者可伴皮肤粟粒疹。

　　(3)胸部影像学检查

　　1)原发性肺结核:原发性肺结核主要表现为肺内原发病灶及胸内淋巴结肿大,或单纯胸内淋巴结肿大。儿童原发性肺结核也可表现为空洞、干酪性肺炎以及由支气管淋巴瘘导致的支气管结核。

　　2)血行播散性肺结核:急性血行播散性肺结核表现为两肺均匀分布的大小、密度一致的粟粒阴影;亚急性或慢性血行播散性肺结核的弥漫病灶,多分布于两肺的上中部,大小不一,密度不等,可有融合。儿童急性血行播散性肺结核有时仅表现为磨玻璃样影,婴幼儿粟粒病灶周围渗出明显,边缘模糊,易于融合。

　　3)继发性肺结核:继发性肺结核胸部影像表现多样。轻者主要表现为斑片、结节及条索影,或表现为结核瘤或孤立空洞;重者可表现为大叶性浸润、干酪性肺炎、多发空洞形成和支气管播散等;反复迁延进展者可出现肺损毁,损毁肺组织体积缩小,其内多发纤维厚壁空洞、继发性支气管扩张,或伴有多发钙化等,邻近肺门和纵隔结构牵拉移位,胸廓塌陷,胸膜增厚粘连,其他肺组织出现代偿性肺气肿和新旧不一的支气管播散病灶等。

　　4)气管、支气管结核:气管及支气管结核主要表现为气管或支气管壁不规则增厚、管腔狭窄或阻塞,狭窄支气管远端肺组织可出现继发性不张或实变、支气管扩张及其他部位支气管播散病灶等。

　　5)结核性胸膜炎:结核性胸膜炎分为干性胸膜炎和渗出性胸膜炎。干性胸膜炎为胸膜的早期炎性反应,通常无明显的影像表现;渗出性胸膜炎主要表现为胸腔积液,且胸腔积液可表现为少量或中大量的游离积液,或存在于胸腔任何部位的局限积液,吸收缓慢者常合并胸膜增厚粘连,也可演变为胸膜结核瘤及脓胸等。

　　(4)实验室检查

　　1)细菌学检查:①涂片显微镜检查阳性;②分枝杆菌培养阳性,菌种鉴定为结核分枝杆菌复合群。

　　2)分子生物学检查:结核分枝杆菌核酸检测阳性。

　　3)结核病病理学检查:符合结核病组织病理改变。

　　4)免疫学检查:①结核菌素皮肤试验,中度阳性或强阳性;②γ干扰素释放试验阳性;③结核分枝杆菌抗体阳性。

　　5)支气管镜检查:支气管镜检查可直接观察气管和支气管病变,也可以抽吸分泌物、刷检及活检。

　　(5)诊断

　　1)疑似病例:凡符合下列项目之一者:①具备肺结核胸部影像学改变中任一条者;②5岁以下儿童:具备肺结核的临床表现,同时具备肺结核的流行病学史、结核菌素皮肤试验中度阳性或强阳性、γ干扰素释放试验阳性中任一条。

　　2)临床诊断病例:经鉴别诊断排除其他肺部疾病,同时符合下列项目之一者:①具备肺结核胸部影像学改变中任一条及肺结核的临床表现者;②具备肺结核胸部影像学改变中任一条及结核菌素皮肤试验中度阳性或强阳性者;③具备肺结核胸部影像学改变中任一条及γ干扰素释放试验阳性者;④具备肺结核胸部影像学改变中任一条及结核分枝杆菌抗体阳性者;⑤具备肺结核胸部影像学改变中任一条及肺外组织病理检查证实为结核病变者;⑥具备气管、支气管结核胸部影像学改变及支气管镜检查阳性者可诊断为气管、支气管结核;⑦具备结核性胸膜炎的胸部影像学改变、胸水为渗出液、腺苷脱氨酶升高,同时具备结核菌素皮肤试验中度阳性或强阳性、γ干扰素释放试验阳性、结核分枝杆菌抗体阳性中任一条者,可诊断为结核性胸膜炎;⑧儿童肺结核临床诊断病例应同时具备以下 2 条:a. 具备肺结核胸部影像学改变中任一条及肺结核的临床表现者;b. 具备结核菌素皮肤试验中度阳性或强阳性、γ 干扰素释放试验阳性者任一条者。

3）确诊病例:①痰涂片阳性肺结核诊断,凡符合下列项目之一者:a. 2 份痰标本涂片抗酸杆菌检查符合痰涂片显微镜检查阳性者;b. 1 份痰标本涂片抗酸杆菌检查符合痰涂片显微镜检查阳性,同时具备肺结核胸部影像学改变中任一条者;c. 1 份痰标本涂片抗酸杆菌检查符合痰涂片显微镜检查阳性,并且 1 份痰标本分枝杆菌培养阳性,菌种鉴定为结核分枝杆菌复合群者;②仅分枝杆菌分离培养阳性肺结核诊断,符合肺结核胸部影像学改变中任一条,至少 2 份痰标本涂片阴性并且分枝杆菌培养阳性,菌种鉴定为结核分枝杆菌复合群者;③分子生物学检查阳性肺结核诊断,符合肺结核胸部影像学改变中任一条及结核分枝杆菌核酸检测阳性者;④肺组织病理学检查阳性肺结核诊断,符合结核病组织病理改变者;⑤气管、支气管结核诊断,凡符合下列项目之一者:a. 具备支气管镜检查阳性结果及气管、支气管病理学检查符合结核病组织病理改变者;b. 具备支气管镜检查阳性结果及气管、支气管分泌物病原学检查,符合痰涂片显微镜检查阳性或分枝杆菌培养阳性,菌种鉴定为结核分枝杆菌复合群者或结核分枝杆菌核酸检测阳性者;⑥结核性胸膜炎诊断,凡符合下列项目之一者:a. 具备肺结核胸部影像学改变及胸水或胸膜病理学检查符合结核病组织病理改变者;b. 具备肺结核胸部影像学改变及胸水病原学检查,符合痰涂片显微镜检查阳性或分枝杆菌培养阳性,菌种鉴定为结核分枝杆菌复合群者或结核分枝杆菌核酸检测阳性者。

2. 结核病的分类

（1）结核分枝杆菌潜伏感染者:机体内感染了结核分枝杆菌,但没有发生临床结核病,没有临床细菌学或者影像学方面结核活动的证据。

（2）活动性结核病

1）概述:具有结核病相关的临床症状和体征,结核分枝杆菌病原学、病理学、影像学等检查有活动性结核的证据。活动性结核按照病变部位、病原学检查结果、耐药状况、治疗史分类。

2）按病变部位:①肺结核:指结核病变发生在肺、气管、支气管和胸膜等部位。分为 5 种类型:a. 原发性肺结核,包括原发综合征和胸内淋巴结结核（儿童尚包括干酪性肺炎和气管、支气管结核）;b. 血行播散性肺结核,包括急性、亚急性和慢性血行播散性肺结核;c. 继发性肺结核,包括浸润性肺结核、结核球、干酪性肺炎、慢性纤维空洞性肺结核和毁损肺等;d. 气管、支气管结核,包括气管、支气管黏膜及黏膜下层的结核病;e. 结核性胸膜炎,包括干性、渗出性胸膜炎和结核性脓胸。②肺外结核:指结核病变发生在肺以外的器官和部位,如淋巴结（除外胸内淋巴结）、骨、关节、泌尿生殖系统、消化道系统、中枢神经系统等部位。肺外结核按照病变器官及部位命名。

3）按病原学检查结果如下:①涂片阳性肺结核,涂片抗酸染色阳性;②涂片阴性肺结核,涂片抗酸染色阴性;③培养阳性肺结核,分枝杆菌培养阳性;④培养阴性肺结核,分枝杆菌培养阴性;⑤分子生物学阳性肺结核,结核分枝杆菌核酸检测阳性;⑥未痰检肺结核,患者未接受痰抗酸染色涂片、痰分枝杆菌培养、分子生物学检查。肺外结核的病原学分类参照执行。

4）按耐药状况:①非耐药结核病:结核患者感染的结核分枝杆菌在体外未发现对检测所使用的抗结核药物耐药;②耐药结核病:结核患者感染的结核分枝杆菌在体外被证实在一种或多种抗结核药物存在时仍能生长。耐药结核病分为 5 种类型:a. 单耐药结核病,指结核分枝杆菌对一种一线抗结核药物耐药;b. 多耐药结核病,结核分枝杆菌对一种以上的一线抗结核药物耐药,但不包括对异烟肼、利福平同时耐药;c. 耐多药结核病,结核分枝杆菌对包括异烟肼、利福平同时耐药在内的至少两种一线抗结核药物耐药;d. 广泛耐药结核病,结核分枝杆菌除对一线抗结核药物异烟肼、利福平同时耐药外,还对二线抗结核药物氟喹诺酮类抗生素中至少一种产生耐药,以及三种注射药物（如:卷曲霉素、卡那霉素、阿米卡星等）中的至少一种耐药;e. 利福平耐药结核病,结核分枝杆菌对利福平耐药,无论对其他抗结核药物是否耐药。

5）按治疗史：①初治患者指符合下列情况之一：a. 从未因结核病应用过抗结核药物治疗的患者；b. 正进行标准化疗方案规则用药而未满疗程的患者；c. 不规则化疗未满 1 个月的患者；②复治患者指符合下列情况之一：a. 因结核病不合理或不规则用抗结核药物治疗 ≥ 1 个月的患者；b. 初治失败和复发患者。

（3）非活动性结核病

1）非活动性肺结核病无活动性结核相关临床症状和体征，细菌学检查阴性，影像学检查符合以下一项或多项表现，并排除其他原因所致的肺部影像改变可诊断为非活动性肺结核：①钙化病灶（孤立性或多发性）；②条索状病灶（边缘清晰）；③硬结性病灶；④净化空洞；⑤胸膜增厚、粘连或伴钙化。

2）非活动性肺外结核病：非活动性肺外结核诊断参照非活动性肺结核执行。

（三）结核病的评估

1. 随访评估 对于由医务人员督导的患者，医务人员至少每月记录 1 次对患者的随访评估结果；对于由家庭成员督导的患者，基层医疗卫生机构要在患者的强化期或注射期内每 10 日随访 1 次，继续期或非注射期内每 1 个月随访 1 次。

（1）评估是否存在危急情况，如有则紧急转诊，2 周内主动随访转诊情况。

（2）对无须紧急转诊的，了解患者服药情况（包括服药是否规律，是否有不良反应），询问上次随访至此次随访期间的症状。询问其他疾病状况、用药史和生活方式。

2. 当患者停止抗结核治疗后，要对其进行结案评估 包括：记录患者停止治疗的时间及原因；对其全程服药管理情况进行评估；收集和上报患者的"肺结核患者治疗记录卡"或"耐多药肺结核患者服药卡"。同时将患者转诊至结核病定点医疗机构进行治疗转归评估，2 周内进行电话随访，了解是否前去就诊及确诊结果。

（四）结核病的预防

1. 疫苗接种 对抗结核病的现有唯一一种疫苗卡介苗（Bacilli Calmette-Guérin，BCG）是在 1921 年问世的。世界卫生组织建议结核高负担国家的儿童接种卡介苗，原因是其可以减少儿童重症结核病发病率。然而，卡介苗对减少成人肺结核的作用有限。值得期待的是新型疫苗正在临床试验中。

2. 健康教育

（1）定期对医务人员开展健康宣教培训：①确保患者准确了解结核病作为传染病，对自身、家庭以及周围健康人的危害；②确保患者了解国家结核病防治政策；③确保患者了解结核病治疗疗程、治疗方案、可能出现的不良反应以及按医嘱治疗的重要性；④医务人员在工作中如何预防结核分枝杆菌感染。

（2）对肺结核患者开展健康教育：①疾病传播途径：结核病是一种主要经呼吸道传播的传染病。传染期患者尽量减少外出，必须外出或与健康人密切接触时应当佩戴外科口罩。②疾病预后：经过正确治疗，大部分患者可以治愈，不规范治疗可演变为耐药结核病，有终身不能治愈的风险。③规范治疗的重要性：按时服药、确保治疗不中断是治愈的重要保证。出现药物不良反应时，应当及时报告医师。

（3）对健康人群开展健康教育：①保持良好的卫生习惯，不随地吐痰，咳嗽、打喷嚏时掩口鼻，戴口罩可以减少肺结核的传播。②健康的生活方式，保证充足的睡眠，合理膳食，加强体育锻炼，提高抵御疾病的能力。③保持空气流通，教室、宿舍、图书馆等人群聚集场所经常通风换气。④了解结核病，早期识别肺结核可疑症状。

（五）结核病的治疗

肺结核治疗疗程一般大于 6 个月，耐药肺结核治疗全程为 18~24 个月。规范治疗，绝大多数肺结核患者都可以治愈。肺结核患者如果不规范治疗，容易产生耐药肺结核。患者一旦耐药，治愈率低，治疗费用高，社会危害大。

1. 推荐药物治疗方案

（1）初治肺结核：2HRZE/4HR 或 $2H_3R_3Z_3E_3/4H_3R_3$。

（2）复治肺结核：2HRZES/6H、$2H_3R_3Z_3E_3S_3/6H_3R_3E_3$ 或 3HRZE/6HRE。有药敏试验结果患者可根

据药敏试验结果以及既往用药史制订治疗方案。如果患者为多次治疗或治疗失败病例,可根据患者既往治疗史制订经验性治疗方案,获得药敏试验结果后及时调整治疗方案。

（3）耐多药肺结核:6Z;Am(Km,Cm);Lfx(Mfx);PAS(Cs,E);Pto/18Z;Lfx(Mfx);PAS(Cs,E);Pto(括号内为替代药物)。

注:H,异烟肼;R,利福平;Z,吡嗪酰胺;E,乙胺丁醇;Lfx,左氧氟沙星;Mfx,莫西沙星;Am,阿米卡星;Km,卡那霉素;Pto,丙硫异烟胺;PAS,对氨基水杨酸;Cm,卷曲霉素;Cs,环丝氨酸。

（4）对于病情严重或存在影响预后的合并症的患者,可适当延长疗程。

（5）特殊患者(如儿童、老年人、孕妇、使用免疫抑制剂以及发生药物不良反应等)可以在上述方案基础上调整药物剂量或药物。

（6）在进行化疗的同时,可针对患者的并发症或合并症进行治疗。

2. 治疗效果判断标准

（1）初、复治肺结核

1）治愈:涂阳肺结核患者完成规定的疗程,连续2次痰涂片结果阴性,其中1次是疗程末。

2）完成疗程:涂阴肺结核患者完成规定的疗程,疗程末痰涂片检查结果阴性或未痰检者;涂阳肺结核患者完成规定的疗程,最近一次痰检结果阴性,完成疗程时无痰检结果。

3）结核死亡:活动性肺结核患者因病变进展或并发咯血、自发性气胸、肺心病、全身衰竭或肺外结核等原因死亡。

4）非结核死亡:结核病患者因结核病以外的原因死亡。

5）失败:涂阳肺结核患者治疗至第5个月末或疗程结束时痰涂片检查阳性的患者。

6）丢失:肺结核患者在治疗过程中中断治疗超过两个月,或由结防机构转出后,虽经医生努力追访,2个月内仍无信息或已在其他地区重新登记治疗。

（2）耐多药肺结核

1）治愈:符合下列条件之一者:①患者完成了疗程,在疗程的后12个月,至少5次连续痰培养阴性,每次间隔至少30日;②患者完成了疗程,在疗程的后12个月,仅有一次痰培养阳性,而这次阳性培养结果之后最少连续3次的阴性培养结果,其间隔至少30日且不伴有临床症状的加重。

2）完成治疗:患者完成了疗程,但由于缺乏细菌学检查结果(即在治疗的最后12个月痰培养的次数少于5次),不符合治愈的标准。

3）失败:符合下列条件之一者:①治疗的最后12个月5次痰培养中有两次或两次以上阳性;②治疗最后的3次培养中有任何一次是阳性;③临床决定提前中止治疗者(因为不良反应或治疗无效);④丢失,由于任何原因治疗中断连续2个月或以上;⑤迁出,患者转诊到另一个登记报告的机构;⑥死亡,在治疗过程中患者由于任何原因发生的死亡。

（六）结核病的转诊

对辖区内前来就诊的居民或患者,如发现有慢性咳嗽、咳痰≥2周,咯血、血痰,或发热、盗汗、胸痛或不明原因消瘦等肺结核可疑症状者,在鉴别诊断的基础上,填写"双向转诊单"。

四、流行性感冒

流行性感冒,以下简称"流感",是由流感病毒引起的一种急性呼吸道传染病。流感病毒的传染性强,主要是通过呼吸道传播,流感病毒特别是甲型流感病毒易发生变异,从而导致人群普遍易感,发病率高,已多次引起世界范围的暴发与流行。

流感起病急,虽然大多具有自限性,但部分可出现肺炎等并发症进而发展为重症流感,表现为上呼吸道卡他症状较轻,而高热、头痛、乏力等全身中毒症状较重的临床特点。少数重症病例病情进展快,可因急性呼吸窘迫综合征(ARDS)和或多脏器衰竭而死亡。重症流感主要发生在老年人、年幼儿童、孕产妇或有慢性基础疾病者等高危人群,亦可发生在一般人群。

（一）流行病学

1. 传染源　流感患者和隐性感染者是流感的主要传染源。从潜伏期末到急性期都有传染性。

2. 传播途径　流感主要通过打喷嚏和咳嗽等飞沫传播,经口腔、鼻腔、眼睛等黏膜直接或间接接触感染。接触被病毒污染的物品也可通过上述途径感染。

3. 易感人群　人群普遍易感。

4. 重症病例的高危人群　感染流感病毒后较易发展为重症病例的人群包括:

（1）年龄<5 岁的儿童(年龄<2 岁更易发生严重并发症)。

（2）年龄≥65 岁的老年人。

（3）伴有以下疾病或状况者:慢性呼吸系统疾病、心血管系统疾病(高血压除外)、肾病、肝病、血液系统疾病、神经系统及神经肌肉疾病、代谢及内分泌系统疾病、免疫功能抑制(包括应用免疫抑制剂或 HIV 感染等致免疫功能低下)。

（4）肥胖者:体重指数(body mass index,BMI)大于 30,BMI= 体重(kg)/身高^2(m^2)。

（5）妊娠及围产期妇女。

（二）诊断

流感的诊断主要结合流行病学史、临床表现和病原学检查。

1. 临床诊断病例　出现流感样症状如发热、咳嗽、流涕、喉咙痛、全身肌肉关节酸痛、头痛、乏力、食欲缺乏等,或腹泻和呕吐、肌肉痛或疲倦、眼睛发红等,其中,体温可达 39~40℃,可有畏寒、寒战。此外,有流行病学证据或流感快速抗原检测阳性,且排除其他引起流感样症状的疾病。

2. 确定诊断病例　有上述流感的临床表现,具有以下一种或一种以上病原学检测结果阳性:

（1）流感病毒核酸检测阳性。

（2）流感病毒分离培养阳性。

（3）急性期和恢复期双份血清的流感病毒特异性 IgG 抗体水平呈 4 倍或 4 倍以上升高。

（三）评估

患者出现以下情况之一者,评估为重症病例:①持续高热>3 日;②剧烈咳嗽,咳脓痰、血痰,或胸痛;③呼吸频率快,呼吸困难,口唇发绀;④严重呕吐、腹泻,出现脱水表现;⑤神志改变:反应迟钝、嗜睡、躁动、惊厥等;⑥肌酸激酶(CK)、肌酸激酶同工酶(CK-MB)等心肌酶水平迅速增高;⑦合并肺炎;⑧原有基础疾病明显加重。

患者出现以下情况之一者,评估为危重病例:①呼吸衰竭;②感染性休克;③多脏器功能障碍综合征;④急性坏死性脑病;⑤出现其他需进行监护治疗的严重临床情况。

（四）流行性感冒的预防

1. 接种疫苗　目前接种流感疫苗仍是预防流感致病和流行的最有效方法,也是预防流感的基本措施。接种流感疫苗可以显著降低接种者罹患流感和发生严重并发症的风险。

推荐 60 岁及以上老年人、6 月龄至 5 岁儿童、孕妇、6 月龄以下儿童家庭成员和看护人员、慢性病患者和医务人员等人群,每年 10 月至次年 4 月至社区卫生服务中心或乡镇卫生院接种流感疫苗。

2. 药物预防　药物预防不能代替疫苗接种,只能作为没有接种疫苗或接种疫苗后尚未获得免疫能力的重症流感高危人群的紧急临时预防措施。可使用奥司他韦、扎那米韦等。

3. 一般预防措施　避免接触流感样症状的呼吸道患者。保持良好的个人卫生习惯是预防流感等呼吸道传染病的重要手段,主要措施包括:勤洗手;保持环境清洁和通风;增强体质和免疫力;尽量减少到人群密集场所活动;保持良好的呼吸道卫生习惯,咳嗽或打喷嚏时,用上臂或纸巾、毛巾等遮住口鼻,咳嗽或打喷嚏后洗手,尽量避免触摸眼睛、鼻或口;出现呼吸道感染症状应居家休息,及早就医。

（五）流行性感冒的治疗

治疗原则是对临床诊断病例和确诊病例应尽早隔离治疗,对流感病毒感染高危人群尽早抗病毒治疗可减轻症状,减少并发症,缩短病程,降低病死率;对符合转诊指征的患者及时转诊。

1. 隔离治疗 非住院患者居家隔离,保持房间通风。充分休息,多饮水,饮食应当易于消化和富有营养。密切观察病情变化,尤其是儿童和老年患者。

2. 对症治疗 包括解热、镇痛、止咳、祛痰及支持治疗(如根据缺氧程度采用适当的方式进行氧疗)。但儿童患者应忌用阿司匹林或含阿司匹林药物以及其他水杨酸制剂,以免诱发致命的脑病合并内脏脂肪变性综合征(Reye 综合征)。

3. 抗病毒治疗

(1)抗流感病毒治疗时机:①重症或有重症流感高危因素的患者,应尽早给予抗流感病毒治疗,不必等待病毒检测结果;②非重症且无重症流感高危因素的患者,在发病 48 小时内,在评价风险和收益后,也可考虑抗病毒治疗。

(2)抗流感病毒药物

1)神经氨酸酶抑制剂(NAI)对甲型、乙型流感均有效:①奥司他韦(胶囊/颗粒),成人剂量每次 75mg,每日 2 次。1 岁及以上年龄的儿童应根据体重给药:体重不足 15kg 者,予 30mg 每日 2 次;体重 15~23kg 者,予 45mg 每日 2 次;体重 23~40kg 者,予 60mg 每日 2 次;体重大于 40kg 者,予 75mg 每日 2 次。疗程 5 日,重症患者疗程可适当延长。肾功能不全者要根据肾功能调整剂量。②扎那米韦,适用于成人及 7 岁以上青少年。用法:每日 2 次,间隔 12 小时;每次 10mg(分两次吸入)。但吸入剂不建议用于重症或有并发症的患者。③帕拉米韦,成人用量为 300~600mg,小于 30 日新生儿 6mg/kg,31~90 日婴儿 8mg/kg,91 日~17 岁儿童 10mg/kg,静脉滴注,每日 1 次,1~5 日,重症病例疗程可适当延长。目前临床应用数据有限,应严密观察不良反应。

2)离子通道 M_2 阻滞剂:金刚烷胺和金刚乙胺仅对甲型流感病毒有效,由于甲型流感病毒对其耐药,不建议使用。

4. 抗菌药物治疗 避免盲目或不恰当使用抗菌药物。有细菌感染指征或老年患者病死率高时才考虑使用。

(六)流行性感冒的转诊

上转至二级及以上医院的指征:①病情进展迅速,来势凶猛、突然高热、体温超过 39℃者。②妊娠中晚期及围产期妇女。③基础疾病明显加重,如慢性阻塞性肺疾病、糖尿病、慢性心功能不全、慢性肾功能不全、肝硬化等。④符合重症或危重流感诊断标准。⑤伴有器官功能障碍。

转回基层医疗卫生机构的指征:①患者病情稳定,解除隔离。②患者基础疾病得到控制,下转继续治疗。

(任菁菁)

第三节 新发与再发传染病

【学习要点】

1. 新发与再发传染病的定义。

2. 新发传染病的流行特点与影响因素。

人类历史上许多重大传染病给人类造成了巨大灾难。20 世纪 70 年代以来,几乎每年都有新发传染病被发现。近 30 多年来全球出现新发传染病约 40 余种,已成为全球公共卫生中的重点和热点问题。而我国已经存在或正在流行的新发传染病多达 30 多种,有些新发传染病死亡率较高,如人感染高致病性禽流感、严重急性呼吸综合征(Severe Acute Respiratory Syndrome,SARS)以及中东呼吸综合征(Middle East respiratory Syndrome,MERS)等。

1992 年,美国国家科学院发表了《新发传染病:细菌对美国公民健康的威胁》,首次提出了新发传染病的概念。美国疾病控制与预防中心于 1994 年提出"处理新发现传染病的威胁——美国的预防策略",并于 1995 年创办了 *Emerging Infectious Diseases* 杂志。WHO 在 1997 年提出"全球警惕,采取行动,防范新发传染病"的口号作为当年世界卫生日的主题,以提醒我们不能对传染病掉以轻心,它们随时可能卷土重来。

一、定义

根据传染病发生和流行的历史,传染病可分为经典传染病(classical infectious disease,CID)、新发传染病(emerging infectious disease,EID)、再发传染病(re-emerging infectious disease,RID)。部分学者将后两者合起来统称为新发与再发传染病(emerging and re-emerging infectious diseases,ERI)。

CID 是指过去曾经流行、目前已经得到控制或流行频度显著减少和流行范围显著缩小的传染病,如天花、脊髓灰质炎等。

EID 指已经被发现的新近发生的传染病,其中有些已经成为目前全球或局部流行的传染病,按照其历史认识过程大致可以分为三类:①早已存在且曾经被认定为非传染病但后来又被重新定义为传染病,如 T 细胞白血病、幽门螺杆菌引起的消化性溃疡等;②已存在但近年才被认知的传染病,如丙型病毒性肝炎等;③以往不存在现在才发现的传染病,如 SARS、AIDS、禽流感、2019 冠状病毒病(Corona Virus Disease 2019,COVID-19)等。关于"新发"的具体时间段,迄今并没有明确的时间限制,多数学者认为新发传染病是指近 30 年来由新发现的新病原微生物引起的传染病。我国学者经常将 70 年代以来发现的传染病归为新发传染病。

RID 是指过去曾严重流行、一度流行频度显著减少和流行范围显著缩小已不构成公共卫生问题,但新近其流行频度显著增多和流行范围显著扩大的传染病,如结核病、梅毒、血吸虫病等。

二、特点

近年新发传染病的流行特点包括以下 5 种。

(一)病原体种类繁杂,但以病毒最多

新发传染病病原微生物种类多而复杂,涵盖病毒、细菌、立克次体、螺旋体及寄生虫等,但是从 1972 年以来新确认的 48 种新发传染病,有 30 种疾病的病原体是病毒,如 2019 新型冠状病毒引起的 COVID-19、SARS 冠状病毒(SARS-CoV)引起的 SARS、新型布尼亚病毒引起的发热伴血小板减少综合征、西非埃博拉病毒引起的埃博拉出血热(ebola hemorrhagic fever,EBHF)等,病原均为病毒。因此,病毒是新发传染病主要的病原体。

(二)多为人兽共患病

自 1970 年至今,世界范围内出现的新发传染病中,超过 75% 的病例为人兽共患病。近年来出现的 COVID-19、SARS、人感染高致病性禽流感、甲型 H1N1 流感等重要新发传染病均为人畜共患传染病;莱姆病、肾综合征出血热等病原体的宿主是鼠类;猫抓病、禽流感等疾病与畜禽有关;AIDS 原是非洲灵长类动物的疾病;疯牛病和禽流感则分别是奶牛和家禽的疾病;埃博拉出血热是非洲猎人进食患病的野兽肉后而患病的,而尼帕病毒脑炎是带有该病毒的蝙蝠将病毒传给猪又传给人引起的。

(三)传播速度快,流行范围广

由于缺乏疫苗预防,随着经济的发展,区域间交通越来越便利,全球性人员交流频繁、人口流动大、大城市人口聚集、居住环境差等因素,为新发传染病的传播提供了有利条件,其传播速度非常快,波及范围广,受感染人数多,流行范围也较广。据估计,现每年有 30 多亿人次的航空旅客,世界上任何一个地方发生疾病暴发或流行,其他地区都可能难以置之度外。SARS 于 2003 年 2 月开始暴发流行,疫情在短时间内迅速波及 32 个国家和地区,不到半年时间全球共报告 SARS 病例 8 098 例,死亡 774 例。2009 年的甲型 H1N1 流感较短时间内迅速发展为全球流感大流行。AIDS 自 1981 年发现首例病

例以来,已覆盖全球 200 多个国家,感染人数达 6 500 万人,累计死亡 3 900 万人。

（四）感染方式复杂多变、流行趋势预测难度大

传播感染方式多变。新发传染病的传播途径有很多种,常见的有以下 5 种:

1. 呼吸道传播方式,比如人感染禽流感、MERS 等。

2. 虫媒传播方式,比如莱姆病、寨卡病毒病。

3. 消化道传播方式,比如诺如病毒感染、霍乱等。

4. 血液、体液传播方式,比如丙型病毒性肝炎等。

5. 接触传播方式,比如猫抓病、埃博拉出血热等。

有些传染病还可以通过多种途径传播,比如寨卡病毒病除可以通过虫媒传播外,还可以通过血液、性传播,有些传染病获得感染和传播途径至今尚不清楚。因此,对其流行趋势进行判断往往存在困难,加大了防控工作的难度。公共卫生系统不知应该采取何种预防和控制措施;政府决策部门也无法及时作出决策,大众因得不到有效的宣传告知,容易造成社会恐慌和不稳定。

（五）给社会和经济带来巨大的危害

WHO 总干事在《1996 年世界卫生报告》中告诫:"我们正处于一场传染性疾病全球危机的边缘,没有哪一个国家可以幸免,也没有哪一个国家可以对此高枕无忧"。1999 年 WHO 关于传染病的分析报告中曾指出,全世界每小时有 1 500 人死于传染病,其中大部分发生在发展中国家。

许多新发传染病病死率高,如埃博拉病毒病病死率为 45%~90%,平均 50%;人感染 H5N1 型禽流感病死率全球平均约 60%,给人类生命健康造成巨大威胁。新发传染病不仅危害人类健康,给发展中国家和地区的畜牧业、旅游业造成毁灭性打击,造成极大的经济损失,而且还导致人类的生存环境遭受新一轮严重污染,使地球生态环境进一步恶化。根据国家统计局的分析,2003 年 SARS 疫情的传播,造成我国内地经济损失 933 亿元人民币,约占当年 GDP 的 0.8%。英国 2001 年为处理疯牛病耗资高达 35 亿英镑。2016 年寨卡病毒病导致了 35 亿美元的经济损失。另外,甲型 H1N1 流感、人感染禽流感的流行、MERS 的暴发等,都对世界各地的医药产业、畜牧业、旅游产业等造成了巨大的经济损失。

（六）全球新发传染病的诊治与防控难度高

新发传染病具有不可预测性的特点,往往缺乏特异性的治疗及疫苗,对人类生命健康威胁巨大。同时,在当今全球化趋势下,世界人口流动和商贸频繁,加速了新发传染病的传播速度及范围,从而增加了疫情的防控压力。鉴于病原体的广泛分布,其中一些生物学特征尚未完全明确,且由于传播动物物种的多样性,对人畜共患新发传染病的预测与防控仍然需要持续的探索。此外,在社会、生态环境等因素作用下,致病微生物的遗传变异赋予新的表型特征及毒力,使新发传染病的致病及流行方式更为复杂,显著提高了病原学、流行病学、药物及疫苗开发研究的难度及成本。

三、影响因素

（一）病原微生物适应性进化

微生物的适应性进化是导致出现新病原体及原病原体出现耐药的内在因素。由于某种机会,某一等位基因频率的群体(尤其是在小群体)中出现世代传递的波动现象称为遗传漂变(genetic drift),也称为随机遗传漂变(random genetic drift)。这种波动变化导致某些等位基因的消失,另一些等位基因的固定,从而改变群体的遗传结构,产生新的突变株,这种变化可能使病原产生毒素的能力变强或者发生抗生素耐药。每一次流感大流行株均有禽源性流感病毒提供的一些基因片段,通过基因重组后产生新的流行株,引起流感世界大流行。1957 年世界大流行的"亚洲流感" H2N2 病毒,由人 H1N1 流感病毒株和一株欧亚禽源 H2N2 病毒重配而产生,其中 HA、NA、PB1 基因为禽源。

（二）气候和天气

气候变暖有利于一些病原微生物和媒介的生长和繁殖,造成一些传染病发生地区转移和全球传播。温度、降雨量和相对湿度的变化,导致蚊虫繁殖周期缩短,蚊虫数量快速上升和滋生地区扩散,导

致虫媒类传染病增加,其正在进一步走出热带地区,向其他地区扩散。西尼罗河病原发于非洲,鸟类为其主要的贮存宿主,鸟类的大规模迁徙将该病毒带到世界各地,1999 年美国发生西尼罗河病的小范围爆发。

(三) 生态环境改变

由于捕杀野生动物、砍伐森林、开垦荒地、修建水坝等大量人类活动,破坏了固有的生态环境,而人类改变环境的过程使得人与动物之间的接触越来越多,从而使病原体有机会从动物转移到人,导致一些过去只在动物间传播的疾病在人群流行,引发新的传染病。莱姆病是一种以蜱为媒介的螺旋体感染性疾病,以野外工作者、林业工人感染率较高,与人类开采环境有关。东南亚地区的尼帕病毒脑炎是由于森林的大规模砍伐导致果蝠的栖息地向人类居住地迁移,带有尼帕病毒的蝙蝠排泄物污染了果园和猪圈,尼帕病毒由猪感染人。埃博拉出血热的发生也是由于人接触蝙蝠之后感染埃博拉病毒,然后在人与人之间传播,引起暴发。这些传染病的发生和流行与人类的过度开发、生态环境改变等因素都有一定的关系。

(四) 全球范围内人口流动

随着全球经济一体化,社会经济的发展,国际旅游业和商贸合作发展迅速,人们之间的交流越来越频繁,据统计,1951 年全世界仅有约 700 万国际乘客,2016 年则增至约 38 亿。全球范围人员大规模跨区域流动使原来仅限于局部的传染病迅速传播与蔓延。在人员交往、交通工具使用以及商品交换时,均可能造成传染病病原体和其有关媒介传播至世界各处,加速传染病在全球的传播和扩散。尤其是近年来,中东呼吸综合征、埃博拉出血热、黄热病、寨卡病毒病等传染病肆虐全球多个国家。

(五) 食品工业改变

随着食品行业工艺改变和快速发展,越来越多的冷藏食品和包装食品出现在市场流通领域。在食品包装、保存和运输过程中,如果不符合生产条件,一些破坏性微生物可能会在食品中生存和繁衍,引发肠道感染、食物中毒等疾病。如疯牛病的流行,便是由活牛以及相关肉骨饲料的不断输出而造成的。

(六) 人类人口学特征及行为因素变化

一些不良的生活方式会造成传染病的传播和播散,人口的快速增加、移民、战争和冲突、危险性行为、不洁注射、经济贫困、饮食习惯的改变、个人卫生习惯差等。公共卫生基础及体系监测和预防措施不到位,也会造成传染病的传播,如人员缺乏训练、卫生设施缺乏、公共卫生干预措施削弱、医疗服务增加导致药物、免疫抑制剂的使用增加等。另外还有通过输血、血液制品、注射器等途径传播传染病。如不安全的性行为和不洁注射等不良行为可以导致诸如艾滋病等性传播疾病的迅速传播和扩散。

(七) 生物恐怖

生物恐怖是指恐怖分子基于某种政治目的,利用传染性病原体或其产生的毒素等作为恐怖手段,通过一定的途径散布,企图造成人群中传染病的暴发流行,导致人群失能或死亡,以期引发人们的恐慌和社会动荡。生物恐怖的流行病学特征有以下几点:①传染源难以定位;②传播途径异常,如"9·11"事件后,恐怖分子利用信件传播炭疽杆菌,全美陷于极度恐慌之中;③人群免疫力低下;④流行形式异常。随着交通运输的飞速发展,任何对象已经可以在短时间内到达世界的任何一个角落,恐怖分子可能应用这些便利的交通工具进行生物恐怖袭击。因此需要全世界各个国家共同携手抵御生物恐怖。

四、应对措施

(一) 加大对公共卫生的财政投入,完善公共卫生基础设施建设和加强相关人员培训

各级政府需加大对公共卫生的财政投入,完善公共卫生服务。公共卫生基础设施是支持公共卫

生行动计划、进行公共卫生评估的根本。公共卫生人员从业的素质在控制传染病流行方面更是起到了重要的作用,面对新发传染病及其威胁,专业人士应该着眼于加强公卫医师的培训,建立现代传染病流行病学工作队伍,培养决策分析能力和现场工作能力,从而使其面对新发传染病疫情时能有条不紊地采取合理措施控制疫情的发展。吸取 SARS 的教训,我国各地政府已明显加大了公共卫生建设力度,成绩巨大,成效显著。目前我国对新发传染病的防控能力和水平比 SARS 流行之前有大幅度提高,应对新发传染病的综合能力显著提高,能够较从容地应对各种新发传染病。

（二）完善新发传染病的监测能力建设,保证及时识别疫情及预防控制策略迅速实施

我国已有覆盖全国的传染病和突发公共卫生事件网络直报系统,为新发传染病的发现提供了有价值的线索,但现有监测网络对于新发传染病的监测和预警能力仍然有限,应该建立针对新发传染病早期预警的监测网络体系,进一步提高疫情的识别和分析能力等。建立新发传染病诊断及鉴别诊断预警系统,当出现新的不明原因传染病时,可发挥传染病疫情的早期预警作用。此外,传染病已经是全球性事件,任一国家都不能排除在外。各个国家应把自己国家的传染病相关信息,包括症状与治疗方式等共享在交流平台上,特别是针对新发传染病情况进行公布,以利于被输入国家针对其病情进行正确诊断与治疗。

（三）加强对新发传染病的科学研究

开发新发传染病病原学的快速高通量检测实验诊断方法,为及早明确病原学诊断赢得时间。要加强新发传染病的流行病学研究,阐明新发传染病的流行特征及影响因素,了解其危险因素及其评价,准确进行预测和预警,为制定和评价预防和控制策略提供科学依据。同时要加强新发传染病疫苗的研制开发,为彻底控制新发传染病发挥作用。

（四）重视公众教育和信息沟通,加大健康教育宣传力度

开展公共卫生与新闻学、传播学等多学科研究,以应对传染病暴发时所造成的社会恐慌。传染病传播速度特别快,对社会产生的危害巨大。在大多数情况下,许多人都能意识到传染病的严重性,却因缺乏对传染病进行预防与控制的知识,缺乏正确的疾病预防观念,在直面传染病的时候会有恐惧感,并且发生不作为或乱作为等现象。因此,树立及早发现、及早预防与正确看待病情、积极治疗等观念特别重要,需要医疗卫生部门进行大力宣传才可以有效提升大众的相关意识。

（任菁菁）

思考题:

1. 传染病的基本特征?

2. 如何做好传染病的预防和管理?

3. 发现 HBsAg 阳性患者,社区全科医生应该如何进行健康宣教和管理?

4. HIV 感染的高危人群有哪些,全科医生在临床工作中如何针对这部分高危人群进行综合干预?

5. 全科医生在工作中如何识别结核病患者,进行干预诊断和转诊?

6. 如何开展针对社区不同人群的流行性感冒的预防工作?

7. 在具体的工作实践中,全科医生主要在新发与再发传染病防控中起到什么作用?

8. 我们应当如何正确认识不同类型的传染病?

参 考 文 献

［1］ROBERT E. RAKEL, DAVID P. RAKEL. 全科医学 . 9 版 . 曾益新,译 . 北京:人民卫生出版社,2018.

［2］梁万年,路孝琴 . 全科医学 . 2 版 . 北京:人民卫生出版社,2018.

［3］王永晨,方力争 . 全科医学 . 北京:人民卫生出版社,2021.

［4］于晓松,路孝琴 . 全科医学概论 . 5 版 . 北京:人民卫生出版社,2018.

［5］王永晨 . 全科医生专长化:我国全科医生继续教育的新理念 . 中华医学教育探索杂志,2018,17(5):
   433-438.

［6］傅华 . 预防医学 . 7 版 . 北京:人民卫生出版社,2018.

［7］国家心血管病中心 . 中国心血管健康与疾病报告 2020. 北京:科学出版社,2021.

［8］马克·C. 亨德森,劳伦斯·M. 蒂尔尼,杰德拉·W. 斯美塔那 . 全科医生鉴诊断 . 2 版 . 北京:科学技术文献
   出版社,2020.

［9］祝墡珠 . 全科医学临床实践 . 2 版 . 北京:人民卫生出版社,2019.

［10］于晓松,季国忠 . 全科医学 . 北京:人民卫生出版社,2016.

［11］葛均波,徐永健,王辰 . 内科学 . 9 版 . 北京:人民卫生出版社,2018.

［12］任菁菁 . 全科常见未分化疾病诊疗手册 . 2 版 . 北京:人民卫生出版社,2020.

［13］李兰娟,任红 . 传染病学 . 9 版 . 北京:人民卫生出版社,2018.

［14］中华医学会,中华医学会杂志社,中华医学会消化病学分会,等 . 慢性腹痛基层诊疗指南(2019 年). 中
   华全科医师杂志,2019,18(7):618-627.

［15］陈孝平,汪建平,赵继宗 . 外科学 . 9 版 . 北京:人民卫生出版社,2018.

中英文名词对照索引